中国肿瘤医师临床实践指南丛书

# 乳腺癌

主　　编：方志沂

北京大学医学出版社

**图书在版编目（CIP）数据**

乳腺癌/方志沂主编．—北京：北京大学医学出版社，2007.8

（中国肿瘤医师临床实践指南丛书）

ISBN 978-7-81116-266-0

Ⅰ．乳…　Ⅱ．方…　Ⅲ．乳腺癌—诊疗　Ⅳ．R737.9

中国版本图书馆 CIP 数据核字（2007）第 063016 号

**乳腺癌**

---

**主　　编：**方志沂
**出版发行：**北京大学医学出版社（电话：010-82802230）
**地　　址：**（100083）北京市海淀区学院路 38 号　北京大学医学部院内
**网　　址：**http://www.pumpress.com.cn
**E - mail：**booksale@bjmu.edu.cn
**印　　刷：**北京佳信达艺术印刷有限公司
**经　　销：**新华书店
**责任编辑：**王丽华、吕晓凤　　**责任校对：**金彤文　　**责任印制：**张京生
**开　　本：**889mm×1194mm　1/16　　**印张：**20　　**插页：**6　　**字数：**549 千字
**版　　次：**2007 年 7 月第 1 版　2007 年 7 月第 1 次印刷　　**印数：**1－3000 册
**书　　号：**ISBN 978-7-81116-266-0
**定　　价：**59.00 元

## 中国肿瘤医师临床实践指南丛书编委会

# 编 者

**（按姓氏笔画为序）**

| | | |
|---|---|---|
| 于　泳 | 天津医科大学附属肿瘤医院 | 副主任医师 |
| 于金明 | 山东省肿瘤防治研究院 | 主任医师 |
| 方志沂 | 天津医科大学附属肿瘤医院 | 主任医师 |
| 王天锋 | 北京大学临床肿瘤学院 | 主任医师 |
| 王永胜 | 山东省肿瘤医院 | 主任医师 |
| 王庆生 | 天津医科大学附属肿瘤医院 | 主任医师 |
| 尹　健 | 天津医科大学附属肿瘤医院 | 副主任医师 |
| 宁连胜 | 天津医科大学附属肿瘤医院 | 主任医师 |
| 只向成 | 天津医科大学附属肿瘤医院 | 主任医师 |
| 叶兆祥 | 天津医科大学附属肿瘤医院 | 主任医师 |
| 刘　君 | 天津医科大学附属肿瘤医院 | 副主任医师 |
| 刘佩芳 | 天津医科大学附属肿瘤医院 | 主任医师 |
| 刘雁冰 | 山东省肿瘤医院 | 主治医师 |
| 孙敬岩 | 天津医科大学附属肿瘤医院 | 主治医师 |
| 朱　鹰 | 天津医科大学附属肿瘤医院 | 副主任医师 |
| 江泽飞 | 军事医学科学院 307 医院 | 主任医师 |
| 宋三泰 | 军事医学科学院 307 医院 | 主任医师 |
| 沈镇宙 | 复旦大学附属肿瘤医院 | 主任医师 |
| 邵志敏 | 复旦大学附属肿瘤医院 | 主任医师 |
| 吴　炅 | 复旦大学附属肿瘤医院 | 副主任医师 |
| 李秀英 | 天津医科大学附属肿瘤医院 | 主任医师 |
| 李金锋 | 北京大学临床肿瘤学院 | 主任医师 |
| 李建彬 | 山东省肿瘤防治研究院 | 研究员 |
| 陆劲松 | 复旦大学附属肿瘤医院 | 副主任医师 |
| 肖春花 | 天津医科大学附属肿瘤医院 | 副主任医师 |
| 杨建梅 | 天津医科大学附属肿瘤医院 | 副主任医师 |
| 青　春 | 天津医科大学附属肿瘤医院 | 副主任医师 |
| 林本耀 | 北京大学临床肿瘤学院 | 主任医师 |
| 欧阳涛 | 北京大学临床肿瘤学院 | 主任医师 |
| 张　超 | 首都医科大学附属北京朝阳医院 | 医师 |
| 张　斌 | 辽宁省肿瘤医院 | 主任医师 |
| 张学惠 | 天津医科大学附属肿瘤医院 | 主任医师 |
| 柳　杰 | 天津医科大学附属肿瘤医院 | 技师 |

| | | |
|---|---|---|
| 赵玉梅 | 天津医科大学附属肿瘤医院 | 主治医师 |
| 赵颖如 | 天津医科大学附属肿瘤医院 | 主治医师 |
| 胡凡果 | 天津医科大学附属肿瘤医院 | 医师 |
| 徐光炜 | 北京大学临床肿瘤学院 | 主任医师 |
| 徐兵河 | 中国医学科学院肿瘤医院 | 主任医师 |
| 袁智勇 | 天津医科大学附属肿瘤医院 | 主任医师 |
| 傅西林 | 天津医科大学附属肿瘤医院 | 主任医师 |
| 鲍润贤 | 天津医科大学附属肿瘤医院 | 主任医师 |
| 蒋宏传 | 首都医科大学附属北京朝阳医院 | 主任医师 |

# 序言

徐光炜

进入 21 世纪后，癌症的死亡率已跃居国内各种死因之首，尤其以 40～65 岁的中年组为甚。究其原因，恐与人口老龄化、抽烟恶习、工业化的进程及城市化的发展有关。世界上发达的工业化国家其癌症年发病率超过 300/10 万，其因盖出于此。据世界卫生组织统计，发展中国家的癌症发病率仅为 150/10 万，但随着经济的发展，癌症也将会相应的增长。我国癌症的发病，近年恐已近 200/10 万，而上海市则已达 300/10 万水平。传统的生活贫困地区的常见肿瘤如食管癌、胃癌、肝癌等的发病率仍居高不下，而富裕国家的肺癌、乳腺癌、结肠癌等多发肿瘤却已快速增长，大有后来居上之势，致使我国的肿瘤防治面临两方面的压力，今后二三十年内癌症的发病及死亡恐有增无减，前途颇为堪忧。

当然，控制癌症的策略重在预防，应坚持不懈地贯彻预防为主之原则。但在现实生活中，每日需要处理的是大量现患的癌症病人。鉴于癌症的防治研究近年来取得快速的发展，对癌症本质的认识逐渐加深，新的诊断技术及治疗方法也层出不穷，知识更新甚快，颇有紧于追赶的日新月异之感；再则，我国幅地广阔，人口众多，各地区间、不同医院间差别颇大，由于对疾病的认知不一，诊治方法又各个不同，导致治疗效果也就有较大差距。

因此，加强癌症防治知识的继续教育，规范各种癌症的诊治方法实乃当务之急。国外虽有 NCCN 等各种指南，但因国情不同，人种有异，仅可供参考。有鉴于此，经多次酝酿，决定由中国抗癌协会组织出版系列性的以各种常见癌症或诊疗方法为主的继续教育教材，以提高专业及非专业临床医师对各相关专业领域的基本知识和诊疗水平，计划每 4～5 年再版一次以更新其内容。与此相对应的还将同时出版各种癌症的诊疗指南，具体规范各种癌症的诊疗工作，主要介绍适应我国国情的诊疗方案，也将介绍国外的新进展及国内经济欠发达地区应努力做到的最基本要求。考虑到诊疗工作知识更新的快速，此指南将 1～2 年再版一次，以适应临床工作之需。

由于此一系列专业书籍分别由各专业委员会集中国内从事该方面工作的著名专家分工负责撰写，因此专业水平应属一流，但鉴于各种癌症及主题各个不同，文风也各异，更由于初次组织如此众多的专家撰写，错误、不足或考虑不周之处在所难免，盼读者诸君能予以谅解，并欢迎批评指正，以便再版时能有所改进。盼本系列读物之问世，将有助于提高我国癌症的诊疗水平。

**徐光炜**

**中国抗癌协会理事长**

2007 年 3 月 26 日

# 前言

方志沂

近百多年来，乳腺癌的发病率一直在上升，在我国大城市中，乳腺癌已占妇女恶性肿瘤发病率的第一、二位。例如天津市乳腺癌标化发病率从1981年的18.04/10万上升至2000年的30.31/10万；上海市的标化发病率更是由1972年的17.7/10万上升到2000年时的36.0/10万，成为当地发病率最高的妇女恶性肿瘤。按目前发病趋势，我国将会步欧美国家的后尘。但另一方面，随着科技发展和早期诊断技术的进步，综合治疗经过以外科为主，逐步发展到放疗、化疗、生物治疗等综合应用的合理化，乳腺癌的治疗效果也在不断提高，5年生存率已由20世纪70年代的55%上升到现在的80%。在美国，乳腺癌的死亡率已开始有下降趋势，究其原因，主要是早期发现和综合治疗的不断进步。然而，在中国不少患者的治疗非常缺乏规范化，影响了疗效的提高。因此很有必要积极推广先进的基础研究理论和临床规范化的综合诊治技术，以提高我国乳腺癌的研究和实践水平。

乳腺癌的病因目前仍不清楚，因此也就极少有肯定有效的一级预防手段，只有少数化学药物干预和预防性乳房切除的初步研究。二级预防则是目前争取早期发现的重要措施，中国抗癌协会与相关国际机构合作，设计并已开始运作“中国百万妇女乳腺普查工程”，探索适合我国国情的二级预防措施，已得到全国32家大型肿瘤防治单位的积极响应。乳腺癌外科的发展已由过去“除恶务尽”的最大范围的根治性切除，进步到尽量保全功能的有效的最小范围的手术。例如保乳治疗已有20年的国际随机前瞻研究和国内临床观察，这些循证医学资料都表明这一努力是成功的。我国各地完成百例以上保乳治疗的报告陆续出现，表明我国保乳治疗技术的发展加快了步伐。前哨淋巴结检测技术逐渐完善，有望由此明显提高患者生活质量。化疗一直是综合治疗中不可或缺的手段，近年在我国已逐渐普及了蒽环类的应用，紫杉类药物已使近期疗效有了提高，赫赛汀等靶向药物的问世使化疗的特异性有了改进，加之对化疗剂量的强度及化疗密度的研究，都已成为当前研究的热点。同样是综合治疗中重要手段之一的放疗也在技术上有了积极改进，在保乳治疗中开始尝试用对瘤床的局部照射代替以往的全乳房放疗，初步经验显示疗效相当。内分泌治疗中芳香化酶抑制剂的异军突起，明显地动摇了他莫昔芬的金标准地位，已有试验表明芳香化酶抑制剂可减少毒副作用和进一步提高疗效。

中国抗癌协会积极推动我国乳腺癌诊治研究的深入，努力推广规范化的诊疗手段。现组织国内各相关领域的专家共同编撰本书，介绍国内外在各方面的最新进展及自己的经验，作为同道们在基础研究、临床工作和学术交流中的参考，为推动我国乳腺癌诊疗水平的提高起积极作用。同时，本书也作为中国抗癌协会继续教育教材，为全国肿瘤界初、中级医师及基层医务工作者提供一本有价值的参考书。

天津医科大学附属肿瘤医院 方志沂

2006年10月

# 内容简介

本书由中国抗癌协会乳腺癌专业委员会组织国内乳腺癌专家撰写，作为本专业专著和继续教育教材，兼顾了乳腺癌领域最新研究成果的介绍和临床规范化实用技术的阐述。主要内容涉及预防、流行病学、临床检诊等基本知识，同时避免类似书籍中基础内容过多的重复，对乳腺癌诊断、治疗中的新技术、新成果，结合国内外在该方面的研究经验，尤其对较成熟或较有前景的临床和基础研究均有重点介绍。

内容实用、兼顾前沿且重点突出是本书的特点。本书可作为乳腺肿瘤医师、基层医务工作者以及相关基础研究人员的有价值的参考书和教材。

## 目录 Contents

# 目录 Contents

# 第 1 章 乳腺癌的流行病学及预防

## 第一节 乳腺癌流行病学

在世界范围内，乳腺癌是危害女性健康的主要恶性肿瘤之一，其发病率在高发地区居高不降，在低发地区日益升高。本章分析了当前世界全球范围内乳腺癌流行的现状与趋势，当前乳腺癌病因及危险因素研究结果。

### 一、乳腺癌流行现状与趋势变化

#### （一）乳腺癌发病率现状和地区差异

乳腺癌主要发生在女性，在各地区女性恶性肿瘤中排位一般在第一或第二位。1993～1997 年，我国上海女性乳腺癌年龄别世界人口标化发病率（age-standardized rate，ASR）为 27.97/10 万，天津为 26.55/10 万，香港为 36.61/10 万，美国洛杉矶华人为 42.69/10 万，美国 SEER（Surveillance Epidemiology and End Results，提供美国肿瘤登记汇总数据）白人 92.43/10 万，美国 SEER 黑人 83.83/10 万（表 1-1-1）[1]。乳腺癌发病率的地区差异不仅体现在洲与洲之间或国家之间，即使在同一个国家内，乳腺癌发病率的地区差异同样很大，如加拿大各省之间乳腺癌 ASR 最高为 84.29/10 万，最低为 58.12/10 万。图 1-1-1（见彩页）显示了 2002 年全球乳腺癌 ASR 的地区差异。

表 1-1-1 若干地区的乳腺癌发病率变化趋势

| 卷号（年份） | 例数 | 粗率 | ASR |
| --- | --- | --- | --- |
| 中国天津 | | | |
| Vol. Ⅴ（1981～1982） | 580 | 19.13 | 18.24 |
| Vol. Ⅵ（1983～1987） | 1 925 | 23.64 | 21.51 |
| Vol. Ⅶ（1988～1992） | 2 586 | 29.31 | 24.55 |
| Vol. Ⅷ（1993～1997） | 3 331 | 36.07 | 26.55 |
| 中国上海 | | | |
| Vol. Ⅳ（1975） | 623 | 22.55 | 19.57 |
| Vol. Ⅴ（1978～1982） | 3 401 | 23.60 | 19.13 |
| Vol. Ⅵ（1983～1987） | 4 269 | 26.39 | 21.17 |
| Vol. Ⅶ（1988～1992） | 6 084 | 35.02 | 26.47 |
| Vol. Ⅷ（1993～1997） | 6 831 | 42.76 | 27.97 |

续表

| 卷号（年份） | 例数 | 粗率 | ASR |
|---|---|---|---|
| 中国香港 | | | |
| Vol. Ⅳ（1974～1977） | 2 471 | 29.20 | 31.07 |
| Vol. Ⅴ（1978～1982） | 3 417 | 28.33 | 28.70 |
| Vol. Ⅵ（1983～1987） | 4 457 | 33.69 | 32.30 |
| Vol. Ⅶ（1988～1992） | 5 392 | 38.47 | 33.96 |
| Vol. Ⅷ（1993～1997） | 6 940 | 44.74 | 36.31 |
| 美国洛杉矶华人 | | | |
| Vol. Ⅳ（1972～1977） | 62 | 33.57 | 42.68 |
| Vol. Ⅴ（1978～1982） | 98 | 36.97 | 39.62 |
| Vol. Ⅵ（1983～1987） | 181 | 51.16 | 48.72 |
| Vol. Ⅶ（1988～1992） | 266 | 42.84 | 36.83 |
| Vol. Ⅷ（1993～1997） | 393 | 48.23 | 42.69 |
| 美国 SEER 白人 | | | |
| Vol. Ⅵ（1983～1987） | 57 094 | 122.54 | 89.17 |
| Vol. Ⅶ（1988～1992） | 62 413 | 129.55 | 90.73 |
| Vol. Ⅷ（1993～1997） | 67 541 | 134.64 | 92.43 |
| 美国 SEER 黑人 | | | |
| Vol. Ⅵ（1983～1987） | 4 648 | 75.60 | 75.72 |
| Vol. Ⅶ（1988～1992） | 5 488 | 81.12 | 79.35 |
| Vol. Ⅷ（1993～1997） | 6 588 | 88.73 | 83.80 |

### （二）乳腺癌发病率的种族与民族差异

种族之间的乳腺癌发病率存在着较大的差异，白人乳腺癌发病率最高。根据美国 SEER 1988～1992 年数据，白人的乳腺癌粗发病率和 ASR 分别为 129.55/10 万和 90.75/10 万，而黑人分别为 81.12/10 万和 79.35/10 万。不同民族之间的乳腺癌发病率同样存在着差异，美国洛杉矶非西语白人乳腺癌 ASR 为 103.69/10 万，西班牙语白人仅为 57.36/10 万；同样是亚洲人，美国洛杉矶的中国人乳腺癌 ASR 为 36.83/10 万，菲律宾人为 69.31/10 万，韩国人为 21.45/10 万，日本人为 63.00/10 万。与此类似，在许多肿瘤登记处的数据中可见不同种族和民族女性乳腺癌 ASR 的差异。

### （三）乳腺癌发病率的出生地与移居地的差异

根据以色列肿瘤登记数据，以色列的犹太人如出生在以色列，其乳腺癌 ASR 为 90.47/10 万，出生在欧美为 87.89/ 10 万，出生在亚非洲为 56.45/10 万，而以色列的非犹太人仅为 21.30/10 万。当人们移居到新的地方以后，其乳腺癌发病的危险往往趋同于当地的水平。例如，亚洲的乳腺癌发病率较低，但在美国的亚洲移民的乳腺癌发病率的水平位于她们原国家和美国人之间。第一代移民的发病水平更接近原国家，第二代移民更接近于移居地。一项研究采用标化比例死亡比（propertionate cancer morbidity ratio，PCMR）研究了美国纽约市中国移民的恶性肿瘤死亡情况，与中国天津和美国纽约白人进行对比。该研究发现纽约中国人的 PCMR 多位于天津人和美国白人之间，有的接近天津人，例如肝癌、胆囊癌和女性肺癌，有的接近美国白人，例如女性乳腺癌、食管癌、结肠癌和直肠癌。以天津女性乳腺癌死亡比为基数（1.0），纽约中国移民的 PCMR 是 1.43，纽约白人是 2.89[2]。本研究提示不同人群恶性肿瘤死亡水平的差异，并且此种差异可随着外环境的变化而改变。

### （四）全球乳腺癌发病人数和死亡人数的估计和预测

根据资料估计全球 1985 年乳腺癌发病 719 000 人，死亡 308 100 人。发病率和死亡率在亚洲地区偏低。但由于亚洲人口众多和整体生存率的差异，亚洲乳腺癌死亡人数占全球的 33.1%，中国占全球的 11.2%。当时预计在 2002 年，全球乳腺癌发病人数将从 1985 年的 719 000 人升为 1 151 298 人，死亡人数从 308 100 人升为 410 712 人。其中发达国家，发病 636 128 人，死亡 189 765 人，发展中国家发病 514 072 人，死亡 220 648 人，中国发病 126 227 人，死亡 36 630 人。发病 ASR 分别为全球 37.4/10 万，发达国家 67.8/10 万，发展中国家 20.8/10 万和中国 20.1/10 万。估计全球 5 年乳腺癌现患人数为 4 406 080 人，中国为 420 057 人（表 1－1－2）。

中国与全球乳腺癌发病趋势预测见表 1－1－3。中国 2010 年的乳腺癌发病 ASR 为 22.6/10 万，发病人数 150 418 人，2050 年 ASR 为 27.1/10 万，发病人数 190 609 人。

### （五）乳腺癌病理类型构成

表 1－1－4 对比了美国[3]和天津[4]乳腺癌病理分型构成，资料均来于肿瘤登记数据。从构成比来看，美国和中国天津相比，乳腺癌患者病理类型均以单纯癌和浸润性导管癌为主，分别占乳腺癌总病例数的 67%和 65%。中国天津髓样癌构成要大于美国，天津和美国分别为 7.9%和 2.8%；叶状囊肉瘤天津和美国分别占乳腺癌总病例数的 2.3%和 0.2%；粉刺癌分别占 5.7%和 1.4%；高分化腺癌分别占 1.2%和 6.3%。

### （六）中国部分地区与美国乳腺癌发病趋势变化对比

表 1－1－1 列举了中国部分地区与美国乳腺癌发病情况。1993～1997 年间与1983～1987 年间，美国 SEER 白人乳腺癌年增长 0.366%，黑人为 1.071%，中国天津为 2.332%，上海为 3.212%，香港为 1.241%。由此说明中国女性乳腺癌发病问题日趋严重。此外，其他国家或地区乳腺癌标化年龄发病率同期均呈上升趋势。表 1－1－1 中美国洛杉矶华人可能由于移民人群的影响，ASR 波动较大，未做比较。

### （七）乳腺癌年龄别发病率

通过对不同地区之间年龄别乳腺癌发病率比较，可以看到不同地区的乳腺癌年龄别发病率的显著差异。图 1－1－2（见彩页）显示了美国白人、美国黑人、中国天津人、中国上海人、中国香港人和美国洛杉矶华人 6 个地区的年龄别乳腺癌发病率曲线。可见女性 25 岁以后，乳腺癌年龄别发病率逐渐升高。45 岁时，天津和上海乳腺癌年龄别发病率增长趋于平缓，不再明显增长，并随年龄增加而有所下降。香港乳腺癌年龄别发病率特点与天津和上海近似，但在老年时仍缓慢增长。欧美等乳腺癌发病率高的地区与亚洲等低发区的特点截然不同，乳腺癌年龄别发病率随年龄的增长而持续增高，一直延续到绝经后，发病高发年龄在 70～80 岁之间。

表 1-1-2　中国与全球乳腺癌 2002 年发病、死亡率（1/10 万）与现患病人例数估计

| | 发病 | | | | 死亡 | | | | 现患人数 | | |
|---|---|---|---|---|---|---|---|---|---|---|---|
| | 例数 | 粗率 | ASR | 0-64 累计率 | 例数 | 粗率 | ASR | 0-64 累计率 | 1 年 | 3 年 | 5 年 |
| 全球 | 1 151 298 | 37.4 | 37.4 | 2.6 | 410 712 | 13.3 | 13.2 | 0.9 | 1 060 042 | 2 883 315 | 4 406 080 |
| 较发达国家 | 636 128 | 103.7 | 67.8 | 4.8 | 189 765 | 30.9 | 18.1 | 1.1 | 624 311 | 1 758 529 | 2 749 763 |
| 较不发达国家 | 514 072 | 20.8 | 23.8 | 1.8 | 220 648 | 8.9 | 10.3 | 0.7 | 435 731 | 1 124 786 | 1 656 317 |
| 中国 | 126 227 | 20.1 | 18.7 | 1.5 | 36 630 | 5.8 | 5.5 | 0.4 | 107 198 | 283 253 | 426 057 |

表 1-1-3　中国与全球乳腺癌发病趋势预测

| | 全球 | | | | 中国 | | | |
|---|---|---|---|---|---|---|---|---|
| 年份 | 人口 | ASR | 发病例数 | 增加例数 | 人口 | ASR | 发病例数 | 增加例数 |
| 2010 | 3 397 765 000 | 40.484 | 1 375 545 | 224 247 | 666 511 000 | 22.568 | 150 418 | 24 191 |
| 2025 | 3 917 693 000 | 47.083 | 1 844 562 | 693 264 | 714 996 000 | 26.132 | 186 843 | 60 616 |
| 2050 | 4 477 385 000 | 56.828 | 2 544 420 | 1 393 122 | 702 468 000 | 27.134 | 190 609 | 64 382 |

表 1-1-4 天津与美国女性乳腺癌病理分型频数与百分构成

| 病理类型（ICD-O） | 美国（1973～1987） | | 天津（1988～1992） | |
|---|---|---|---|---|
| | 频数 | % | 频数 | % |
| 单纯癌（8231） | （与下项合并） | | 650 | 47.3 |
| 浸润性导管癌（8500） | 106 951 | 67.9 | 245 | 17.8 |
| 腺癌（8140） | 12 673 | 8.0 | 143 | 10.4 |
| 髓性癌（8510～8511） | 4 221 | 2.8 | 109 | 7.9 |
| 粉刺癌（8501） | 2 272 | 1.4 | 79 | 5.7 |
| 叶状囊肉瘤（9020） | 299 | 0.2 | 31 | 2.3 |
| 黏液腺癌（8480） | 3 537 | 2.2 | 27 | 2.0 |
| 高分化腺癌（8520～8521） | 9 976 | 6.3 | 17 | 1.2 |
| 其他 | 17 617 | 11.3 | 73 | 5.4 |

表 1-1-5 若干地区的男性乳腺癌发病率（1/10 万）

| 地区 | 例数 | 粗率 | ASR |
|---|---|---|---|
| 美国洛杉矶华人 | 3 | 0.38 | 0.36 |
| 美国 SEER 白人 | 477 | 0.98 | 0.73 |
| 美国 SEER 黑人 | 63 | 0.94 | 1.06 |
| 中国香港 | 31 | 0.20 | 0.17 |
| 中国上海 | 73 | 0.45 | 0.26 |
| 中国天津 | 20 | 0.22 | 0.18 |

**（八）乳腺癌死亡特点**

1990 年中国恶性肿瘤标化死亡率估计为 165.5/10 万，女性为 89.4/10 万，女性乳腺癌为 4.9/10 万。从美国 1930～1990 年主要女性恶性肿瘤的时间变化趋势来看，女性肺癌标化死亡率上升很快，子宫、直结肠和胃癌下降，卵巢和胰腺癌缓慢上升，而乳腺癌略有升高。在全球大多数的国家，从 1953～1957 年至 1983～1987 年的 30 年间，乳腺癌死亡率都在上升，特别在原低发区上升幅度较大。在此期间，比利时乳腺癌世界人口年龄标化死亡率从 20.1/10 万增长到 26.3/10 万，智利从 9.4/10 万增长到 12.7/10 万，捷克从 12.4/10 万增长到 19.9/10 万，奥地利从 15.6/10 万增长到 21.9/10 万，加拿大从 22.9/10 万增长到 23.9/10 万，丹麦从 24.0/10 万增长到 27.4/10 万，芬兰从 12.4/10 万增长到 16.4/10 万，法国从 14.8/10 万增长到 19.3/10 万，（前）西德从 15.7/10 万增长到 22.5/10 万，希腊从 8.0/10 万增长到 15.2/10 万，香港从 8.6/10 万略增长到 8.7/10 万，匈牙利从 12.6/10 万增长到 21.4/10 万，以色列从 19.9/10 万增长到 23.5/10 万，日本从 3.8/10 万增长到 5.8/10 万，墨西哥从 3.9/10 万增长到 7.1/10 万，新加坡从 10.3/10 万增长到 13.2/10 万，英国英格兰和威尔士从 23.5/10 万增长到 29.2/10 万，美国白人从 22.1/10 万至 22.4./10 万，美国非白人从 19.4/10 万增长到 21.8/10 万。全球和中国乳腺癌死亡估计和趋势分析见以上章节。

**（九）乳腺癌与其他癌症的发病、死亡排序**

根据现有数据估计，2002 年全球女性乳腺癌发病例数为 1 151 298 人，占女性癌症发病的第一位，发病总数的22.7%（图1-1-3，见彩页）；死亡410 712人，同样占癌症死亡的第一位，发病总数的14.0%（图1-1-4，见彩页）。2002年中国女性乳腺癌发病例数为126 227人，占女性癌症发病的第三位，发病总数的14.6%（图1-1-5，见彩页）；死亡分别为36 630人，占癌症死亡的第五位，总数的6.3%（图1-1-6，见彩页）。1993～1997年天津女性乳腺癌发病例数为3 331人，占女性癌症发病的第二位，发病总数的17.6%，第一位为肺癌，占26.3%[1]。

## 二、乳腺癌的非饮食危险因素

不同的癌有不同的危险因素，虽然我们知道一些危险因素增加女性患乳腺癌的机会，但是乳腺癌的病因仍有许多的问题有待深入研究。深入研究乳腺癌危险因素，有助于人们对乳腺癌病因的认识，进而预防乳腺癌的发生。

### （一）性别、年龄与种族

由于乳腺癌的发生与雌激素的作用有关，男女之间体内雌激素水平的差异造成了男女乳腺癌发病率的明显不同，男性乳腺癌的发病率一般仅为女性的百分之一。

与绝大多数癌症一样，女性乳腺癌发病率的增加与年龄密切相关，大约77%的女性乳腺癌患者的年龄超过50岁，20～29岁的仅占0.3%。根据美国的一项研究，美国女性一生中患乳腺癌的概率为1/8。30岁女性在10年、20年、30年和40年内得乳腺癌的概率分别为0.43%、1.99%、4.29%和7.47%，而50岁女性则分别为2.41%、5.74%、9.01%和10.83%。目前中国大城市女性乳腺癌发病率低于美国，中国大城市女性一生中患乳腺癌的概率约为美国的1/3，即一生中患乳腺癌的概率为1/25左右。

美国白人比美国黑人更容易患乳腺癌，但是美国黑人比美国白人更容易死于乳腺癌。美国亚裔和西班牙语女性有较低的概率发生乳腺癌。关于性别、年龄和种族与乳腺癌的发病关系参见以上章节。

### （二）身高和体重

由于儿童和青少年时期热量和蛋白质摄入的不足，可导致发育迟缓和成年后身高减低。动物实验证实，限制热量摄入可显著降低实验鼠的乳腺肿瘤的发生。大多数的病例对照研究和队列研究均发现身高与乳腺癌发生之间有一定的关系。在北欧进行的一些大规模队列研究报道了身高与乳腺癌发生的危险度相关，身高每增加5cm或8cm，危险度增加1.1或2.0。身高是无法改变的因素，即人们不能为了预防乳腺癌的目的，采用减少青少年摄入热量来减缓女性乳腺发育。

所有研究均显示肥胖是乳腺癌的危险因素，特别是绝经后年龄50岁左右的女性。然而，体重与乳腺癌危险之间的关系复杂。体重过重是自儿童时期开始，还是在成年以后以及是否正在使用激素替代治疗都有不同的影响。儿童时期如摄入热量大、生长快，乳腺发育也快，乳腺组织发育较大，从而增加乳腺癌的危险。体块指数是一个评价肥胖的常用指标，体块指数大为肥胖。目前的大多数研究支持这样的观点：在绝经前女性，肥胖与乳腺癌的发生呈负相关；在绝经后女性，肥胖与乳腺癌的发生呈弱的正相关[13]。

### （三）教育程度

根据意大利一项研究，高学历人群患乳腺癌的危险度增大，文盲患乳腺癌的相对危险度（RR）仅为受过大学教育者的0.56（95%CI：0.39～0.81）。天津一项研究表明，教育程度较高的人群患乳腺癌危险性增高。受高等教育的妇女患乳腺癌的比数比为未受教育的4.1倍。

### （四）乳腺癌职业别危险度

不同职业人群乳腺癌的发病率存在差异。根据天津一项关于乳腺癌职业别的危险度的研究显示，专业人员、纺织行业、木材加工行业、化学工业、文教卫生、银行和政府工作人员患乳腺癌相对危险增加。在引用和分析职业别危险度时应该注意，造成危险度差异的原因很多，职业不同、社会经济地位、婚育因素和饮食习惯等诸方面都会有所不同。多种因素的共同作用影响着乳腺癌职业别危险度的水平。

### （五）吸烟

目前研究证明吸烟与乳腺癌之间有弱的联系。同时，吸烟影响人的总体健康状况并能增加许多癌症的危险度。一项资料荟萃分析发现吸烟者的患乳腺癌相对危险度（relative risk，RR）为1.10［95%可信区间（confidence interval，CI）：1.02～1.18］，特别是绝经期前的女性的RR为1.21（95%CI：1.08～1.36），并与每日吸烟量和吸烟时间有关。吸烟年龄较早的RR为1.14（95%CI：1.06～1.23）[5]。被动吸烟同样与乳腺癌之间有弱的关联，RR为1.41（95% CI：1.14～1.75）[6]。

### （六）体力活动

运动与癌症的关系是相对较新的研究内容，近年的研究显示年轻时经常参加剧烈运动可以起到终身预防乳腺癌的作用。有报道甚至表明成年人轻微地运动也可降低患乳腺癌的危险。目前，一些研究正在验证此作用。1995年Mittendorf报道，根据女孩14～22岁时的运动频数把人群分为四组，每年运动频数大于363次与小于48次组相比，比数比（odds ratio，OR）为0.5（95%CI：0.4～0.7），表明在青少年期的运动量与将来发生乳腺癌的危险度有关。

### （七）月经周期

女性初潮年龄早增加患乳腺癌的危险度。天津研究显示，初潮年龄小于14岁与大于16岁相比，比数比为2.2。此数值与美国、日本和波兰等多数研究相似，初潮年龄的比数比一般在2.0上下。但应该注意的是比数比是一个相对数，不能真实反映实际的患乳腺癌的危险。在欧美等乳腺癌发病率高的地区，女孩的初潮年龄要比中国等乳腺癌发病率低的地区的女孩早两岁左右。根据天津市肿瘤医院的统计，1910～1960年出生的女性，初潮年龄从15.7岁提前到14.8岁，同时另一危险因素初产年龄也推迟3岁左右。这个变化可以部分解释乳腺癌发病率升高的趋势。

### （八）生育与哺乳

到目前为止，各国的研究均证明，女性没有生育或者第一次足月生育时年龄超过30岁，患乳腺癌的危险性增加。天津一项研究也发现，患乳腺癌的比数比随哺乳月数和生育次数增加而减少，与初产年龄呈负相关。生育次数、初产年龄和哺乳月数是密切相关的三个生育因素。生育次数在调整了初产年龄和哺乳月数之后尚呈现与比数比负相关的关系（$P<0.05$），说明生育次数在乳腺癌发病中的独立影响。第一次足月生育时年龄在30～34岁与小于20岁相比，比数比为2.7；如年龄大于34岁，比数比为3.5；未生育的比数比为2.9。与中国女孩初潮年龄逐渐提前的情况一样，我国生育年龄、生育次数和非母乳喂养比例的变化均会对我国乳腺癌的发病率产生一定的影响。根据天津研究计算，每一次生育将减低22%和每一年哺乳将减少11%的比数比。尚没有证据证实自发性流产与乳腺癌发病相关。根据28项研究的资料荟萃分析，人工流产是独立的乳腺癌危险因素（OR：1.3，95%CI：1.2～1.4）。

### （九）既往乳腺疾患史

天津一项研究表明，既往乳腺良性疾病史增加患乳腺癌的比数比，有既往史人群与无既往史人群的比数比为2.4。女性既往乳腺活组织检查结果如诊断为增生可能轻微增加乳腺癌的危险度，如诊断为非典型增生则肯定增加乳腺癌的危险度，如诊断为纤维囊性改变但没有增生一般不增加乳腺癌的危险度。如果一侧乳腺发生了乳腺癌，其对侧发生非复发或转移的原发乳腺癌的危险度增加3～4倍。

**（十）既往乳腺辐射暴露**

女性在幼年或年轻时胸部接受放射治疗，如淋巴瘤患者，将显著增加乳腺癌的危险度。长期暴露于放射线将增加甲状腺、乳腺、肺、食管、肠、肝、胰腺、泌尿系统和淋巴瘤等多种癌症的危险度。每年暴露于10cGy放射线并超过10年，平均每百万人口增加乳腺癌发病人数5.8人。首次暴露放射线年龄在0～9岁对乳腺癌发病无影响，10～19岁每百万人口增加乳腺癌发病人数为7.3人，19岁以后均为6.6人。根据我国一项24省市医院放射科女医生的队列研究，接触放射线25年的相对危险度是2.87，肥胖和无授乳史可加强辐射致乳腺癌的效应[7]。目前乳腺X线检查是欧美乳腺癌普查的主要方法，并认为利大于弊。在中国，由于乳腺癌发病率相对较低，按照欧美乳腺癌普查方案，常规频繁地使用乳腺X线检查进行普查，有可能弊大于利，适宜中国国情的乳腺癌普查方案尚待研究。

**（十一）家族史**

直系亲属中如有乳腺癌患者将增加乳腺癌的相对危险度。在一级直系亲属中（母亲、姐妹或女儿），如有一人患乳腺癌，其本人患乳腺癌的危险增加1倍，如有两人则增加5倍。天津一项研究发现有直系亲属乳腺癌家族史的人群的比数比为8.0。家族史可能由于遗传易感性造成，也可能由于同一家庭具有相同的生活环境使然。

**（十二）遗传基因**

目前认为BRCA1、BRCA2基因突变增加乳腺癌的危险。5%～10%的乳腺癌病例与遗传异常的或突变的BRCA1和BRCA2基因有关。大约50%～60%具有遗传性BRCA1或BRCA2基因突变的女性，将在70岁之前发生乳腺癌。正常时，这些基因产生的蛋白质可以防止细胞生长异常。当从父母遗传有突变的基因或后天发生基因的突变，使此种抗癌蛋白质的活性减少，进而乳腺癌发生增加。BRCA1或BRCA2突变的女性的卵巢癌的发病同样增加。对于正常人群，应监测相关基因的变化，并在高危个体采取预防措施，如降低其他危险因素的危险度，或者通过经常性地普查达到早期发现癌前病变或早期癌症，提高治疗效果的目的。p53基因是一个抑癌基因，其突变会使包括乳腺癌在内的多种癌症如白血病、脑肿瘤、肉瘤的发病增加。Li-Fraumeni综合征是一种肿瘤综合征，也是少数乳腺癌的原因。通过分析血液中DNA可确定某一女性是否有BRCA1或BRCA2基因突变。一般对于乳腺癌基因检测，p53基因不列入常规。但是如有Li-Fraumeni综合征家族史，p53基因检测有重要的参考意义。对于BRCA1或BRCA2基因突变检测阳性的妇女，医生应该为她们安排更频繁的普查和指导。由于临床上很难早期发现卵巢癌，对于已生育的或绝经的女性，应考虑做卵巢摘除术。做基因检测者应向有经验有资格的遗传学顾问、护士或医生咨询，了解检验的意义和如何预防乳腺癌的危害。

**（十三）病毒**

1936年Bittner发现在某些品系小鼠的乳汁中存在一种乳腺癌致病因子，认为是B型RNA病毒。在其后的研究中，通过电镜在人的乳腺组织中发现小鼠乳汁中相似B型病毒颗粒。其发现率在没有乳腺癌家族史的美国妇女为5%，在有家族史的妇女中高达60%。Shloni等1971年发现在人乳汁中有病毒RNA依赖性DNA聚合酶活性。但是在其后的实验室研究中未能进一步确认病毒与乳腺癌的关联。乳腺组织中病毒样颗粒及乳汁中B型或C

型病毒样颗粒和乳汁中 RNA 依赖性 DNA 聚合酶活性与乳腺癌家族史的关联均不能得到进一步的证实。

流行病学研究同样不支持通过乳汁传给下一代乳腺癌病毒的方式造成乳腺癌。在瑞典的一项研究分析了 1874～1954 年出生而后在 1958～1990 年诊断的 4 588 例乳腺癌患者和 1 197 例正常妇女对照的结果，哺乳与否与其女儿是否发生乳腺癌无任何关联，相对危险度为 0.97（95%CI：0.44～2.17，$P=0.95$）。由于哺乳不影响患者女儿患乳腺癌危险度，因此病毒通过哺乳传染给女儿，并使患者女儿发生乳腺癌的假设不能成立。在乳腺癌患者的后代中不但未见哺乳使乳腺癌危险度增加，相反观察到各地区乳腺癌发病率与哺乳呈负相关。

**（十四）内源性雌激素**

人们通过动物实验对雌激素与乳腺癌的关系进行了广泛深入的研究，雌酮（E1）、雌二醇（E2）和雌三醇（E3）增加实验老鼠自发性肿瘤的发生率，也可缩短二甲基苯丙蒽（DMBA）诱导肿瘤发生的时间和增加肿瘤数目，切除卵巢和抗雌激素药物对实验老鼠有保护作用。

初潮早和绝经晚增加患乳腺癌危险度，这表明卵巢功能和乳腺癌发生密切相关，也提示雌激素在乳腺癌发病上起了非常重要的作用。未育也增大乳腺癌危险度，已育妇女血浆和尿中雌激素水平低于未育妇女。通过测定有乳腺癌家族史的女孩和相应对照，尽管初潮年龄一样，但有家族史的女孩比无家族史的女孩的血清雌激素（E1＋E2）水平在月经周期的第 22 天时要高 27%，在第 6 天高 13%；并且前一组有 31%的女孩血清雌激素水平大于 10ng/CL，而对照组仅占 10%。

MacMahon 报道乳腺癌低发区的亚洲 15～19 岁女孩与高发区北美同龄女孩相比，后者月经周期第 21 天的尿中总结合雌激素（E1＋E2＋E3）比前者高 36%，在月经周期第 10 天高 9%，尿中结合雌激素与血中雌激素水平密切相关；在 30～39 岁年龄组，高发区的北美妇女尿结合雌激素水平同样高于低发区的亚洲妇女。上述这些研究提示高乳腺癌危险度的女性有较高的雌激素水平。

Adlercreutz 等通过研究高乳腺癌发病率的芬兰女性和低发病率的东方女性的饮食与雌激素代谢和乳腺癌的关系发现，芬兰女性比东方女性每 1 000 卡热量中脂肪摄入高 73%，雌酮分泌增加，血浆雌酮和性激素结合蛋白与东方女性相近，尿中雌酮、雌二醇、儿茶酚雌激素和总雌激素分泌增加，但 16－α 羟基雌激素与东方女性相近。在芬兰妇女中，儿茶酚雌激素与 16－α 羟基雌激素的比值比东方女性高 5 倍，而东方女性粪便中雌激素比芬兰女性高 3 倍。其结论认为在乳腺癌危险因素中，高儿茶酚雌激素水平的危险度要比 16－α 羟基雌激素更重要。从芬兰与东方女性对比来看，乳腺癌危险因素包括高脂肪饮食所致的较高的雌激素水平，由于身高而生成更多的雌激素和粪便中较低的雌激素排泄。

**（十五）催乳素**

在对比有无乳腺癌家族史的女儿血浆催乳素水平时发现，有家族史组有 12/34 血浆雌激素（E1＋E2）/催乳素的比值小，而对照组仅 1/30。绝经前妇女的病例对照研究同样显示乳腺癌患者催乳素水平高于对照组。此现象在绝经妇女中未见到。有研究报道乳腺癌患者家中尚未患病成员的催乳素也见增高。已生育妇女血浆中催乳素水平低于未生育妇女，这可以部分解释首次生育年龄对乳腺的保护作用。高脂肪饮食可以增加血中催乳素的水平。一种假说认为脂肪对乳腺癌的影响是通过催乳素来介导的。

**（十六）黄体酮**

在缺乏黄体酮存在时，雌激素的作用是一个重要的乳腺癌危险因素。这可以解释为什么初潮年龄早和首次生育年龄晚增加乳腺癌危险因素。病例对照研究发现乳腺癌患者的黄体酮水平降低。

**（十七）雄激素**

通过一项前瞻性研究发现，在随访中发现后来患乳腺癌的妇女的病前雄激素分泌水平低。但与此不同的是低发区的日本妇女血浆和尿中雄激素水平低于英国妇女。病例对照研究发现乳腺癌患者雄激素水平降低，但没有排除病期的混杂作用。雄激素对乳腺癌发病的影响和与其他因素的相互作用尚待进一步深入研究。

**（十八）口服避孕药**

口服避孕药对乳腺癌产生的影响尚有争论。天津一项研究表明，口服避孕药的比数比为1.1，但当按年龄分组之后，35岁后开始服用口服避孕药人群患乳腺癌的相对危险增加。服用两年以内的比数比为2.6（95%CI：1.2～5.8），服用两年以上的比数比为4.0（95%CI：1.1～15.1）。

最近的研究分析发现女性服用口服避孕药者比不用者患乳腺癌的危险略有增加。停止服用口服避孕药10年以后不再显示任何影响。当考虑使用口服避孕药时，使用者应该与医生讨论患癌的危险性。

**（十九）雌激素替代治疗**

多数研究提示长期使用激素替代治疗（HRT）可以轻微增加患乳腺癌的危险。资料荟萃分析发现HRT仅影响正在和近期使用者，停用5年以后，患乳腺癌危险度与普通人群一样。在1～4年使用者每年RR为1.023（95% CI：1.01～1.04），大于4年时为1.35（95% CI：1.21～1.49）。雌激素替代治疗对绝经者可减少心脏病的发作和骨折。是否使用雌激素替代治疗应与医生共同决定，权衡利弊。需要考虑的因素包括患心脏病、乳腺癌、骨质疏松和绝经症候群的严重程度等。

**（二十）环境污染物**

一些研究探讨环境因素与乳腺癌的关系。目前的研究尚无证据表明乳腺癌与环境污染物的关系，例如杀虫剂DDE（类似于DDT的化学物质）、PCBs（聚氯联苯类）等。

**（二十一）乳腺癌非饮食危险因素小结**

根据天津和美国乳腺癌病例对照研究及文献报道，目前比较认可的乳腺癌危险因素为不育、生育次数少、第一胎足月产年龄晚、初潮年龄早、良性乳腺疾病、家族史、口服避孕药和放射线暴露等因素。

## 三、乳腺癌的饮食相关危险因素

饮食因素是影响乳腺癌的重要因素，多年来人们做了许多研究，但研究结果不一致。

**（一）热量和碳水化合物**

目前，多数研究不认为总热量和碳水化合物是乳腺癌危险因素。但是必须认识到，总热量和碳水化合物的摄入与脂肪和体重密切相关。在儿童和青少年时期，总热量对身高、体重和女性第二性征发育有重要的影响，总热量和碳水化合物的间接和协同作用应该给予充分的重视。

**（二）脂肪**

Howe等总结了12项病例对照研究，共4 312例乳腺癌和5 978例正常人进行对照，每日增加100克的脂肪摄入的相对危险度是1.35。在天津和上海的研究发现，脂肪的摄入有增加患乳腺癌的比数比的倾向。天津研究显示饱和脂肪酸的比数比为4.0，在调整热量和非饮食因素后，比数比升高为6.1（95% CI：1.2～31.3）。应用条件Logisitc回归模型调整热量后，总脂肪、饱和脂肪和单不饱和脂肪的比数比分别为3.4、9.4和3.4（$P<0.05$），多

不饱和脂肪的比数比为 0.7（95%CI：0.1～3.9）；在调整非饮食危险因素以后，总脂肪、饱和脂肪和单不饱和脂肪的比数比分别调整为 1.6、2.9 和 1.8（$P>0.05$），多不饱和脂肪的比数比仍为 0.7（95%CI：0.1～3.9）。上海的研究中多不饱和脂肪调整后的比数比 2.4，但无统计学意义（表 1-1-6）。

**表 1-1-6 影响乳腺癌发病的饮食因素**

| 每日摄入量 | 天津 | | 上海 | |
|---|---|---|---|---|
| | OR | 调整 OR（95%CI）* | OR | 调整 OR（95%CI）** |
| 总热量 | 1.3 | 1.1（0.5～2.5） | 1.1 | 1.1（0.7～1.6） |
| 总蛋白 | 1.3 | 0.6（0.1～5.6） | 1.1 | 0.9（0.4～1.8） |
| 大豆蛋白 | 1.2 | 1.5（0.7～3.0） | 1.0 | 0.9（0.6～1.3） |
| 大豆蛋白/总蛋白 | 1.1 | 1.4（0.8～2.6） | 0.9 | 0.9（0.6～1.4） |
| 总脂肪 | 1.9 | 2.5（0.7～8.6） | 1.5 | 1.1（0.6～1.9） |
| 饱和脂肪 | 4.0 | 6.1（1.2～31.3） | 1.6 | 0.9（0.4～2.0） |
| 单不饱和脂肪 | 2.1 | 2.8（0.7～11.0） | 1.5 | 1.1（0.6～2.1） |
| 多不饱和脂肪 | 1.1 | 0.5（0.1～4.2） | 2.9 | 2.4（0.6～10.5） |
| 碳水化合物 | 0.8 | 0.3（0.1～1.6） | 0.8 | 1.0（0.5～2.1） |
| 胆固醇 | 1.1 | 0.6（0.2～1.6） | 1.4 | 1.3（0.9～1.9） |
| 总粗纤维 | 0.2 | 0.1（0.01～0.5） | 0.6 | 0.4（0.2～0.8） |
| 谷物纤维 | 0.3 | 0.1（0.02～0.95） | 0.8 | 1.3（0.5～3.2） |
| 蔬菜/水果纤维 | 0.5 | 0.4（0.1～1.1） | 0.8 | 0.7（0.5～0.9） |
| 维生素 C | 0.05 | 0.1（0.003～5.2） | 0.4 | 0.3（0.2～0.5） |
| 维生素 A | 1.6 | 1.0（0.4～2.1） | 1.0 | 0.9（0.6～1.2） |
| 胡萝卜素 | 0.2 | 0.2（0.01～5.3） | 0.5 | 0.6（0.3～0.9） |
| 维生素 E | 0.8 | 0.5（0.2～1.4） | 1.1 | 0.8（0.5～1.3） |

* 调整热量、初潮年龄、生育次数、哺乳年龄、>35 岁组始用口服避孕药、良性乳腺疾病史、直系亲属乳腺家族史和教育水平。

** 调整热量、初潮年龄、生育次数、哺乳年龄、>35 岁组始用口服避孕药、良性乳腺疾病史、直系亲属乳腺家族史和教育水平、月经周期<25 天、体重>61 公斤。

研究饮食中的脂肪与乳腺癌危险结果出入较大。目前认为脂肪的类型要比总脂肪量更为重要。单不饱和脂肪酸的危险度较低，例如橄榄油。在西班牙和希腊的研究发现，摄入橄榄油有保护作用，根据摄入量，四分位摄入最多组与最低组相比，比数比分别为 0.66 和 0.75。高脂肪摄入与癌症的关系是肯定的。因此，保持合理体重，限制脂肪摄入，特别是动物来源的脂肪是十分必要的。

**（三）纤维素**

Howe 等总结了 10 项病例对照研究，每日增加 20g 纤维素摄入的相对危险度是 0.85。天津研究发现纤维素的摄入使比数比降低至 0.2，调整非饮食因素之后，比数比为 0.1（95%CI：0.01～0.50）。谷物纤维与蔬菜水果纤维显示一致作用。按四分位数应用条件 Logistic 回归模型分析纤维素摄入与非饮食因素的关系，纤维素摄入与比数比成负相关趋势（$P<0.05$）。上海研究的趋势与天津一致。

目前，已知雌激素是造成乳腺癌的主要内在因素。在肠道内含有较低纤维素时，内源性雌激素从胆汁中分泌后易于从肠道中再吸收。因此，低纤维素饮食的女性将比高纤维素饮食者暴露于更高的内源性雌激素水平之下。

### （四）蛋白质

曾有报道中国人中摄入大豆蛋白将降低患乳腺癌的危险度。这个假设并未在天津和上海的研究中得到证实。在天津和上海研究中病例组和对照组的大豆蛋白摄入水平极为接近，无统计学意义。

### （五）维生素

Graham 等报道，通过病例对照研究资料荟萃分析，四分位摄入维生素 A 最多组与最低组相比，比数比为 0.8（$P<0.05$）。Howe 报道胡萝卜素对于乳腺癌发生有很强的保护作用。相同的结果在队列研究中也得到证实。

Graham 等报道，四分位摄入维生素 C 最多组与最低组相比，比数比为 0.6（$P<0.05$）。Howe 报道，通过 9 项病例对照研究资料荟萃分析，每日增加 300mg 维生素 C 摄入的相对危险度是 0.69。

目前，少部分研究报道维生素 E 与乳腺癌发生有弱的负相关。在一项对护士进行的队列研究中发现，维生素 E 与乳腺癌发生呈弱的负相关，但在调整了维生素 A 摄入以后，其作用消失。

天津和上海的研究同样验证，高维生素 C 和胡萝卜素摄入显示明显的比数比降低，调整后比数比天津分别为 0.1 和 0.2（$P>0.05$），上海为 0.3 和 0.6（$P<0.05$）。维生素 E 的比数比天津为 0.5（95%CI：0.2～1.4），上海为 0.8（95%CI：0.5～ 1.3）。维生素 C 和胡萝卜素有抗氧化作用。但其预防乳腺癌的作用机制还需深入研究。

### （六）乙醇

饮酒增加发生乳腺癌的危险度的结论已经在病例对照研究和队列研究中得到肯定。Longnecker 等对资料荟萃分析后报道，每日饮 24g 酒精者与不饮酒者相比，危险度估计值为 1.4（95% CI：1.0～1.8）。饮酒同样增加发生口腔、咽喉和食管癌的危险。如果某人不能戒酒，一定要限制饮用量。

### （七）其他

硒：目前一项大的队列研究没有发现指甲硒含量和乳腺癌的关系。虽然芬兰报道低硒含量和乳腺癌有关，但芬兰是世界上低硒摄入国家。因此，一般认为非低硒摄入国家，硒含量和乳腺癌没有关系。

咖啡因：目前没有咖啡因与乳腺癌相关的报道。

### （八）乳腺癌饮食危险因素小结

在饮食危险因素方面，研究结果虽然十分不一致，但一般认为饮食是一个十分重要的与乳腺癌发病密切相关的因素。但由于研究方法的局限性，许多细节尚待从不同角度予以证明。多数研究提示，脂肪热量摄入为危险因素，纤维素、胡萝卜素和维生素 C 有一定的保护作用。多年来，因为东西方之间乳腺癌发病率相差 5～6 倍之多。深入比较高低发病地区之间的差别将有助于乳腺癌的预防研究。天津市妇女与美国洛杉矶白人妇女比较，初潮年龄较晚，相差 2～3 年，而白人妇女绝经后发胖的情况在亚洲国家相对较少。根据报道中国妇女血液中含有较低的雌激素水平。除此之外，在饮食习惯上中西方之间存在巨大差别。深入探讨比较这些差别并研究有关因素的作用机理是今后研究的方向。

## 四、男性乳腺癌

男性乳腺癌是少见的恶性肿瘤，占全球乳腺癌的 1%，黑人的男女性别比较高。通过对不同人群观察，男性乳腺癌与前列腺癌相关。男性乳腺癌发病率为女性的几十分之一，近几十年来变化趋势不明显。男性乳腺癌发病率一般在 1.5/10 万以内。在美国、欧洲、大洋洲等发达国家女性乳腺癌发病率很高，0～74 岁累计发病率可达 11%；亚洲和非洲发病率低，0～74 岁累计发病率一般在 5%以下，特别是这些地区中的发展中国家更低[1]。对 7 项病例对照研究分析，男性乳腺癌与婚姻状态有关，未结婚者 OR 为 1.6（95%CI：1.1～2.3），宗教/犹太人为 2.1（95%CI：1.4～3.2），既往乳腺良性疾患为 2.7（95%CI：1.7～4.2），男性乳房发育为 6.2（95%CI：3.4～11.4），既往睾丸疾患为 2.2（95%CI：1.5～3.3），既往肝脏疾患为 1.6（95% CI：1.0～2.4），乳腺癌家族史为 2.5（95%CI：1.7～3.7）。男性乳腺癌与吸烟无关。其他的潜在危险因素，如生育史、教育、职业、人体测量变量、男性不同疾病和药物暴露的结果等都不确定。总的来讲，男性乳腺癌流行病学研究结果分析与女性类似，如荷尔蒙水平。在男性相对高的雌激素水平与乳腺癌相关。由于乳腺癌家族史和克莱恩费尔特综合征（Klinefelter's syndrome）患者具有患乳腺癌的高风险，遗传学可能同样与男性乳腺癌发病相关。

## 五、乳腺癌的预防

由于乳腺癌的病因及有关危险因素很难控制和改变，因此乳腺癌的个体化预防是相对困难的。概括来讲，第一是尽量减少有关危险因素的暴露，第二是坚持自查和参加普查，达到早诊和早治的目的。下述一些方法正处于研究阶段，仅供参考。

### （一）化学预防

多年来，他莫昔芬作为抗雌激素的药物已经被用于乳腺癌的治疗。近来的一些乳腺癌预防研究证实，应用他莫昔芬可以减少患乳腺癌的高危人群的发病。连续服用 4 年药物后，与同期对照组相比，发病人数减少 45%。

### （二）乳腺预防性切除

目前，在一些乳腺癌发病率高的地区，一些女性选择预防性地切除双侧乳腺，以减少发生乳腺癌的危险。这些人的理由有几种，如已经发生了一侧乳腺癌，很强的家族性遗传倾向（许多直系亲属患乳腺癌），基因检测发现 BRCA1 和 BRCA2 基因突变或活组织检查为乳腺原位癌等。预防性的乳房切除术可能增加她们的预期寿命。但是，虽然一些女性有 BRCA 基因突变，可并不发生乳腺癌，同时由于乳腺癌能通过乳房 X 线照相或临床检查早期发现，所以这些女性不会因乳腺预防性切除而受益。另外，乳腺预防性切除术只能切除大部分的乳腺组织，手术虽减少患乳腺癌的危险，但术后乳腺的微少剩余组织仍有可能发生乳腺癌。任何女性决定做乳腺预防性切除术之前，应充分考虑其不利之处。美国癌症协会建议“只有非常有力的临床和/或病理指征才可以做此种预防性手术”。如果是在认真考虑之后，乳腺预防性切除术对于部分女性是利大于弊的。

### （三）中国乳腺癌控制对策

乳腺癌的控制与预防是关系千百万妇女健康的大问题，既要有近期方案，也要有中远期防治规划，应重点考虑如下几点：

1. 加强组织建设

进一步健全肿瘤防治的组织机构，增加肿瘤预防与控制方面经费的投入，加强肿瘤防治工作的深度和广度，抓住乳腺癌防治这个突破口，进而推动肺、肝、胃、食管、大肠和宫颈癌等常见恶性肿瘤预防工作，使我国肿瘤预防与控制工作达到新的高度。

2. 基础病因学研究

在原有基础上，利用近年来的新技术、新观点，例如分子生物学上的最新进展来研究乳腺癌的发生发展规律，揭示其内在本质。要注意研究与乳腺癌早诊和预后有关的肿瘤标记物用于乳腺癌普查，与乳腺癌有关的基因表达或损伤的生物学指标来筛检易感的高危人群，有针对性地对高危人群开展研究和普查工作。

3. 群体研究

在社区的基础上，研究群体行为干预中行之有效的方法。通过各种媒介进行乳腺癌知识宣传和自检方法的学习与普及。研究不同宣教方法的优势，以点带面，把若干社区的成果扩大到全人群。对既往开展的乳腺高危人群“早发现、早诊断、早治疗”项目和病因学研究数据进行长期随访观察和阶段性评价，充分利用既往研究项目来评价这些工作的中远期效果。

利用既往的研究档案，前瞻性地研究乳腺癌的危险因素和病因。并根据其研究结果不断修正防治方案。

4. 普查早诊

目前虽已知初潮年龄的提前和初产的推迟与乳腺癌增加有关。但针对这两个因素，我们无能为力。我们既不能通过降低女孩的营养水平来推迟她们的发育，也不能让育龄妇女多生、早生子女来干扰我国计划生育的基本国策。因此乳腺癌防治重要一环是早诊。美国等西方国家均有乳腺癌普查方案，但鉴于我国的发病率仅为美国人 1/7，且人力物力相对不足，我们不能照搬西方的普查方案，应根据我国的国情制定我国的乳腺癌普查方案。

5. 合理膳食

根据天津的一项乳腺癌病因研究，中青年妇女乳腺癌饮食危险因素有摄入脂肪多和摄入粗纤维、胡萝卜素和维生素 C 少等。因此，在乳腺癌预防上，合理膳食是十分重要的一环。合理膳食、适当运动和维持标准体重除对控制乳腺癌有益处外，也对大肠癌等多种癌症和许多常见慢性病有效。因此，研究什么是合理膳食，怎样在人群中普及合理膳食的知识是十分必要的。

6. 综合干预

在我国乳腺癌综合干预规划上，应宏观与微观调控相结合。在宏观上，应在全人群开展有关乳腺癌危险因素、自检方法、合理膳食与生活方式的教育，使 35 岁以上妇女和 25 岁以上高危家族的女性成员掌握乳腺癌自检方法并定期自检，使每一成年女性了解合理膳食的原则和意义。

除上述健康教育以外，应把乳腺癌普查和宫颈癌普查作为妇女保健工作落实到每一基层单位。由于乳腺癌和宫颈癌是可以早期发现、早期治疗并有较好疗效的癌症，因此可以策划推行这两种癌的人身保险，开辟肿瘤预防与控制的新途径。

在微观调控上，应积极开展新技术、新方法的研究，特别要开发有利于检出高危人群和基因表达差异造成的易感个体。在乳腺癌防治工作中，易感个体和高危人群应是各项研究行为干预和普查的重点。

7. 监测和评价

由于乳腺癌发病率高，但又可通过早期发现和早期治疗来改善预后，因此乳腺癌的防治工作是十分必要的。在乳腺癌的防、治、研工作中，有关人员应高度重视监测和评价工作。监测既要监测人群中乳腺癌发病和死亡的特点和变化，也要监测乳腺癌相关危险因素的特点和变化。对开展的防、治、研工作进行科学的评价有利于总结经验和教训，有利于推广。在评价工作中，监测数据是评价的基础。监测可通过全人群的肿瘤登记的方式进行。这是一个长期细致的工作，并且需要长期投入大量的人力和物力。长期以来，肿瘤发病和死亡及其有关的危险因素的监测是我国乳腺癌防治工作的薄弱点。

乳腺癌防治既是女性肿瘤防治的重点，又是恶性肿瘤预防与控制工作的重要一部分，更深一步讲，也是我国慢性病控制、健康促进工作的一项重要内容。目前，中国的乳腺癌的发病率虽然低于欧美国家，但是从天津和上海的数据来看，乳腺癌的发病率增长很快，并且位居女性恶性肿瘤的第一或第二位。因此在中国，乳腺癌的危害和防治研工作不容忽视。

（王庆生）

## 第二节　乳腺癌的二级预防

乳腺癌在全球范围内是严重威胁女性健康的重要疾病。欧美国家平均每八至九名妇女就有一人将在其一生中患乳腺癌。以往的经验证实，乳腺癌发病率与社会经济的发展呈正相关。随着我国国民经济的发展和人民生活水平的提高，乳腺癌的发病率也呈逐年上升趋势，尤以城市妇女为甚，已成为女性中最常见的恶性肿瘤。

多年来的实践已经证实，乳腺癌是少数几个能够借筛查而降低死亡率的恶性肿瘤。筛查发现的早期乳腺癌患者，不但治疗效果好，生活质量也大为提高。一方面部分早期病例可以免于放、化疗带来的痛苦；另一方面，多数早期病例可以缩小手术范围，使乳房得以保留，这将给患者带来难以形容的心理安慰，使她们能保持较高的生活质量，同时也有利于节省卫生资源，减少医疗支出。因此，世界卫生组织建议各国应对乳腺癌积极开展筛查，是一利大于弊的预防措施。但目前的筛查方法也并非尽善尽美，尚存在一些有待研究或加以改进之处。为了扬长避短，尽量减少其不足，在我国尽早实施规范的筛查就十分必要。

### 一、乳腺癌筛查与早诊的科学依据

乳腺癌筛查在西方国家早已广泛开展，近年来这些国家乳腺癌死亡率的下降也主要归功于有效的筛查。参加人数超过 50 万的 7 项随机实验的结果显示在 50 岁以上女性，乳腺癌死亡率下降 20％～30％。瑞典最近的研究显示，截至 1996 年（中位随访 15.8 年），筛查使 40～74 岁妇女的乳癌死亡率下降 21％（RR＝0.79）。其中有两个县随访 20 年，更使 40～69 岁的妇女乳癌死亡率下降 32％。

癌症研究国际机构（LARC）的结论认为，乳房 X 线摄影（mammography）筛查，使 50～69 岁妇女乳腺癌死亡率降低 35％；40～49 岁妇女乳腺癌死亡率也有下降，但不如 50 岁以上妇女显著。美国疾病预防特别工作组（USPSTF）最近将全球迄今进行的乳腺癌筛查的随机研究试验进行了荟萃分析，各年龄组的筛查使妇女乳癌的总体死亡率下降了 16％。当单独分析 40～49 岁年龄组妇女时，发现其死亡率也有肯定的下降，但不如 50 岁以上妇女的明显。英国的乳癌早期发现研究（TEDBC）进行长期随访后也得出相似结论。2002 年 6 月在意大利米兰欧洲肿瘤研究所组织召开的乳房 X 线摄影筛查全球高级研讨会上确认，组织良好的临床试验结果显示筛查能够降低乳腺癌的死亡率。近期观察死亡率降低至 21％～23％之间，试验全部完成后获益率可能更高，以上试验均为循证医学Ⅰ级或Ⅱ级证据。

当然，随着治疗方法的改进，乳癌的死亡率也会相应的下降。上述的临床随机研究足以说明筛查对乳腺癌死亡率下降的效果。瑞典由于乳腺癌筛查工作的覆盖面较大，在分析了开展筛查前、后两组的乳癌死亡病例后，认为在乳癌总体死亡率的下降中，其中 2/3 得益于筛查，而另 1/3 受益于治疗方法的改进及妇女对患乳癌的警惕提高。意大利也有类似的报告，比较了筛查前后的基于乳癌发病的死亡率，显示乳癌的死亡率下降了 50％（RR＝0.50），并发现筛查组Ⅱ期以上乳癌较非筛查组的减少 42％。北京市肿瘤防治研究所也有类似经验，Ⅰ期乳腺癌的比例在筛查组为 60％，而在开展筛查前仅为 10.7％。

综上所述，普遍认为组织良好、参与人数较多的现代乳腺筛查方案可明显降低乳腺癌死亡率。

## 二、乳腺癌的筛查及早诊方法

### （一）乳腺自查

定期乳腺自我检查的目的是早期发现可触及的乳腺肿物及增强对乳腺异常的警觉。尽管乳腺自查对乳腺癌的诊断价值存在争议，但其对筛查间期癌的早期发现确有帮助。而且目前临床上的乳癌病例，相当多数是由患者自己发现后再来就诊的。乳腺自检在月经后一周乳腺处于最佳受检状态时实施，每月一次的定期检查能够动态观察乳腺的变化。其方法是：月经后7～10天，站或坐于镜前，面对镜子对比观察两侧乳房，大小形态有无不对称，轮廓有无改变，乳房表面有无细微变化，乳头有无上抬、有无溢液。触诊：平卧床上，双手分别检查对侧乳房，指腹轻柔按压，顺序检查乳房各部，注意勿遗漏乳头乳晕及腋窝区。重点检查两侧乳房质地是否一致，有无结节、增厚及其他异常改变。

### （二）临床体检

现今已确认乳腺X线摄片及临床体检作为乳癌筛查的常规方法。其理由为：①全球范围内多个大人群的临床随机研究资料经随访均证实，联合应用上述两种方法，确能降低40岁以上妇女的乳癌死亡率；②这些随机研究的资料也显示，有些乳癌X线摄片未能发现，而是单纯由乳腺体检时被发现而确诊。

目前看来，单用临床体检作筛查以发现早期乳癌的比例较低，直接降低乳癌死亡率的效果也不大。但乳腺体检提供了一个让妇女接受教育、警惕乳癌发生的机会，如乳癌的危险因素、遗传问题、各种新的诊断方法等与乳癌有关的各种议题，从而可以收到间接的附带效果。因此，即使有的学者建议将乳腺体检排除在筛查方案之外，但多数学者认为目前将其摒除的证据还不够充分，还宜将其保留在筛查方案之中。

一般乳腺体检应由专职筛查医师进行，全面检查乳房、腋窝及锁骨上下区有无结节、增厚、皮肤异常、乳头内陷、乳头溢液等。

### （三）乳房X线摄影

乳腺钼靶X线摄影是乳腺癌筛查最重要的手段。早期乳腺癌的X线表现主要包括结节影、微小钙化和局部乳腺结构紊乱。结节多呈分叶状、边缘模糊或毛刺状；恶性钙化多为直径＜0.5mm的沙粒样，呈簇状分布（＞5个/$cm^2$），或为长的小杆状钙化；乳腺结构紊乱主要指不对称的密度增高影。

乳腺X线摄片除能诊断乳腺的良、恶性疾患，发现临床上尚触摸不到肿块的早期乳癌外，乳腺X线实质分型尚有助于识别乳癌高危个体。根据北京市肿瘤防治研究所的经验，按照乳腺X线实质分型，将正常乳腺分成致密型（Ⅰ）、透亮型（Ⅱ）、索带型（Ⅲ）和混合型（Ⅳ），每一型又分成不同亚型，其中Ⅲc和Ⅳc型为乳腺癌高危险组，其RR值分别为4.39及11.48，可作为重点监测对象。

近20年来，应用计算机技术协助诊断（CAD），使放射科医师更易于发现乳腺摄片中的可疑恶性病变。已有多项应用于临床筛查的报告显示CAD有助于提高乳癌早期检出率的方法。

最近全视野乳腺数码摄影技术（full-field digital mammography，FFDM）已被美国FDA批准可用于乳癌的筛查及诊断。曾有报告将此技术与传统的乳腺筛查X线摄片（SFM）相比较，FFDM的复查率（11.8% *vs.* 14.9%）及活检率（94 *vs.* 143，N＝6 736）均较SFM为低。然而FFDM的敏感性并不优于SFM。

### （四）乳腺超声检查

超声检查乳腺的优点包括：①无放射性，对年轻女性，尤其是妊娠、哺乳期女性检查更为适宜，进行筛查和随访也很方便；②对囊性或实性肿块鉴别意义大，超声可发现 2mm 大小的囊肿；③超声对乳腺组织的层次显示清楚，定位较准；④对致密型乳腺 X 线检查不满意，超声可以帮助排除肿瘤；⑤对腋窝和锁骨上淋巴结显示清楚。超声检查乳腺的不足之处包括：①小于 1cm 的肿瘤常显示不清；② X 线显示的特征性表现——微小钙化和毛刺样改变，超声检查常显示不佳；③超声检查需要一定的经验和操作技巧，且费时较长。

超声检查还具有经济、简便、无痛苦、无损伤、患者容易接受等优点，只要使用得当，对乳腺疾病的检查可与 X 线互为补充，因此已逐渐作为乳腺癌早期诊断的主要辅助手段。

### （五）乳腺核磁共振检查

近 10 年来乳腺 MRI 检查成为继 X 线摄片及超声检查之后又一有用的辅助诊断技术，由于其无损伤且敏感性甚高，因此具有发展成乳腺癌筛查方法的潜能。但是由于 MRI 检查价格较高，常缺乏规范化的操作技术及标准，无助于检出微小钙化灶，对其敏感性尚须加以最后确定。美国 FDA 虽已批准 MRI 可供临床诊断应用，但作为乳腺筛查方法则与 BUS、FFDM 和 CAD 一样都定为证据，尚不是非常充分的 B 级（只有 SFM 为 A 级）。

### （六）乳头溢液检查

乳头溢液涂片细胞学检查方便易行，但阳性率较低。乳管造影对确定病变位置可提供帮助，有可能发现限局在导管内的微小病灶。光导纤维乳管内视镜检查是目前检查乳头溢液的最佳手段，患者痛苦小，影像清晰，病变定位准确，甚至可行活检诊断，兼有治疗作用。

### （七）可疑病变的组织病理学检查

临床上，某些良性病变 X 线下可有恶性征象，某些恶性肿瘤 X 线下也可表现为良性特征。超声检查同样存在类似问题。因此，为了明确诊断，必须获取可疑病变部位的乳腺组织，在显微镜下作出病理诊断。①细针穿刺细胞学检查（FNA）：此项检查简单易行，但需要有经验的细胞病理学家，而且还存在假阳性问题。美国 NSABP B－18 的经验是 FNA 的假阳性率为 0.3%。②穿刺组织学检查（CBE）：CBE 不但可以定性，还能明确病变的组织类型，并获得相关的肿瘤生物信息，目前已渐渐取代 FNA。CBE 几乎对任何乳腺可触及肿块和 X 线摄影发现的病变均能获得组织学诊断，且近年来 CBE 技术和设备不断改进以满足临床之需。③导丝定位开放外科切除活检：适合 CBE 不能确诊的患者。

## 三、乳腺癌筛查和早诊方案建议

### （一）筛查对象

我国乳癌的流行病学特点与西方略有不同，符合东方妇女的年龄发病特点。一是年轻妇女乳癌发病相对较高，较西方国家约前移 10 年；二是绝经期后乳癌的发病率有所下降，而西方妇女的乳癌发病率则随年龄增高而上升。前已述及西方国家最近已修改乳癌的筛查方案，美国癌症协会将每年作 SFM 妇女的年龄下限定为 40 岁，且无年龄上限，只要身体尚健，主要脏器无严重并发症，预期生命在 3～5 年以上的均作为乳癌筛查的对象。

根据北京市癌症发病登记资料，30～34 岁及 35～39 岁年龄组妇女的乳癌发病率分别达妇女乳癌总发病率的 4.10%及 9.14%，两组发病率之和占总发病率的 13.24%；而美国此两年龄组发病率之和仅占 7.3%，两地两年龄组发病率之和相差几乎达 2 倍。北京 50 岁以上的绝经期妇女，其乳癌发病率则随年龄增长而下降，70 岁以上妇女仅占 8.67%，与美国的占 24%截然相反，更何况西方 70 岁以上妇女的预期寿命仍高达 15.4 年，远较我国为高。

同时也考虑老年妇女乳癌的发展较缓，预后也较好，即使由临床发病而被诊断，治疗效果也相对较佳。另外，乳癌的临床前潜伏期也随年龄而增长，70～79岁妇女一般估计为4年左右，有的终其一生并不发病，因此在高龄组作乳癌筛查也有诊断过头（over diagnosis）以致施以不必要治疗，浪费医疗资源之虞。而年轻妇女的乳癌往往发展较快，预后也较差。因此我国妇女乳腺癌的筛查对象定为35～70岁为宜。这年龄段的妇女约占妇女总人口的35.5%，其乳癌的发病率占总发病率的85.8%。

**（二）筛查间隔**

一般而言，筛查间隔期短则被检出的乳癌较小，病期也较早，间期癌的发生也较少，从而能获得较佳的筛查效果；反之，间隔期长，则效果也就较差。目前各国的筛查方案均以1～2年为间隔，而又以每年筛查一次的居多。目前我国的筛查间隔也以1～2年为宜，不应超过2年，一般连续筛查4次，即可收到乳癌死亡率下降之效。但对于前轮筛查中发现有明显异常或高危型乳腺（约占2%～3%）的人群应作更密切的追查，时间可以3个月或半年为期。

**（三）乳腺癌早诊方案**

1. 一般妇女（图1-2-1）

（1）乳腺自查：20岁以后每月检查一次。

（2）临床体检：20～29岁每三年一次，30岁以后每一年一次。

（3）X线检查：35岁时，摄基础乳腺片，若非高危人群，则每隔年作一次乳腺X线摄片；≥40岁，每1～2年一次乳腺X线检查，乳腺X线检查可只拍斜位一张，若有可疑再加照侧位或轴位像。60岁以后可隔2～3年拍片检查一次。

（4）超声检查：30岁以后每年一次乳腺超声检查，40岁以上每两年检查一次。

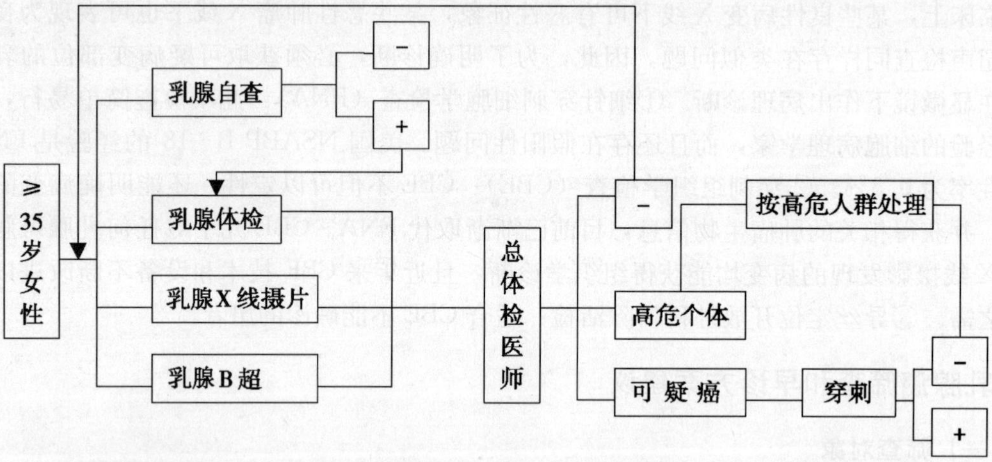


注：总检医师可由首席临床及影像诊断科医师担任；
全部检查结果输入计算机；
鉴于缺乏循证医学证据，目前不推荐其他手段作为乳腺癌筛查方法。

**图1-2-1 乳腺癌筛查流程图**

2. 乳腺癌高危人群（图1-2-2）

（1）未育或≥35岁初产；

（2）月经初潮≤12岁或行经≥42年；

（3）一级亲属在50岁前患乳腺癌；

（4）两个以上一级或二级亲属在50岁以后患乳癌或卵巢癌；

（5）乳腺X线间质类型为Ⅱb、Ⅲc、Ⅳc；

(6) 对侧乳癌史或经乳腺活检证实为重度非典型增生或乳管内乳头状瘤病者；

(7) 胸部放射治疗史（≥10 年）。

凡有上述情况之一者，均系高危个体。除鼓励乳腺自检外，20 岁以后每年做临床体检一次，30 岁以后每年做乳腺 X 线摄片及 B 超检查一次，必要时加 X 线轴位像或半年随访一次。

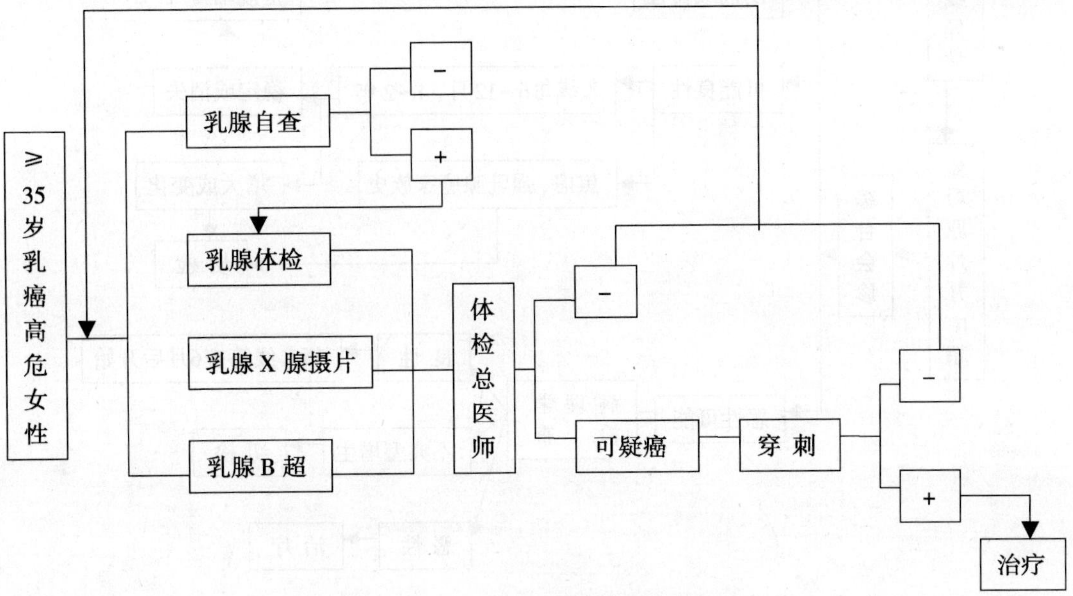


图 1－2－2 乳腺癌早期发现流程图

## 四、筛查过程中可疑病变的处理

### (一) 临床查体有明显结节 (图 1－2－3)

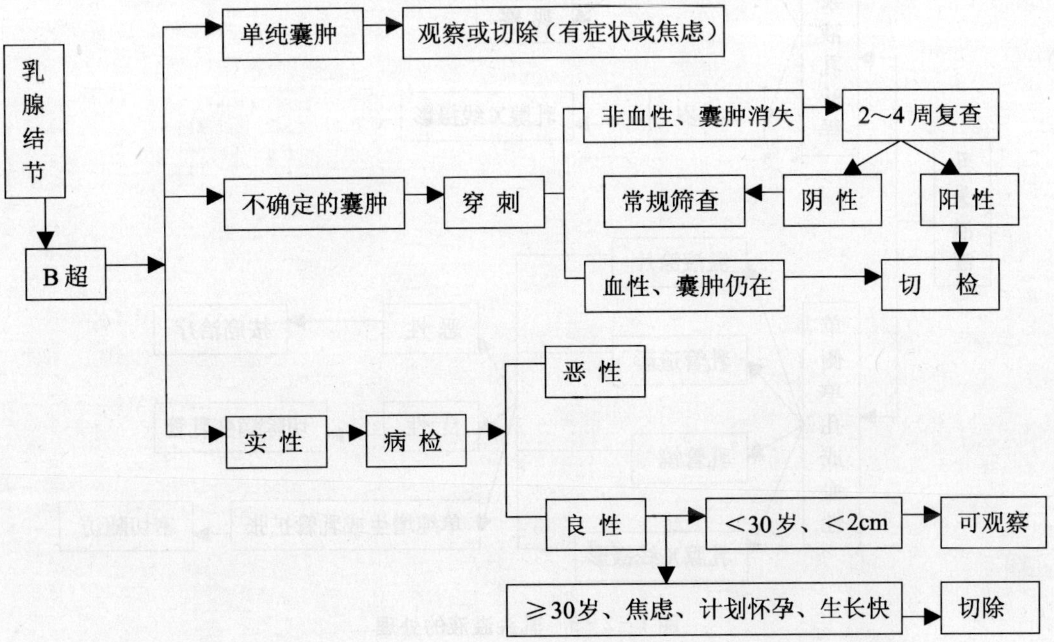


图 1－2－3 临床检出乳腺结节的处理

（二）乳腺X线摄影检查异常（图1-2-4）

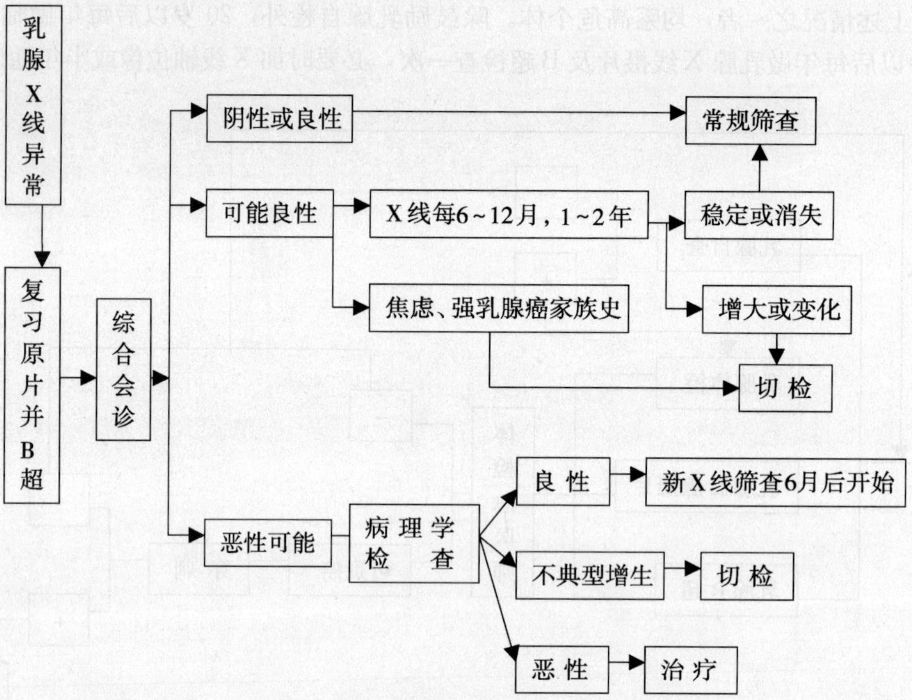


图1-2-4　乳腺X线摄影异常的处理

（三）乳头溢液处理（图1-2-5）

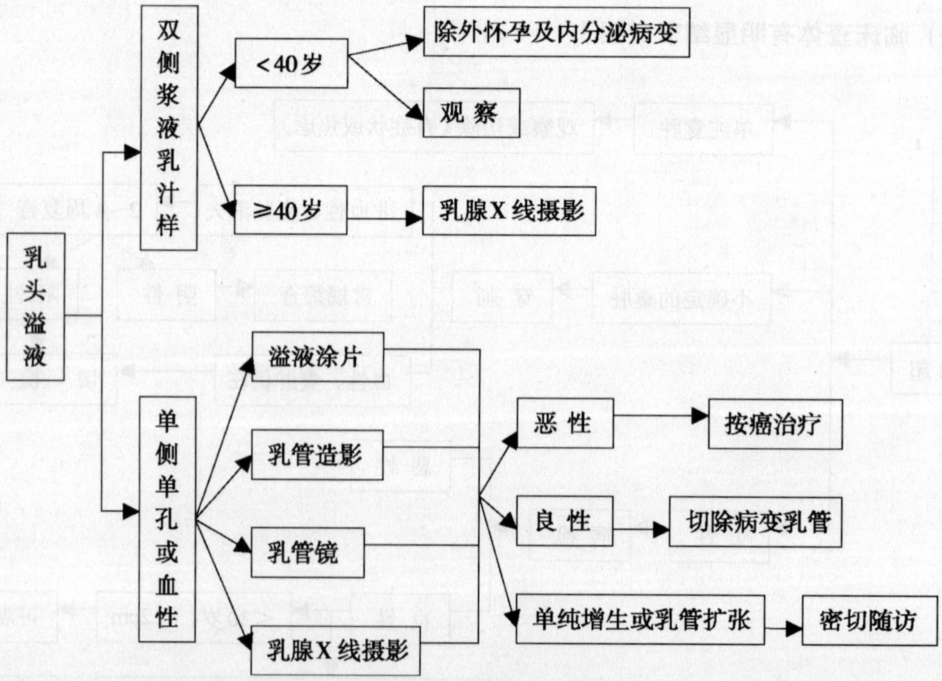


图1-2-5　乳头溢液的处理

## 五、乳腺癌的早期治疗

乳腺癌早期发现早期治疗，不但提高疗效、改善预后，还可以减少卫生资源的浪费，减轻额外治疗所带来的痛苦。

除传统治疗方法外，早期乳腺癌多可采用缩小手术方式。保乳手术在西方发达国家已成为应用最多的术式，除了与人们对这一术式的认知程度有关外，还与他们诊断早期乳腺癌的比例较高有关。保乳手术与传统根治性手术的效果相当，其美容效果不言而喻，使患者的生活质量大大提高。近年来，随着前哨淋巴结活检技术的应用，使乳腺癌免除腋窝淋巴结清扫（保腋窝）成为可能，手术范围进一步缩小。

另外，对于 1cm 以下的乳腺癌还可免除化疗、内分泌治疗等全身治疗之苦。

## 六、结语

由于乳癌有一较长的临床前可探知阶段，因此是一可通过普查降低死亡率的癌症，此点已被国际上多个国家所证实。当我国乳癌正在以较快的速度增长时，采取普查的手段，予以干预，是势在必行之举。但目前我国乳癌的发病率终究尚低于西方国家，因此普查能否奏效，尚有待实践证实。

另外，任何一种筛查方法的最终目的是在自然人群中检出隐匿存在的乳腺癌，而实际上在全部受检人群中大部分参与者将终其一生不会患乳腺癌。乳腺 X 线摄片目前虽被认为是可以早期发现乳腺癌以降低人群乳腺癌死亡率的最佳方法，但迄今为止并非完美无缺。由于本身的技术所限，摄片质量欠佳，甚至人为的误差以致假阴性不能避免，同样，也可发生假阳性，尤其由于考虑漏诊的危害或迫于检查后欲明确最后诊断的急切要求，从而导致做活体检查的病例增多，使其中大部分最终无需手术的良性疾病患者，不但徒受虚惊，且多受手术之苦。造成这种不足之原因，除上述客观技术条件的因素外，也常与受检者本身的不同情况有关（如年龄、危险因素、乳腺致密度及肿块增长速度等等）。因此，从理论上讲这种筛查的不足，甚至可能的损害常是任何一种筛查本身所固有的，因此也是难以完全避免的，正像任何事物都有其两面性一样，乳腺癌筛查也必然有其利弊。虽然乳腺癌筛查经过多年来多个国家的实践，是一利大于弊、有助于降低乳腺癌死亡率的一项有效措施，但在组织开展筛查工作时，必须对受检者加以介绍，说明其利弊，以便由受检者自我决定，是否参与此项筛查。必须加以强调的是，一旦参与此乳腺癌早期发现项目，就必须持之以恒，长期按计划予以坚持，唯有这样才能奏降低乳癌死亡率之效。

当然，筛查技术的提供者常能直接影响其利弊。先进的设备、高超的技术、认真地工作、完善的组织、科学的操作流程则是使此项筛查工作发挥其最大效益，增利减弊的最大保证。

总之，乳腺癌早期发现的工作是一包含多个学科较为复杂的课题，并不是单纯的业务技术问题，还涉及医学伦理学、心理学等多个方面，因此需所有参与者的共同努力，才能不断总结经验，加以提高、完善。

（徐光炜　李金锋）

## 第三节 遗传性乳腺癌综合征

### 一、概述

乳腺癌发病绝大多数（90％～95％）为散发，约5％～10％具有家族聚集性，其中约80％的遗传性乳腺癌是由位于染色体17q12－21的BRCA－1（占40％～45％的病例）或位于13q12上的BRCA－2（占35％～40％）的突变引起的。其他20％的病例与多种基因的突变相关，例如：抑癌基因PTEN突变引起的Cowden综合征，抑癌基因Tp53突变引起的Li-Fraumeni综合征，ATM突变造成的运动失调性毛细血管扩张症和Peutz-Jeghers综合征（STK1/LKB1）（表1－3－1）。本节将对这些综合征逐一介绍。

表1－3－1 遗传性乳腺癌综合征

| 综合征 | 基因 | 特征 |
| --- | --- | --- |
| 乳腺一卵巢癌 | BRCA－1 | 乳腺和卵巢癌 |
| | BRCA－2 | 乳腺癌（男性和女性） |
| Li-Fraumeni | Tp53 | 乳腺癌和肉瘤，白血病，脑和肾上腺的癌 |
| Cowden病 | PTEN | 乳腺和甲状腺的癌，胃肠道和皮肤的多发性错构瘤 |
| 运动失调性毛细血管扩张症 | ATM | 白血病，淋巴瘤和乳腺癌 |
| Peutz-Jeghers | STK1/LKB1 | 唇的黑色素细胞斑点，胃肠道的错构瘤息肉，乳腺癌和胃肠道的癌 |

### 二、BRCA1和BRCA2

BRCA1和BRCA2同为抑癌基因，二者突变均能造成乳腺癌和卵巢癌的发病风险增加。在出现以下情况时要怀疑遗传性乳腺癌的可能：乳腺癌发病年龄早（＜45岁）、多个家庭成员受累、多原发病灶或者乳腺癌卵巢癌同时发生。

#### （一）基本结构

BRCA1于1990年被定位于17q21上，1994年BRCA－1基因的序列被全部测出，由于患乳腺癌妇女伴BRCA－1突变的超过90％可见野生型BRCA－1等位基因的缺失，因此考虑这种新发现的基因是一种抑癌基因。BRCA－1是一个大基因，其mRNA由5 711个碱基对组成，形成24个外显子，其中22个为编码外显子。该基因编码一种由1 863个氨基酸组成的核酸磷蛋白。BRCA－1蛋白的功能性区域已得到鉴定，最保守的种系发生区域位于5′端的环或锌指结构上。对人类其他含锌指结构蛋白的分析显示该结构是一种蛋白一蛋白作用结构区域，可见于很多调节蛋白。除了锌环结构外，BRCA－1蛋白碳末端（BRCT）或BRC区域也是BRCA－1的进化的保守区域。BRCT的拷贝可见于多种蛋白，包括53BPI、RAD9、RAD4、Crb2和RAP1，它们都是蛋白一蛋白作用方式的，同细胞周期调节和DNA修复有关。目前已经明确锌指结构以及BRCT发生种系失意突变后会造成乳腺癌的风险升高，这在BRCA1上是唯一的部分[8]。目前从BRCA1上确定的变异编码序列区域超过了500种，奇怪的是几乎所有的突变都是种系突变，因为BRCA1体细胞突变在散发乳腺癌和卵巢癌中罕见。不过，资料显示启动子超甲基化造成的 BRCA1 失活在散发乳腺癌和卵巢癌的发生中起重要作用。

第二个乳腺癌易感基因 BRCA2 于 1994 被定位于 13q12－13，1996 年确定了它的所有编码序列及外显子和内显子结构，该基因也是一种抑癌基因。BRCA2 在基因组 DNA 中由 10 254个碱基对组成，包含 27 个编码外显子，它们编码一种由 3 418 个氨基酸组成的蛋白质，估计分子量可达 384kDa。BRCA2 的 cDNA 同已知的基因没有明显的同原性，其表达蛋白也不包含任何已知的功能区域。不过 BRCA2 蛋白的一个重要特征就是它有 8 个由 30 到 80 个氨基酸组成的 BCR 重复序列的拷贝，这些重复序列位于蛋白的中央部分，由外显子 11 编码，约占整个蛋白的三分之一，关于该保守的重复序列的功能意义尚存在争议，不过至少某些重复序列形成了 BRCA2 同 RAD51 相互作用的结合位点。目前确定的 BRCA2 基因突变超过 250 种，BRCA2 基因突变同 BRCA1 基因突变有某些相似之处：二者基因突变都分布于整条基因的编码区域，没有发现所谓的突变“热点”，因为二者基因都很大所以这增加了突变筛检的难度；另外在散发乳腺癌和卵巢癌患者也罕有 BRCA2 基因突变，提示 BRCA2 对二者的形成没有明显作用。

**（二）突变的人群分布**

BRCA1 和 BRCA2 基因都存在多种“基础突变”，这些突变可以由亲代向子代传递，经过一代代传递，BRCA1 和 BRCA2 突变的种类就具有了明显的种族差异性，在不同的种族中，存在着不同的基础突变。目前至少确定了九个种族存在基础突变，包括爱尔兰、芬兰、匈牙利、俄罗斯、法国、荷兰、比利时、以色列、瑞典、丹麦以及挪威，其他种族中可能也存在相应的基础突变。另外在不同的种族，BRCA1 和 BRCA2 在家族性乳腺癌中的突变率也是有差别的，例如：在俄罗斯 BRCA1 突变率在家族性乳腺癌和卵巢癌中是 79％，以色列是 47％，而意大利是 29％。只有在冰岛 BRCA2 突变率比 BRCA1 突变率更高。

在众多种族中，以 Ashkenazi 犹太人群中的 BRCA1 和 BRCA2 突变研究的最多，此人群中的 BRCA1 和 BRCA2 突变有相对集中的特点。在该人群中 BRCA1 基础突变最常见的是 185delAG 和 5382insC，二者在 Ashkenazi 犹太人群后代中的发生率分别是 1/8 和 1/12，另外一种常见的基础突变是 BRCA2 中的 6174delT，这三种突变在 Ashkenazi 犹太人群中的发生率超过 2％，而一般白种人中 BRCA1 的突变率据估计大约只有 0.1％。另外研究发现，患乳腺癌时年龄不足 40 岁的 Ashkenazi 犹太妇女 20％发生了 185delAG 突变；而患卵巢癌的 Ashkenazi 犹太妇女多达 30％～60％发生了一种 BRCA1 或 BRCA2 突变。虽然 Ashkenazi 犹太人群还存在其他突变，但 90％以上的突变是上述三种突变中的一种。

关于白种人以外的其他种族中 BRCA1 和 BRCA2 突变的研究也有一定进展，在非洲人和美国黑人中检测到了 26 种不同的 BRCA1 突变，其中 58％看来是该种族特异性的。另外从美国黑人中检测到了 18 种有害的 BRCA2 突变，56％是之前在白种人中没有见过的。西班牙人群中 BRCA1 和 BRCA2 的突变发生率同其他欧洲人群相似，由于拉丁美洲的白种人祖先大多来自西班牙，因此很可能这里也有相似的结果，但目前尚缺乏直接的资料。另外，来自亚洲的资料正不断增长，显示亚洲人群中 BRCA1 和 BRCA2 突变率同白种人相似[9]。

BRCA1 和 BRCA2 在中国人中突变研究的资料较少。天津医科大学肿瘤医院的研究显示国人的突变率低于西方人群[10]，复旦大学肿瘤医院的研究也得到了相似的结论，其中的原因有待进一步研究[11]。

**（三）生物学功能与发病机制**

癌症的发生主要是由于基因序列突变进而导致细胞生长、分化以及凋亡的失控而造成的。同恶性肿瘤产生相关的基因主要有原癌基因、抑癌基因和DNA修复基因。除RET基因外（导致家族性甲状腺髓样癌及其他综合征），原癌基因很少导致遗传性癌症综合征。而遗传性癌症通常同抑癌基因（例如p53和Li-Fraumeni综合征）或DNA修复基因（例如遗传性非息肉性结直肠癌与MSH2及MLH1）相关。依据细胞功能和常染色体显性遗传方式BRCA1和BRCA2被划分为抑癌基因。

抑癌基因发生功能缺失就会造成癌症，它对防止其他关键基因的突变起重要作用。只有当抑癌基因的两条等位基因都发生缺失后恶性变才会发生。而两条正常等位基因的缺失通常经历两步过程的，首先一条基因通过丢失、框架移位或点突变发生缺失，这样该细胞的后代就只有一条功能等位基因了，接下来这些细胞中的某一个又会发生剩余正常等位基因的缺失。这种没有功能性等位基因的细胞的后代就会发生恶性变。散发癌症的发生需要在受孕后发生两次突变，而在遗传性癌症综合征，第一次突变是遗传获得的，因此胎儿在受孕后所有细胞已经发生了一条等位基因的功能缺失，因此出生后只需再发生另外一条正常等位基因的功能缺失就会发生恶性变，这就导致发生癌症的风险明显增加并且发病年龄明显提前[12]。

BRCA1和BRCA2蛋白的主要功能是维持基因组的稳定，这两种蛋白都能抑制不正常的重组并且在修复损伤的双链DNA过程中发挥重要作用，同BRCA2相比BRCA1在该过程中的作用更加广泛，它既可以感知又能传送DNA损伤的信息，还能帮助局部修复DNA损伤。在正常细胞，BRCA1能提高该过程中一些重要的其他基因的转录，调节S、$G_1$和$G_{2M}$检测点从而保证发生了DNA损伤的细胞不发生复制，BRCA1还能改变损伤部位染色体和核小体结构，促进修复复合物的结合。而BRCA2在维持基因组稳定性中的作用就要相对局限，它的主要功能就是在损伤局部与RAD51结合调节后者的功能，这是无差错的同源重组介导的损伤的双链DNA修复的重要组成部分[9]。

当有DNA损伤发生时，ATM发生活化，活化的ATM能使BRCA1蛋白发生磷酸化，磷酸化的BRCA1定位于核内，可以调节基因的转录，并且可以与BRCA2和RAD51等蛋白结合，成为多蛋白组成的DNA修复复合体的组成部分，进而通过同源性重组修复损伤的DNA。修复过程尚需p53的参与，它可以阻断细胞周期，使DNA修复在细胞分裂之前完成[10]。BRCA2在DNA损伤修复中的作用主要是通过同RAD51的结合实现的，BRCA2可以使RAD51维持在无活性的单体状态，从而为识别需要同源修复的损伤DNA位点做好准备[9]。

**（四）病理组织学特点及预后**

BRCA1和BRCA2相关性乳腺癌的组织学情况有所不同，它们同散发乳腺癌也有不同。BRCA1突变所致乳腺癌的雌激素受体阳性率很低，高达90%的乳腺癌是雌激素受体阴性的。另外，该种乳腺癌的核型及组织学分级较高，同时常伴有Tp53基因突变。同散发乳腺癌相比，BRCA1相关乳腺癌还有如下特点：Her-2/neu的表达率低，更常见多型性，小管形成少核分裂象多见。还有就是BRCA1突变所致乳腺癌中髓样癌要比BRCA2相关乳腺癌和散发乳腺癌多见。BRCA2相关乳腺癌比散发者的组织学级别稍高，其雌激素受体阳性率要比散发者和BRCA1相关乳腺癌要高[9]。

至于BRCA1和BRCA2是否与预后相关目前尚不明确，不同时期的研究结果各不相同，这可能与各个试验设计的局限性有关，例如样本大小、确定偏倚以及随访资料不完全。相似的，BRCA2相关乳腺癌的预后同样不明确。这一问题有待进步研究。

**（五）患病风险**

据估计BRCA1突变携带者患乳腺癌的风险在36%～87%，对侧乳腺癌的发病风险为

60%，而卵巢癌的累积发病风险据报道在27%～45%。来自乳腺癌联合会的资料包含了700多个家族中的11 000个病例，这些资料连同宾夕法尼亚大学癌症风险评估项目的资料显示在BRCA1突变携带者中胰腺癌的发病风险增高了2～3倍，子宫及子宫颈癌也增加了2～3倍，结肠癌增加了2倍，而卵巢癌增加了50～100倍。同时在BRCA1突变携带者可见男性乳腺癌，其相对风险超过50，终生患病风险大约5%。

BRCA2的癌症风险情况同BRCA1相似，但又不完全一样。BRCA2突变携带者终生患乳腺癌的风险在45%～84%，而卵巢癌的终生风险是10%～20%。除了同女性乳腺癌相关外，BRCA2突变还同大多数男性乳腺癌相关。在冰岛和匈牙利，35%～40%的男性乳腺癌因BRCA2突变而发生。除了在BRCA2引起的女性乳腺癌患者中经常有野生型等位基因的缺失外，在前列腺、卵巢、宫颈、结肠、男性乳腺和输尿管的肿瘤中也经常可见杂合子的缺失，这说明BRCA2同其他几种癌的风险升高相关。在BRCA2家族胰腺癌也增多，一项关于非选择的胰腺癌病例的研究发现1%患者有BRCA2的突变，20%患者BRCA2区域杂合子缺失，表现为BRCA2的突变。在一项由乳腺癌联合会主持的研究中，有BRCA2突变的173个乳腺癌和卵巢癌家族的患癌风险显著升高，据估计患前列腺癌的相对风险是4.65（95% CI：3.48～6.22），膀胱癌和胆管癌是4.97（95%CI：1.50～16.52），胃癌是2.59（95%CI：1.46～4.61），恶性黑色素瘤是2.58（95%CI：1.28～5.17）。小于65岁的男性患前列腺癌的相对风险是7.33。对于已经患过乳腺癌的妇女来说，到70岁时她们再次患乳腺癌或患对侧乳腺癌，以及患卵巢癌的累积风险分别是52.3%（95%CI：41.7～61.0）和15.9%（95%CI：8.8～22.5）[13]。

## 三、Tp53

20世纪70年代Tp53蛋白作为一种核蛋白得到确认，它是位于染色体17p12的一种抑癌基因。Tp53基因突变很可能是多种癌症中最常见的基因异常。Tp53四聚体同DNA结合并能激活指针基因的转录。Tp53被称为“基因组守护者”，它的功能之一就是阻止细胞对损伤的DNA的复制。Tp53基因存在于细胞周期的$G_1$/S阶段的检测点，缺少Tp53的细胞不发生凋亡。人类流行病学数据显示Tp53的突变同癌症相关，这也得到了体内和体外研究的证实。通过基因设计的老鼠，包括两条等位基因都突变的Tp53（－/－）和只有一条等位基因突变的Tp53（＋/－）都有显著增加的癌症易感性。虽然乳腺癌中体细胞突变非常常见，但在家族性乳腺癌中Tp53胚系的突变却很少见。Tp53胚系突变只见于少见的Li-Fraumeni综合征。Li-Fraumeni综合征和Tp53的胚系突变最初报道于Li-Fraumeni家族。Tp53基因突变可见于大约50%有Li-Fraumeni综合征的家族。Li-Fraumeni综合征以发病年龄早的多发性家族性癌如绝经前乳腺癌、肉瘤、脑肿瘤、肾上腺皮质癌和白血病为特征。据研究Tp53突变的外显率到70岁时达90%，将近30%的肿瘤在15岁以前发病。在一项包含24个有该综合征家族的研究中，44个妇女患有乳腺癌，其中77%发病年龄在22岁到45岁之间，这些妇女有25%发生了对侧乳腺癌，11%患有其他部位的原发肿瘤。据估算，患该综合征的男性终生患癌症的风险是73%，而女性是100%并且患乳腺癌的风险很高。40岁之前患乳腺癌的妇女约1%会有Tp53基因的突变。

## 四、ATM

运动失调性毛细血管扩张症（ataxia-telangiectasia，AT）是一种常染色体的隐性遗传病，其特征有小脑共济失调、眼皮肤处的毛细血管扩张、免疫缺陷、易患白血病和淋巴瘤。

该病发病率在 1/40 000 到 1/100 000 之间。引起 AT 的基因是 ATM 基因，它定位于染色体 11q22－33 臂上。ATM 基因在基因组 DNA 上跨越 150 个碱基，包含 66 个外显子，编码一种由 3 056 个氨基酸组成的蛋白质。该蛋白是一个大的蛋白激酶家族的成员，其功能是作为 DNA 损伤的检测点，当有 DNA 损伤发生时它可以磷酸化 Tp53 和 BRCA1[14]。流行病学研究发现同一般人群相比 AT 家族患恶性肿瘤尤其白血病和淋巴瘤的风险要大 100 倍。该家族中的杂合性突变携带者有正常的表型但他们患恶性肿瘤的风险升高了 3～4 倍。在美国，女性杂合子患乳腺癌的相对风险据估计是 6.8。一项研究分析了 88 例既往有乳腺癌、胃癌、白血病或淋巴瘤家族史的乳腺癌病例，从中发现了 3 例 ATM 胚系突变，这提示该突变是老年妇女患乳腺癌的危险因素。其他研究也证实 ATM 基因对家族性乳腺癌有微小作用。在 30%～40%的散发乳腺癌中可以检测到 11q22－33 的杂合性缺失，提示该区域为抑癌基因。ATM 家族较晚年龄患乳腺癌的风险增加。在 100 例无家族史或病情缓和的乳腺癌中，9 个病人中有 7 个检测到了 ATM 基因的变异，而 7 个基因变异病人中 5 个表现为 ATM 基因周围区域野生型等位基因的杂合性缺失，提示有 ATM 基因或临近基因的突变。在上述研究中，16 个病人对放射过敏，从中检测到 3 个变异。然而放射过敏和不过敏病人之间无明显统计学差异。为了确定有无 ATM 突变，对那些放疗副反应大的乳腺癌病人进行了筛检，结果未发现有突变率的升高。

## 五、PTEN

Cowden 病（cowden disease，CD）或多发性错构瘤综合征是一种常染色体显性异常，表现为多种组织的错构瘤和良性肿瘤，最常见的有乳腺的良恶性肿瘤、胃肠道的错构瘤、皮肤黏膜病变（包括毛膜瘤、嘴唇和口腔黏膜的乳头状瘤病以及肢短角化病）、甲状腺的病变（包括甲状腺肿、腺瘤和滤泡癌），此外还有子宫的纤维瘤以及卵巢囊肿和卵巢癌。患 Cowden 病的妇女约 75%患有乳腺纤维囊肿或乳腺纤维腺瘤，同时患乳腺癌的风险升高，其乳腺癌发病风险大约为 30%～50%。同其他易患乳腺癌的综合征相似，患该病的妇女较早年龄就可以发生乳腺癌。1996 年通过连锁分析，Cowden 病的染色体定位于 10q22－33，在 Cowden 综合征病人中观察到该区域的杂合性缺失，提示该基因是一种抑癌基因，命名为 PTEN。PTEN 由 9 个外显子构成，编码一种由 403 个氨基酸组成的含有蛋白（质）酪氨酸磷酸酶的多肽。该蛋白可以使其他蛋白的丝氨酸、苏氨酸和酪氨酸残基去磷酸化，这一重要的调节功能经常可以使蛋白失活，因此酪氨酸磷酸酶作为一种肿瘤抑制因子可以调节原癌基因的促生长作用。

## 六、PEUTZ-JEGHERS 综合征

Peutz-Jeghers 综合征以唇的黑色素细胞斑点、胃肠道多发的错构瘤样息肉和乳腺及胃肠道等部位癌症风险的增加为特征。同一般人群相比，该综合征患者患各种不同肿瘤的风险可能有 18～20 倍的增加。通过对 Peutz-Jeghers 综合征患者的连锁分析其基因被定位于 19p13.3，该基因 1998 年得到确定并命名为 STK11/LKB1。它由 23 个碱基组成，包含 9 个外显子，编码一种由 433 个氨基酸构成的新的丝氨酸苏氨酸激酶。STK11/LKB1 是一种抑癌基因，大多数 Peutz-Jeghers 综合征病例是由该基因的突变引起的。在 Peutz-Jeghers 综合征患者中发病年龄早的乳腺癌风险增加了 5 倍。STK11/LKB1 是第一种已知的失活后易于致癌的蛋白激酶。少数体细胞的突变可见于各种肿瘤，包括黑素瘤和睾丸、结肠、胰腺、胃、卵巢颗粒细胞、宫颈、肺、软组织和肾上的肿瘤。

## 七、其他与遗传性乳腺癌综合征相关的基因

Muir-Torre综合征，即遗传性非息肉性结肠癌（hereditary nonpolyposis colon cancer，HNPCC）是以多发的皮肤、消化道和生殖泌尿道的良恶性肿瘤为特点的一类遗传性疾病。患该病者发生一般病变（如基底细胞癌、角化棘皮瘤和结肠憩室）的几率和一般人群相似，但是发病年龄可能提前。再有，患该病的妇女尤其是绝经后的妇女患乳腺癌的几率会有所增加，但具体风险尚不清楚。研究发现多个基因同该综合征相关，包括MLH1和MSH2，目前认为这些基因的突变可以累积最终造成基因的不稳定性，进而导致该病的发生。

CHEK2位于22号染色体，它编码一种细胞周期检测点激酶，该激酶作用于DNA修复过程。一项多中心的大规模研究发现CHEK2尤其是CHEK21100delC突变很可能会导致乳腺癌的发病风险增加[15]。研究发现CHEK2基础突变者患乳腺癌的风险增加了两倍，而男性突变携带者患乳腺癌的相对风险为10。除CHEK21100delC突变外，其他CHEK2突变看来不会造成乳腺癌患病风险的增加，而CHEK2 1100delC的突变发生率并不高。因此该基因突变的检测并不像BRCA1和BRCA2那样作为独立的危险因子，而只能作为辅助的风险评估因素。

## 八、预防

### （一）预防性乳腺切除

预防性乳腺切除术作为乳腺癌高危妇女的预防性处理措施得到大量研究。在一个中位随访14年的回顾性研究中，研究者观察了预防性乳腺皮下切除术对639名患乳腺癌中度或高危险性的妇女（根据她们的家族史确定的）的作用。对于214名有高度风险的妇女以她们没接受处理的姊妹作为参照，结果发现预防性乳腺切除术最少可以降低高危妇女患乳腺癌的风险达90%。另外，乳腺癌相关的死亡率至少降低了81%。在随访研究中，研究者在这214名高危妇女中确定了26名携带有BRCA1或BRCA2突变的妇女。中位随访13.4年后没有发现乳腺癌的发生，而本来预测应该有6到9例乳腺癌发生，这可以理解为乳腺癌风险降低了90%～100%（95%CI：41.4%～100%）。上述的研究表明预防性乳腺切除术可以显著降低乳腺癌高危妇女患乳腺癌的风险。随着保留皮肤的乳腺切除术和新的乳房再造术等新外科技术的出现，大多数医生建议高危妇女行预防性乳腺切除术[9]。

### （二）预防性卵巢切除

研究显示预防性卵巢切除术可以显著降低携带BRCA1/BRCA2突变而年龄不足50岁的妇女患乳腺癌的风险。在一项包含241名BRCA1和BRCA2突变携带者的研究中，行预防性卵巢切除术的妇女在中位随访8.8年后21%发生了乳腺癌，而没有采用此措施的妇女42%患乳腺癌（危险比＝0.47，95%CI：0.29～0.77）。相似的，在一项包含170名BRCA1和BRCA2突变携带者的研究中，中位随访2年后，98名行过输卵管－卵巢切除术的妇女有3人发生了乳腺癌，而72名选择观察的妇女有8名患病（$P$＝0.07）。因此，对于年龄不足50岁而携带有BRCA1和BRCA2突变的妇女，预防性卵巢切除术不仅可以降低卵巢癌的发病风险，同样可以降低乳腺癌的风险[9]。

### （三）化学预防

来自NSABP P－Ⅰ乳腺癌预防实验和国际乳腺癌干预研究（IBIS－Ⅰ）的资料显示5年的他莫昔芬治疗可以使乳腺癌风险增高的健康妇女患乳腺癌的风险降低30%～50%，不过这些风险是基于家族史、年龄以及诸如小叶原位癌和非典型增生等危险因素的，关于他莫昔

芬降低基因突变携带者患乳腺癌风险的资料尚十分有限。考虑到他莫昔芬只降低激素受体阳性者患乳腺癌的风险，而BRCA2突变携带者容易发生激素受体阳性的乳腺癌（66%～93%的病例雌激素受体阳性），BRCA1突变更容易导致激素受体阴性乳腺癌（只有10%～35%的病例雌激素受体阳性），因此理论上可以认为他莫昔芬可以显著降低BRCA2突变携带者的乳腺癌患病率，而对BRCA1突变携带者的作用不大，但是由于实验设计和样本量过小等原因目前的研究与该假设尚不完全一致。因此在临床工作中临床医生必须向病人讲明该治疗的具体效果尚不明确。

综上所述，BRCA1和BRCA2的研究已经取得一定进展，但是其中仍有许多尚待阐明的问题，如BRCA1和BRCA2具体的功能等需要进一步研究。

（胡凡果　只向成）

## 参考文献


1. Parkin DM, Whelan S, Ferlay J, et al. Cancer incidence in five continents, Vol I to VIII. Lyon: IARC Cancer Base No. 7, 2005.
2. Stellman SD and Wang QS. Cancer mortality in Chinese immigrants to New York. Cancer, 1994, 73: 1270-1275.
3. Berg JW and Huntter RVP. Breast cancer. Cancer, 1995, 75 (1-Supplement): 257-269.
4. 天津肿瘤登记处. 1988～1992年数据库资料.
5. Khuder, S. A., A. B. Mutgi, et al. Smoking and breast cancer: a meta-analysis. Rev Environ Health, 2001, 16 (4): 253-261.
6. Khuder, S. A. and V. J. Simon, Jr. Is there an association between passive smoking and breast cancer? Eur J Epidemiol, 2000, 16 (12): 1117-1121.
7. 李树玲等主编. 乳腺癌研究进展. 济南：济南出版社，1996.
8. Vallon-Christersson J, Cayanan C, Haraldsson K, et al. Functional analysis of BRCA1 C-terminal missense mutations identified in breast and ovarian cancer families. Hum Mol Genet, 2001, 10: 353-360.
9. Harris JR, Lippman MG, Morrow M, et al. Disease of the Breast. 3rd ed. Philadelphia: Lippincott Williams&Wilkins, 2004.
10. Zhi X, Szabo C, Chopin S, et al. BRCA1 and BRCA2 sequence variants in Chinese breast cancer families. Hum Mutat, 2002, 20 (6): 474.
11. Zhen Hu, Jiong Wu, Can-Hui Liu, et al. The analysis of BRCA1 mutations in eastern Chinese patients with early onset breast cancer and affected relatives. Hum Mutat, 2003, 22 (1): 104.
12. Ronald F. Carter, PhD. BRCA1, BRCA2 and breast cancer: a concise clinical review. Clin Invest Med, 2001, 24 (3): 147-157.
13. The Breast Cancer Linkage Consortium. Cancer risks in BRCA2 mutation carriers. J Natl Cancer Inst, 1999, 91: 1310-1316.
14. Shiloh Y. ATM and related protein kinases: safeguarding genome integrity. Nat Rev Cancer, 2003, 3: 155-168.
15. Meijers-Heijboer H, van den Ouweland A, Klijn J, et al. Low-penetrance susceptibility to breast cancer due to CHEK2 (*) 1100delC in noncarriers of BRCA1 or BRCA2 mutations. Nat Genet, 2002, 31: 55-59.

# 第 2 章 乳腺癌的生长与扩展

## 第一节 乳腺癌的发生

作为多种内分泌激素的靶器官，乳房随人体内分泌环境的改变而变化，发生于该器官的外科疾患最常为感染、腺上皮增生以及肿瘤等疾病。乳腺癌绝大多数发生自乳腺腺管上皮细胞，极少数发生自腺泡，可为单源性或多源性发生。从细胞过度增殖到癌变，是一个相当漫长的过程，是体内外多种因素在多个阶段发生作用的结果。Berenblum 等在 20 世纪 40 年代根据动物实验诱发皮肤肿瘤研究提出了二阶段基因突变致癌假说。该学说认为正常细胞在致癌因子作用下发生基因突变，转变为以后可能会发展成肿瘤的潜伏性瘤细胞，此为第一阶段——启动阶段；而后，还需经过多种因子作用引发再次或多次基因突变的第二阶段——促发阶段，潜伏性细胞才会形成肿瘤，整个癌变过程大约需时数年以上。在此漫长的过程中，多种癌基因分别在各个阶段参与了乳腺癌的发生（图 2-1-1）。

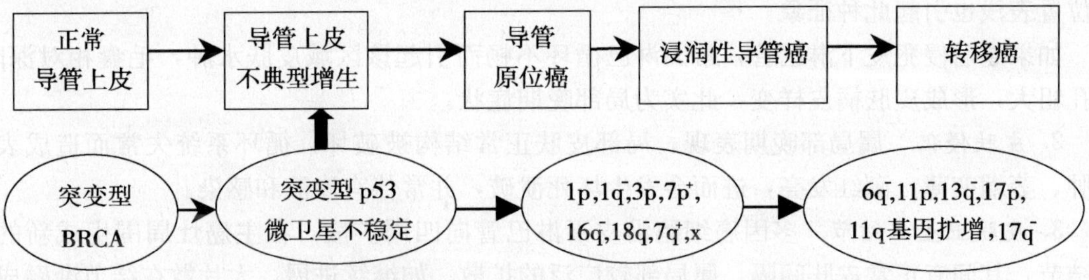


图 2-1-1 基于乳腺癌多阶段演进的病理学与分子生物学相关模式

## 第二节 乳腺癌的局部浸润

### 一、原位癌

乳腺癌的初始阶段，癌细胞在导管上皮局部生长而未穿透基底膜时，称原位癌。有些其他器官的原位癌，如位于黏膜表面且较易观察的子宫颈癌和食管癌的研究均已证明，有的原位癌可持续不发生浸润达 10 年之久，甚至少数原位癌可以自然发生逆转而恢复为正常上皮组织，乳腺原位癌是否也可出现此种过程，目前尚未证实。然而，原位癌向浸润性癌发展的趋向是肯定的，这种演变过程究竟需要多长时间，以及其中哪些病灶将会发展成浸润性癌，近年分子生物学研究表明，有些癌基因和肿瘤标志物的表达有可能成为预测癌瘤发展的参考指标，如血管生成因子等。

## 二、局部浸润

乳腺癌一旦形成，自然而然要向周围组织直接浸润。原位癌侵出基底膜的过程早已由光镜和电镜下的观察所证实。甚至电镜下可见到癌细胞一部分在管内，另一部分已侵出基底膜到达管外的浸润过程。癌细胞向周围蔓延过程中，沿导管腔和脂肪组织中生长阻力较小，筋膜则抗浸润能力较强，常可见到癌在紧靠筋膜一侧已有明显生长，而另一侧却没有任何浸润的现象。癌细胞侵犯到邻近的神经束，则会穿透神经膜，沿神经纤维间蔓延；侵犯并穿透了淋巴管或血管壁，则会进入淋巴或血液循环，发生远处播散，癌灶向周围的浸润性生长使瘤体不断增大。同时，因其沿各种组织之间隙生长而使其与周围组织无明显边界；且各个方向生长速度不一而形成不规则之形状，或为团块，或似条索，或呈大片弥散，难以触清。向浅面则可以浸及皮肤，形成瘤结，甚至破溃。

乳腺癌一般具有恶性度较低和生长发展较慢的生物学特性。现代科学研究表明乳腺癌平均倍增时间为198天，一个癌细胞增殖至 $10^9$ 个癌细胞，体积达到 $1cm^3$，需数年甚至更长的时日。虽然这一研究结果只能作为临床工作的参考，但至少说明乳腺癌在发展到临床较易被发现的肿块之前，有一段较长的生长过程，这一发展阶段为早期发现提供了充裕的时间。人们也一直致力于寻找能在此阶段检出亚临床癌灶的方法，如果具有了较可靠的检出手段，对提高治疗效果定有很大帮助。

癌灶向周围浸润，可引起一系列临床症状或体征。

1. *皮下受累* 癌瘤累犯皮下时，常使联系皮肤和腺体的库柏韧带短缩，牵拉该处皮肤向深面凹陷，形成酒窝征。该症状的出现并不一定表明癌瘤已属晚期，有时较早期的小癌灶因位置表浅也引起此种征象。

如果癌瘤侵犯皮下淋巴管，常因淋巴循环不畅而引起该区域皮肤水肿，毛囊相对深陷，毛孔粗大，形成皮肤橘皮样变，此实为局部晚期症状。

2. *皮肤侵犯* 属局部晚期表现，局部皮肤正常结构被破坏，循环系统失常而造成表皮水肿、萎缩变薄、潮红发亮，进而会发生坏死溃破，并常伴有渗液和感染。

3. *皮肤卫星状结节* 多因癌细胞沿皮下淋巴管向四周扩散，在主癌灶周围生成新的皮内结节，其间有正常皮肤间隔，属局部较广泛的扩散。如继续进展，大片散在结节渐融成一体，整个乳房皮肤变得粗糙厚实，暗红坚硬，形同铠甲。

4. *乳头受累* 癌细胞沿乳腺导管向乳头方向蔓延生长，可累犯乳头皮肤而产生乳头佩吉特病。

癌细胞向深面的浸润超出乳房范围时，则会侵犯胸肌的筋膜和肌肉，甚至肋骨和肋间组织，形成相互融合的固定肿块。

# 第三节　乳腺癌的淋巴道转移

乳房主要有三条淋巴引流途径。一条为向外侧朝腋窝方向；一条向内侧达内乳淋巴结链；再一条为直接向后穿透胸大肌至胸大、小肌间淋巴结（Rotter 淋巴结），再达锁骨下、上淋巴结。上述三条引流网之间还存在着广泛的交通支，淋巴液可交互流动，这也是乳腺癌可向不同方向发生淋巴转移的原因之一。

## 一、转移机理及途径

### （一）侵入淋巴管

癌细胞进入间质后，可侵犯邻近的淋巴管。尤其小淋巴管的基膜不完整，内皮细胞间有裂隙，利于癌细胞的侵入。至于癌细胞进入淋巴管的动力学研究，目前尚不多，但动物实验显示，癌细胞是以类似白细胞运动的方式伸出胞质突起，穿过淋巴管内皮细胞间隙进入淋巴管。淋巴管内的淋巴液因周围肌肉运动的压缩、动脉传送的波动和淋巴管自身的节律收缩而流动。癌细胞则随淋巴流运行，以散在癌细胞或小癌细胞团形式，经输入淋巴管到达相应淋巴结，其运行速度与上述诸因素有一定关系。有的癌细胞还会停留在淋巴管内原地生长繁殖，形成扩散转移的瘤结；或阻塞淋巴管造成淋巴循环受阻甚至反流，形成乳房皮肤水肿。

### （二）侵入淋巴结

癌细胞进入淋巴结后先停留在输入淋巴管侧的边缘窦内，而后继续分裂增殖，向内可侵犯中间窦和髓质，逐渐蔓延，使整个淋巴结被癌组织取代。向外可穿破包膜侵入结外的结缔组织，多个这种淋巴结则会融合成团。除上述增殖浸润过程外，部分癌细胞有不同转归，或因自身代谢障碍及宿主免疫机制的作用而凋亡；或呈“冬眠”状态暂时潜伏；或经输出淋巴管向远站淋巴结转移。另外，进入胸导管和右淋巴导管的癌细胞则可进入血液循环。

## 二、区域淋巴结转移规律

乳房淋巴流约 75%汇流向同侧腋窝淋巴结群，这是乳腺癌最常见的淋巴转移部位。另 25%汇流向内乳区淋巴结。

### （一）同侧腋窝淋巴结转移

按淋巴引流方向，癌细胞大多先侵犯外侧淋巴结，再循逐站渐进式向下一组淋巴结进犯。按常用的腋淋巴结三级分组法，从胸小肌外缘以外的第 1 级，向胸小肌前、后的第 2 级，至胸小肌内缘以内的第 3 级淋巴结，转移率依次递减。如果外侧组未受累犯，则跳跃转移至第 2、3 级者较少见。

病理组织学类型不同的乳腺癌有着不同的生物学特性。我国将乳腺癌分为非浸润型、早期浸润型、浸润性特殊型和浸润性非特殊型四种组织学类型，经全国乳腺癌协作组统计分析 4 396 例乳腺癌，四型乳腺癌的腋淋巴结转移率分别为 9.3%、23.3%、43.5%及 60.8%，表明浸润性越强的癌瘤转移率越高。

### （二）内乳淋巴结转移

内乳淋巴结虽然也属乳房淋巴引流第 1 站，但其转移率明显低于腋淋巴结，天津肿瘤医院报道，两者分别为 38.7%和 60.0%。近年来，临床研究发现该组淋巴结发生转移的病例预后较差，因而 2002 年 AJCC 提出的第六版 TNM 分期中将此处转移归为 N2～N3（内乳淋巴结阳性 N2，内乳及腋淋巴结同时阳性为 N3）。这可能是该组淋巴结靠近纵隔，发现和治疗均较困难，癌细胞更容易由此进入全身循环系统而发生转移。

内乳淋巴结转移与原发瘤部位关系密切，位于乳房内半侧和乳晕区者转移率高，外半侧较低。该处淋巴结转移与临床分期呈正相关，病期越晚，转移率越高，而且与腋淋巴结转移关系也呈正相关。内乳淋巴结转移者多半同时伴有腋淋巴结转移，反之则不然，单独发生内乳淋巴结转移者更为少数。

### （三）同侧锁骨上淋巴结转移

主要是癌细胞自腋尖部淋巴结或内乳淋巴结处逆行转移而发生，也可经相通淋巴管直接注入，或直接来自乳房内上部淋巴管。该组淋巴结输出淋巴管通接胸导管或右淋巴导管而汇入静脉；因此该处一旦发生转移，癌细胞极易进入全身血液循环而发生远处转移，在2002年AJCC第六版TNM分期中列为N3。

锁骨上淋巴结属乳腺区域淋巴结的第2站，腋淋巴结转移较严重时，常发生该处转移，但不一定能临床触诊发现。Haagensen曾对110例乳腺癌患者行锁上活检，即检出临床隐性锁上转移23例（21%）。由此可见，凡腋淋巴结转移者，尤其受累淋巴结数目较多或靠腋尖处淋巴结受累时，均应警惕有隐性锁上转移的存在。

## 第四节 乳腺癌的血行转移

在过去较长一段时间里，人们认为乳腺癌到晚期病变较严重时才发生血行转移，并且在区域淋巴结转移之后。近些年研究表明，血行转移在癌症早期即可发生，不少未见有淋巴结转移的乳腺癌先发生了血行转移，估计该情况在确诊时约在半数患者中已存在，现人们大多承认，乳腺癌自开始即是一种全身性疾病，这一理论已成为现代诊疗学发展的基础。

### 一、血行转移的机理

癌细胞的远处血行转移是侵入血管后随血流运载到某处组织或器官内而发生的。癌细胞进入血管的方式和途径可有不同，最直接的方式是癌瘤向四周浸润生长过程中，浸透邻近的血管壁进入血管腔，而管壁最薄弱的小静脉是最易被侵入的脉管，这在对乳腺癌手术标本的病理检查中与淋巴管被侵入一样颇为常见。第二条途径是已侵入淋巴循环系统的癌细胞随淋巴液运行，最终经胸导管或有淋巴导管汇流入上腔静脉而转移到全身。这种先累犯区域淋巴系统，而后再发生血行转移的理论，过去一直被认为是对大多数晚期远处转移的发生最合情合理的解释。但现代研究表明，乳腺癌在早期即完全有可能发生血行转移，而且其几率比过去想象的要高。这一概念已使人们从一开始便注意到患者全身治疗的重要性。

现代分子生物学研究表明，除上述研究所揭示的一些规律外，乳腺癌的血行转移还受一些基因的调控，例如研究较深入的nm23基因，很可能与乳腺癌转移的抑制相关。目前已知人类的nm23基因至少有$H_1$和$H_2$两种亚型，在人体内的功能是通过调节GTP的合成，参与G蛋白调控的跨膜信息传递机制，对细胞的分化和癌基因的转化起作用。大量实验研究和临床分析表明，nm23基因在低转移细胞株中的表达是高转移细胞株的10倍；与乳腺癌区域淋巴结转移、癌组织学分化程度、患者治疗后无病生存期及总生存率均密切相关。上述研究结果显示，该基因表达水平低时，机体对原发癌转移的抑制减弱。经Cox模型分析，nm23可作为独立的预测预后的指标。

### 二、血行转移的好发部位

人体凡有血运的部位，皆有发生转移的可能，但以血运丰富的组织或器官中发生率较高。数家对乳腺癌患者尸检资料分析均显示以肺、肝、骨等为好发部位。

肺转移为乳腺癌最常见转移脏器，占所有转移的半数以上。临床多见在双侧下肺，呈多结节状，随肿瘤发展，可引起胸闷、憋气、咳嗽、痰中带血等症状，累及脏层胸膜时，可发生胸疼或胸腔积液。胸膜转移也较常见，多因胸疼或胸腔积液被发现。

肝转移约占全部转移的半数，略次于肺转移，也多以多灶性发生，早期不易察觉，病情进展较快，可迅速恶化，晚期则产生肝脏肿大、疼痛、腹水等一系列症状，治疗困难，病人常在数月内死亡。

骨转移率与肝转移不相上下，常因症状不显著而易被忽视。乳腺癌转移至骨可通过体循环和直接经肋间静脉进入椎前静脉丛两条途径，因而椎骨、骨盆和肋骨等是最常见转移部位。临床多因转移部位疼痛而被检出，影像学手段是检查骨转移的最有效方法。

（刘　君）

# 第3章 乳腺癌的症状与体征

乳腺癌长至临床可检出前的病程有多长还不清楚，而且在不同患者，其生长速度也各不相同，差异很大。但研究表明，乳腺癌细胞倍增时间为25～200天，因此，癌灶长至直径1cm时，至少该临床前期可达数年，如在此期间内检出乳腺癌，可提高治愈率。

## 一、肿块

为最常见的体征，约80%的乳腺癌患者以此就诊，多为患者无意中触知，无任何症状。随着肿瘤知识的普及，群众防癌意识的增强和普查工作的开展，有不少早期乳房肿块是患者自查或普查体检发现。

### （一）部位

外上象限是乳腺癌的好发部位，约1/3的乳腺癌发生于此，分析可能是因为该象限腺体占整个乳房腺体的份额最大，故而癌瘤发生率也最高，是临床检查重点部位。

### （二）大小

临床所见大小不一，过去卫生保健知识不普及，肿块直径＞5cm者不少见，近年则以2～5cm者居多，约占可手术乳腺癌的70%，2cm以下和5cm以上者各约15%。随着对早期癌的重视，临床触不到肿块的T0癌也在逐渐增多。

### （三）数目

多为一侧乳房内单发，偶见多发或双侧乳房同时发生原发癌。诊断多中心发生或双侧原发乳腺癌时，须经病理学确诊。

### （四）硬度

大多为实性肿块，较硬，但髓样癌可因富于细胞而呈中等硬，个别病理类型如囊性乳头状癌，也可呈囊性。当癌瘤体积较小或生长于乳房深部，周围被软组织包绕时，则不易触清其硬度。

### （五）形态及边界

多表现为不规则的球状肿物，表面结节感，边界不清。但癌瘤较小时，上述特征常不典型，甚至类似良性。还有些向四周浸润较轻的癌灶，即使体积较大时，边界也比较清楚。有的癌灶呈片状或局限性增厚状生长，须注意鉴别。

### （六）活动度

与良性肿瘤相比，癌灶与周围软组织相对活动度较差，但肿块较小时，活动度稍大。如肿瘤累犯胸大肌筋膜甚至肌肉，则患者双手用力叉腰使胸大肌收缩时，肿块活动度更差。如果累犯胸壁，则固定不可推动。

## 二、患侧乳房皮肤

一般早期或部位较深在的癌瘤，其表面皮肤多无明显异常。位于腺体浅层离皮肤较近，或较晚期癌瘤，可引起各种相应的皮肤改变。

（一）皮肤粘连

是癌瘤侵犯了连接腺体和皮肤的 Cooper 韧带，使之失去弹性，短缩，向深面牵拉皮肤所致，轻者表现为“酒窝征”，重者则为稍大面积的皮肤凹陷。这种体征并非表明癌瘤已侵犯皮肤，但值得提出的是，即使早期的小癌或微小癌，肿块并不明显，但当其位置较浅时，也常出现上述体征，必须给予重视。

（二）皮肤水肿

是因皮下淋巴循环回流受阻所致。癌瘤侵犯淋巴管或癌栓堵塞淋巴管时，均可造成相应区域的皮肤水肿，表示癌细胞已进入淋巴循环，发生远处转移的可能性大大增加，已属晚期表现。水肿严重时，使毛囊孔张大，形成“橘皮样变”。

（三）浅表静脉曲张

生长速度较快的肿瘤长至体积较大时，膨胀压迫使表皮变薄，丰富的血运则表现为静脉曲张，多见于直径 10cm 以上的癌瘤或肉瘤。

（四）类炎症表现

除癌瘤伴发感染外，也有的皮肤红肿是炎性乳腺癌引起。此时，皮下淋巴管中的癌栓造成皮肤水肿，淋巴管炎表现为大片的皮肤发红，颇似乳腺炎，该体征表示癌瘤发展较为迅猛，但发烧、疼痛等全身症状常不明显。

（五）皮肤溃疡

癌瘤向乳房表面浸透皮肤时，即发生溃疡，常伴有难以止住的渗血甚至坏死感染，溃疡较大时则呈“火山口”样，纯属晚期表现。

（六）卫星结节

属癌瘤晚期，主要是原发癌灶的癌细胞沿皮下淋巴管向四周扩散，在主癌灶周围皮内形成多个小结节，直径数毫米，凸出皮表，色红。结节较多较密时，随着病情进展可互相融合成片。

## 三、乳头改变

（一）乳头表皮脱屑、糜烂

乳头湿疹样癌（佩吉特病）早期即表现为乳头表面反复脱屑，继之糜烂结痂，痂皮脱落则又糜烂结痂，经久不愈，揭去痂皮，则为渗血的鲜红糜烂面，此处做印片、刮片细胞学检查或取活检，常为阳性。病灶向深面发展，可将乳头侵蚀烂掉，并可继续侵犯乳晕皮肤。

（二）乳头回缩、固定

先天性发育不良或乳晕区慢性炎症均可引起乳头回缩，应注意鉴别。发生在中央区的乳腺癌，早期即可引起乳头回缩。发生在乳晕区以外的癌灶，因软组织硬化挛缩，可使乳头回缩、扭向，并将乳头拉向癌灶方向，如病灶在上方，则可见乳头高于健侧水平。癌瘤侵及乳头根部，则乳头完全固定。

## 四、乳头溢液

多种原因均可引起，但有生理性和病理性之分。除妊娠和哺乳期有泌乳外，围绝经期亦可见少量乳头溢液，这些均为生理性。临床所指乳头溢液是指某种疾病所引起的各种性状溢液，诸如乳汁样、水样、浆液性、脓性、血性等。生理性溢液多为双侧性，且常为多管口溢液，常呈乳汁样或水样。炎症引起者，则可出现脓性溢液。

溢液的病因主要有两类：

（一）内分泌因素

垂体等内分泌腺异常和服用吩噻嗪类药物等均可引起血内催乳素水平升高，从而引发乳头溢液，但这类溢液多为双侧多管口溢液，且常呈乳汁样、水样或浆液性。

（二）肿瘤类疾病因素

主要有大导管乳头状瘤、乳头状瘤病、囊性增生病和乳腺癌等。

1. 大导管乳头状瘤　因位于邻近乳头的大导管内，故容易表现有溢液，且约有2/3为血性。因本病一般为单发，多发性甚少，故多表现为单管口溢液。

2. 乳头状瘤病　是发生于中小导管的多发性良性肿瘤，但生长活跃的重度乳头状瘤病，则应被视为癌前病变。本病也发生于导管腔内，故亦容易导致乳头溢液，溢液性状与大导管乳头状瘤相似。

3. 囊性增生病　因病理学改变有导管囊肿形成、导管上皮增生和乳头状瘤病等成分，故有约50%患者会发生乳头溢液，多为浆液性。

4. 乳腺癌　表现有乳头溢液者不太多见，我院材料显示有6.5%是因癌瘤坏死、出血、分泌物增多等原因造成。在所有发生乳头溢液者中，如伴有乳房肿块，则约有1/3为癌；而触不到肿块的乳头溢液病例中，乳腺癌约占10%以上。但值得注意的是，不少早期病例，虽然瘤体很小，甚至临床未能触及肿块，即可发生乳头溢液，尤其在中老年患者，更应引起注意。已有报告提出，50岁以上妇女发生乳头溢液，尤其血性溢液者，半数以上为乳腺癌。

## 五、乳房疼痛

约1/3乳腺癌伴有乳房疼痛或胀感不适，除癌瘤直接侵犯神经外，其他原因尚不明了，而且疼痛程度轻重与否，与癌瘤期别早晚以及病理类型等无明显相关性。临床所见绝经后妇女发生乳痛者，乳腺癌的检出率增高。

## 六、区域淋巴结转移

（一）同侧腋窝淋巴结转移

乳腺癌确诊时约有半数已发生该处转移，受累淋巴结直径0.5至数厘米不等，多硬韧，可多个淋巴结融合或侵犯周围软组织，重者引起疼痛和患侧上肢水肿。临床检查有一定误差，假阴性和假阳性均可达20%以上，最后需经病理确诊。

（二）胸骨旁（内乳）淋巴结

该部位淋巴结临床不易检查，近年CT和磁共振检查对此有一定帮助。腋淋巴结阴性时，内乳淋巴结受累率为9.8%，而腋淋巴结阳性时，则高达43%。癌灶位于乳房中内部时该处受累率更高。少数晚期患者该处转移长大到可在体表胸骨旁隆起一固定瘤结。

（三）锁骨上淋巴结

该处转移多由腋下淋巴结受累后进展而来，少数可由原发癌直接穿胸肌和锁骨下而至，为晚期表现。局部表现与腋下转移淋巴结相似。

## 七、血行转移

好发部位为骨、肺、肝、胸膜、皮肤、脑、卵巢、心包等，早期不易发觉，出现相应症状时多已较晚。

（刘　君）

# 第 4 章 乳腺癌的诊断

## 第一节 临床检诊

乳腺癌长至临床可检出前的病程有多长还不清楚，而且在不同患者，其生长速度也各不相同，差异很大。但研究表明，乳腺癌细胞倍增时间为 25～200 天，因此，癌灶长至直径 1cm 时，至少该临床前期可达数年，如在此期间内检出乳腺癌，可提高治愈率。

乳腺癌患者经确诊后如果不治疗，其平均生存期约为 3 年，其中约半数以上在确诊时已存在远处亚临床转移灶。小部分乳腺癌（<3%）进展迅速，患者数月内死于该病。绝大部分为可手术乳腺癌，但其中不少仍终将发生复发或转移，不过手术到复发的间隔时间从几周至数十年不等。

造成上述差别的生物学特性有多方面，目前研究发现，在乳腺癌中，一些生物化学标志物的表达与患者预后相关。例如雌激素受体（ER）和孕激素受体（PgR）的阳性率越高，则患者预后越好。这两项指标已成为乳腺癌诊治中的常规检测项目。另有一些肿瘤标志物，例如 Her－2/neu、Cathepsin－D、nm23、p53、PS2 以及 PCNA 等，也被发现与预后相关，成为被研究的热点。

### 一、病史

**（一）现病史**

病人多以乳房的症状及体征就诊。应详细询问以下诸项：

1. 何时以及如何发现的乳房肿块，生长速度的快慢，是否伴有疼痛以及与月经周期有无规律性关系，曾否明显缩小过，是否发生在妊娠或哺乳期间。

2. 乳头有无溢液或糜烂，溢液性状为何。

3. 乳房做过什么检查或治疗，结果如何。如果做过活检，须了解其日期、方法、病理诊断及有无雌、孕激素受体测定等。如果做过放、化疗，须记录其过程及效果。

4. 还必须注意腋下有无淋巴结肿大，何时发现，有无发展。

**（二）既往史**

1. 自幼乳房发育是否正常，多年来双侧乳房大小及乳头高低是否对称，乳头或皮肤有无内陷过。如有这些异常，应注意鉴别属先天性还是近期疾病引起。

2. 乳房曾否受过外伤，有无炎症或肿瘤病史，当时有何症状或体征，采取了什么治疗措施，效果怎样。

3. 患过子宫或甲状腺功能性疾病否。因内分泌关系，该两处器官如有异常，乳房发生肿瘤的危险性增高。

### （三）月经及婚育史

1. 初潮年龄、月经规律及闭经年龄。

2. 婚否及结婚年龄。

3. 曾否生育，首胎足月产年龄，共产几胎。

4. 是否哺乳。

### （四）恶性肿瘤家族史

着重了解直系家族中有无恶性肿瘤患者，尤其乳腺癌。在部分患者中，显示有遗传因素的作用。

### （五）易患因素

经近百年的流行病学研究，发现具有某些因素的妇女群体中，乳腺癌的发病率高于一般人群，现列举几项较重要者，供在诊断时参考。

1. 有乳腺癌家族史者，特别是母亲或姊妹曾患乳腺癌，尤其在绝经前发病或患双侧乳腺癌，危险性增高。

2. 月经初潮早于12岁，或闭经晚于55岁。

3. 40岁以上未孕，或者首胎足月产在35岁以后。

4. 一侧患乳腺癌，尤其病理诊断为小叶原位癌或多灶性癌患者，另一侧乳腺患癌危险性增高。

5. 曾患囊性增生病并经病理证实，尤其病理组织学有活跃的乳头状瘤病结构者。

6. 胸部过多接受X线照射者。

7. 曾患功能性子宫出血或子宫体腺癌者。

8. 肥胖，尤其绝经后显著肥胖或伴有糖尿病者。

9. 长期高热量饮食。

## 二、乳房检查

### （一）视诊

在充足的明亮光线环境中，患者脱去上衣，与医师对面端坐。

1. *乳房外形*　观察两侧乳房的外形、大小及高低位置有无异常或不对称。如果有不对称，应了解是先天性发育异常抑或近期疾病或其他原因所致。正常健康人体两侧乳房的发育并非都完全对称，常有可查见的不对称，双侧哺乳不均也可造成此种现象，但先天发育不良的一侧或双侧乳腺较容易发生肿瘤。乳房某部位有局限性隆起，常是肿瘤的表现。副乳腺癌体积较大时，常表现为乳房外上近腋窝处局限性隆起。乳腺上半部中晚期的癌瘤，有时牵扯周围组织，导致乳房收缩上移，或将表面组织向深面牵引，造成局部凹陷。

2. *皮肤*　注意有无酒窝征、水肿、红肿、静脉扩张、卫星状结节及溃破等。酒窝征或乳晕区轻度水肿常是较早期癌的表现之一。弥漫性红肿一般因炎症而起，但炎性乳腺癌和乳管扩张征也常有类似表现，唯疼痛或体温升高等不甚明显。静脉扩张常见于生长迅速，体积较大的肿瘤，如巨大腺纤维瘤或分叶状囊肉瘤等。

3. *乳头*　要观察两侧乳头是否等高，有无上移、回缩甚至固定，表皮有无脱屑、糜烂等。乳房上半部的癌瘤可造成乳头上移，高于健侧。乳晕区的癌瘤或炎症等病变可引起乳头回缩甚至固定。乳头表皮反复的脱屑或糜烂，应警惕是否因佩吉特病所引起。

### （二）触诊

1. *体位*　患者一般取坐位。乳房过于肥大下垂或肿物位置较深而难以触清时，也可结合仰卧位检查。

2. *方法* 触诊必须轻柔，过力按压有可能会促使癌细胞向周围浸润，甚至进入淋巴或血循环而发生远处转移。检查时宜用手的掌指部平按于乳房上，按顺或逆时针方向循序进行全乳房触诊，以免遗漏主病灶以外其他病变。对较小或深在病灶，可再用指尖仔细触查。检查乳房不可抓捏，以免略呈结节感的腺体影响正确诊断，尤其在年轻妇女或月经来潮前数日内，腺体较饱满，结节感比平时明显，检时须注意鉴别。对下垂型大乳房，也可一手托起，另一手触查。

**（三）肿物检查**

1. *腺体增厚或肿块*

(1) 发育正常的乳房，不论大小，其内含的腺体均有一定厚度，软韧，有不同程度的小结节感，并呈全乳房均匀分布，此属正常结构。

(2) 腺体增厚，指乳腺某部位局限性增厚，一般为片状，范围可大可小，但无法清楚测量，软韧度与正常腺体相似。

(3) 肿块，为有可测量之边界的结节，大多为单发性结节，少数为多结节。有时上述三种结构之间不易明确区分，必要时可辅以其他手段。

2. *部位* 乳腺分为外上、外下、内上、内下四个象限及中央部共五个区。病灶部位按上述区域划分，最好绘图表示。如果病灶跨占两个区，则以病灶中心所在部位为主。如果病灶位于乳腺边缘较特殊部位，例如胸骨旁、锁骨下或胸大肌外缘处等，应加以说明。

3. *大小* 测量病变的两个相垂直的最长径，可能时也测其厚度（B超等）。

4. *形状* 分片状、条索状、球状、不规则结节状、结节融合状等。

5. *边界* 记录病灶边界是否清楚及表面是否光滑。

6. *个数* 单或多个。多个时，须明确数目、所在各个部位及大小，亦应绘图表示。

7. *硬度* 软、韧（橡胶样硬）、硬或囊性，其界限有时甚不明确，与检查者的临床经验颇有关系。

8. *活动度* 良好、差或固定。膨胀性生长的病变，一般活动度好；浸润性生长者，则与周围组织分界不清，活动度差；侵犯胸大肌筋膜甚至肌肉时，则在患者双手叉腰用力时，病变固定不可推动；胸肌松弛时也固定，则病灶已侵及胸壁。

9. *表面皮肤* 用拇指和食指相对轻凑，可查出病灶是否与皮肤粘连。如皮肤已受累，则会与病灶紧密相粘连，不可分开。

**（四）乳头检查**

1. *活动度* 须对称检查两侧乳头，用手指轻轻牵拉乳头，可查知乳头是否与深处组织或病灶有粘连或固定。

2. *乳头溢液* 自乳腺四周向乳头根部轻轻推压，如发现溢液，须查明溢液管口的部位，一般与相应方向的病灶所在象限相对应。同时查明是单管还是多管口，以及溢液的性状（浆液性、褐色、血性、无色透明、乳汁样或脓性等），并行溢液涂片细胞学和肿瘤标志物等检测。

**（五）腋窝淋巴结检查**

一般采取坐位，检查右侧腋窝时，用右手托持患者右前臂，使胸大肌松弛，用左手从胸壁外侧逐步向腋顶部仔细全面触诊，如触知肿大淋巴结，应查明部位、大小、个数、硬度、活动度、淋巴结之间或与周围组织有无粘连融合、是否有压痛等。

**（六）锁骨上淋巴结检查**

可与患者对坐或站在患者背后检查，乳腺癌锁骨上淋巴结转移多发生在胸锁乳突肌锁骨头外侧缘处，检查时可沿锁骨上和胸锁乳突肌外缘向左右和上下触诊，如触知肿大淋巴结，也和检查腋淋巴结一样明确各项有关情况。

**（七）乳房特殊检查**

1. X线检查　主要包括钼靶软线摄影和干板摄影，是目前诊断符合率较高的检查手段，以前者最为常用，且技术发展较快。CT在少数情况下适用于乳房检查。乳腺X线摄影的影像与年龄、月经、妊娠、哺乳等生理因素有关，一般分为致密型、透明型、导管型、混合型。恶性疾病常表现为：不规则或呈分叶状的高密度影，其中有小而密集的钙化点，边缘有毛刺，临近皮肤有凹陷，还可显示部分腋淋巴结状况。另外钼靶下乳腺导管造影及立体定位穿刺能发现早期不易触及的乳腺恶性病变。乳腺干板静电摄影具有“边缘效应”，能使密度相近的各种乳腺结构清晰显示，也可显示部分腋淋巴结状况。

2. 超声波检查　超声诊断具有鉴别疾病良恶性、囊实性、增生和肿瘤的诊断效果，而且方法简便，安全易行，无损伤，适用于乳腺疾病的诊断。现代设备还可发现病灶内细小恶性钙化及病灶内外血流循环状况，为诊断提供依据。

3. 乳导管内窥镜检查　将直径0.5mm的纤细内窥镜经乳头开口插入乳腺大导管直接观察，并可进行冲洗行细胞学检查，是诊断乳头溢液类疾患的较好手段，可早期发现乳管内小癌灶，可明确各种病变的部位及范围，还可使导管扩张等非手术适应证患者避免开刀之苦。

4. 病理检查　包括乳头溢液涂片细胞学检查、乳头或其他糜烂溃疡面刮取涂片、手术标本剖面印片以及细针针吸细胞学检查，创伤稍大的有粗针穿刺和病灶切除或切取行病理组织学检查。

（刘　君）

## 第二节　乳腺X线诊断

### 一、检查技术

在众多乳腺影像学检查方法中，由于成像原理不同，各种检查方法各有其所长和其所限，因而必须根据病情和设备条件选择适合的方法或最佳的组合。目前乳腺影像学检查主要以X线摄影及超声检查为主，两者结合是目前国际上广泛采用的检查方法并被认为是乳腺影像学检查最佳的黄金组合。MRI和CT检查因各自的成像优势，已成为X线及超声检查的重要补充方法[1~3]。

**（一）X线检查**

1. 乳腺X线摄影发展简史

早在1913年，德国Salomon即开始进行乳腺癌X线诊断的研究。其后，美国Warren采用细颗粒胶片及增感屏技术对乳腺标本及术前患者进行X线摄影，以期提高照片的清晰度与对比度。与此同期，德、美、法等国的学者各自独立地对乳腺X线诊断问题作了细致的研究和探索。Warren及Dominguez（1930）首先发现乳腺肿瘤在X线片上可出现钙化。Seabold（1931，1933）报告了月经周期中乳腺X线上亦可呈现周期性的变化。Vogel（1932）讨论了慢性囊性乳腺炎与乳腺癌之间的X线鉴别诊断问题。Ries（1930，1938）首先报道乳腺导管造影。但是上述这些研究，均采用普通的钨靶X线机，所摄照片大部分质量欠佳，影像模糊，缺乏清晰对比，致使大部分学者的热情很快冷却下来，认为乳腺X线摄影难以达到临床诊断要求，前景暗淡。

1960 年，美国 Egan 在 Fletcher 教授指导下，经三四年时间的摸索，创造了用高毫安秒、低千伏及无增感屏的投照方法（即所谓 Egan 投照法），使照片的清晰度与对比度有了明显的提高，在 600 例1 000次的投照中，获得了惊人的诊断正确率，使乳腺的 X 线诊断研究又开始风靡起来。

为了解决普通钨靶 X 线机波长过短（0.2Å），穿透力过强，不利于用作软组织的摄影，1970 年法国首先推出专供乳腺及其他软组织摄影用的钼靶（平均 X 线波长为 0.7Å）X 线机，这是乳腺 X 线诊断中最为关键性的一次突破。用钼靶 X 线机所摄取的照片，其对比度与清晰度较 Egan 投照法有了显著提高，一些微细结构和小病灶能在照片上清晰显示，使钼靶 X 线检查已成为今日诊断乳腺病变最有效、最可靠的手段。

时至今日，钼靶 X 线机在功能和性能上与初期机相比又有了明显的提高，达到了创新水准，在以下几方面有了进一步的完善：①在发生器上早期是电器、电子管，以后发展为分离电子元件、再发展为集成电路、计算机控制的发生器，20 世纪 80 年代推出中频、90 年代推出高频 X 线发生器，现为恒定电势高频反相器，最大限度保证了有效的 X 线输出；②在 X 线球管方面，阳极靶轨迹材料目前仍用钼、铑或钼合金，配以铝、钼或铑过滤板，比较先进的机器可自动选择钼或铑滤波。而且加快了阳极靶的旋转速度（目前已达 9 600rpm），增加热容量（可达300 000热量单位），缩小焦点（大焦点 0.3mm，小焦点 0.1mm），保证了对不同大小及不同致密程度乳腺投照均可获得高清晰、高对比度的照片，并减少乳腺组织的辐射剂量；③压迫系统有自动和手动两种不同方式可任意选用，方便操作。通常是先将乳房正确摆位后采用脚踏板逐渐加压的电动预压方式固定乳房，而后手动微调压迫板，这既保证在整个乳房上的压力均衡恰当，又避免粗暴骤然加压引起患者的不适；④自动曝光控制传感器以 D 形分布，能更精确地确定曝光条件，保证照片质量。操作员可任意选择自动定时方式（曝光探测器自动选择毫安秒）、自动千伏方式（曝光探测器自动选择毫安秒和千伏）或自动滤波方式（曝光探测器自动选择毫安秒、千伏和滤波器）；⑤散射线可造成乳腺照片的对比度降低，模糊度增加。过去采用移动线性/聚焦滤线器来减少散射线，但投照剂量亦相应有所增加。而最近推出蜂窝状的高能透射滤线栅，既能有效地消除散射线，增加影像的对比度，又不增加投照剂量；⑥鉴于致密型乳房造成的诊断上的困难，目前各生产乳腺机的公司正在研制可作体层摄影的钼靶乳腺机，已初步取得成效，有助于发现被遮盖的病灶；⑦乳腺 DSA。大多数乳腺癌有较丰富的血运，而通常的乳腺血管造影术具有创伤性，且操作较复杂，限制其广泛应用。目前已初步研究出在钼靶 X 线机上完成 DSA，操作简便，经静脉内注入造影剂后可显示出 100μm 直径的乳腺血管，极大地帮助了乳腺癌的检出和定性；⑧立体定位和立体定位活检。由于乳腺癌普查工作的广泛开展，已有愈来愈多的临床“阴性”的微小病灶被检测出来，这就需要 X 线医师对这些小病灶进行定性活检，一旦证实恶性，就需作病灶的定位标志，以便外科医师行区段切除。目前各厂家设计的立体定位系统均采用直观的笛卡儿坐标计算系统在 X、Y 和 Z 平面中确定病灶的精确位置，定位精确度在 0.1～0.2mm 之间，所获得的标本材料足以令病理医师作出正确诊断。

近年来全数字化乳腺摄影机在临床中得到应用，可进行局部点片数字成像和全乳数字成像。全数字化乳腺摄影（digital mammography）明显优于普通乳腺钼靶 X 线摄影，其技术特点有以下几点：

（1）具有独特的钼/铑双靶球管、自动拍片剂量调整技术（AOP），可根据乳腺的大小、压迫的厚度及腺体的致密程度自动调节 X 线的剂量和超强的穿透力，解决了传统乳腺 X 线机对年轻妇女致密型乳腺由于 X 线穿透不足，腺体容易将肿瘤掩盖而延误诊断的难题，大大提高了诊断的准确率。

(2) 以革新性的数字化平板技术为平台。全数字化的乳腺图像采集减少了信号的丢失，避免图像失真，所以图像质量优越于传统的胶片图像。数字化平板技术具有以下特点：①极高的量子效率（DQE），可达60%，约为CR（计算机X线摄影）的2倍，而屏-片组合只在20%～30%左右；②具有很高的信噪比（SNR）及更好的动态范围（DRM），检测器的动态范围与胶片特性曲线的比较，检测器的转换特性在 1∶$10^4$～$10^5$ 范围内是线性的。系统宽的动态范围不但扩大了曝光的宽容度，减少了过度曝光的机会，图像数据将包括更多的图像信号灰阶。用DR系统取得的乳腺图像的同一组数据经过处理，可以分别显示其腺体组织、脂肪组织或皮肤组织，使图像层次丰富，影像边缘锐利清晰。对致密乳腺内病变的观察具有重要意义；③通过 500$\mu$m 厚的硒膜和X线荧光屏（杜邦UV高速）对X线能吸收分数曲线的比较，硒作为X线检测器的吸收比明显高于荧光屏，而且成像环节少，无光学散射引起的图像模糊，其清晰度主要由像素的尺寸大小决定；④具有极佳的调制传递函数（MTF）特性，直接数字化摄影是将捕获到的X线光子直接转换成电信号，其间没有中间步骤，所以其MTF性能好。比较数字摄影技术的MTF与感度为100、200和400的高质量屏-片系统的MTF，屏-片的空间分辨率与系统感度相联系。这一点在直接数字摄影不存在，因为剂量由最终图像设定的信噪比的需要而确定；⑤具有很高的空间分辨力。通过数字化平板获取的影像，低对比物体的分辨率可以提高45%以上，病人接受的放射剂量大大减低，增加了安全性。

(3) 具有强大的计算机后处理功能。可根据诊断医生的需要，通过工作站显示器对乳腺图像进行各种调节如图像滤波、窗宽窗位调节、放大漫游、对图像感兴趣区进行标注以及距离、面积、密度的测量等，为影像诊断中的细节观察、前后对比、定量分析提供技术支持。

(4) 由于采用数字化乳腺摄影技术，动态范围广，具有很宽的曝光宽容度，因而允许照相中的技术误差，即使在一些曝光条件难以掌握的特殊情况如老年人乳腺小、腺体退化组织很薄或中青年女性乳腺内有巨大而坚实的肿物，通过计算机后处理也能获得很好的图像，减少了重复拍片的可能性，同时避免患者接受过多的射线。

(5) 计算机无片化档案管理方法取代了原来的胶片管理方式而省去片库房，通过磁盘或光盘记录下患者的文字及图像资料，存储信息量大，可长期保存，便于以后查找。这不仅节省了大量的资金和场地，彻底消除了丢失胶片的问题，极大地提高了工作效率，还方便携带，有利于异地会诊。

(6) 国际标准的DICOME3.0网络传输、打印、存储，结束了X线图像不能进入医院PACS系统的历史，使医院尽快实现网络化管理，为医院进行远程专家会诊和网上交流提供了极大的便利。

(7) 无需以往繁重的暗室操作，彻底消除药水对胶片的污染。

(8) 获取胶片的速度加快，减少病人的等候时间。急症病人投照后，诊断医生可通过工作站的显示器阅片并根据需要对图像进行调节，无需等片，即刻会诊作出诊断，大大提高了诊断的准确性和速度。此外，在登记、查找、操作等方面均显示出简单、快捷、方便的优势。

随着计算机技术的飞速发展，应用于影像诊断领域的另一项新技术——计算机辅助检测（computer-aided detection，CAD）系统已在乳腺X线普查和诊断领域中推广应用。乳腺CAD是使X线片所显示的图像数字化或直接将数字乳腺摄影的数据输入，然后利用专门的计算机算法分析图像并对各种异常征象予以标记，再由专科医师复阅，以期提高对微小病变特别是微小钙化的检出能力。

2. 投照方法

（1）患者体位

拍摄时，患者可任意取立位、坐位、侧卧位或俯卧位。立位投照比较方便，但体位容易移动，特别是年老、体弱或情绪紧张的妇女，容易因身体颤动而影响照片质量，此时，宜采用坐位或侧卧位投照。侧卧位投照时患者较舒适，体位不易移动，尤其对年老、体弱患者，在照侧位像时能暴露出较多的乳腺组织，但在患者上、下床及摆位时较费时间。俯卧位投照须设计一特殊床面，床面上设置两圆孔，患者取俯卧位，使乳房因重力关系自圆孔处下垂，即可摄得较多的乳腺组织。俯卧位投照对小而松弛的乳房较为合适。总之，立位和坐位投照是常规的投照体位，根据患者情况及特殊需要可采用侧卧位或俯卧位。

（2）投照位置

乳腺的投照位置可有正位、侧位、侧斜位、局部点片、局部放大点片或全乳放大摄影等。一般常规乳腺摄片应包括双侧乳腺以利于对比，通常采用内外侧斜位及头尾位，必要时辅以侧位、外内侧斜位、局部加压摄影及全乳或局部压迫点片放大摄影等。一般投照原则是病变部位应明确被包含在胶片内；病变部位尽可能贴近胶片。操作时应力求最大限度地显示乳房各部分结构，乳头应处于切线位置，避免乳房皮肤产生皱褶而使其影像与皮肤局限性增厚相混淆。

正位：亦称上、下位或头尾位。将欲投照的乳房下部托起，向外拉出一定的幅度后置于托板上，以确保后上部乳腺被包括在照射野内。患者的头、颈尽量后仰，胸部尽量前靠，便于最大限度地投照出乳腺组织。X 线束自上向下投射。一般正位投照对较浅表的内、外侧病变显示比较清晰，但所暴露出的乳腺组织较少，深部病变容易被漏掉。

侧位：亦称内、外位。X 线架旋转 90°，将托板置于所投照乳房的外侧，X 线束自内向外侧方向投照。侧位投照是最常用的附加体位，它与正位、侧斜位结合来进行乳房病变的精确定位。

侧斜位：可分为内外侧斜位和外内侧斜位。内外侧斜位投照时将托板置于乳房的外下方，与水平面成 30°～60°，使得托板与胸大肌平行。X 线束自乳房的内上方投射向外下方，此投照位置所暴露出的乳腺组织最多，特别是对一些深位病变显露较好。外内侧斜位投照时，托板置于乳房内下方，X 线束以 30°～60°角自外上方投向内下方，外内侧斜位对乳腺内上病变显示较好。

局部点片和局部放大点片：作为一个辅助的投照位置，有时具有很大的诊断价值。一般在下列情况下须投照此位：一是当局部触及硬结或肿物，而 X 线照片上显示局部致密，未见明显肿物影，此时宜局部加压点片，期望能暴露出被掩盖的肿物影；二是当 X 线片疑有微小钙化而不能完全肯定时，应作局部加压点片放大摄影，加以证实或除外钙化；三是行乳腺导管造影时，疑有小分支导管病变，亦宜作全乳或局部放大摄影，证实或除外导管病变。点片摄影时可根据病灶大小采用不同直径的压迫器，直径有 3cm、5cm 及 8cm 等。压迫器呈 2/3 圆形或方形，贴近胸壁处是直的，便于对深部贴近胸壁病变的压迫。与整体乳房压迫相比，局部压迫能允许感兴趣区厚度有更大幅度的减少，提高乳房组织的分离。局部加压点片需要对感兴趣区域的校准，此校准结合减小的乳房厚度，可产生更高的对比和对发现物更精确的诊断。

放大摄影：在作乳腺导管造影时，由于小的分支导管较细，不易观察，应常规作全乳放大摄影。对疑有微细钙化者亦可作进一步放大摄影观察。放大摄影有助于通过病灶密度、团块边缘和其他结构特征，准确地区分良恶性病变，还可对钙化点的数目、分布和形态具有更好的显示。此技术还可以扩展在常规体位中不明显的意外发现物。所用X线管焦点的测量尺寸不能超过0.2mm，以消除物体-胶片距离增加导致的几何模糊的影响。同时还需要一个放大平台来分离被压乳房和暗盒，其放大率为1.5～2.0（放大率越大，所需焦点越小）。放大乳腺摄影由于采用空气间隙和微焦点技术，所以曝光条件应相对增加。

(3) 乳房压迫

乳房呈锥形，前部薄，底部厚。钼靶X线属软X射线，穿透力较弱，若投照时对乳房不加压迫，必然会造成前部曝光过度而底部曝光不足。因而在乳腺摄影时，必须用压迫板对乳房施加压迫，造成比较均匀一致的厚度再行曝光。适当的压迫对保证高质量的乳腺摄影是很重要的。压迫减少了射线穿透的组织厚度，这样在减少乳腺所受曝光量的同时，也减少了散射线，提高了对比度。压迫使乳腺厚度减少，增加了影像锐利度，因而也使患者移动引起组织的模糊降到最低。另外，压迫使乳腺组织更均匀，照片密度也就更均匀，有利于诊断。一般加压后乳房厚度在5cm左右最为理想。应注意，加压时动作要轻柔，逐渐增压，压力亦不宜过高，以免引起严重不适或疼痛，甚至因压力过高而挤压癌瘤促使扩散。对于乳房较大且密实的患者不宜超压强力压迫，以免引起疼痛。对急性乳腺炎、炎性乳腺癌或妊娠哺乳期乳房，压迫时亦适当减少压力，否则可造成剧痛，使患者无法忍受，并可促使病情加重。对哺乳期乳房，可在投照前用吸奶器将乳汁吸尽，这样有利于均匀投照。曝光完毕后即自动缓慢减压，务使患者不致感到突然减压后的不适感。

(4) 胶片、暗匣和增感屏选择

乳腺摄影采用的是一种高分辨力、高对比、单层乳剂、对绿色光敏感的细颗粒乳腺专用胶片，由于运用了扁平颗粒技术，使荧光交叠效应几乎减少到0，药膜颗粒细，感光速度低，获得的图像层次丰富、清晰度高，皮肤线条影像可得到提高，特别是在乳腺放大摄影上更有特色。胶片放置时应注意将药膜面向投照物，背面为独特的强力吸光防光晕层。Egan曾分别用高速片与低速片进行对比，发现高速片可使微小钙化被遗漏。上海瑞金医院用硫氧化钆增感屏及感绿片投照乳腺，据称质量与普通胶片相等，但投照条件可节省三分之一。

由于普通暗盒均由硬铝制成，严重阻碍软X射线的通过，不能在乳腺摄影中使用。20世纪70年代初期，我科使用黑纸制成信封式暗盒，内衬一层增感屏。但在使用中发现不少缺点：① 黑纸不耐磨，使用数次后即易磨损、漏光，故需经常更换；② 黑纸厚薄、质地不均，影响照片质量；③ 黑纸中的微孔可造成亮点而被误认为微小钙化；④ 黑纸吸收一定量的软X射线，因而需略增加投照条件。有鉴于此，在70年代中期我们选择质地均匀、X线透过性能较佳的塑料，自制塑料暗盒，应用效果良好。近几年来我们选择与Kodak Min-R胶片配套的专用暗盒，效果优良。在胶片装入暗盒到曝光之间的最短时间为15分钟，以保证屏和片之间的空气有足够时间溢出暗盒，只有达到这样的时间间隔，才会有良好的屏/片密着。不良的屏/片密着区，将导致影像的模糊，降低影像的锐利度。最小化的影像模糊对于观察和判定小的钙化灶及清晰显示恶性病灶是非常重要的。

在早期乳腺摄影中，为提高其细节的清晰度，避免使用任何增感屏，但增加了拍片所需的X线剂量。至70年代，经一系列试验认为，既减少照射剂量，同时保证影像质量，以单层乳剂胶片与单张软线增感屏组合使用的方法，可将照射剂量减少到1/15～1/30，最近又将单层微粒可塑型稀土屏专用于乳腺摄影。

(5) 自动冲洗技术

乳腺片的冲洗与一般胶片不同，为充分显示其微细结构，保障照片质量，要有足够的显影时间，放射科一般配置的 90 秒自动洗片机不能满足这一要求，必须用 120 秒的自动洗片机。

3. 投照条件

乳腺摄影的投照条件随乳房大小及致密程度而定。一般投照条件的范围是：电压 22～35 千伏，30～300 毫安秒。正、侧、斜位的投照条件基本相同。

对于青春期、妊娠期及哺乳期的妇女，多数未婚、未育或产后未曾哺乳的育龄妇女以及乳房有明显致密增生的妇女，乳房的腺体组织较厚而致密，投照条件宜增加（30～35 千伏、100～300 毫安秒）；月经期的腺体因腺泡增生，小叶周围充血、水肿，投照条件宜稍增加；年老松弛及断乳后退化的脂肪型腺体，因乳腺已为大量的脂肪组织或结缔组织所替代，投照条件宜降低（25～30 千伏，50～100 毫安秒）。摄片时应注意两侧同时投照，每一侧均进行侧斜位及轴位投照，以便读片时两侧进行比较，准确判断病变部位及病变性质，同时也有利于隐匿性乳腺癌的检出。若两侧乳房因生理或病理原因失去对称性，则应根据具体情况调整投照条件。此外，乳房投照条件亦应随压迫后的厚度而作适当增减，一般以 5cm 作为基准。若乳房较大，压迫后超过 5cm 厚度，宜增加 2～4 千伏，反之则相应酌减。

现在生产的乳腺机大多设有电脑自动曝光及手动曝光两种系统。对于中等及较大乳房，电脑控制自动（包括千伏及毫安秒）曝光系统均能投照出优质的乳腺片，但对乳房较小的患者，则显得曝光不足，因而需人为手动设置投照条件，一般为 22～30 千伏，30～50 毫安秒。

总之，在行乳腺摄影之前，技术员应亲自检查患者乳房，根据乳房大小、类型及致密程度，确定选用自动或手动曝光的具体投照条件。

4. X 线的应用价值和限度

乳腺 X 线摄影主要用于乳腺疾病的普查和乳腺癌的早期发现和早期诊断。乳腺导管造影主要适用于有乳头溢液的患者。X 线摄影操作简单，价格相对便宜，诊断准确，如果熟练掌握正确的投照技术和诊断技能，能够对乳腺癌作出早期诊断，它能发现那些直到 2 年后临床才可触到肿块的病变，已成为乳腺疾病首选的影像学检查方法，并被用于 50 岁以上妇女乳腺疾病的普查手段。尽管 X 线检查目前是诊断乳腺疾病的主要手段，但在某些方面尚存在局限性，即使在最佳的摄影和诊断条件下，仍约有 5%～15%乳腺癌因各种原因如发生在致密型乳腺、乳腺手术后或成形术后的乳腺癌以及由于乳腺 X 线片本身的局限性等而呈假阴性[4]。乳腺 X 线摄影的另一个较大局限性是关于良、恶性病变的鉴别诊断问题，在美国依据 X 线普查而建议活检的妇女中只有 25%～29%为乳腺癌，低的阳性预期值是乳腺钼靶 X 线片公认的另一局限性所在。尽管如此，乳腺钼靶 X 线摄影至今仍是诊断乳腺疾患最基本的影像学检查方法[5]。乳腺病变的检出是依靠病变与正常乳腺之间密度差及病变形态学表现，乳腺病变和其他系统病变相同，也存在“同病异影，异病同影”的诊断难题，因此，必须了解乳腺疾病各种影像学表现的病理基础，并同临床资料相结合[6,7]。

### （二）乳腺导管造影

1. 乳腺导管造影发展史

早在 1930 年，Ried 首次对一例乳腺脓肿患者施行了乳腺导管造影检查。1937 年 Hicken 对此造影术进行了较为详细的研究，报道了正常、正常变异及病理所见。1964 年 Funderburk 报道用水溶性碘作造影剂，获得良好效果，证实对乳头溢液患者为一安全、有效的诊断方法。我们于 1974 年曾报道乳腺导管造影的初步体会。1977 年欧阳墉介绍了 70 例乳腺导管造影，比较详细地叙述操作体会及各类乳腺疾患的造影表现。乳腺导管造影术适应于任何有乳头溢液的患者。对于某些乳腺癌的患者，虽无乳头溢液，亦可考虑作乳腺导管造影检查。急性乳腺炎患者，因碘刺激可加重炎症反应，故不宜做此项检查。

2. 检查方法

患者取仰卧位或坐位。用75%酒精常规消毒并拭净乳头，轻挤患乳，使乳头有少量液体流出，识别出溢液的导管口，然后轻轻捏起乳头，以柔软的捻转动作，将顶端已磨钝的细注射针头（6号或颌下腺造影针头）或顶端剪成斜坡状的细塑料管插入到溢液的导管口内，深约1cm，接上2ml容量针管，先作抽吸，若有液体抽出，既可证明位置正确，确系在病变的乳导管内，即可缓慢注入造影剂，至患者有胀感时止。一般约需注入0.5～2ml左右。注毕拔除针头，用Plastubol或其他胶膜将导管口封闭，以防造影剂流出，迅速拍正侧位片，拍摄乳腺导管造影片时最好采用放大摄影，放大1.5倍或1.7倍，以利于小分支导管病变的观察，检测出早期导管系统的癌瘤。摄片完毕，去除封闭膜，嘱患者轻挤乳房，使造影剂尽量排出。若用水溶性碘作造影剂，10余分钟后即可因乳腺组织内的吸收和从导管自然流出而使造影剂消失殆尽，不必再挤捏患乳。

3. 造影剂

所用造影剂可选择40%碘化油或50%的水溶性碘制剂，如泛影酸钠、泛影葡胺等。40%碘化油具有良好对比，吸收、流出较慢，可比较从容地摄片，缺点是吸收、排出过慢，个别病例在腺泡内可长期潴留，甚至长达2年之久，因而导致异物反应性肉芽肿，特别是当碘油被注入到间质时更易发生；碘油的黏稠度较高，细小的分支导管不易充盈，且注射时比较费力，易导致注射过程中针头移位而使造影失败；若溢液较多时，由于油、水不融，碘油被分隔成小珠状，影响病变的观察等。鉴于碘油造影剂的上述这些缺点，近年较普遍采用水溶性碘作造影剂。由于它的黏稠度低，注入容易，注射时不会导致位置挪动，且易与溢液融合，不会形成碘珠，细小的末梢分支导管亦能充分充盈，一旦首次造影失败，碘水可很快吸收，半小时后可再次进行造影检查。它的缺点是密度对比不如碘油，造影剂注入后须迅速拍片，否则会影响显影效果。此外，亦有少数人采用阴性造影剂，如过滤后空气、二氧化碳等，或先注入碘水，再注入空气，作双重对比造影。但由于乳腺导管及其分支均比较细小，对比效果不如单纯用碘水好，故不被多数人采纳。

4. 操作注意事项

(1) 病变导管口的选择必须正确，若误插入正常导管口，可造成假阴性表现。若无把握，不妨多检查几支乳腺导管。

(2) 操作时切勿将小气泡注入乳腺导管内，否则可造成假性充盈缺损，影响正常诊断。必要时可先在针头内或塑料管内充满造影剂。

(3) 若乳头溢液量较多，在注入造影剂前务必将溢液尽量抽净，以免造影剂被溢液冲淡而影响对比。

(4) 针头插入不宜过深，不然很易刺破管壁发生造影剂外溢而导致造影失败。若采用细塑料管插入，则较少发生此种情况。

(5) 注射造影剂时应缓慢、轻柔，若注射时感到有阻力，且患者主诉有痛感，则表示插管不当，造影剂外溢进入间质，应立即停止注射。经拍片证实确系外溢，如所用的是水溶性碘造影剂，须等待半小时左右再重新检查；若用的是碘油宜一周之后再行检查。

(6) 对少数临床上无溢液的患者做造影检查时，可根据可疑病变的方位选择造影的导管口。如病变在外上方时，可选择外上方的乳管开口做造影检查。为提高造影的阳性率，应多检查几支导管。

### （三）CT检查

1. 乳腺CT检查的发展史

CT问世之初，因其有较高的密度分辨率，曾对其用作乳腺疾病诊断寄予厚望，美国

GE 公司曾专门设计出乳腺 CT 检查专用的样机，称之为 CT－M。但随着美国堪萨斯大学医疗中心的 Chang、Sibala 及 Fnitz 等人发表了一系列乳腺疾病 CT 诊断的报道以后，响应者寥寥。究其原因主要是 CT 检查费用较昂贵；患者接受的 X 线辐射剂量较大；CT 对微细钙化这一重要 X 线征的显示不如钼靶 X 线片；随着钼靶 X 线机性能的改进，配合立体定位活检，已基本能解决乳腺疾病的诊断问题。所以，目前 CT 只作为个别特殊病例的一种辅助诊断手段。

2. 检查方法

患者取仰卧位、俯卧位或侧卧位躺于检查床上。仰卧位扫描与常规胸部扫描体位相同，双肩高举，屈曲抱头。扫描范围自双乳下界向上作连续扫描，直至腋窝顶部。扫描层厚根据情况而定，当肿物较大时，可取常规 10mm 层厚，肿物较小或不明显时应以 3mm 或 5mm 层厚为宜。俯卧位扫描时，嘱患者俯卧于检查床上，双臂上举，身体下方垫放一预先设计好的凸面装置，并在相当于双乳位置开两个“窗”，内放水囊，使双乳悬垂于囊内，或在乳房上下方各垫一泡沫塑料块，使乳房自然下垂。俯卧位扫描不如仰卧位舒适，但更有利于显示乳房后部结构，对老年松软乳房尤为适用。侧卧位扫描一般较少使用。检查时，患者侧卧，患乳在上，扫描范围与层厚与仰卧扫描相同。扫描条件 120～130kV，80～100mA，扫描时间 1～3 秒，扫描野直径 20cm，在平静呼吸下屏气时扫描。

3. 增强检查

CT 增强扫描在乳腺病变的诊断中相当重要，某些病变的鉴别诊断需依靠强化后的表现而定，有些微小癌灶或平扫时不明显的癌灶，亦需依靠强化扫描才能发现。增强扫描可采用静脉内快速滴注法、团注法或滴注加团注，造影剂可用离子型或非离子型。静脉团注法比较简捷，最常采用，自静脉内快速注入 60%的离子型或非离子型水溶性碘对比剂 80～100ml，注射对比剂后行不同时相快速动态扫描，一般 1～2 次/分钟，延迟 7～10 分钟。

4. CT 的应用价值和限度

CT 一般作为乳腺 X 线摄影和超声检查的补充检查手段。CT 检查乳腺的原理和 X 线摄影相仿，取决于病变对 X 线的吸收量，但 CT 的密度分辨力高，可清晰显示乳腺内的解剖结构，对观察致密型乳腺内的病灶、发现胸壁异常改变、检出乳腺尾部病变以及腋窝和内乳淋巴结肿大等优于 X 线片[8]。此外，CT 对乳腺病变不仅可进行形态学观察，而且通过增强扫描还可评估病变的血供情况。但 CT 平扫对鉴别囊、实性病变的准确性不及超声；CT 对显示微小针尖状钙化特别是数目较少的钙化不及 X 线片；对良、恶性病变的鉴别诊断也无特殊价值。此外，CT 检查的射线剂量比 X 线摄影大，检查费用亦高，因此，不宜作为乳腺疾病的首选检查手段。

### （四）乳腺血管造影术

乳腺的动脉血供主要来自三个方面，即腋动脉、内乳动脉及肋间动脉系统。腋动脉分为胸外侧支、胸肩峰支及肩胛下支，均可成为乳房的血供来源。个体之间可存在一些变异。如 60%的胸外侧支可起源自胸肩峰支或肩胛下支，仅 1/3 直接起自腋动脉。肩胛下动脉支与肋间动脉之间可有小的吻合支等。

乳腺血管造影术可采用肱动脉或内乳动脉插管径路，但前法较优，操作亦较简便。患者空腹，造影前半小时给予适量镇静剂。碘过敏试验阴性后，先摄取仰卧斜位乳腺平片。患侧肘部行常规消毒，敷上洞巾。左手指触及肱动脉搏动后，右手持针直接刺入肱动脉，见动脉回血后，高压（压力 500 磅/平方吋）注入 60%水溶性碘制剂，剂量为 35～40ml，连续拍仰卧侧斜位片。Feldman 推荐，在开始注射后即拍片，每秒 3 张，3 秒后，改为每秒拍 1.5

张，共7秒，总的拍片时间为10秒，拍片总数不超过20张。拍片后拔除针头，局部加压止血约10分钟，然后用压力绷带包扎伤口，测桡动脉搏动正常后，即可返回病房，并随时观察穿刺部位有无出血、血肿及桡动脉搏动是否正常。

血管造影对鉴别乳腺良、恶性病变有较大价值。良性病变呈正常的血管造影表现，仅有血管被单纯推挤移位。恶性病变则出现血管中断、扭曲、局部血运增加、出现肿瘤性病理血管、造影剂涂染、肿瘤湖、动静脉短路等一系列恶性血管造影征象。

由于血管造影属于创伤性的检查方法，操作相对比较复杂，而近年的CT、MRI增强及灌注检查和立体定位活检的开展，不仅操作较简便，诊断正确率高，特别是后者更可取得组织学的证据，因而很少需要再作血管造影检查。

**（五）囊肿气造影术**

对于任何临床或影像学上疑为囊性或囊实性病变皆为囊肿气造影术的指征。患者取立位或坐位，皮肤经常规消毒后，用细针经皮直接刺入病灶的下部，尽量抽出液体，注入与抽出的液体等量的过滤空气，拔出穿刺针，用消毒棉球封闭针眼，立即拍摄站立位正、侧及侧斜位片。亦可在抽出液体后，先注入1ml泛影葡胺，稍转动体位，使碘水均匀涂抹于囊肿内壁上，再注入与抽出液等量的过滤空气，形成双重对比相，效果更佳。抽出的液体送病理室作细胞学及生化检查。

本法对确诊乳腺囊肿、囊腺瘤或囊腺癌有特殊价值。单纯囊肿经充气造影后显示内壁光滑整齐；囊腺瘤时可见内壁有乳头状肿物突出，其边缘光滑；囊腺癌时见内壁有较大菜花状肿物突起，肿物边缘不规整，有时呈分叶状。

## 二、正常乳腺影像学表现

**（一）正常乳腺的解剖结构**

乳腺的基底部位于前胸壁锁骨中线2～5肋间，覆盖胸大肌，成年女性的乳房呈半圆形，中央有乳头突起，其周围直径为3～4cm的圆形色素沉着区为乳晕。乳腺主要由输乳管、腺叶、腺小叶、腺泡以及位于它们之间的间质（脂肪组织、纤维组织、血管及淋巴管等）所构成。乳腺内以乳头为中心有15～20条输乳管呈放射状向后分布达腺叶，腺叶又分成许多腺小叶，小叶由许多腺泡构成。输乳管在近乳头处扩大呈输乳窦，在输乳窦以后输乳管逐级分支为排乳管、小叶间导管、小叶内终末导管和腺泡。乳腺组织位于皮下浅筋膜的浅层与深层之间。浅筋膜的浅层纤维与皮肤之间有网状束带相连，称之为乳腺悬吊韧带，因Astley Cooper于1845年首先详细描述此韧带，故又名为Cooper's韧带。在浅筋膜深层与胸大肌筋膜之间，组织疏松呈空隙状，称为乳腺后间隙（图4-2-1）。

**（二）正常乳腺X线表现**

正常乳腺除乳头、皮肤外，主要由乳导管、腺体及间质（包括纤维组织、脂肪、血管及淋巴管等）三部分所组成。三者的组成比例随年龄、经产情况、乳房发育、营养状态、月经周期、妊娠、哺乳以及内分泌等多种因素的影响而有所不同。观察时除应注意运用双侧乳腺对比外（在大多数情况下，两侧乳房的X线表现应是基本对称的，仅少数正常人两侧可不对称），尚需密切结合年龄、临床情况及体检所见。

1. 正常乳腺的一般X线表现

正常乳腺在X线片上表现为圆锥形，底座落在胸壁上，尖为乳头。各种解剖结构在质地优良且有足够脂肪衬托的X线片上一般均可一一见到，依此叙述于下。

（1）乳头　乳头位于锥形乳房的顶端和乳晕的中央。它的大小随年龄、乳房发育及经产

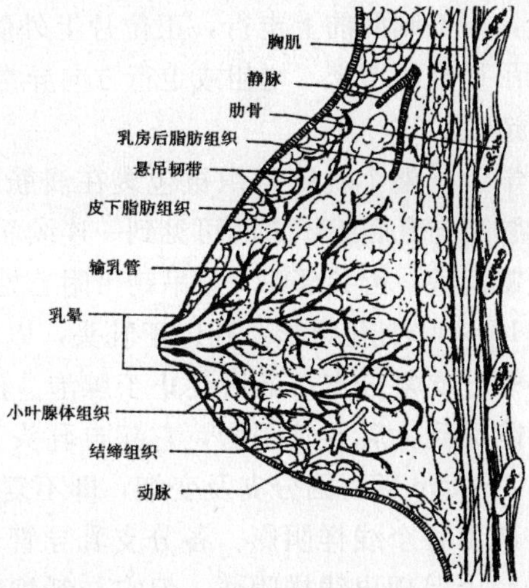


图 4-2-1 正常乳腺结构示意图

情况而异。年轻、乳房发育良好及未生育者，乳头较小。乳头因受平滑肌控制，在 X 线片上可能呈勃起状态、扁平形或甚至稍有内陷而无任何病理意义。乳头阴影的密度应是均匀一致的，在乳头顶端因有乳导管的开口，可能显示轮廓不整齐或有小的切迹。在乳头的其他边缘，也可由于皮脂腺开口处的裂隙或表皮皱褶而显示不光滑，特别是大乳头的乳房。

(2) 乳晕　乳晕呈盘状，位于乳头四周，其大小亦随年龄、乳房发育及生育情况而异。正位时，乳头内、外侧乳晕与乳头应是等距离的；侧位时，乳头上、下的乳晕是等距离的。在 X 线片上，乳晕区的皮肤厚度约 0.1～0.5cm，比乳房其他部分的皮肤稍厚，而与乳房下方反褶处的皮肤厚度大致相同或略厚。但在组织学上，它们之间的厚度是一致的，这可能与 X 线投影时非真正切线位有关。乳晕区的增厚可能是渐增性的，或为突然增厚。乳晕表面因有 Montgomery 腺，有时可见微小的突起。

(3) 皮肤　皮肤覆盖在整个乳房表面，呈线样阴影，厚度均匀一致，但在下后方邻近胸壁反褶处的皮肤可能略厚于其他处。皮肤的厚度因人而异，皮肤细腻及大乳房患者皮肤较薄。此外，老年患者因皮肤随年龄而渐萎缩，故亦显示较薄。一般正常皮肤的厚度约在 0.05～0.15cm 之间。在 X 线诊断中，确定皮肤有无病理性增厚或萎缩，最好是以同侧乳晕或乳下方反褶处皮肤为基准，或与对侧同部位作比较。即乳晕与下方反褶处的皮肤应是最厚的（或乳晕稍厚于下方反褶处）。其他处皮肤若厚于该两处，则应视为异常。另外，除乳晕及下方反褶处外，其他处的皮肤厚度应是均匀一致的，任何局限的变薄或增厚，都应考虑有病理改变。

(4) 皮下脂肪层　皮下脂肪层介于皮肤与浅筋膜浅层之间，此层宽度随年龄及胖瘦而异。肥胖患者乳房脂肪沉着较多，此层也相应增宽，青春期或处女型乳房此层较薄，但一般平均宽度至少在 1cm 以上。X 线上，此层因含有丰富脂肪，故表现为高度透亮阴影，其中可有少许纤细而密度较淡之线样阴影，交织成网状。乳房皮下表浅的静脉亦常投影在此层中，特别是在乳房上半部的皮下脂肪层中，绝大多数能见到静脉阴影。此外，在此层中尚能见到或粗或细的悬吊韧带阴影。当患者渐趋老年，整个乳腺萎缩而为脂肪组织所取代时，皮下脂肪层即与乳腺内脂肪组织影混为一体，此层即消失而不再能辨认。

(5) 悬吊韧带　悬吊韧带的发育因人而异。发育差者，X 线片上看不到悬吊韧带阴影，或在皮下脂肪层中见到纤细的线条状阴影，前端指向乳头方向。发育良好的悬吊韧带则表现为狭长的三角形阴影，三角形的基底坐落在浅筋膜的浅层上，尖指向乳头方向，即上半部乳房的悬吊韧带向前下方走行，下部则向前上走行，正位片上外侧悬吊韧带向前内方向走行，内例则向前外走行。某一悬吊韧带的增密、增粗或走行方向异常应考虑有病理意义。可能由增生、炎症或癌瘤的侵犯而造成。

（6）浅筋膜浅层　组织学上，整个乳腺组织被包裹在浅筋膜浅层和深层之间。X线片上，在部分病例中，皮下脂肪层与乳腺组织之间可见到一连续而纤细的线样阴影，即为浅筋膜浅层。此线样阴影有时呈锯齿状，齿尖部即为悬吊韧带附着处。

（7）乳导管　正常人有15～20支乳导管，开口于乳头，以放射状向乳腺深部走行，在走行过程中犹似支气管树一样分支复分支，最后终止于腺泡。但在X线片上，并非每支乳导管均能见到。X线片上多能见到大乳导管阴影，它起自乳头下方，呈3～5条线样阴影，放射状向乳腺深部走行，经2～3cm后，因分支及变细，即不复能见到。它亦可能表现为均匀密度的扇形阴影而无法辨认出各个线样阴影。各分支乳导管可向各个方向走行，当与X线成切线方向时亦能在X线片上呈现出线样阴影，但它与纤维组织构成的线样阴影无法鉴别，故被统称为“乳腺小梁（trabeculae）”。X线上可见到的乳导管数目、粗细等与年龄有关，中年以后一般皆能显影，在老年脂肪型乳房中显影最为清晰，数目亦最多。乳导管在X线片上应为纤细而密度均匀的线样阴影，若出现密度增高、增宽、粗糙等改变，应视为有病理意义，常见于导管扩张症、炎症、大导管乳头状瘤病或为乳癌的一个间接征象。

（8）腺体　每一支乳管系统构成乳腺的叶（lobes），故每侧乳房有15～20个乳叶，每一乳叶又分为许多小叶（lobules），小叶内含有众多的腺泡（acini），在叶与小叶之间则有以纤维组织为主的间质。X线上的所谓腺体影像（glandular configuration），实质上是由许多小叶及其周围纤维组织间质融合而成的片状致密阴影，其边缘多较模糊。年轻妇女中因腺体及结缔组织多较丰富，故多数表现为整个乳房呈致密阴影，缺乏层次对比（图4-2-2）。随着年龄增加，腺体萎缩，纤维组织减少，并由脂肪组织取代，整个乳房显示较为透亮，层次及对比亦较为清晰。乳腺外上方的腺体常最后萎缩，可见残留的长条形致密影，直至绝经期前后。到老年期时，腺体影像在X线片上最终可完全消失，整个乳房表现为仅由脂肪、“小梁”（残留的结缔组织与乳导管）及血管所组成（图4-2-3）。

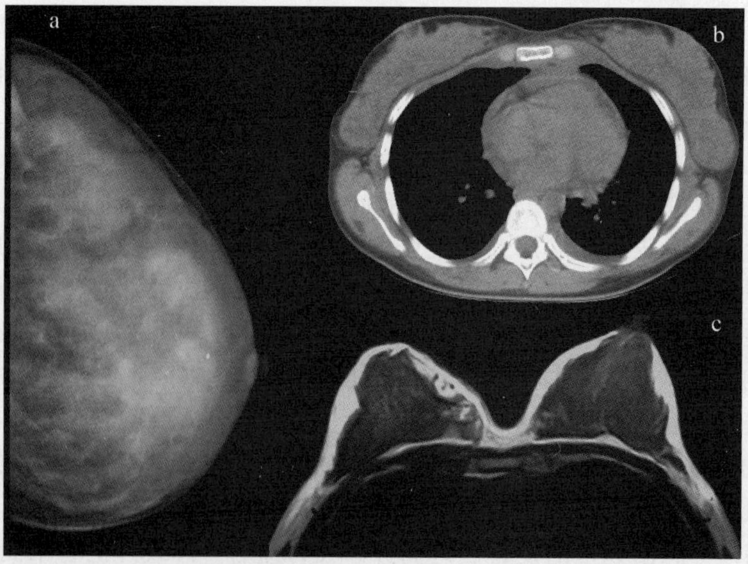


**图4-2-2　致密型乳腺X线、CT、MRI表现**

a. X线平片；b. CT；c. MRI。

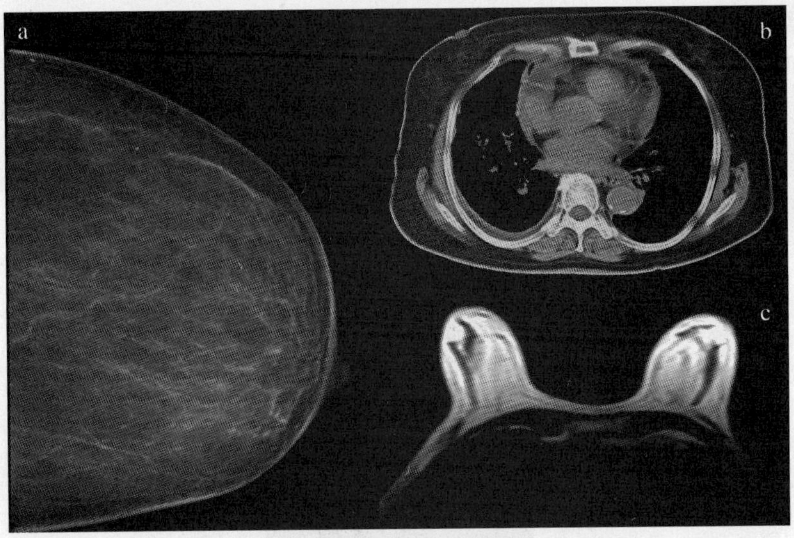


**图 4-2-3 脂肪型乳腺 X 线、CT、MRI 表现**

a. X 线平片；b. CT；c. MRI。

（9）乳腺后脂肪线　乳腺后脂肪线位于乳腺组织和胸壁之间而与胸壁平行。在钼靶 X 线片中，显示率较低。一深位乳腺癌患者若肿瘤附近此透亮线有局限闭塞则代表癌瘤已侵犯胸壁。

（10）血管　X 线片上在乳腺上部的皮下脂肪层中多能见到静脉阴影。静脉的粗细因人而异，但一般两侧大致等粗。未婚妇女，静脉多较细小；生育及哺乳后，静脉增粗。乳腺动脉在 X 线片上多不易见到，特别是在致密型乳腺中少能见到。在老年脂肪型乳腺中，血管影显示最为清晰，有时可见到迂曲走行的动脉阴影。当乳腺动脉壁发生钙化时，则可清晰辨认出动脉的走行（图 4-2-4）。X 线医生阅片时应注意两侧乳房血运的比较，若一侧有血运增加，应仔细搜索是否有癌瘤存在。

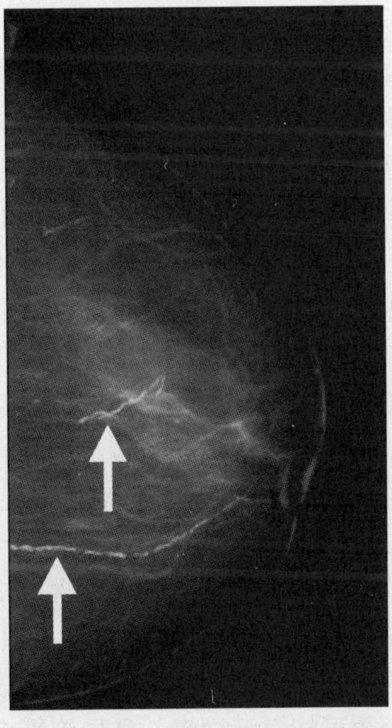

**图 4-2-4 乳腺内动脉壁钙化（↑）X 线表现**

(11) 淋巴结　乳腺内淋巴结一般不显影，偶尔可见圆形结节影，直径多小于 1cm。X 线上常见的淋巴结多位于腋前或腋窝软组织内，根据其与 X 线投照的关系可呈圆、椭圆形或蚕豆状的环形或半环形影，边缘光滑。淋巴结的一侧凹陷称为“门”部（hilum），表现为低密度区，此处有较疏松的结缔组织，血管、神经和淋巴管由此进出淋巴结。正常淋巴结大小差异较大，当淋巴结内含有大量脂肪即脂肪化时可至数厘米（图 4-2-5）。

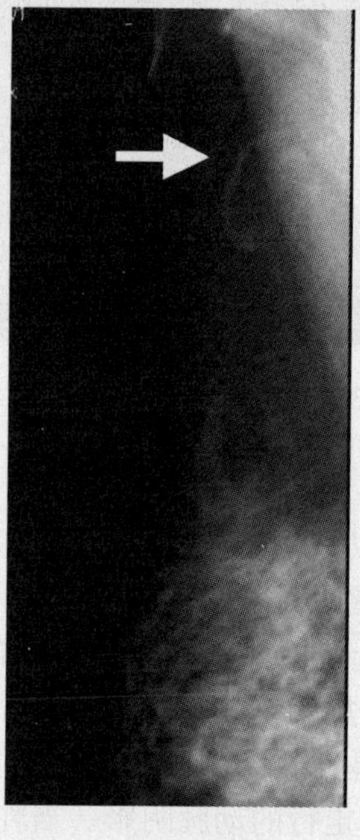

**图 4-2-5　腋前淋巴结 X 线表现**

淋巴结（↑）呈椭圆状半环形影，可见淋巴结“门”部。

2. 关于正常乳腺的 X 线分型

正常乳腺的 X 线表现个体差异很大，缺乏恒定的 X 线类型，因此目前尚无统一的分型标准。国内、外许多学者对正常乳腺均作过分型，并试图探索乳腺类型与发生乳腺癌危险的关系。美国放射学会提出的乳腺影像报告和数据系统（breast imaging reporting and data system，BI-RADS）[9] 将乳腺分为 4 型：脂肪型（乳腺组织几乎完全被脂肪组织所替代，腺体成分占 25%以下）（图 4-2-3）、少量腺体型（乳腺内有散在的纤维腺体，大约占 25%～50%）、多量腺体型（乳腺组织分布不均匀，呈密度不均匀改变，腺体成分大约占 51%～75%）、致密型（乳腺组织非常致密，腺体成分占 75%以上）（图 4-2-2）。这种分型的主要意义在于说明 X 线对不同乳腺类型中病变检出的敏感性不同，对发生在脂肪型乳腺中病变的检出率很高，而对发生在致密型乳腺中病变的检出率则有所降低，临床医师了解这一点很重要。乳腺癌发生的危险性与乳腺 X 线分型无明确关系。

3. 各种生理因素对乳腺 X 线表现的影响

(1) 年龄因素对 X 线表现的影响　青春期的乳房因含有丰富的腺体组织和结缔组织，而脂肪组织却较少，故 X 线片上表现为大片均匀致密阴影，缺乏对比。部分病例在致密的腺体阴影之间可介杂有少许透亮的脂肪岛阴影。皮下脂肪层多较薄，血管影也较稀、细。悬吊韧带阴影较少而纤细或缺如，少数可能显示增粗。乳导管影多数看不到，少数可呈现为扇形阴影。致密表现的乳房可持续至妊娠、哺乳以后，乳腺结构才发生变化。若患者终生不育，此种 X 线表现甚至可一直保持到绝经期前后。

妇女在经历妊娠、哺乳以后，或在绝经期前后，腺体及纤维组织发生退化萎缩，渐被脂肪组织替代，此时乳房的大部分或全部分均为透亮的脂肪组织成分，在此透亮的背景上，可清楚看到“乳腺小梁”及血管阴影。但在一终生未育的妇女，此种腺体及纤维组织退化、萎缩，并由脂肪组织置换的正常演化过程，可能并不完全，因而在 X 线片上尚可看到斑点状边缘模糊不清的致密阴影，或局限于乳晕下或外上方，或较弥漫地分布于乳房的大部。在组织学上，此斑点状致密影是由残存的乳管或腺泡以及它们周围的纤维组织所形成。

(2) 月经周期对乳腺 X 线表现的影响　虽然乳腺在临床症状、体征及组织学方面，可能随着妇女的月经周期而有所变化，但在 X 线片上，此种变化常难以反映出来。月经来潮前，乳房体积可因乳房内水分潴留而实际上有所增大。但在投照时因压迫程度不同而造成大小上的人为差异可远胜于此。月经前后乳腺内脂肪组织与纤维腺体组织（fibroglandular tissue）之间的组成比例，多无明显改变，故月经前后的 X 线表现亦大致相同。但在少数上皮细胞及乳管周围结缔组织显著增生的病例中，经前可见有纤维、腺体的致密影增多，密度亦增高，并在经后一周内又逐渐复原。

(3) 妊娠和哺乳对 X 线表现的影响　在怀孕的第五、六周开始，乳房即开始逐渐增大，密度增高，此乃乳管及上皮细胞高度增生所致。X 线上，高度致密的腺体组织逐渐占据整个乳房，透亮的脂肪岛日益减少甚至完全消失，皮下脂肪层亦趋变薄，遂使整个乳房失去对比，乳腺小梁已不复能辨认，或仅见少许增粗而边缘模糊的小梁阴影。哺乳期，虽然整个乳腺仍比较致密，但透亮区可逐渐再出现，特别是当哺乳终了时即时摄片，可看到乳腺结构比较稀松，不如妊娠末期那样致密，可辨认出小梁阴影。此外，在哺乳期中因乳管明显扩张，储存乳汁，X 线上即可见到粗大的主乳管及分支乳管，有时呈“竹节”状外形。上述妊娠及哺乳期的 X 线变化，在多产妇中不若初产或少产妇那样明显，且变化的开始时间亦较初产妇要晚。

#### （三）正常乳腺 CT 表现

正常乳腺的 CT 平扫表现与乳腺 X 线片类似，但 CT 的密度分辨力较高，可通过窗宽、窗位的调节观察不同密度的结构，如可清晰显示乳头、皮肤、皮下脂肪层及条索状的悬吊韧带影，这些结构 CT 表现与 X 线片类似。经兴趣区（region of interest，ROI）CT 值测量可精确测定不同组织的 CT 值。增强扫描可观察乳腺的血运情况。

1. 脂肪组织　乳腺脂肪组织在 CT 上清晰可辨，呈低密度，CT 值在－80～－110Hu之间。在 CT 上，乳腺后脂肪间隙的显示明显优于 X 线片。

2. 腺体组织和乳导管　腺体组织在 CT 上表现为片状致密影，其内可见或多或少的斑点状透亮的脂肪岛。腺体的 CT 值随年龄和生理变化而不同，为 10～30Hu。增强 CT 扫描，正常腺体显示轻度均匀强化，强化后 CT 值增加 10～20Hu。大导管在 CT 上表现为自乳头下呈扇形的致密影，多难以辨认出各支乳导管影。乳腺实质类型不同，CT 表现亦有所差异：致密型乳腺（图 4－2－2）呈一致性致密影，缺乏层次对比；脂肪型乳腺（图 4－2－3）密度较低，层次及对比较为清晰；而中间混合型则介乎脂肪型与致密型之间。

### 三、乳腺基本病变的影像学表现

#### （一）乳腺基本病变的 X 线表现

1. 肿块（mass）

为在两个不同投照位置均可见的占位性病变。肿块可见于良性及恶性病变（图4－2－6，

图 4－2－7）。对于肿块的分析应包括以下几方面：

形状：肿块的形状可分为圆形、卵圆形、分叶状及不规则形，按此顺序，良性病变的可能性依次递减，而癌的可能性依次递增。

边缘：边缘特征可以是边界清晰、模糊、小分叶及毛刺。肿块边缘清晰、锐利、光滑者多属良性病变；而轻微分叶、边缘模糊及毛刺多为恶性征象，但表现为边缘模糊时需注意是否系与正常组织重叠所致，此时作局部压迫点片有助于明确判断。

密度：根据与周围或对侧相同体积的正常乳腺组织密度进行比较，分为高密度、等密度、低密度和含脂肪密度。一般良性病变呈等密度或低密度，多与正常腺体密度近似；而恶性病变密度多较高，极少数乳腺癌亦可呈低密度。含脂肪密度肿块仅见于良性病变，如错构瘤、脂肪瘤和含脂肪的囊肿等。

大小：肿物大小对良、恶性的鉴别并无意义，但当临床检查测量的肿块大于 X 线所示时，则恶性可能性较大。这是因为乳腺 X 线片上虽有一定的扩大率，但在临床测量时，常将癌性肿块周围的炎性浸润、癌瘤扩展浸润及/或纤维组织增生，皮肤组织等都包含在肿物大小内，无法将这些因素去除，故测得的大小要大于 X 线片上的大小。X 线片上的大小更接近于大体标本上瘤块的实际大小。

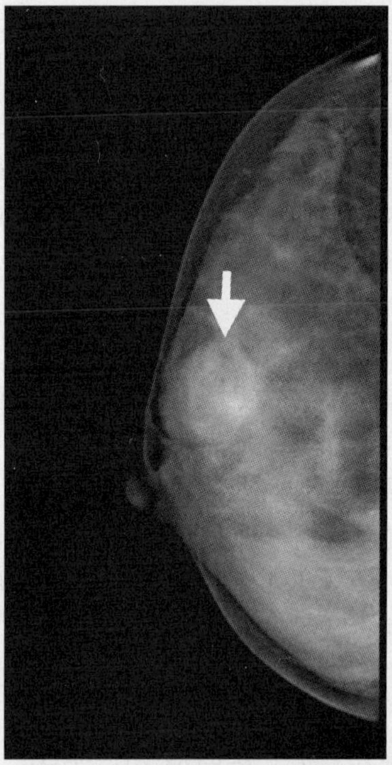

**图 4－2－6　乳腺良性肿块（纤维腺瘤）X 线表现**

肿块（↑）轮廓清晰，边缘光滑，密度均匀并近似于腺体密度。

2. 钙化

乳腺良、恶性病变均可出现钙化。通常，良性病变的钙化多较粗大，可呈颗粒状、爆米花样、粗棒状、蛋壳样、新月形或环形（图 4－2－8），密度较高，比较分散；而恶性病变的钙化多呈细小砂粒状，常密集成簇，大小不等，浓淡不一，钙化可位于肿块内或外（图 4－2－7，图 4－2－9）。因此，钙化的大小、形态和分布是鉴别良、恶性病变的一项重要依据。大多数临床隐性乳腺癌多凭钙化作出诊断。

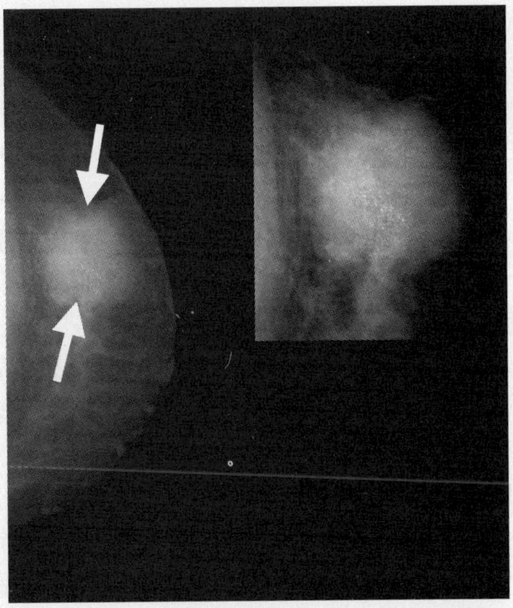

图 4-2-7　乳腺恶性肿块（乳腺癌）伴恶性钙化 X 线表现

肿块（↑）部分边缘不清，密度较高，肿块内可见细小砂粒状钙化（右上角局部放大图显示钙化更清晰），局部皮下脂肪层混浊，皮肤增厚。

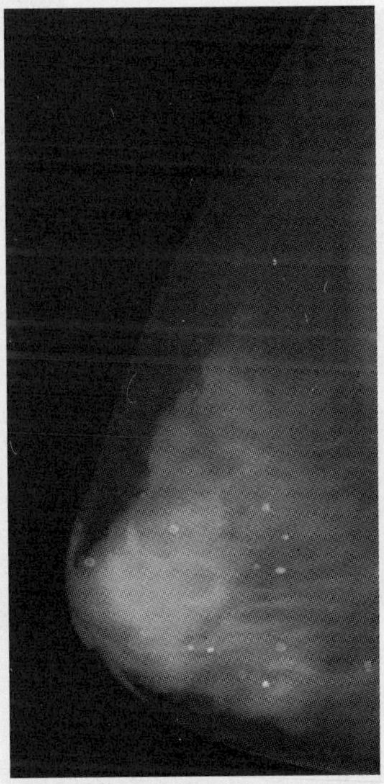

图 4-2-8　乳腺良性钙化 X 线表现

乳腺内多发大小不等粗颗粒状钙化，密度较高，部分呈环形。

美国放射学会提出的乳腺影像报告和数据系统（breast imaging reporting and data system，BI-RADS，第四版）将乳腺钙化表现类型划分为典型良性、中间性（不能定性）

和高度可疑恶性三类[9]。

典型良性钙化包括：① 皮肤钙化：其典型表现中心呈透亮改变，不典型者可在切线位观察。② 血管钙化：呈管状或轨道状表现（图 4-2-4）。③ 粗的或爆米花样钙化：此种钙化直径通常大于 2～3mm，为退化型纤维腺瘤钙化的表现（图 4-2-10）。④ 粗杆状钙化：此种钙化常伴随于导管扩张症。呈不连续的光滑的杆状，按导管走行分布，指向乳头，偶可呈分支状。直径通常大于或等于 1mm。若钙化只发生于导管壁则中心可呈透亮改变，若钙化发生于扩张的导管腔则呈一致性高密度。此种钙化通常发生在双侧乳腺且在 60 岁以上妇女。⑤ 圆形和点状钙化：此种钙化表现为多发、大小不一、散在分布。小于 1mm 者，常位于小叶腺泡中。小于 0.5mm 者，可称其为点状钙化。如为孤立的、成簇的点状钙化应密切随访或活检。⑥ 中空状钙化：大小可从 1mm 到 1cm 或更大，呈光滑的圆形或卵圆形，中央透亮。其壁厚于蛋壳样或环形钙化类型。常见于脂肪坏死区域和导管内钙化的残骸。⑦ 蛋壳样或环形钙化：环壁很薄，通常小于 1mm。常见于囊肿。⑧ 钙乳样钙化：多为发生在乳腺大囊或小囊内沉淀物钙化。在头足位表现不典型，可为绒毛状、圆形或无定形状，在标准侧位上表现清楚，依据囊肿形态可呈半月形、新月形、曲线形（凹面朝上）或线形。此种钙化的特征是在不同的投照位置上钙化的形态有明显变化。⑨ 缝线钙化：为钙质沉积在缝线上所致。呈线形或管形，常可见到线结。⑩ 营养不良性钙化：常发生在放疗或外伤后的乳腺内。形状不规则、粗糙，多大于 0.5mm，通常呈中空状表现。

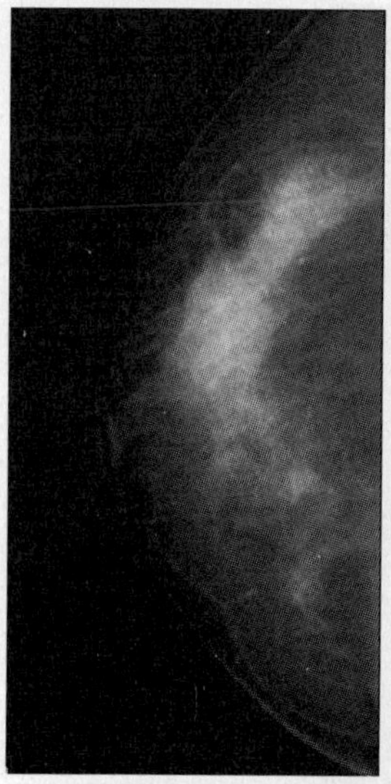

**图 4-2-9　乳腺恶性钙化（乳腺癌）X 线表现**

乳腺内多发细小砂粒状钙化，密度较淡，沿乳导管方向走行。

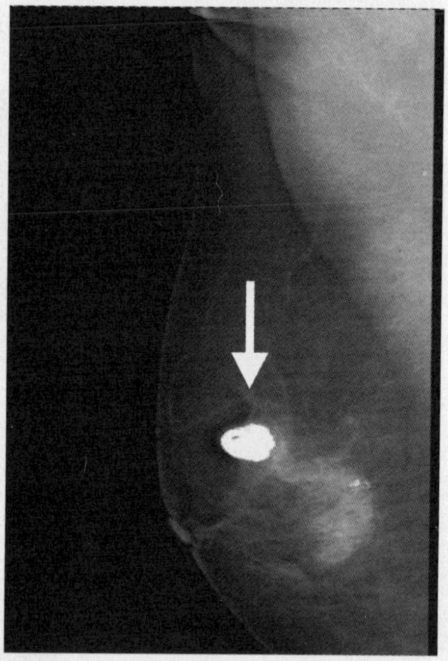

**图 4-2-10　退化型纤维腺瘤钙化**

中间性（不能定性）的钙化包括：① 不定形或模糊的钙化：此种钙化非常小或模糊而不能确定其形态学分类。这种钙化如呈弥漫散在分布则常常被误诊为良性，如为簇状、区域性、线或段性分布则应行活检。② 粗糙不均质钙化：此种钙化不规则且显著，多大于 0.5mm，趋向融合，但不同于营养不良性钙化的不规则的大小。这种钙化既可出现在恶性病变也可出现在纤维化、纤维腺瘤或外伤区域。

高度可疑恶性的钙化包括：① 细小的多形性钙化：此种钙化较不定形钙化更可疑，其大小和形状不一，直径常小于 0.5mm。② 线样或线样分支状钙化：外形细而不规则，常不连续，宽度小于 0.5mm，多为导管腔内钙化。

依据钙化分布表现分为：① 弥漫或散在分布：指钙化随机分布于整个乳腺。如点状和不定形的钙化呈此种类型分布通常为良性且多为双侧。② 区域性分布：指较大范围内分布的钙化，通常大于 $2cm^3$，与导管走行不一致。如钙化占据一个象限的大部分或超出一个象限的范围，恶性可能性较小，但尚需结合钙化的形态。③ 簇状分布：指在 $1cm^3$ 乳腺体积内至少有 5 枚钙化。④ 线样分布：钙化呈线样走形，这种钙化分布提示为导管腔内的钙化且恶性可能性较大。⑤ 段样分布：常提示病变源于一只或数只导管及其分支且病变广泛或多灶，尽管良性分泌性病变也可表现为段样分布的钙化，但如钙化的形态不是特征性良性钙化时，此种分布的钙化多为恶性的可能性较大。

3. 结构扭曲

乳腺实质与脂肪间界面发生扭曲、变形、紊乱，但无明显肿块。可见于恶性浸润性癌，也可见于良性病变，如慢性炎症、脂肪坏死、手术后瘢痕、放疗后改变等，应注意鉴别。此征象易与乳腺内正常的重叠纤维结构相混淆，需在两个投照体位上均显示时方能判定。对于结构扭曲，如能除外手术后及放疗后改变，应建议活检以除外乳腺癌。

4. 局限性不对称致密

与以前 X 线片比较，发现一新出现的局限致密区或两侧乳腺对比有不对称局限致密区，特别是当致密区呈进行性密度增高或扩大时，应考虑浸润性癌的可能，需行活检。

5. 导管征

表现为乳头下一或数支乳导管增粗、密度增高、边缘粗糙。可见于乳腺恶性病变，但非特异性，也可出现在部分良性病变中。

6. 彗星尾征

此征系乳腺实质被病变侵犯及/或牵拽后所造成，常见于乳腺癌，通常位于癌灶的后或上方，形成一向外逐渐变细的狭长三角形致密影，此征比较少见。

7. 晕圈征

肿块周围一圈薄的透亮带，有时仅显示一部分，通常为病变周围的脂肪组织被挤压后形成。常见于良性病变，如囊肿性病变或纤维腺瘤，但有时也可见于恶性肿瘤。

8. 局限性皮肤增厚、凹陷

多见于恶性肿瘤，由于肿瘤经浅筋膜浅层及皮下脂肪层而直接侵犯皮肤，或由于血运增加、静脉淤血及淋巴回流障碍等原因造成皮肤局限性增厚并可向肿瘤方向回缩，即酒窝征(dimpling sign)，但也可为手术后瘢痕。

9. 乳头回缩

乳头后方的癌瘤与乳头间的组织有浸润时，可导致乳头回缩、内陷，即漏斗征，但也可见于先天性乳头发育不良。

10. 血供增多

多见于恶性肿瘤，由于血供增加，可在乳腺内出现增多、增粗、迂曲的异常血管影。

11. 腋下淋巴结肿大

淋巴结肿大可为癌瘤转移所致，也可为炎症所致，病理性淋巴结一般呈圆形或不规则形，密度增高，淋巴结门结构消失或发生实变。

12. 乳腺导管改变

乳腺导管造影可显示乳导管异常改变，包括导管扩张、截断、充盈缺损、受压移位、走行僵直、破坏、分支减少及排列紊乱等。

### （二）乳腺基本病变的CT表现

1. 肿块　CT可清晰显示良、恶性肿块的特征，表现与X线相同（图4-2-11，图4-2-12）。此外，CT的密度分辨力高于X线摄影，可以发现较小的病变；根据CT值测量还可对囊肿、肿块内的脂肪以及出血、坏死进行判断。增强CT扫描良性肿块可呈中等强化，强化后CT值常增高30～40Hu；恶性肿块多有明显强化，CT值常增高50Hu以上。

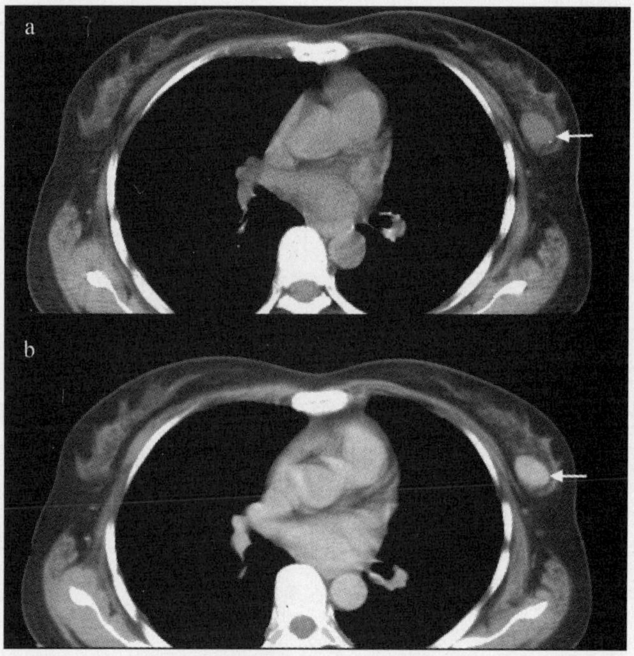


**图4-2-11　左乳腺良性肿块（纤维腺瘤）CT表现**

a. CT平扫；b. CT增强扫描。左乳腺外侧肿块（↑）边缘整齐，轮廓清晰，密度均匀，增强后呈中等程度强化。

2. 钙化　乳腺良、恶性病变钙化的CT表现与X线相同，但对于十分细微钙化灶的显示，CT不如X线摄影。

3. 乳头回缩及局部皮肤增厚、凹陷　当乳腺癌对乳头或表面皮肤有浸润时，可导致乳头回缩，局部皮肤增厚、密度增高并向肿瘤方向凹陷。

4. 乳腺后间隙消失及淋巴结肿大　恶性肿瘤侵及胸壁肌肉时，乳腺后间隙消失。有淋巴结转移时，在腋窝部及胸骨后可见肿大的淋巴结。

## 四、乳腺感染性疾病影像学诊断

### （一）急性乳腺炎

急性乳腺炎患者很少需行X线检查，这是因为患者常具有典型的临床表现，临床医生凭此即可作出正确诊断。此外，在乳腺X线投照中常需对乳房施加一定的压迫，当有急性炎症时，常使患者难以耐受此种压迫。压迫可增加患者的痛苦，并可能会促使炎症扩散、加重。故对急性乳腺炎患者应尽量避免行X线检查。在少数患者中，为区别急性乳腺炎与炎性乳癌而必须作X线摄影时，应注意轻施压迫，CT或MR检查无需压迫，可作为首选检查方法。

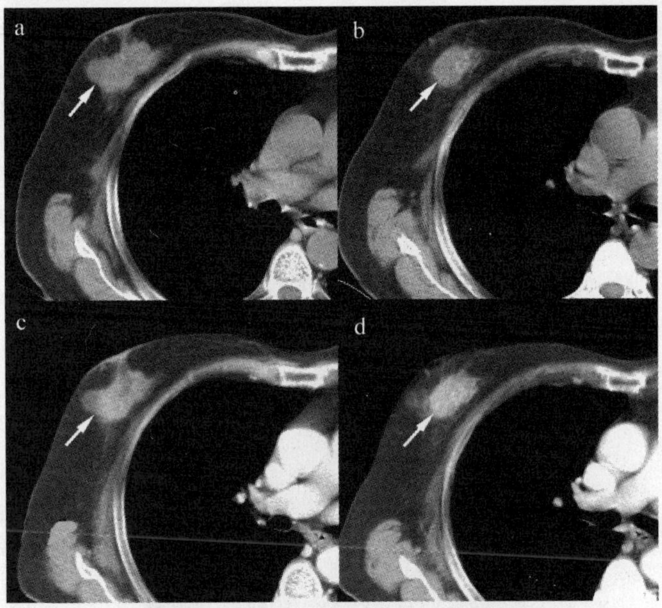


**图 4-2-12 右乳腺恶性肿块（乳腺癌）CT 表现**

a，b. CT 平扫；c，d. CT 增强扫描。右乳腺不规则形肿块（↑），其中可见细小钙化，漏斗征阳性，增强后肿块呈较明显强化。

1. 影像学表现

(1) X 线　急性乳腺炎常累及乳腺的某一区段或全乳，表现为片状致密浸润阴影，边缘模糊。患处表面的皮下脂肪层可显示混浊，并出现较粗大的网状结构。皮肤亦显示有水肿、增厚。患乳血运亦常显示增加。经抗生素治疗后，上述 X 线征象可消失而回复至正常表现。

(2) CT　急性乳腺炎 CT 表现与 X 线平片大致相同，表现为片状不规则致密影，边缘模糊，密度不均，皮下脂肪层混浊，皮肤增厚。增强 CT 扫描病变区常呈轻度至中度强化。

2. 鉴别诊断

急性乳腺炎需与炎性乳腺癌鉴别，两者鉴别的要点是：① 炎性乳腺癌患者临床症状不如急性乳腺炎明显，多无发热和白细胞计数升高，疼痛亦不明显，皮肤改变广泛，可见橘皮样改变及乳头凹陷；② X 线上炎性乳腺癌常表现为乳腺中央部位的密度增高，乳晕亦因水肿而增厚，皮肤增厚则多以乳房的下部为明显；③ 增强 CT、MRI 检查，炎性乳腺癌通常表现为快速明显强化；④ 炎性乳腺癌抗生素治疗后短期复查无显著变化，而急性乳腺炎经 1～2 周抗生素治疗可很快消散。

**(二) 慢性乳腺炎和乳腺脓肿**

多数慢性乳腺炎和乳腺脓肿是由于急性炎症时治疗不及时或治疗不当而发生坏死、液化后所形成，也可能是低毒力细菌感染的结果，少数乳腺脓肿则来自感染性囊肿。

1. 影像学表现

(1) X 线　慢性乳腺炎的初期表现类似较局限的急性乳腺炎，病变区呈致密浸润，边缘模糊，皮肤增厚较急性乳腺炎局限而轻微，患乳血运也仅有轻度增加（图4-2-13）。以后炎症可日趋局限，边缘则渐变清晰，患处的中心密度较高，周围因水肿而密度较淡，血运亦可逐渐恢复至正常。有些病例可有较大范围的累及，并有多数大小不等的脓腔形成，增生的纤维组织围绕透亮的脓腔后，可形成类似蜂窝状表现，皮肤亦有较广泛的累及。脓肿破溃后可造成皮肤窦道，X 线上可见有局限的缺损区。亦可因纤维疤痕而造成皮肤增厚、凹陷（酒窝征）等改变。少数慢性乳腺炎无脓肿形成而呈现为慢性炎症性肉芽肿改变，X 线上表现为一结节性病变，边缘也可伴有长短不等的纤细毛刺阴影，酷似乳腺癌的表现。乳腺导管造影时，造影剂可进入脓腔，形成不规则斑片状阴影，脓腔周围的乳腺导管则可因炎性纤维粘连而表现为不规则扭曲、变形以及狭窄、扩张、移位等改变。

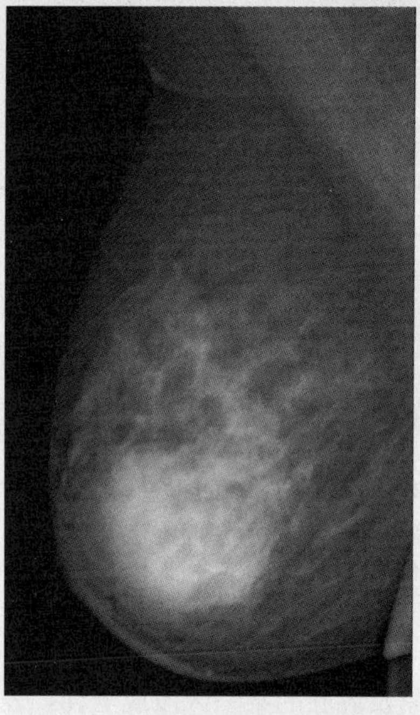

图 4－2－13　慢性乳腺炎 X 线表现

病变区局限致密，结构紊乱，乳晕及下方皮肤增厚，局部皮下脂肪层混浊。

（2）CT　慢性乳腺炎时，CT 上常显示病变较局限，皮肤增厚亦较急性乳腺炎轻微，随着炎症日趋局限，边缘则渐变清晰。乳腺脓肿在 CT 平扫上表现为类圆形边界清晰或部分清晰的低或中等密度区，脓肿壁密度较高（图 4－2－14）。增强后脓肿壁依不同时期而表现为厚薄一致或不均一的环状强化，中心部分无强化。当慢性脓肿的脓肿壁大部分发生纤维化时，则强化较轻。若脓腔内出现气体，则可见更低密度区或气液平面。

2. 鉴别诊断

慢性乳腺炎呈浸润性表现时须与浸润型乳腺结核及炎性乳腺癌鉴别。一般结核比较局限，无血运增加，临床也无皮肤红、肿、热、痛等情形；炎性乳腺癌则比慢性炎症更广泛，抗生素治疗后短期复查亦无显著效果。

慢性乳腺炎有多发脓肿形成后，在 X 线上难与干酪型乳腺结核和真菌感染鉴别，主要需依靠临床上窦道分泌物的性质来加以区别。

乳腺脓肿形成后，需与良性肿瘤和囊肿鉴别。乳腺脓肿在 CT 和 MRI 上具有特征性表现，可显示脓肿壁较厚，增强后呈环状强化，中心为无强化的低密度或低信号区。

**（三）乳腺结核病**

1. 影像学表现

乳腺结核在 X 线上可有三种表现类型。

（1）浸润型　病变早期，主要为渗出性改变。X 线上表现为一局限浸润阴影，密度较淡，边缘模糊。可累及浅筋膜浅层，造成该处增厚、致密。

（2）结节型　最常见。呈圆、卵圆或分叶状肿块，多数直径在 2～3cm 之间，结节边缘

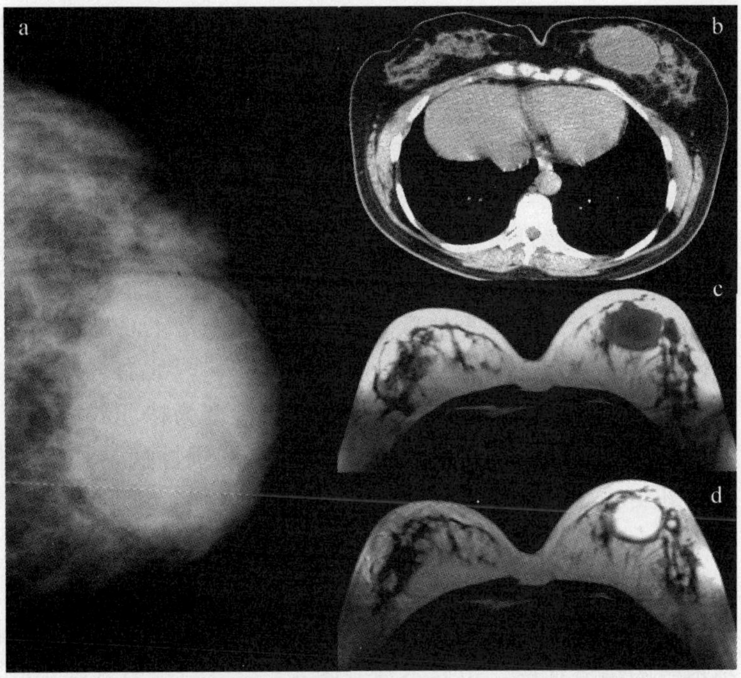


**图 4-2-14 左乳腺脓肿 X 线、CT、MRI 表现**

a. X 线平片；b. CT 平扫；c. MRI 平扫 T1WI；d. MRI 平扫 T2WI。

光滑、整齐、锐利，部分病例因有病灶周围纤维组织增生而产生毛刺，易被误认为癌。约 1/3 病例在结节内可见钙化，呈细砂状，或为少数较大颗粒钙化。少数可有皮肤增厚、乳头内陷等改变。

(3) 干酪型 此型多属晚期病变，临床上常有反复破溃流脓史。X 线上病变范围多较广泛，呈片状浸润，浸润区内有多数不规则透亮区，系病灶坏死、液化所致。皮肤常有破溃及明显增厚，常合并有乳头内陷。

偶尔结核可能与癌并发。关于两者之间的关系有三种可能：① 两者并存而并无因果关系，可同时发生，或一先一后；② 癌发生在先，因癌瘤造成的组织破坏有利于结核杆菌的生长；③ 结核在先，因结核的长期慢性炎症性刺激而导致发生癌。X 线上可能显示下述三种情况之一：① 同时见到癌性肿块和良性肿块阴影；② 仅有癌性肿块阴影而结核病灶被遮蔽；③ 主要表现为一良性肿块，但在部分边缘出现浸润、毛刺或其他恶性征象。

2. 鉴别诊断

浸润型乳腺结核与乳腺炎在 X 线上不易区别，主要须靠临床病史及体征。但一般早期的浸润型结核并不累及皮肤，而乳腺炎多有皮肤水肿、增厚。

结节型者若边缘光滑整齐则难与良性肿瘤特别是纤维腺瘤鉴别。但一般纤维腺瘤多见于年轻妇女。若结节边缘有毛刺时则颇难与乳腺癌相鉴别。

干酪型者从 X 线角度亦很难与乳腺慢性炎症、脓肿以及真菌感染相鉴别，主要应依靠临床病史及脓液的性质来做鉴别。

## 五、乳腺增生性疾病影像学诊断

1. 在增生病的 X 线诊断中，X 线医生首先应注意下列几个问题

(1) 增生病的 X 线诊断应密切结合临床资料，如患者年龄、临床症状及体征、生育史

及月经情况等。因为同样的X线表现，如为一年轻、临床阴性的女性，则很可能是一正常的致密型乳房；若为中、老年曾生育过的患者，则可能提示有增生。某些妇女在经前有生理性的乳房增生改变，即所谓乳痛症，经后、闭经后或妊娠、哺乳后可自愈。

(2) 由于经前可能加重增生性改变，所以对增生病患者，特别是临床考虑为乳痛症的患者，最好在经后1～2周摄片，或经前、经后各拍一张，作为对比。

(3) 囊性增生病易发生癌变，加之致密的增生阴影常可遮蔽癌病灶，故阅片时要特别仔细搜寻有无可疑的癌灶及其他恶性征象。

(4) 不少增生病患者在X线片上表现为多种成分的增生，当难以区分何种成分增生为主时，即可笼统地称为增生病。某些小的囊性增生，X线上常不易确认。

有关乳腺增生性疾病的病理诊断标准及分类，尚不统一，故命名较为混乱。一般组织学上将乳腺增生性疾病描述为一类以乳腺组织增生和退行性变为特征的病变，伴有上皮和结缔组织的异常组合，包括囊性增生病、小叶增生、腺病和纤维性病，其中囊性增生病包括囊肿、导管上皮增生、乳头状瘤病、腺管型腺病和大汗腺（现名：顶泌汗腺）样化生，它们之间有依存关系，但不一定同时存在[10]。

2. 影像学表现

(1) X线　X线表现因乳腺增生成分不同而各异，通常表现为乳腺内局限性或弥漫性片状、棉絮状或大小不等的结节状影，边界不清（图4-2-15）。当乳腺小叶增生时，小叶内的乳管、腺泡数目增加（在低倍镜野中超过30个），或乳腺小叶数目增多（在低倍镜野中超过5个），X线片上表现为多数斑点状阴影，亦可能在X线上无明显阳性发现。在腺病（adenosis）或硬化性腺病（sclerosing adenosis）中，末端乳管或腺泡增多、密集，小叶变形，纤维组织亦有明显增生，此时X线上表现为某些区域或整个乳房有弥漫而散在的小的致密区，约一至数厘米大小，无明确边界，亦不形成肿块阴影。某些致密影可互相融合，形成较大片的致密区。少数可形成似肿块样的阴影，颇为致密，但缺乏锐利的边缘。钙化较常见，大小从勉强能辨认的微小钙点至2～4mm直径，轮廓多光滑而类似球形或环形，分布广泛而比较散在。若钙化较局限而密集，则易被误认为乳腺癌的钙化。小乳管高度扩张形成囊肿时，表现为圆形或卵圆形密度较纤维腺瘤略淡或近似的阴影，边缘光滑、锐利，局限性或弥漫性遍布全乳，直径多小于1cm，亦可有囊肿直径在1cm以上（图4-2-16）。极少数病例因囊内含乳酪样物而呈透亮影。若囊肿较密集，可因相互挤压，使囊肿呈新月状表现，或在圆形影的某一边缘出现弧形压迹。

(2) CT　平扫可见乳腺组织增厚，呈片状或块状多发致密影，密度略高于周围腺体，在增厚的组织中可见条索状低密度影。有囊肿形成时，显示为圆形或椭圆形水样密度区，密度均匀，囊肿一般不强化，少数囊肿的囊壁可有强化。

3. 鉴别诊断

囊性增生病在X线上须与良性肿瘤（如多发纤维腺瘤）或癌鉴别。囊性增生病一般为双侧性发病。较密集的大型囊肿，可凭借其边缘的特征性弧形压迹而有别于多发纤维腺瘤。孤立的囊肿一般皆是球形，边缘光滑而密度较纤维腺瘤略淡，可略呈分叶状。边缘线样钙化亦为诊断囊肿的特征性X线所见，而纤维腺瘤的钙化多呈颗粒状或融合型，位于肿块内。CT、MRI检查可对囊性增生病和纤维腺瘤作出正确的鉴别诊断。

硬化性腺病有较密集的微小钙化时，易被误诊为癌。但一般硬化性腺病的病变边缘较模糊，亦缺乏毛刺等其他恶性征象。

局限性乳腺增生，尤其是伴有结构不良时需与浸润型乳腺癌鉴别，局限性增生通常无血

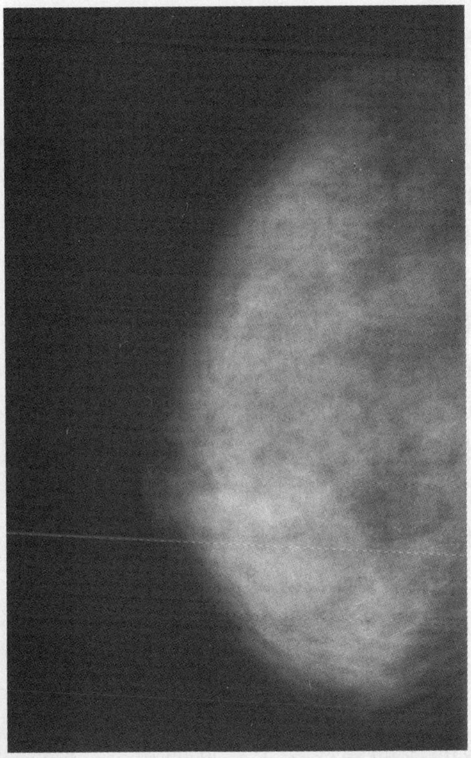

图 4-2-15　乳腺增生病 X 线表现（乳腺呈斑片状致密，边界模糊）

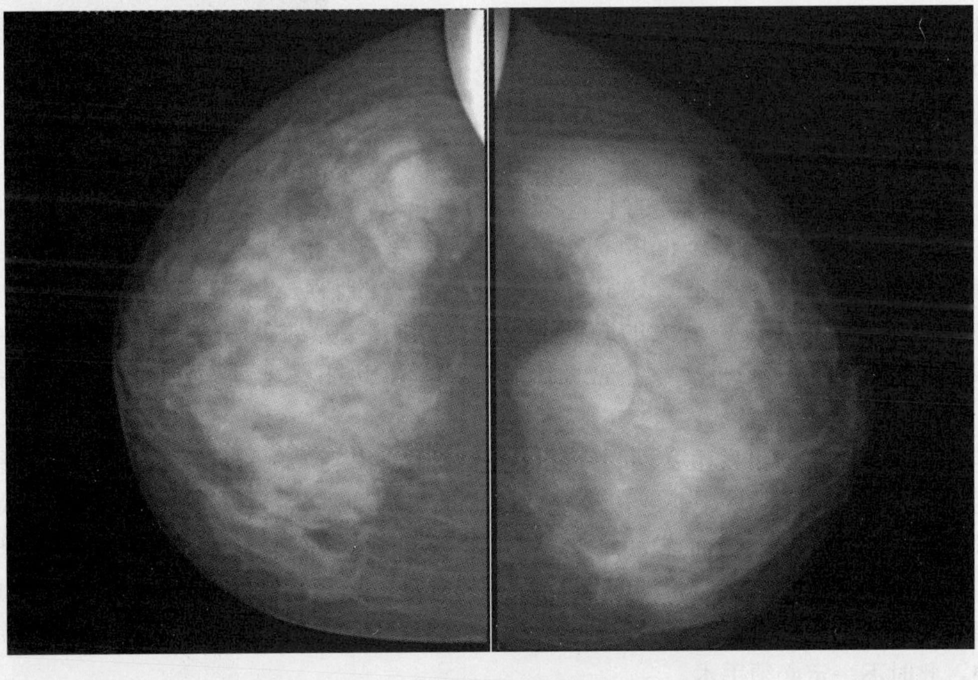

图 4-2-16　双侧乳腺囊性增生病 X 线表现

运增加、皮肤增厚及毛刺等恶性征象，若有钙化，亦多较散在，而不同于乳腺癌那样密集，且增生多为双侧性。动态增强 CT 或 MRI 检查也有助于两者的鉴别，局限性乳腺增生的密度或信号强度多表现为缓慢渐进性增加，于强化晚期时相，病变的密度或信号强度仍处于上升趋势；而浸润型乳腺癌的密度或信号强度则呈快速明显增高且快速廓清的特征。

## 六、乳腺良性肿瘤影像学诊断

### (一) 乳腺纤维腺瘤

1. 影像学表现

(1) X线　纤维腺瘤的X线表现随肿瘤的部位、大小、病理特征、所处的背景及钙化情形而异。它大致可出现下列几种情形：

Ⅰ　由于本病多发生在青春期的乳腺中，此时乳房结构比较致密，脂肪含量较少，缺乏自然对比，而纤维腺瘤本身的密度又接近于正常腺体组织的密度，故肿瘤阴影常被致密的腺体阴影遮盖，呈现假阴性的结果。若肿瘤较大时，亦可能显示有局部密度增高区，但块影多数仍未能显示。此种情况可占纤维腺瘤病例的31.16%。故临床医生在青春期发育良好的乳腺中触到一中等硬、界清、活动的肿块，而X线上未能显示肿瘤阴影时，很可能即是纤维腺瘤。

Ⅱ　与上述情况相似，纤维腺瘤发生在一致密型乳房中，但位置恰好在乳腺的浅筋膜浅层下，此时可造成该处呈局限半圆形凸起，突入到皮下脂肪层中(图4-2-17)。

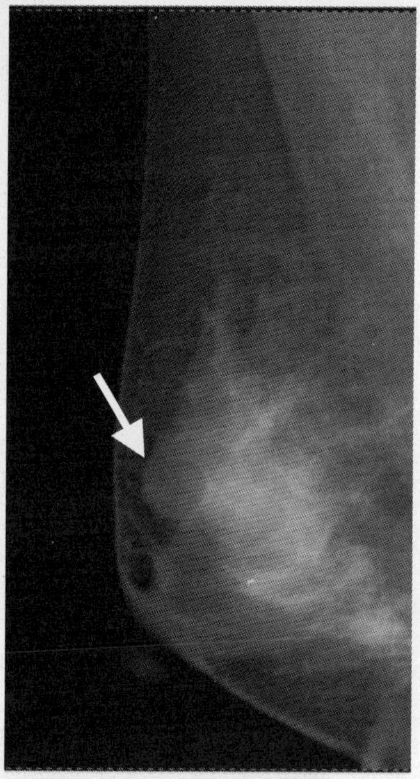

**图4-2-17　乳腺纤维腺瘤**

肿瘤大部分边缘被腺体遮盖，腺体表面局限性半圆形凸起。

Ⅲ　若纤维腺瘤的周围围有脂肪组织，则凭借脂肪组织的对比，可勾画出肿瘤的部分或全部轮廓。在脂肪型的乳房中，肿瘤多清晰可见，不易漏诊。纤维腺瘤在X线上表现为圆或卵圆形肿物，近似正常腺体密度，边缘光滑、整齐、锐利。直径多在1～3cm之间，少数肿瘤可较巨大，形态也可呈分叶状，但边缘仍保持良性肿瘤的光滑、整齐、锐利外形。肿瘤周围的脂肪组织被挤压后可形成一宽约1mm的透亮环或称晕圈征；较大的肿瘤也可推挤周围乳腺结构，造成后者的局限性移位。纤维腺瘤块影在X线上测得之大小常大于临床测量，此征象之可靠性约在95%左右(图4-2-18～图4-2-23)。

Ⅳ　有些纤维腺瘤可发生变性、钙化、甚至骨化。我院16.5%的纤维腺瘤在X线片上发现钙化。钙化可位于肿块中心或边缘部分，形态可为细砂状、粗糙颗粒状、树枝状等等；钙化可逐渐发展，互相融合而成为大块钙化，占据肿块影的大部或全部(图4-2-10，图4-2-24)。某些病例可单纯凭借粗大颗粒状或特征性的融合型钙化而作出纤维腺瘤的诊断。纤维腺瘤若出现钙化多数表明病变已进入静止期，且已有变性，特别是在大片融合型钙化的病例中，此时不一定必须手术。

Ⅴ　若纤维腺瘤内发生囊性变，则在肿块影内可出现不规则的透亮区，但其外壁仍保持光滑、整齐、锐利的特征。

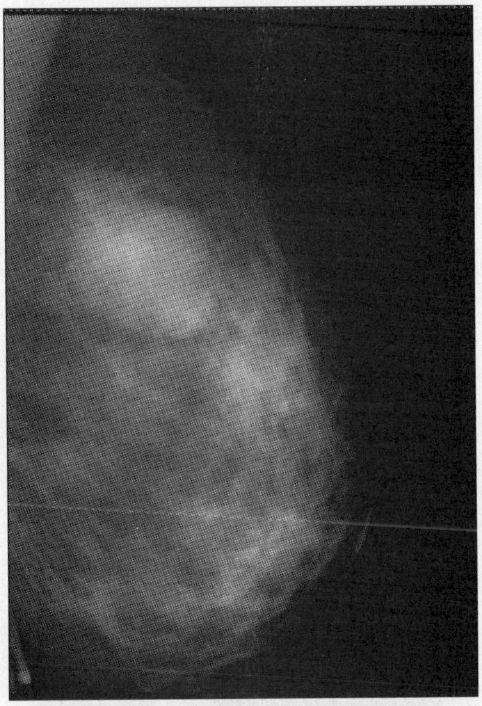

图 4-2-18　乳腺纤维腺瘤（边缘光滑、锐利）

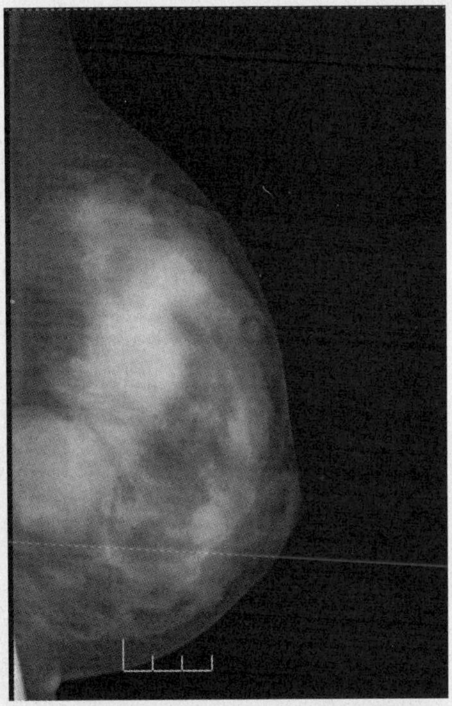

图 4-2-19　乳腺纤维腺瘤

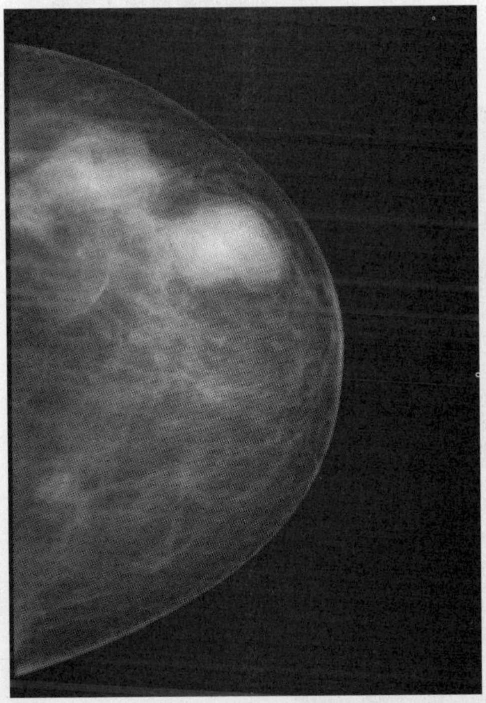

图 4-2-20　乳腺纤维腺瘤（肿块呈分叶状）

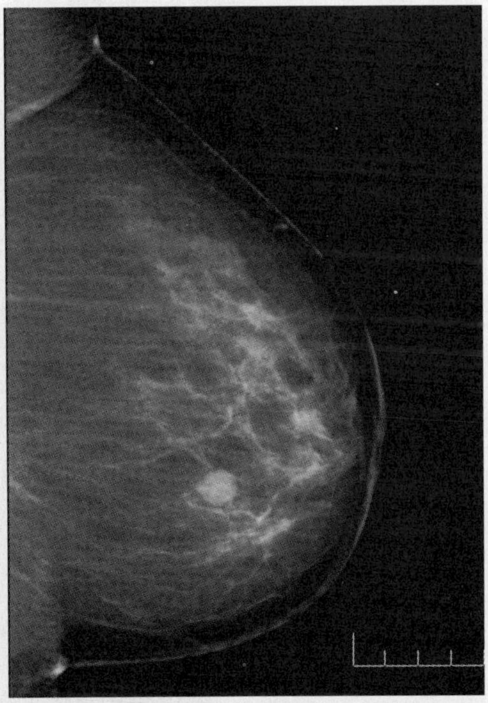

图 4-2-21　乳腺纤维腺瘤（1cm 直径）

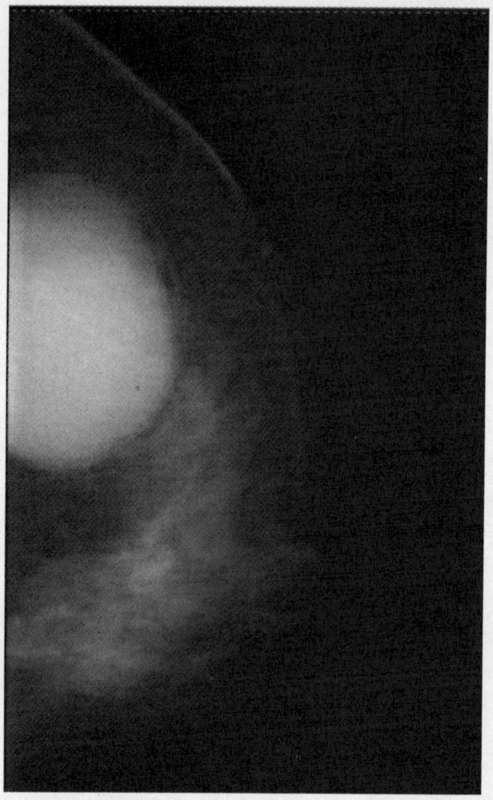

图 4－2－22　乳腺巨大纤维腺瘤

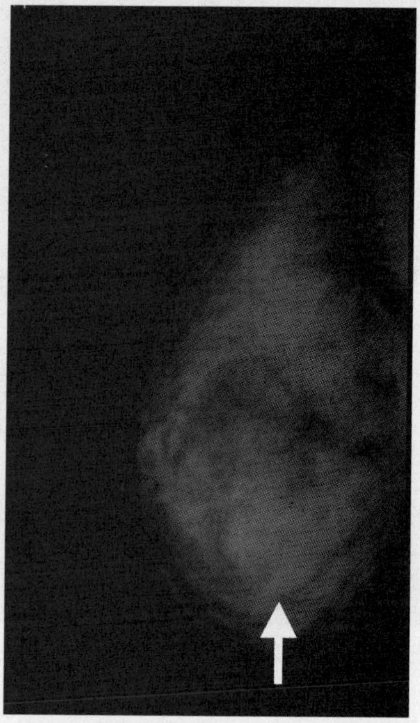

图 4－2－23　乳腺纤维腺瘤［肿瘤周围可见低密度晕圈征（↑）］

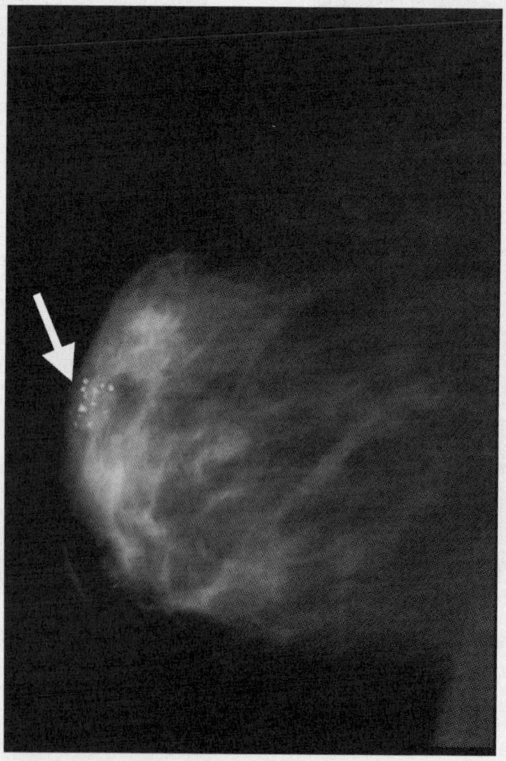

图 4－2－24　乳腺纤维腺瘤伴粗颗粒钙化

（2）CT　平扫时肿块呈圆形或卵圆形，轮廓整齐，边缘光滑，密度一般较淡，部分瘤内可见钙化。当肿瘤发生于致密型乳腺内时，密度与腺体组织近似，CT 平扫常常漏诊。CT 增强扫描，纤维腺瘤一般呈轻、中度均匀强化，强化后 CT 值常增高 30～40Hu（图 4－2－11），但少数血运较丰富的纤维腺瘤亦可呈明显强化。

2. 鉴别诊断

纤维腺瘤本身所构成的 X 线征象与其他良性肿瘤相似，常常难以区别。需要与纤维腺瘤加以鉴别的有以下几种疾病：

（1）囊肿　两者的鉴别要点见表 4－2－1。

（2）致密型积乳囊肿　多发生在哺乳期妇女，密度较纤维腺瘤高，呈规则的圆或卵圆形，不呈分叶状，边缘则非常光滑整齐。CT 或 MRI 检查较 X 线更能明确囊肿内容物成分，增强后囊壁可有强化。

**表 4－2－1　纤维腺瘤与囊肿鉴别要点**

| | 纤维腺瘤 | 囊　肿 |
|---|---|---|
| 年　龄 | 多见于青春期年轻妇女，钙化组的年龄可稍大 | 多见于绝经前后的中、老年患者 |
| 肿瘤生长背景 | 青春期致密型乳腺或少数脂肪型乳腺 | 多发生在结构不良乳腺中，乳腺结构不规则致密，掺杂有透亮脂肪岛及悬吊韧带增厚，常合并有弥漫纤维囊性改变 |
| X 线密度 | 均匀，与周围腺体组织密度近似。当肿瘤较大且呈分叶状时，可显示密度不均 | 密度近似或略高于周围萎缩的腺体组织密度，不论病变大小，密度均均匀 |
| 形　状 | 圆，卵圆或分叶状 | 单发者多呈圆形，变化小，向各方向等速扩展；多发者可因互相挤压而呈卵圆形、半圆形、新月形等 |
| 大　小 | 多数在 1～3cm 直径，可发展成巨大 | 罕有发展成巨大者 |
| 数　目 | 单发或多发，多发者呈散在分布 | 单发或多发，多发者互相挤集一处 |
| 钙　化 | 约 16.5%可出现细砂、颗粒、树枝或融合形钙化 | 罕有钙化。若有，则在病变边缘，呈蛋壳状 |
| 针吸活检 | 刺入时感觉为韧硬实性组织 | 囊性感，可抽出液体，吸出液体后结节影消失，注入空气后可显示光滑的内壁 |
| CT 检查 | 密度一般较淡，部分瘤内可见钙化。增强 CT 扫描，一般呈轻、中度均匀强化 | 囊肿为圆形或椭圆形水样密度区，密度均匀。增强扫描囊肿一般不强化，少数囊肿的囊壁可有强化 |
| MRI 检查 | 在 T2WI 上，典型纤维腺瘤内可见低或中等信号强度的分隔。增强扫描大多数纤维腺瘤表现为缓慢渐进性的均匀强化或由中心向外围扩散的离心样强化 | T1WI 上呈低信号，T2WI 上呈高信号，且内部信号均匀。增强扫描囊肿一般不强化，少数囊肿的囊壁可有强化 |

（3）大导管乳头状瘤　较少见。患者平均年龄较纤维腺瘤大。病变多在乳晕下或其附近，密度常较纤维腺瘤更淡。临床上多有乳头溢液。

（4）乳腺癌　早期乳腺癌或生长缓慢的乳腺癌，有时可与纤维腺瘤相混。用放大摄影常可发现在普通片中未能发现的早期乳腺癌的细小毛刺征象和微细钙化，从而确立乳腺癌的诊断。待病变稍晚两者即较易鉴别。CT、MRI 动态增强扫描，乳腺癌密度或信号强度趋于快速明显增高且快速减低，强化方式多由边缘向中心渗透，呈向心样强化。

**（二）乳腺大导管乳头状瘤**

1. 影像学表现

（1）X线　约接近半数的大导管乳头状瘤患者，常因肿瘤本身体积小，密度较淡，或被致密的腺体阴影遮蔽，故在乳腺平片上难以发现，而形成假阴性的结果。乳腺导管造影是最准确、最有效的检查方法，表现为乳腺导管突然中断，断端呈光滑杯口状，若大导管以远导管同时显影则其内可见光滑圆形或卵圆形充盈缺损，同时显示近大导管侧的乳腺导管明显扩张，管壁光滑整齐（图 4-2-25）。若乳头状瘤体积较大，直径超出 0.5～1cm 时，或乳腺导管两端被封闭而形成较大囊肿后，在乳腺平片中即可显示圆或卵圆形肿物，密度较淡，边缘光滑锐利，部位多在乳晕下大导管的所在位置，个别也可在较边缘部分（图 4-2-26）。少数乳头状瘤可发生钙化，此时须注意与乳腺癌的鉴别。少数患者在平片上可仅显示“阳性导管征”，即某一支大导管显示致密、粗糙、增宽及迂曲等表现，此种情形多见于多发微小的乳头状瘤病患者。

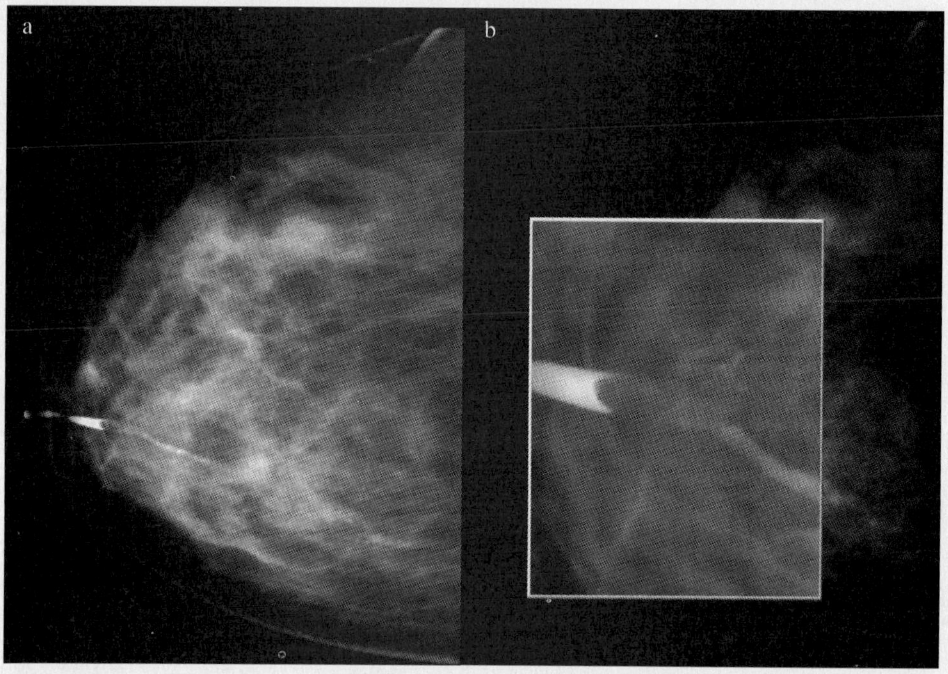


**图 4-2-25　乳腺大导管乳头状瘤导管造影表现**

a. 乳腺导管造影显示近大导管侧的乳导管明显扩张，大导管以远导管腔内可见杯口状充盈缺损，管壁光滑整齐；b. 乳腺导管造影片局部放大后显示病变更清晰。

（2）CT　不是乳头溢液的首选检查方法。由于肿瘤较小且位于乳晕附近，CT 上常难以显示。当导管内乳头状瘤较大或形成较大囊肿后，CT 上可显示圆形或卵圆形肿物，边缘光滑，多在乳晕下大导管处。

2. 鉴别诊断

乳腺大导管内乳头状瘤需与其他良性肿瘤鉴别，通常并不困难，前者发生的典型部位在大导管处，并且乳腺导管造影有特征性表现。

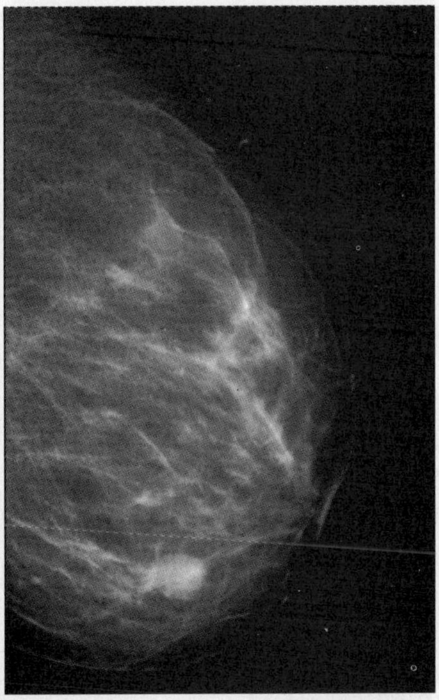

图 4-2-26　大导管乳头状瘤（结节边缘光滑，密度较淡）

**（三）乳腺脂肪瘤**

1. 影像学表现

（1）X 线　表现为卵圆或分叶状透亮阴影，周围围以较纤细而致密的包膜。在透亮影内常可见纤细的纤维分隔。肿瘤直径常在 3～4cm 以上。周围乳腺组织可被推挤移位。无钙化、皮肤增厚或乳头内陷等表现（图 4-2-27）。

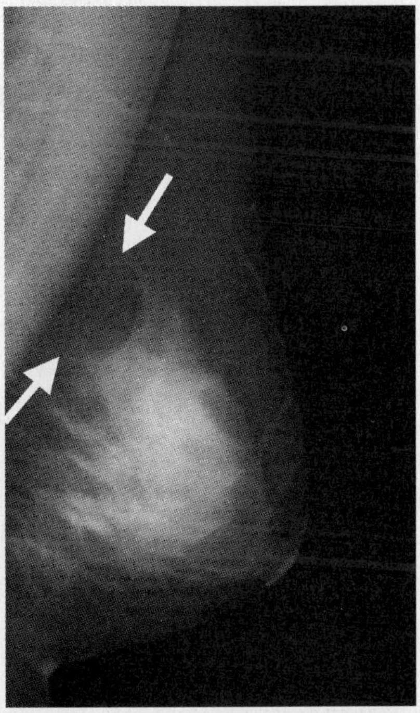

图 4-2-27　乳腺脂肪瘤 X 线表现

乳腺上方卵圆形脂肪样低密度影（↑），周围可见纤细的包膜，边界清晰。

（2）CT　表现为卵圆形低密度肿物，密度与正常脂肪组织相近，周围围以纤细而致密的包膜（图 4－2－28），在透亮区内常可见纤细的纤维分隔。肿瘤较大时，周围乳腺组织可被推挤移位。

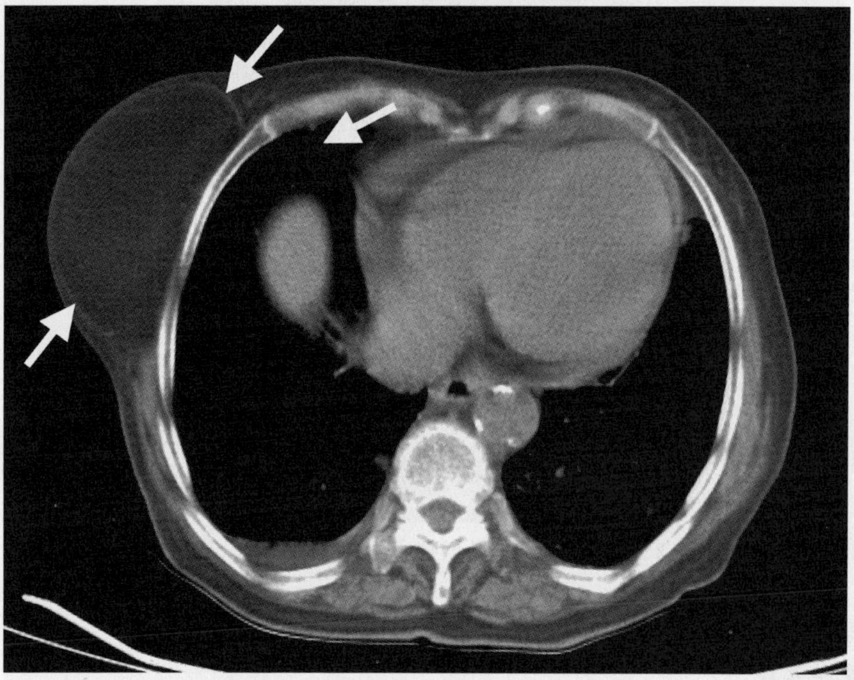

**图 4－2－28　右乳腺脂肪瘤 CT 表现**

2. 鉴别诊断

本病主要需与透亮型积乳囊肿和导管扩张症鉴别。与前者的不同处是积乳囊肿常发生在青年哺乳期妇女，脂肪瘤多发生在中、老年妇女；脂肪瘤的体积常较积乳囊肿大；脂肪瘤形态可为分叶状，而积乳囊肿多为圆形；脂肪瘤的透亮区内可见纤细的纤维分隔，而积乳囊肿则无。与导管扩张症的不同处是扩张后的乳腺导管常呈虫蚓状透亮；部位常在乳头或乳晕下，脂肪瘤则可在任何部位；导管扩张症的大小较脂肪瘤小，其中亦无纤维分隔；导管扩张症有时可见钙化，而脂肪瘤则无。

**（四）乳腺错构瘤**

1. 影像学表现

（1）X 线　混杂密度为乳腺错构瘤的典型表现，包括低密度的脂肪组织及高密度的腺体组织，具有明确的边界。多呈圆形、椭圆形、分叶状，边缘无毛刺，肿物较大时压迫、推挤周围腺体移位，皮肤和乳头均无受累。肿瘤较小时其混杂密度的特征性表现不明显，易漏诊。病理大体标本上观察错构瘤内若含有多量纤维组织时则很像纤维腺瘤，若含有多量脂肪组织则像脂肪瘤，X 线也如此，只有纤维组织与脂肪组织相间才表现出典型的错构瘤征象（图 4－2－29）。

（2）CT　特征较明显，为密度混杂、形态规整的肿物，兼有低密度的脂肪，亦有呈软组织密度的纤维组织和腺体组织。增强扫描时，软组织密度部位可有轻度强化。

**（五）乳腺腺脂肪瘤**

本病系由脂肪组织和腺组织共同组成的一种特殊肿瘤，比较罕见。与脂肪瘤不同，特征为在脂肪瘤中混有乳腺导管或小叶成分。Hessler 将这类病变统归为乳腺错构瘤。患者年龄常较单纯脂肪瘤稍小。X线特征与脂肪瘤相同，但是，由于介杂有腺体结构，故在透亮影中可见有密度增高区。

### (六) 乳腺淋巴管瘤

X线上肿瘤呈规则的圆或卵圆形，密度甚淡，较正常腺体密度略淡，边缘十分光滑整齐。

### (七) 乳腺其他良性肿瘤

1. 乳腺血管瘤　多为海绵型血管瘤，见于中年或青年妇女。常位于皮下，有时可引起皮肤色泽的改变而得以确诊。X线表现与乳头状瘤或纤维腺瘤相似。

2. 纤维瘤和腺瘤　本病实为纤维腺瘤的一种变异，颇为少见。在X线表现上，无论纤维瘤或腺瘤均与纤维腺瘤相同，无法区别。

3. 表皮样囊肿　X线表现与其他良性肿瘤相似（图 4-2-30）。发生在乳腺的表皮样囊肿约 5%可发生恶变。

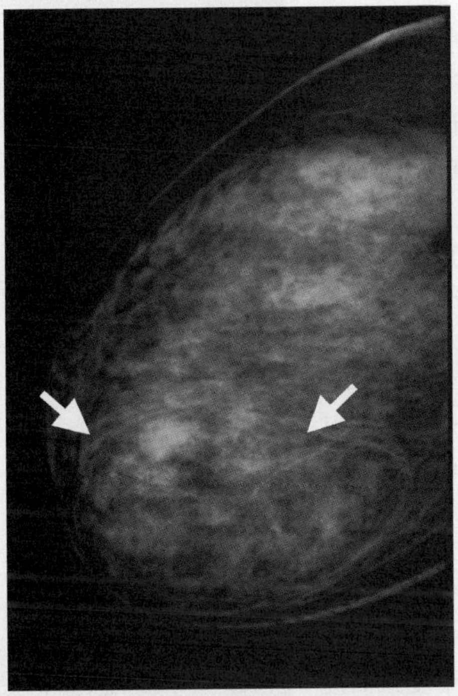

图 4-2-29　乳腺错构瘤X线表现

乳腺下方较大的高、低混杂密度肿物（↑），具有明确的边界。

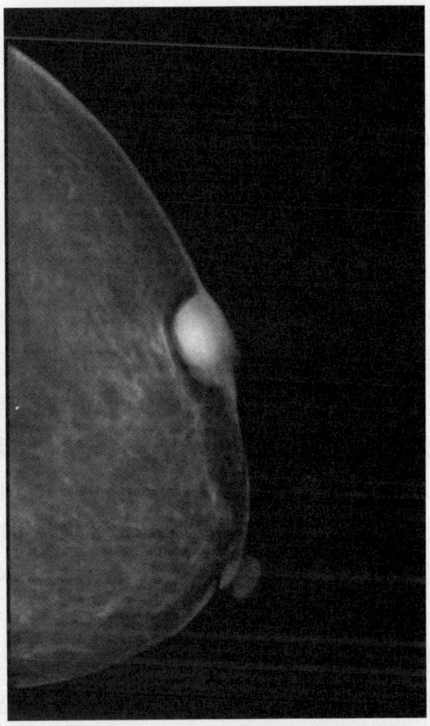

图 4-2-30　乳腺表皮样囊肿

4. 钙化上皮瘤　多发生在青年的眼部、额部、颈部、上肢、躯干等处的真皮或皮下，发生在乳房者罕见。我院遇到一例发生在乳房的皮下组织中。此瘤呈分叶状，生长缓慢，常有包膜，故X线上边界清晰、整齐，肿块内可见颗粒较粗大的钙化影。

5. 颗粒性肌母细胞瘤、神经纤维瘤及平滑肌瘤等　这些肿瘤均可在乳腺内发生，它们在X线上只具有一般良性肿瘤的特征而无各自的特异性表现。因这些肿瘤都比较罕见，故无论临床或X线上常被误诊为纤维腺瘤，只有依靠病理检查才能最后确诊。

## 七、乳腺其他良性病变影像学诊断

### (一) 浆细胞性乳腺炎

浆细胞性乳腺炎又称乳腺导管扩张症，是一种乳腺无菌性炎症反应性疾病。多发生在绝经期前后，或在妊娠后发生，多数患者有授乳困难史。该病病理改变过程为初始时导管上皮不规则增生，分泌功能失常，使乳头下的输乳管内有大量含脂质的分泌物积聚而引起导管扩张，此期没有明显的炎症反应，临床上可无症状；以后导管内容物分解，其产物的化学刺激引起导管壁炎症浸润及纤维增生；进而刺激性物质穿破导管溢到管周和乳腺间质，使之发生炎症反应，大量浆细胞浸润为其特征，故而得名。有学者认为浆细胞性乳腺炎是乳腺导管扩张症发展的后期阶段或伴随于乳腺导管扩张症，但浆细胞性乳腺炎不是乳腺导管扩张症的必然过程。临床上，患者多有乳头溢液，导管扩张、反应性炎症及纤维增生等病变逐渐扩延、累及部分乳腺组织后可形成不规则肿块，导管因纤维化收缩而牵拉乳头变形、回缩，局部皮肤可与肿块粘连，可有腋下淋巴结反应性肿大。偶尔炎症可合并细菌感染。临床上，病程一般较长，反复发作，易误诊为乳腺癌[11]。该病命名较为混乱，包括导管扩张症、闭塞性导管炎、管周乳腺炎等。其发病机理至今尚无统一的认识，但近来有学者认为浆细胞性乳腺炎可能属于一种自身免疫性疾病。

1. 影像学表现

浆细胞性乳腺炎所处的病理阶段不同，其临床及X线表现亦各异，因此，了解乳腺导管扩张症的发展过程及其与浆细胞性乳腺炎的关系，对该病的影像学诊断非常重要。乳腺病变主要位于乳头或乳晕下区，或在乳晕附近。早期时，主要表现为大乳管呈虫蚓状扩张，宽约0.3～0.5cm，甚者可达1～2cm或更宽，周围围有纤细的囊壁。扩张的管腔内因含有脂肪物质而显示高度透亮。轴面观时，则表现为薄壁透亮的蜂窝样阴影。当病变后期有炎性反应时，X线上则表现为乳晕下密度均匀或不均的浸润阴影，边缘模糊而无明确的境界，也可能伴有火焰状或丝状突起（图4－2－31）。皮肤也可因水肿、炎症而显示轻度增厚。乳头可因纤维增生牵拉而内陷。在扩张导管内的细胞残屑或黏稠脂酸结晶中，有时可发生钙化，X线上表现为砂粒状或圆形钙化，大致沿乳导管走行方向稀疏分布。若管壁发生钙化，则呈平行短棒状。乳腺导管造影对本病有很大的诊断价值。造影时可见数支大乳管呈中度或高度扩张，扩张明显者可略呈扭曲走行。当扩张的管腔内充满黏稠分泌物时，可造成不规则形态的充盈缺损，此时须注意与乳头状瘤或气泡造成的充盈缺损相鉴别。

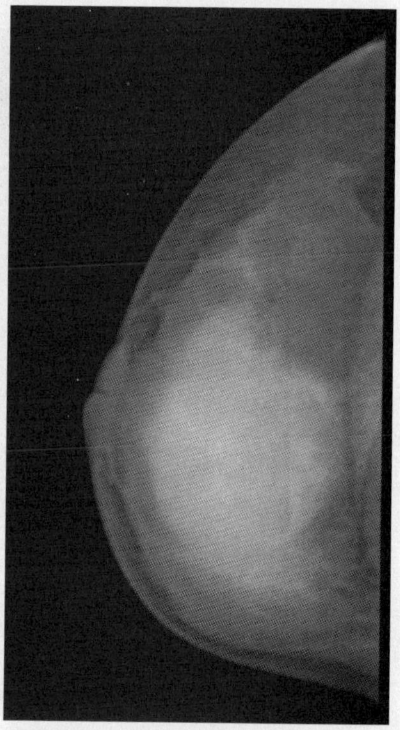

**图4－2－31　浆细胞性乳腺炎X线表现（乳晕后方局限团块状致密影）**

2. 鉴别诊断

当扩张的导管内含有丰富脂肪物质而显示透亮时，X线上须与脂肪瘤或透亮型积乳囊肿鉴别。导管扩张症多累及大乳管，X线上病变位于乳头或乳晕下方，呈长卵圆形，长轴与乳管走行方向一致。积乳囊肿多发生在产后年轻妇女，X线上呈圆形或卵圆形，常累及中、小乳管。脂肪瘤多呈轻度分叶状，在透亮影内可见纤细的纤维间隔。

在本病的炎性反应阶段，X线上与一般炎症的表现相似，难以鉴别，唯其部位特殊，均位于乳晕后方，并可双侧对称发病。另外，患者多有乳头溢液病史。

在乳腺导管造影片上，本症有时与导管内乳头状瘤相似。但一般本病常侵犯多支乳管，而乳头状瘤常仅单支乳管受累，且常合并有乳腺导管杯口状中断或光滑圆形充盈缺损。与气泡的鉴别是气泡造成的充盈缺损光滑整齐，皆呈圆形透亮。

**（二）积乳囊肿**

1. 影像学表现

（1）X线　积乳囊肿可发生在乳腺的任何部位，一般位置较深。直径大小在1～3cm左右，偶可达6～7cm。X线上它可能呈下述三种不同类型表现：

Ⅰ　浸润型积乳囊肿　当积乳囊肿早期，周围尚无纤维囊壁形成时，或囊肿发生继发感染后，或囊肿破裂后，此时X线上形成局限浸润阴影，密度略高于腺体阴影，边缘模糊不清。

Ⅱ　致密结节型积乳囊肿　表现为圆或卵圆形致密结节影，密度可均匀，或因脂肪聚集而出现小透亮区，边缘均非常光滑锐利，周围亦可有完整或不完整的透亮环（图4－2－32）。

Ⅲ　透亮型积乳囊肿　如积乳囊肿内含大量脂肪，或晚期囊内水分被吸收而残留牙膏样浓乳时，则囊肿呈现为圆或卵圆形高度透亮的囊性结构，囊壁光滑整齐（图4－2－33）。

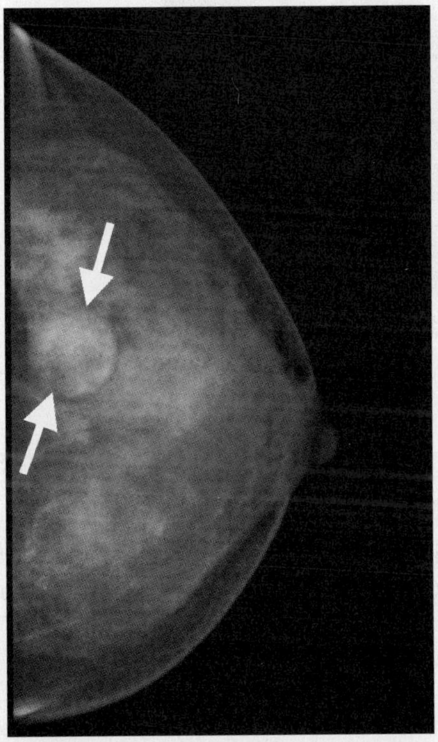

**图4－2－32　乳腺致密结节型积乳囊肿X线表现**

乳腺内圆形致密结节（↑），边缘光滑锐利，周围可见不完整的透亮环。

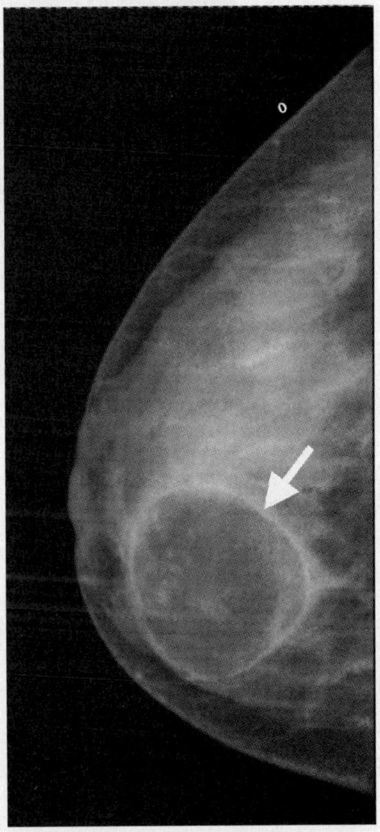

**图4－2－33　乳腺透亮型积乳囊肿X线表现**

乳腺内类圆形透亮影（↑），内部密度欠均匀，壁光滑清晰且较厚。

积乳囊肿之所以呈致密或透亮，主要取决于囊肿内容物中脂肪的含量。欧美以透亮型较为常见，但我院材料则以致密结节型最多。

（2）CT　积乳囊肿在CT平扫上的表现与X线相同。增强CT扫描囊壁可有轻至中度强化（图4－2－34）。

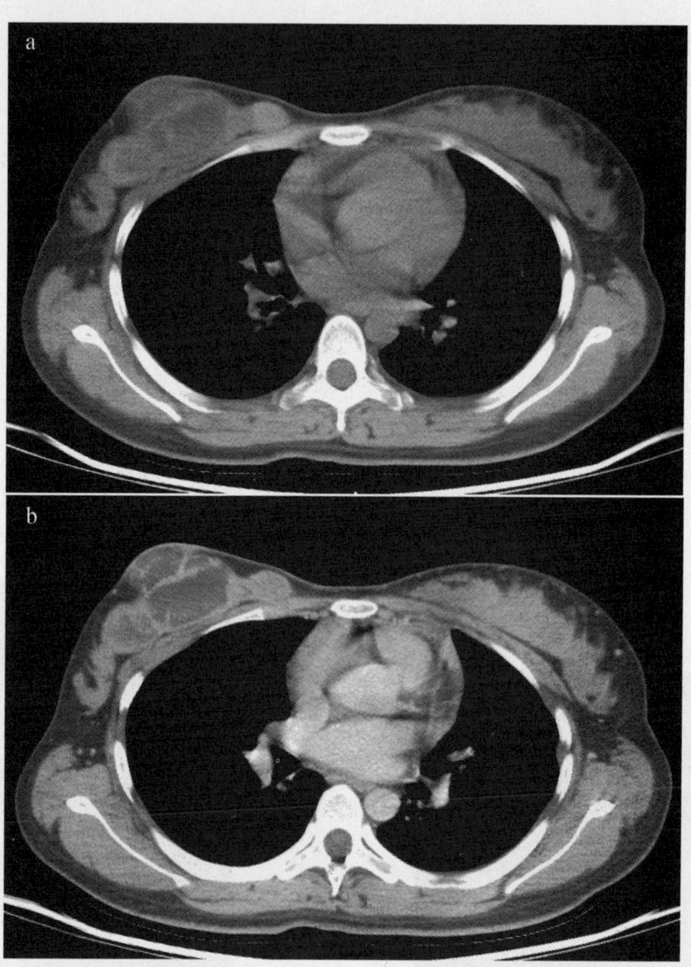


**图 4-2-34　透亮型积乳囊肿 CT 表现**

a. CT 平扫右乳多发透亮影，囊壁较厚；b. CT 增强扫描囊壁强化。

2. 鉴别诊断

浸润型积乳囊肿在 X 线上需与慢性炎症区别，主要靠临床病史（如哺乳史）及体检所见。一般本病并不引起患处皮肤增厚，除非有明显继发感染。

致密结节型的 X 线表现与其他良性肿瘤不易鉴别，只能依赖临床病史及体检加以区别。

透亮型者 X 线上需与脂肪瘤鉴别。一般脂肪瘤较积乳囊肿要大，外形常呈轻度分叶状，肿瘤内可有纤细的纤维分隔。

**（三）乳腺脂肪坏死**

1. 影像学表现

（1）X 线　乳腺脂肪坏死在 X 线上可能无明显的异常改变，也可能呈现酷似乳腺癌的改变。病变早期，若皮肤有红肿、瘀斑，则可显示非特异性的局限皮肤增厚与皮下脂肪层致密混浊（图 4-2-35）。出血区可表现为密度略高而境界不清的浸润阴影，边缘甚至可出现毛刺样阴影。患乳血运常较健侧丰富，静脉管径增粗。病变的大小亦常较临床触诊为小，因而在 X 线片上也易被误诊为乳腺癌（图 4-2-36）。后期纤维化而累及皮肤时，则可出现皮肤局限凹陷以及乳头内陷。有的出现类似恶性的细沙粒样钙化。

（2）CT　乳腺脂肪坏死 CT 表现与 X 线大致相同。

2. 鉴别诊断

乳腺脂肪坏死典型病例多有外伤、手术、炎症史，病变常发生在乳腺表浅部位的脂肪层内。乳腺脂肪坏死依靠临床病史及多种影像学检查方法有可能作出正确诊断。但通常影像学表现缺乏特异性[12]，最后确诊依靠病理学检查。

乳腺脂肪坏死应与乳腺癌鉴别：乳腺癌的肿块呈渐进性增大，边界不清，表面凹凸不平；乳腺脂肪坏死肿块的边界相对较清楚，大多呈缩小趋势。乳腺癌的肿块不像乳腺脂肪坏死那样表浅，且可与深层组织粘连，并可有硬或融合的淋巴结；而乳腺脂肪坏死虽可与皮肤粘连，但与深层组织无关，淋巴结多较软、孤立。

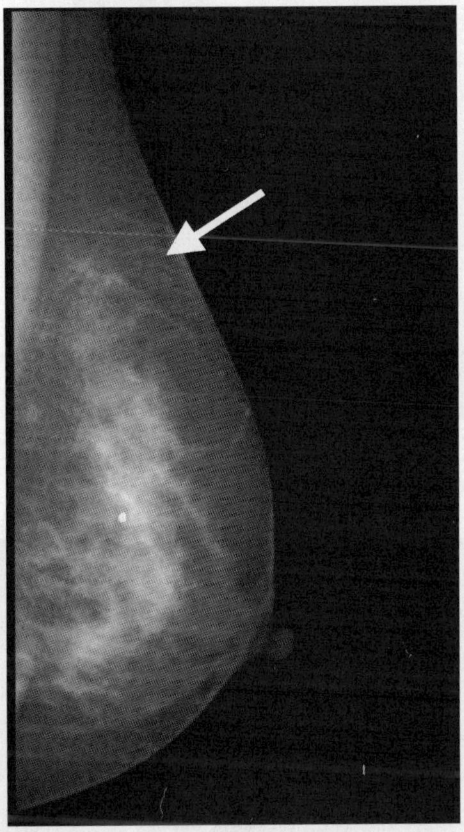

图 4-2-35　乳腺脂肪坏死（乳腺上方皮肤局限增厚，皮下脂肪层混浊）

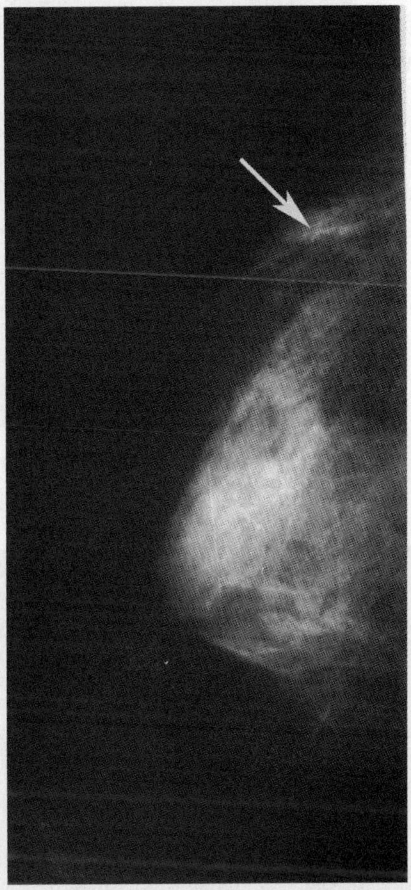

图 4-2-36　乳腺脂肪坏死 X 线表现

**（四）乳腺创伤**

1. 影像学表现

乳腺创伤可分为手术（如切检）、针吸穿刺或钝性外伤。它们在 X 线表现上随时间不同而各异。在手术切检或针吸穿刺后的 1～2 周内，术处皮肤可因水肿而在 X 线片上显示有局限增厚。术区经路的皮下脂肪层及乳腺实质中，因水肿、出血和血肿而显示密度增高。经 3～4 周后，水肿、出血及血肿消退，但纤维增生可形成永久性疤痕组织，此时皮肤局限增厚或凹陷，皮下及乳腺实质内出现粗长索条状疤痕结构，与硬癌的 X 线表现相似（图 4-2-37），鉴别诊断主要靠详细了解过去的手术史，此时选择 CT 或 MRI 检查有助于两者之间的鉴别诊断（图 4-2-38）。乳腺的钝性损伤在早期主要为水肿及血肿，后期则可引起脂肪坏死。当皮肤有水肿或瘀斑时可显示局限增厚。乳腺实质的水肿及血肿则可引起轻度的密度增加，但一般变化均不甚明显。

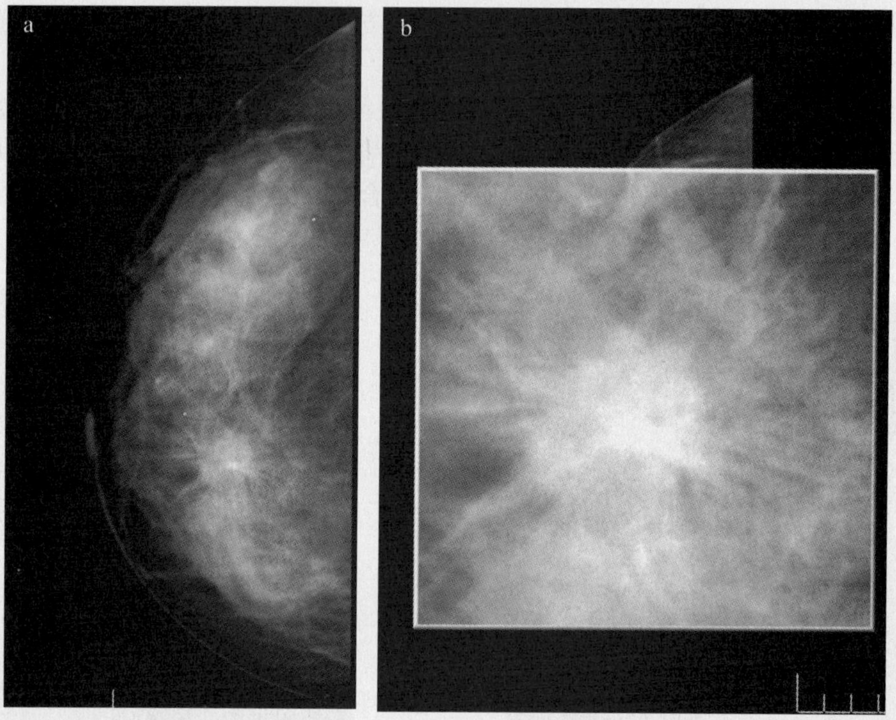


**图 4-2-37　乳腺良性病变手术后瘢痕组织 X 线表现**

乳腺内粗长索条状影，与乳腺癌表现相似。a. 右乳常规片；b. 病变局部放大片。

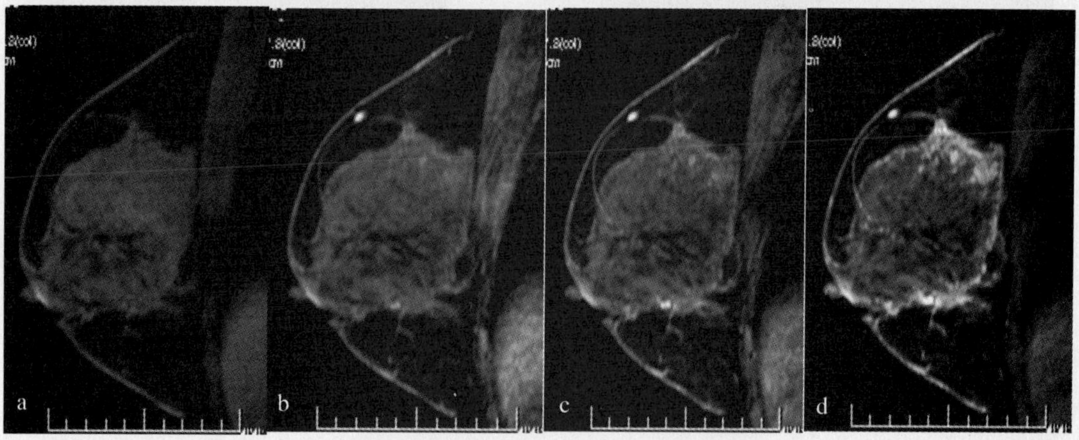


**图 4-2-38　乳腺良性病变手术后瘢痕组织动态增强 MRI 表现**

a. MRI 平扫；b，c，d. MRI 增强后 1 min、2 min、7 min。乳腺下方局限不规则改变，呈渐进性缓慢强化，未见恶性征象。

### （五）肉芽肿性乳腺炎

肉芽肿性乳腺炎由 Kessler 于 1972 年首先报告，本病的组织病理表现似肉芽肿性甲状腺炎、肉芽肿性睾丸炎等自家免疫性疾病，病变组织中找不到病原菌，用抗生素治疗无效，可试用泼尼松激素治疗。其病因不十分清楚，部分学者推测系由于服用雌激素、感染、创伤、化学刺激后引起慢性肉芽肿反应。肉芽肿性乳腺炎指乳腺的非干酪样坏死局限于小叶的肉芽肿病变，本病病理特点为病变以小叶为中心，叶内有多种炎细胞浸润，以嗜中性白细胞为主，另有淋巴细胞、上皮样巨噬细胞及巨细胞等，常可见微脓肿。在临床表现方面，病变好发于生育年龄、经产的妇女，均以乳腺肿块就诊，无痛或轻微痛，肿块质地硬韧，边界不清，常与皮肤或周围组织粘连，可伴同侧腋淋巴结肿大，乳头溢液不常见。肉芽肿性乳腺炎在触诊和 X 线片上均易误诊为乳腺癌。

1. 影像学表现

肉芽肿性乳腺炎 X 线上缺乏特征性表现，易误诊为乳腺癌或一般炎症。可呈片状致密浸润表现，脂肪层混浊，同时多伴有乳晕及邻近皮肤增厚（图 4－2－39），但大多数病变密度中等或接近腺体密度，密度较乳腺癌为淡，血运增多改变不如浸润型乳腺癌显著；也可呈似肿块样表现，其边缘模糊不清，但缺乏典型的肿块型乳腺癌毛刺征象；也可仅表现为结构扭曲或无明显异常改变，此时 X 线表现与临床触诊不相符，即 X 线异常表现不明显，而临床触诊似乳腺癌。

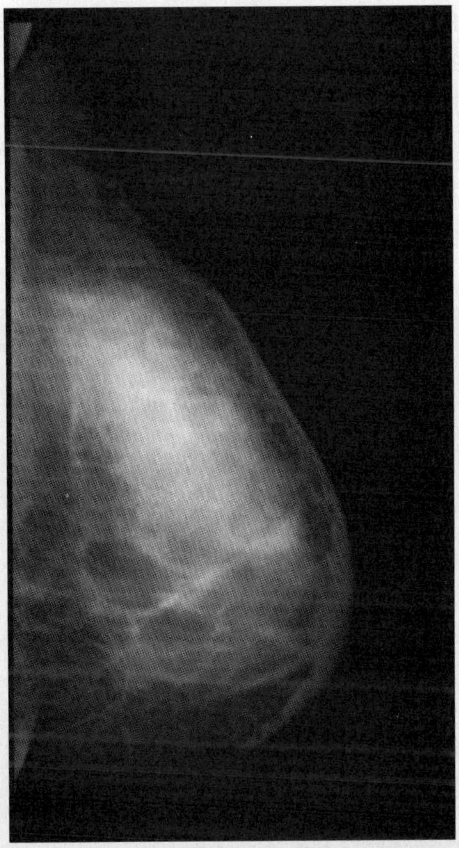

图 4－2－39　肉芽肿性乳腺炎 X 线表现

2. 鉴别诊断

肉芽肿性乳腺炎需与乳腺癌特别是浸润型或炎性乳腺癌鉴别。浸润型乳腺癌 X 线上所表现的范围通常比临床触及范围小，密度通常高于肉芽肿性乳腺炎，血运显著增多。

肉芽肿性乳腺炎需与浆细胞性乳腺炎鉴别。浆细胞性乳腺炎主要侵犯较大导管，而不在小叶范围内，其组织学特征是受累导管高度扩张，导管周围可见大量的弥散性浆细胞等炎症细胞浸润。临床上患者多有乳头溢液病史。在浆细胞性乳腺炎早期主要表现为导管扩张阶段，乳腺导管造影对本病有很大的诊断价值，造影时可见数支大乳管呈中度或高度扩张，扩张明显者可略呈扭曲走行。在浆细胞性乳腺炎的炎性反应阶段，X 线上与肉芽肿性乳腺炎的表现鉴别困难，但浆细胞性乳腺炎发病部位有一定特征，多位于乳晕后方。

肉芽肿性乳腺炎需与细菌感染性乳腺炎鉴别。单纯依据 X 线表现两者鉴别困难，但一般细菌感染性乳腺炎多发生于产后哺乳期妇女，经感染治疗后炎症有所消退，肿块有所缩小；而肉芽肿性乳腺炎用抗生素治疗无效。

## 八、乳腺癌影像学诊断

### （一）乳腺癌影像学表现

1. X线表现

乳腺癌在钼靶X线片所见可分为主要征象和次要征象两大类，前者包括小于临床的肿块、局限致密浸润、毛刺和恶性钙化，后者包括皮肤增厚和局限凹陷（酒窝征）、乳头内陷和漏斗征、血运增加、阳性导管征、瘤周“水肿环”以及彗星尾征等。根据《乳腺癌诊治规范》中建议，凡具有两个或两个以上主要征象，或1个主要征象加上2个以上次要征象，乳腺癌的诊断即可成立。唯一的例外是钙化，当X线片上表现为典型的恶性钙化，虽无其他恶性征象相伴，亦可诊断为乳腺癌。

（1）肿块　乳腺癌的最常见、最基本的X线征象（图4-2-40～图4-2-44）。约70%的乳腺癌患者在X线片上能清晰显示肿块影，但其显示率随乳腺的背景情况及病理类型而异。在脂肪型乳腺中肿块的显示率高；而在致密型乳腺中，因腺体组织掩盖，肿块显示率较低。小叶癌、炎性乳癌、管内癌等亦常见不到肿块。

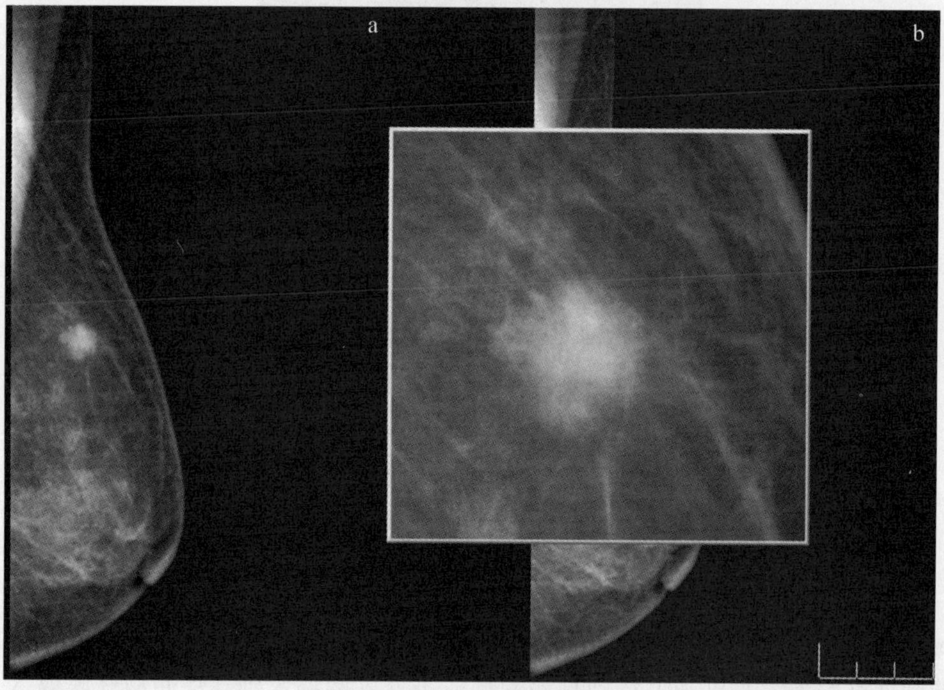


**图4-2-40　小乳癌**

直径1cm，形态不规则。a. 乳腺常规片；b. 病变局部放大片。

Ⅰ　肿块大小：在乳腺癌中，X线片上测得的肿块大小绝大多数（94.2%）小于临床测量。这是因为乳腺X线片上虽有一定的扩大率，但在临床测量时，常将癌性肿块周围的炎性浸润、癌瘤扩展浸润及/或纤维组织增生以及皮肤组织等都包含在肿物大小内，无法将这些因素去除，故测得的大小要大于X线片上的大小。X线片上的大小更接近于大体标本上瘤块的实际大小。X线和临床测量差异的程度随肿块边缘特征而异。肿块边缘有明显毛刺或浸润者，差异较大，最大可相差4cm之多，一般在1～2cm之间。肿块边缘光滑锐利者相差较少，可仅 0.5cm 左右，个别（5.8%）可两者相等，或甚至 X 线片上大于临床。由于此点在鉴别诊断中非常重要，应要求临床医师用卡尺精确测量，不可作粗略估计，必要时放射科医师应亲自动手测量。

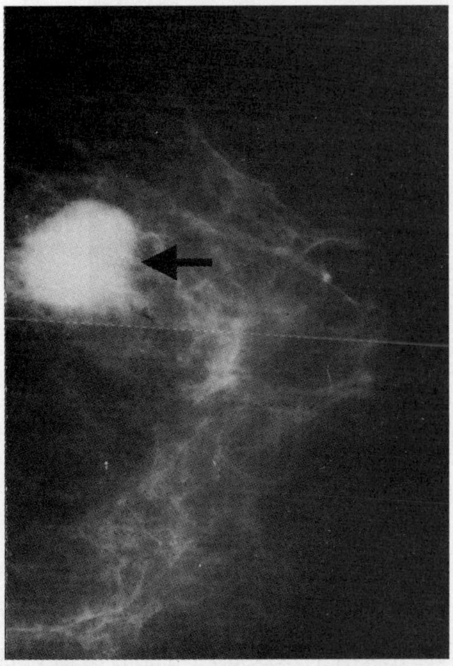

图 4－2－41　乳腺癌［肿物密度高，边缘毛糙（箭头）］

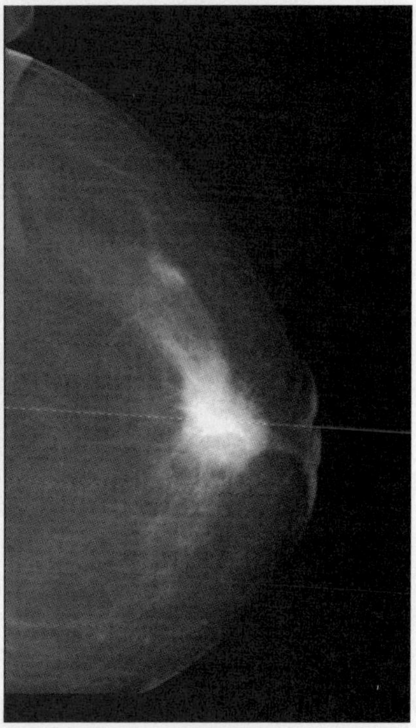

图 4－2－42　左乳癌（左乳肿物，边缘毛刺，漏斗征阳性）

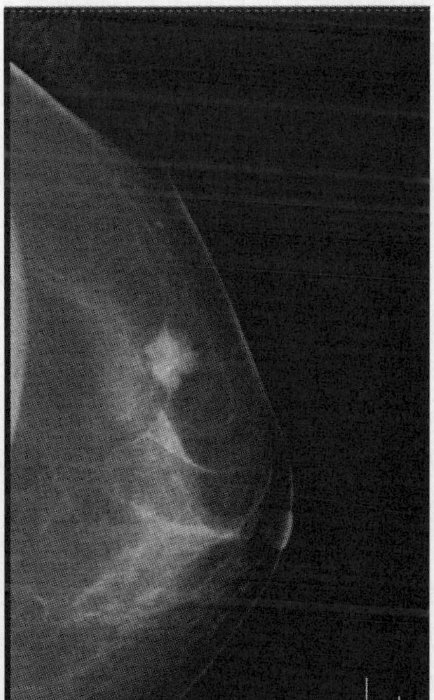

图 4－2－43　左乳单纯癌（左乳结节，边缘毛刺，伪足征）

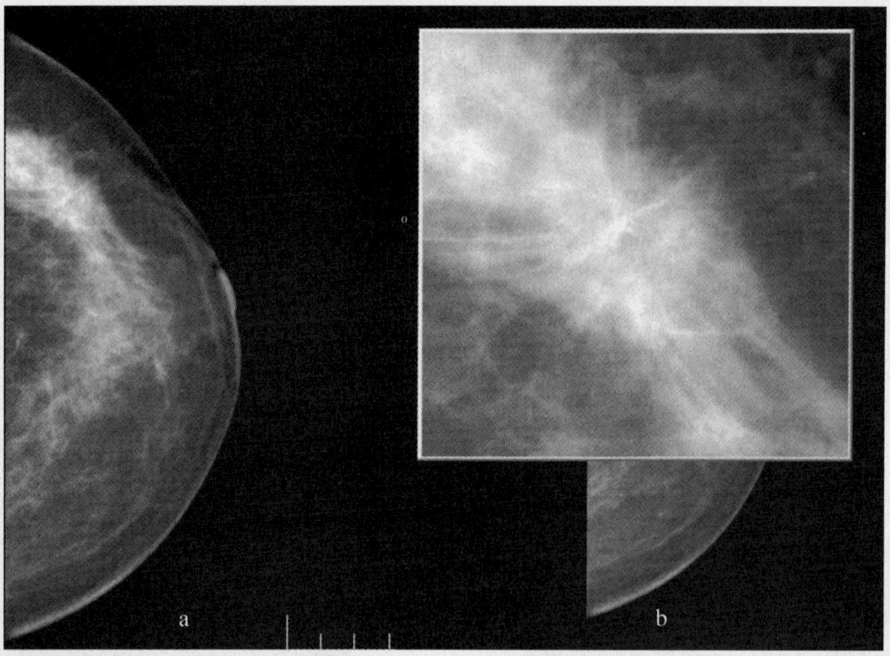


**图 4-2-44 左乳癌**

左乳肿物，边缘粗长毛刺。a. 左乳常规片；b. 病变局部放大片。

Ⅱ 肿块密度：多数情况下比较致密，比同等大小的良性肿块密度高。这是因为癌瘤细胞排列较紧密，矿物质含量较高，癌周常有不等量纤维组织增生以及瘤内可能有出血、含铁血黄素沉着等因素所致。贾振英用密度计测量的结果显示，癌瘤块影中央部较边缘部分更为致密。少数癌瘤可因坏死、液化等原因，出现透亮的空洞样阴影，如乳头状癌、囊腺癌、髓样癌等。从肉眼观察，块影密度的高低不仅与肿块本身密度有关，而且还取决于肿块与其周围背景的密度反差。同样密度肿块，若发生于丰富脂肪组织背景上，则显得非常致密；反之，若在致密型乳腺背景上，则显得较淡，仅略高于腺体密度或甚至完全被致密的腺体影所遮盖。

Ⅲ 肿块形状：多呈类圆形、分叶状或不规则形。少数病例形态较奇特，可为葫芦状、花瓣状或肾形等。

Ⅳ 肿块边缘：多数（80%以上）可见轻微或明显的毛刺或浸润或两者兼有。毛刺征象是由于癌周围有纤维组织增生及肿瘤向四周侵犯、扩展所致。个别病例，特别是早期病例，毛刺可能十分细小，须放大后仔细观察或用放大摄影才能辨认出。硬癌患者因有明显的纤维增生反应，可能有较粗长的毛刺。浸润影则代表癌周的炎症性反应或癌瘤直接向外浸润扩展的结果。它常出现于肿块影的某一区域，多数有沿导管向乳头方向浸润的趋势。有时它呈伪足状向外浸润突出。

(2) 局限致密浸润　当乳腺某一区域的密度异常增高或比较两侧乳腺发现不对称的较致密区，即为局限致密浸润。此征象在多数情况下（约 2/3）为良性病变，如增生、慢性炎症等，约 1/3 系癌瘤所致，特别是小叶癌。乳腺癌患者如出现下列情况之一时，在 X 线片上可能见不到肿块，而仅表现为一局限致密浸润影：① 癌细胞沿乳导管浸润扩展而不形成明显团块时；② 癌周炎性反应较显著，且已累及瘤块大部或全周，遮盖了肿块阴影；③ 癌周无增生的纤维组织包绕，使瘤块缺乏明确的境界；④ 肿块密度较淡，接近正常腺体密度，且周围有较丰富的腺体，使瘤块淹没于周围的腺体阴影中，两者间缺乏明确的分界。

根据天津肿瘤医院材料，约 26%乳腺癌表现为局限致密浸润，其密度绝大多数较正常腺体致密，特别是在它的中央部位，向外侧逐渐变淡，淹没于正常腺体阴影中，故与正常组织间的界限常不易确定。浸润形态可为片状、不规则形或类圆形。约 30%浸润有沿乳腺导管向乳头方向扩展之势。部分病变（约 41%）在浸润的边缘有毛刺或伪足状突起。约 1/3 在浸润区域有泥沙样或小弧线形钙化。偶尔，浸润影的中央较为透亮，系肿瘤坏死液化后所致（图 4-2-45）。

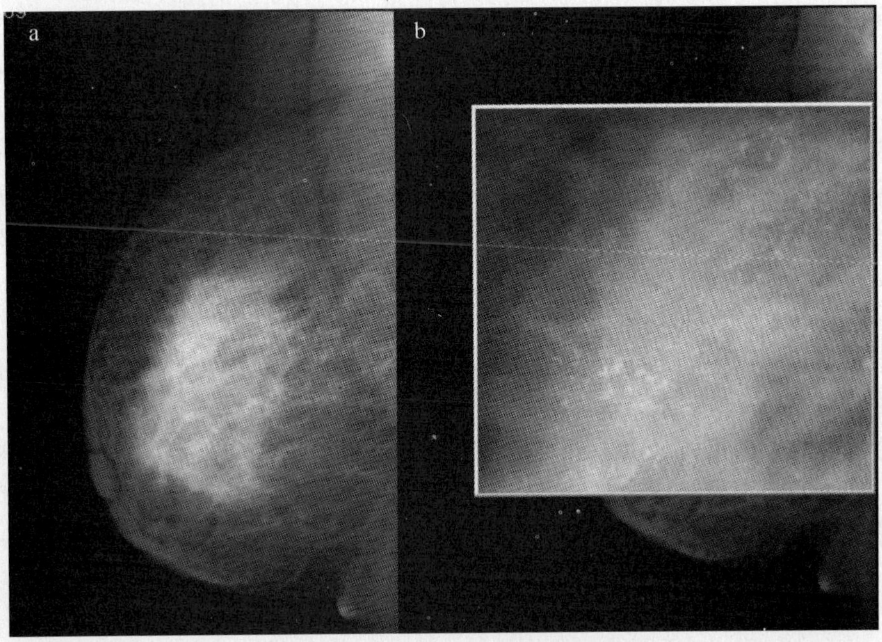


**图 4-2-45　右乳浸润性导管癌**

右乳片状浸润，其中多发细小钙化，乳晕区及邻近皮肤增厚，血运增多。a. 右乳常规片；b. 病变局部放大片。

（3）钙化　作为乳腺癌的一个主要 X 线征象，它不仅可帮助对乳腺癌的确诊，而且约有 4%～10%的病例，钙化是诊断乳腺癌的唯一阳性依据。在所谓临床“隐性”的乳腺癌中，至少有 50%～60%是单独凭借钙化而作出诊断的，且其中约 30%左右是原位癌。

乳腺癌的钙化颗粒多数是磷酸钙，少数为草酸钙，后者在标准苏木伊红染色中不染色而在偏光显微镜中才能见到。在组织学上，钙化并不一定都发生在恶性组织区域。据天津肿瘤医院 100 余例病理对照显示，钙化多数是位于导管癌管腔中癌细胞的变性坏死区，在 X 线上多表现为成堆的泥沙或针尖状钙化，少数为坏死癌细胞本身的钙化。钙化亦可发生在浸润性癌灶边缘的坏死细胞残屑内。在实性癌中，钙化可位于癌巢内，呈边缘不规整的钙化斑。在腺癌中，钙化可位于腺腔内，或在黏液腺癌的黏液基质内。有些钙化则可位于癌旁正常乳腺末梢乳管腔内或间质内。

据文献报道，约 30%～50%乳腺癌病人中可见到有钙化。其中以管内癌、粉刺样管内癌、导管癌、硬癌及黏液腺癌等较易发生，但国人的钙化发生率一般要低于欧美国家。随着近年来数字化乳腺摄影（digital mammography）及计算机辅助检测（computer-aided detection，CAD）系统的应用，明显提高了微小钙化的检出率，提高了导管内癌的早期诊断率，但同时也增加了假阳性率。

一旦发现钙化，须进一步鉴定是良性钙化还是恶性钙化[13]。美国放射学会提出的乳腺影像报告和数据系统将乳腺钙化分为典型良性、中间性（不能定性）和高度可疑恶性三类[9]。高度可疑恶性的钙化包括：①细小的多形性钙化：此种钙化较不定形钙化更可疑，其大小和形状不一，直径常小于 0.5mm；②线样或线样分支状钙化：外形细而不规则，常不连续，宽度小于 0.5mm，多为导管腔内钙化。法国 Delafomtan 通过对经手术证实的 400 例孤立丛状微小钙化的分析认为，小线虫状、线样/分支形及不规则大小的微小钙化是恶性钙化的最可靠指征，正确诊断率达 90%。另外，若微小钙化总数超过 30 枚和每平方厘米微小钙化数超过 20 枚亦表明有癌的可能。

根据我们多年临床经验体会，国人乳腺钙化情况与欧美有所不同，良性病变的钙化发生率很低，仅 12.7%。我们诊断恶性钙化的依据为：①丛状微小钙化，直径 0.5mm 以下，在一平方厘米内超过 5 枚（若仅 3～5 枚，则列为可疑）；②成群无法计数（30 枚以上）的微小钙化或大小不等的钙化，但以微小钙化为主；③小线虫状、泥沙或针尖状、线样/分支状钙化；④病变区内及其附近同时发现钙化，或仅在病变区边缘发现钙化；⑤沿乳导管方向密集分布的钙化等。仅少数黏液腺癌可表现有粗大钙化而酷似良性钙化（图 4－2－46～图 4－2－48）。

（4）毛刺　通常见于肿块或浸润区的边缘，约 40%乳腺癌可见此征，癌性肿块约 60%以上合并有毛刺。偶尔癌瘤本身影像不明显，X 线片上仅表现为光芒状向四周辐射的细长或粗长毛刺影像。

形成毛刺征的原因可能是由于癌周的间质反应，癌瘤直接向外浸润扩展，癌细胞沿乳腺导管扩展，或是癌周小梁结构向肿瘤方向牵拽等因素所致。硬癌因有明显的纤维增生反应，故 X 线上常有显著的毛刺，毛刺的长度可数倍于肿物的直径，或甚至毛刺征掩盖了瘤块本身的影像。

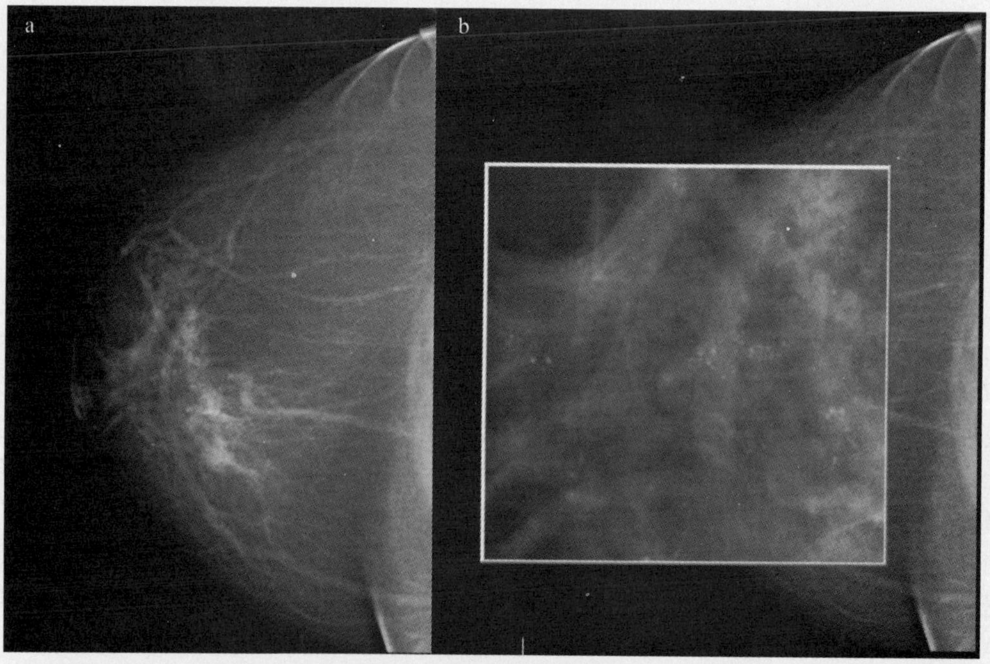


**图 4－2－46　右乳导管内癌**

乳腺内多灶细小钙化。a. 右乳常规片；b. 病变局部放大片。

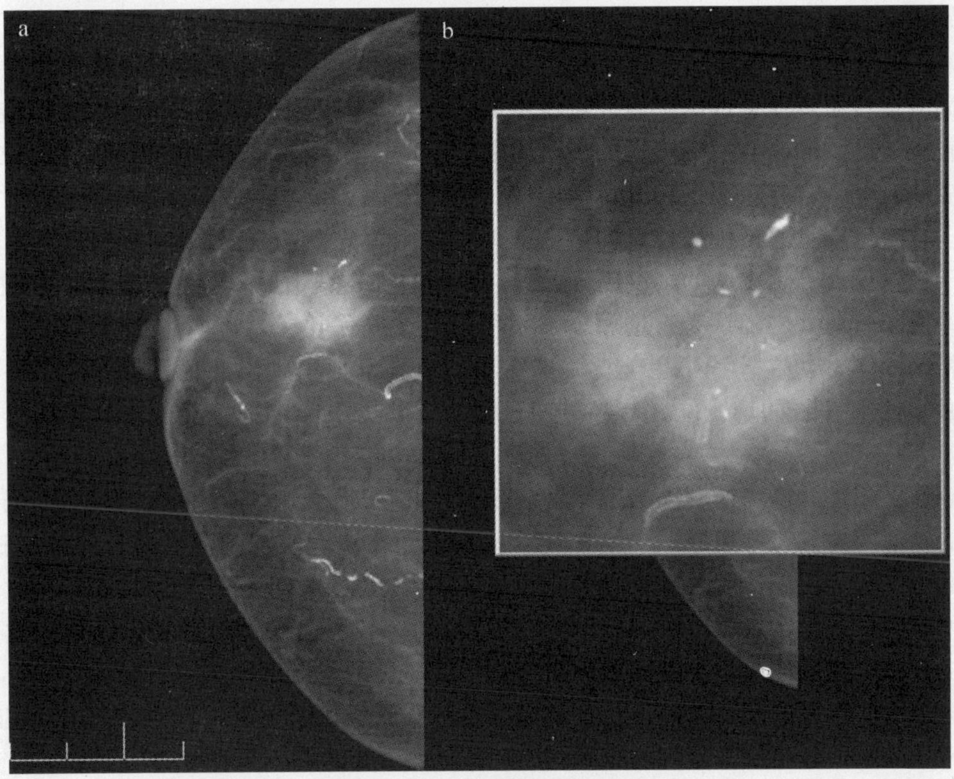


**图 4－2－47　右乳腺导管内癌**

a. 右乳常规片；b. 病变局部放大片。

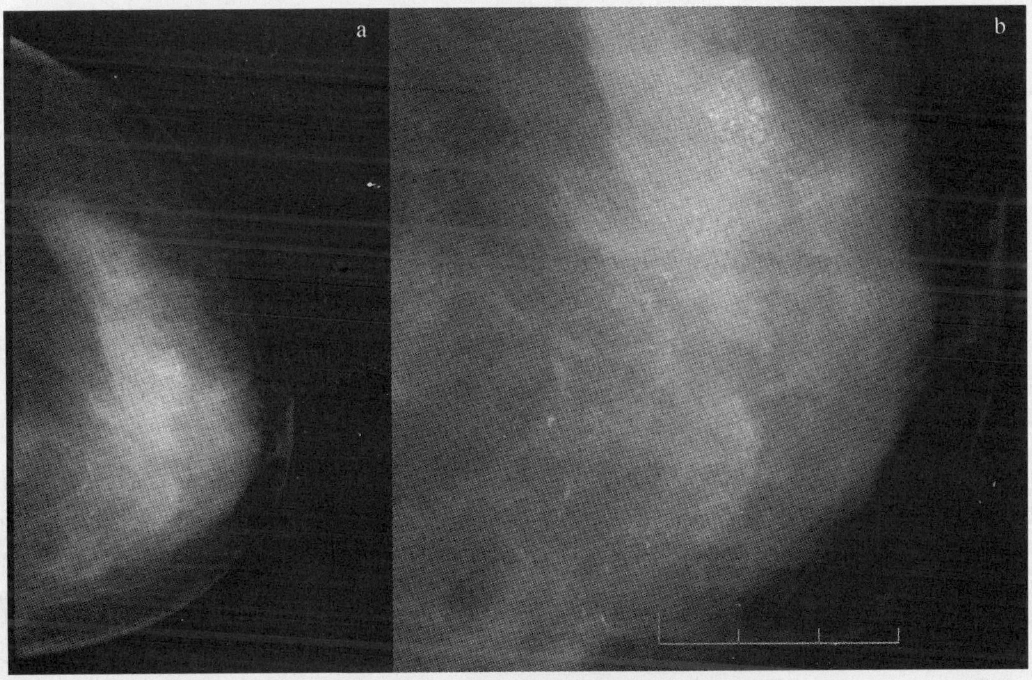


**图 4－2－48　左乳腺导管内癌伴早期浸润**

a. 左乳常规片；b. 钙化区放大片。

X 线上，毛刺的形态呈多种多样，它可表现为较短小的尖角状突起或呈粗长触须状、细长状、伪足状、火焰状、不规则形等等。有的病例毛刺较细小，须用放大镜或放大摄影观察才能识别出（图4－2－43，图4－2－44）。

（5）皮肤增厚和局限凹陷（酒窝征） 皮肤增厚可能是由于癌瘤越过浅筋膜浅层及皮下脂肪层而直接侵犯皮肤，或由于患乳血运增加、静脉淤血及淋巴回流障碍等原因所造成。位于乳腺较浅表的肿瘤易有病变附近的皮肤局限增厚，且多系癌瘤直接侵犯所致。深位的癌瘤较少有皮肤改变，若有，多系患乳血运增加、静脉淤血及淋巴回流障碍等所致。此时，增厚的范围多较广泛，且不论肿瘤位置如何，增厚区多起始于乳房的下半部。

由于正常妇女乳房皮肤的厚度因人而异，判断有无皮肤增厚，一是以乳房下方皱褶为基准，凡厚度超过此处者即认为有增厚；二是与附近皮肤作比较。因X线片上能对皮肤厚度作比较精确的测量，故X线医生能比临床更早、更准确地识别出此征，但先决条件是增厚的皮肤必须处于X线的切线位。有些早期轻微的皮肤局限增厚，可能因未处于切线位投照而被遗漏。

在癌瘤中，皮肤增厚的程度与范围因病变类型和病期而异。早期病变可轻微而局限，以后可发展至累及全乳，并可厚达1cm以上。呈局限致密浸润表现的癌瘤易合并有皮肤增厚，且增厚的范围较为广泛。肿块型表现而有粗长毛刺者亦较易出现皮肤局限增厚，有时可见毛刺直抵增厚区，并常常合并皮肤局限凹陷（酒窝征）。肿块边缘光滑者和以钙化为主要表现者，较少合并有皮肤增厚。炎性乳腺癌常有弥漫而显著的皮肤增厚。

在出现皮肤增厚的同时，还可见到邻近的皮下脂肪层显示致密、混浊，并出现粗糙网状交叉的索条阴影，悬吊韧带呈现增宽、增密，浅筋膜浅层也显示局限增厚、致密。

皮肤局限凹陷（酒窝征）常与皮肤增厚并存，乃系纤维收缩牵拽皮肤所致，常可见到有一纤细的纤维索条影连接酒窝的中心与癌瘤肿块。此征亦必须在处于切线位投照时才被显示。

（6）乳头内陷和漏斗征 在乳腺癌患者中，约12%在X线片上可显示有乳头内陷，且多见于中、晚期的乳腺癌中。判断乳头是否有内陷，必须是标准的正、侧位片，即乳头应处于切线投照位。此外，应观察对侧乳房及追询病史，以除外有先天性乳头内陷的可能。单纯乳头内陷而不合并有其他异常时，常为非特异性，无明显的临床意义。癌瘤所造成的乳头内陷常与皮肤增厚，特别是乳晕区的皮肤增厚或与“漏斗征”同时并存，且在大多数患者中可见索条状或带状致密影连接内陷的乳头与癌灶。“漏斗征”在X线片上呈现为一较致密的三角形阴影，位于乳头下方，三角形的底在乳头下，尖则指向深部，形似漏斗状，故称为“漏斗征”。它与正常大乳导管的阴影正相反，后者的尖部在乳头下，底伸向乳腺深部，且密度比“漏斗征”稍淡。“漏斗征”在病理上多数系乳晕下非特异性纤维组织增生反应所致，仅少数为癌瘤侵犯乳晕下区而造成。

（7）血运增加 可表现为三种形式：① 患乳血管直径（通常为静脉）较健侧明显增粗；② 病灶周围出现多数细小血管丛；③ 病变区出现粗大的肿瘤引流静脉。血运增加这一征象多数出现在中、晚期的乳腺癌中，多数早期病例缺乏这一征象。若不合并其他异常，则此征象亦常无重要临床意义，通常系哺乳期惯用该侧乳房哺乳所致，或系乳房加压拍摄时压力不均所造成。Dodd曾根据两侧乳房最粗血管（一般为静脉）直径的比率（静脉直径比率，venous diameter ratio，VDR）来鉴别良、恶性病变。凡VDR在1∶1.4以上者，即认为系恶性病变。根据VDR鉴别良、恶性的正确率可达75%。因此用VDR鉴别良、恶性病变对早期病例则并不适用。乳腺癌患者有无血运增加，对预后有一定参考价值。有明显血运增加者，代表癌细胞分化差，血运丰富，转移机会大。有人统计，有、无血运增加的5年生存率各为11%及67%。

(8)“导管征” 表现为乳头下一或数支乳腺导管阴影增密、增粗、边缘粗糙，并指向癌灶方向。虽然此征并非为特异性，有时在良性病变中亦可见到，但如结合其他所见，亦可作为诊断乳腺癌的次要征象之一。乳腺癌患者中约22%出现“导管征”。形成阳性“导管征”的机制可能是癌细胞沿乳导管向乳头方向扩展、蔓延，造成乳腺导管内因充满癌细胞而变得致密、增粗及粗糙；或为癌瘤附近乳腺导管被牵拽集中；或癌附近乳腺导管非特异性上皮增殖，管腔内充满脱落上皮细胞残屑导致致密（图4-2-49）。

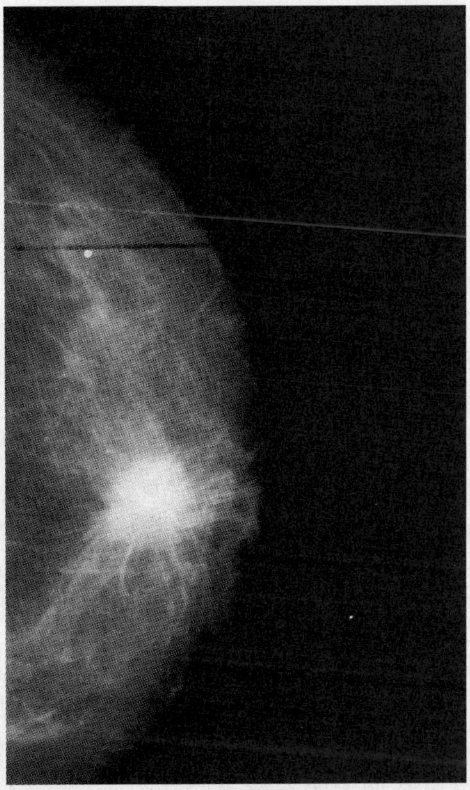

图 4-2-49 乳腺癌（肿块边缘毛刺，导管征阳性，乳头凹陷）

(9) 癌灶周围改变 除癌灶肿块本身可压迫邻近乳腺小梁结构使之局限移位外，因癌细胞直接向四周浸润、扩展，癌周的不规则纤维增生反应以及癌周的炎症反应和水肿等因素，可造成病灶周围的小梁增密、增粗及不规则，或呈模糊浸润，或出现不规则透亮的“水肿环”。上述改变可局限于病灶的某一周边或累及全周。

(10)“彗星尾征” 系乳腺实质被癌瘤侵犯及/或牵拽后所造成，通常位于癌灶的后或上方，形成一向外逐渐变细的狭长三角形致密阴影。此征比较少见。

(11) 乳腺结构紊乱 在浸润性癌中，由于宿主组织对恶性肿瘤的反应性纤维组织增生，使脂肪和正常乳腺实质之间的界面发生扭曲、紊乱。在脂肪型乳房中，此种增生反应造成X线片上典型的毛刺征，加上癌灶本身，不致引起诊断困难。但在致密型乳房中，瘤块可能被掩盖，局限性结构扭曲、紊乱则成为恶性的唯一指征。在鉴别时应注意，局部纤维化、慢性炎症、疤痕或近期曾行穿刺活检者，均可有相同改变，易与恶性肿瘤相混。

(12) 乳腺后间隙侵犯 深位的乳腺癌可早期即侵犯浅筋膜深层，导致乳腺后与胸大肌之间的透亮间隙的局限闭塞或甚至整个消失。在钼靶X线摄影中，通常难以显示乳后间隙，CT或MRI检查对确定有无乳后间隙及胸大肌的侵犯最为可靠。

(13) 腋窝及乳腺内淋巴结转移　Egan认为，当钼靶X线片上发现有一或数枚腋淋巴结阴影，即可诊断为腋淋巴结转移，但国人常有非肿瘤性的腋淋巴结增大，诊断时应慎重。在巨切标本的X线检查中，约25%可见到有乳腺内淋巴结阴影，但在临床上很少能见到乳腺内淋巴结。当癌瘤有乳腺内淋巴结转移时，有时可见在癌灶的外、上方有1～1.5cm直径的结节阴影，一般边缘光滑，致密或近似囊性密度。

2. CT表现

乳腺癌的CT表现与钼靶X线片上表现基本相同，在某些征象的显示上，各有优缺点。一般认为CT上能检出的最小癌灶直径约为2～5mm，小于1.5mm的癌瘤在CT上几乎无例外地因部分容积效应而被遗漏。在脂肪型乳腺中，钼靶X线片发现小结节的能力要优于CT；而在致密型乳腺中，因CT系体层扫描，较少受相邻结构的重叠干扰，故发现癌灶的能力优于钼靶X线片。对于乳腺癌的其他X线征象，如毛刺征、皮肤增厚及/或酒窝征、乳头内陷及/或漏斗征、血运增加、"彗星尾征"及乳后间隙与胸大肌侵犯等等，CT常比钼靶X线片显示得更明确和可靠（图4-2-50，图4-2-52，图4-2-53）。微小钙化在乳腺癌诊断中占有重要地位，但遗憾的是，CT虽有较高的密度分辨力，但受其部分容积效应的影响，常无法显示出微小钙化，或仅表现为一局限高密度区。增强CT检查对乳腺病变定性诊断有很大帮助。由于癌组织通常较周围正常组织有较强的摄碘能力，增强扫描时可使癌灶的CT值有明显升高，病灶变得更为明显。动态增强CT扫描乳腺癌多有明显强化，且表现为"快进快出"曲线类型，CT值常增高50Hu以上。但有少数良性肿瘤亦可有较明显强化，此时需结合病变的形态学表现综合判断。少数癌灶，包括一些"隐性"乳腺癌，在CT平扫时可能不明显，但通过增强扫描发现局限异常强化而可被检出。

在乳腺癌的影像学检查中，CT另一明显的优势是对淋巴结增大及术后复发的检测。CT对检测乳腺癌有无腋窝淋巴结增大的敏感性优于临床触诊（图4-2-51），特别是对位于胸小肌后内侧的淋巴结。赵晶等以短径大于5mm作为腋淋巴结增大的阈值，CT检出腋淋巴结增大的真阳性率为73%，假阴性率为27%。当肿大淋巴结出现边缘模糊、浸润或/和邻近脂肪浑浊时，即表明转移已侵出淋巴结包膜。乳腺内侧象限的癌瘤易发生内乳区淋巴结的转移，CT则是检测有无内乳淋巴结增大的有效手段（图4-2-54）。正常情况下，在胸骨两侧的内乳区各有3～5枚淋巴结，主要集中在第1～3肋间隙水平，偶可出现在第1～6肋间隙水平。两侧淋巴链在胸骨柄及剑突水平可有潜在交通。此外，上内乳区淋巴结与前纵隔淋巴结之间亦有交通，癌瘤亦可经此途径侵入前纵隔淋巴结。内乳区的淋巴结因周围缺乏足够的脂肪衬托，观察时必须适当调节窗位和窗高，仔细评估。Meyer认为直径大于6mm的淋巴结即代表系恶性的淋巴结增大。

对乳腺癌手术后疑有局部复发的患者，不可能再行钼靶X线检查，CT则可有很大帮助[8]。对胸壁复发患者，CT上可精确测定其累及范围及深度，有助于放射治疗野的设定和剂量的计算。乳腺切除时曾行腋清扫或曾行腋部放射治疗的患者，因纤维疤痕而使腋部临床检查发生困难，CT检查则可帮助确定腋部有无复发性肿块。乳腺癌术后发生患侧上肢水肿的病人，通过增强CT扫描可明确水肿的原因：腋静脉栓塞、腋静脉纤维粘连、或复发性肿物压迫腋静脉所致。但增强时应注意要在患肢的肘内侧注射造影剂，使造影剂能通过腋静脉，若在肘外侧部注射，则造影剂可能经头静脉流入到锁骨下静脉而被误诊为有腋静脉血栓。除此之外，通过胸部CT检查还能发现早期的心包积液、胸腔积液、肺转移及胸椎、胸骨或肋骨转移等。

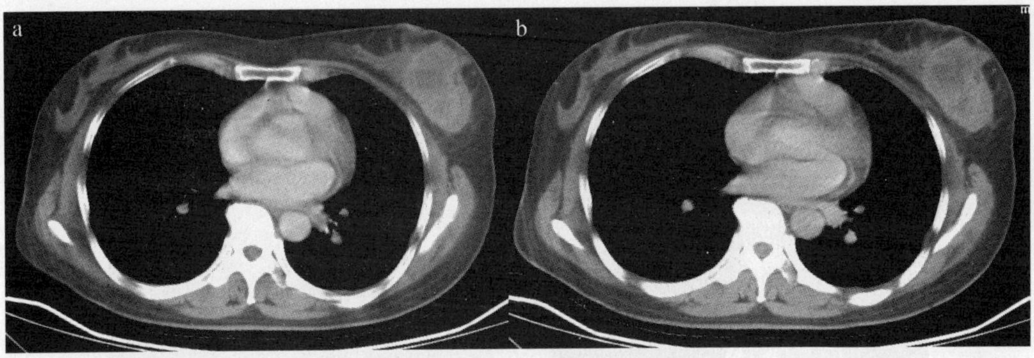


**图 4－2－50　左乳腺单纯癌**

a. CT 增强后 60 秒扫描示左乳肿块有明显强化，中央低密度区强化不明显；b. CT 增强后 180 秒延迟扫描示左乳肿块强化程度减弱。

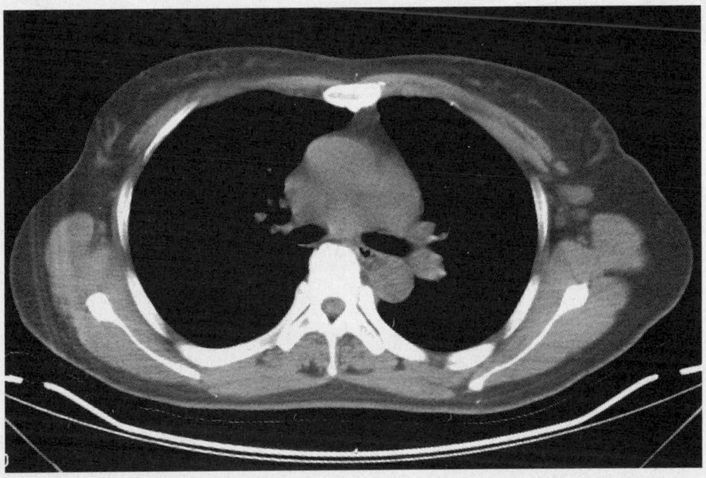

**图 4－2－51　左乳单纯癌左腋下多发淋巴结肿大**

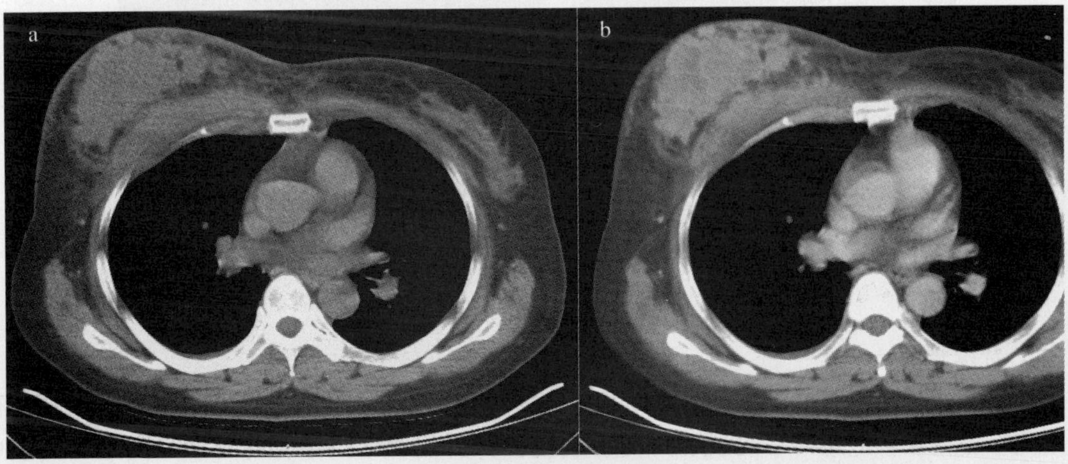


**图 4－2－52　右乳腺癌**

a. CT 平扫示右乳腺不规则肿物，CT 值 25Hu，右胸大肌增厚；b. CT 增强示右乳肿块及增厚的胸大肌均有不均匀强化，CT 值 35Hu。

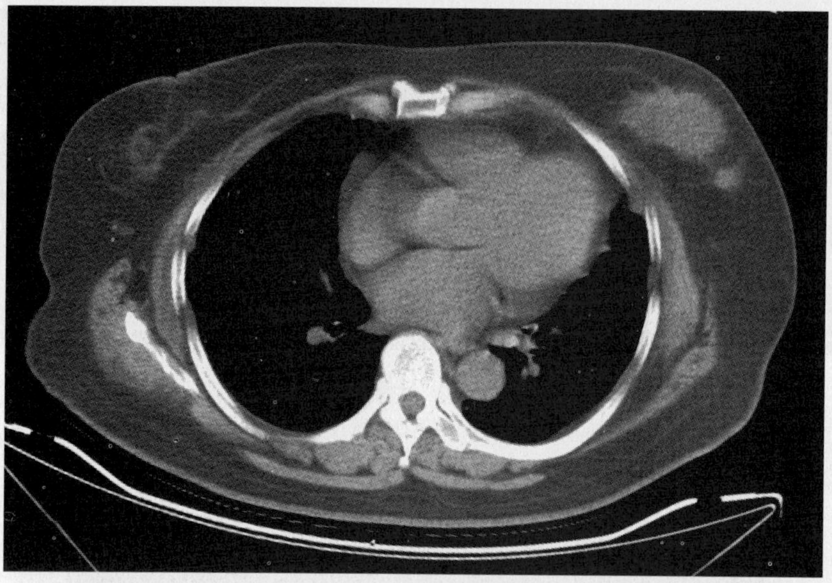

**图 4-2-53　左乳腺癌**

CT 平扫示左乳两个肿块（多灶），肿块边缘毛糙，可见长短不一毛刺。

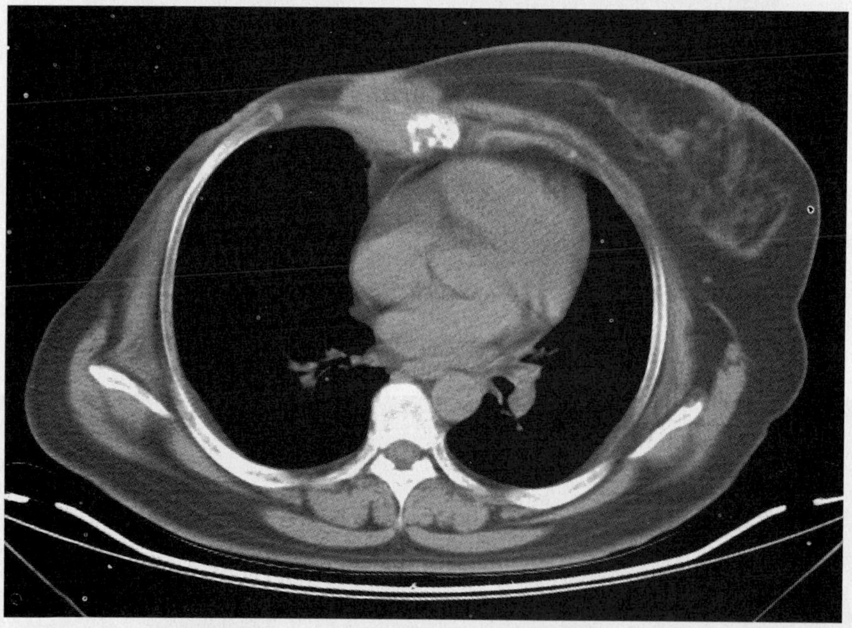

**图 4-2-54　右乳癌术后，右内乳区淋巴结肿大**

3. 特殊造影表现

乳腺导管造影对某些乳腺癌的诊断和鉴别诊断有一定帮助，特别当患者有乳头溢液体征时。乳腺癌在导管造影时可见乳腺导管有轻度扩张并扭曲，当导管行至癌灶附近时突然中断，断端不整齐；或导管在病灶处呈断续显影，缺乏正常分支，管壁僵硬。有时肿瘤侵蚀导管，导致造影剂溢入到肿块内或间质内。有些病例表现为导管分支分布紊乱，管腔不规则狭窄，或有不规则的充盈缺损，管壁僵直。癌周围的纤维组织增生反应亦可造成病变区附近的中、小导管扭曲、狭窄与变形。因乳腺导管特别是 3、4 级分支导管比较细小，观察时应用放大镜仔细搜索，勿遗漏微小的变化，或直接用1.5～1.7 倍放大摄影。

血管造影对乳腺癌的诊断亦有很大帮助，它可采用经肱动脉或内乳动脉插管法注入造影剂，但因属创伤性检查，较少被采用。近来有人采用DSA检查，操作简便，效果亦佳。乳腺恶性肿瘤的血管造影征象包括：肿瘤内对比剂涂染或对比剂池；局部血运增加，血管增多，管径增粗；出现肿瘤性病理血管；血管扭曲，走行紊乱、移位，和/或轮廓不规则；局部循环加速，出现动静脉瘘等。

**（二）乳腺癌诊断与鉴别诊断**

1. 乳腺癌诊断

在乳腺癌的影像诊断中，应掌握以2个以上主要恶性征象，或1个主要征象2个以上次要征象作为诊断恶性的依据。唯一例外是钙化，如X线上表现为典型恶性钙化，即使不合并其他异常，亦可诊断为乳腺癌。依照此原则，乳腺癌影像诊断的正确率约在85%～90%之间，其中假阴性率较高，约为8%～10%之间，而假阳性率较低，仅约2%左右。

乳腺癌X线诊断的正确性与下述因素有密切关系：

(1) 照片质量　乳腺内各种组织均属软组织范畴，它们之间的密度对比相差甚微，故对照片的质量要求甚严，过度曝光或曝光不足均可影响病变的显露而导致误诊。

(2) 病变部位及类型　深位、高位或乳腺尾部的病变容易被漏照，所以在投照前，技术员应亲自检查患者，务使病变区被包含在X线片内，以免漏诊。如确有困难，应进一步行CT或MRI检查。就乳腺癌的X线类型而言，以浸润型为主要表现者易被误诊为正常腺体或增生，诊断正确率稍低。小叶癌易被误诊为增生。髓样癌因密度较低或边缘较光滑易被漏诊或误诊为良性肿瘤，或因有坏死而被误诊为慢性脓肿。

(3) 乳房大小　一般而言，乳房越大，X线诊断正确性越高。这是因为大乳房患者常含有较多脂肪，自然对比较佳，较小肿物亦容易被发现。此外，较大乳房在投照上亦比较容易。据多数作者统计，在小乳房患者中，临床检查的正确性高于X线，在大乳房患者中临床检查的正确性则不如X线。

(4) 年龄　多数年轻患者的乳房腺体丰满，结构致密，而脂肪组织甚少，X线上缺乏自然对比，肿瘤常被掩盖而未能清晰显露，故X线上假阴性率较高。随着年龄增大及生育，腺体渐趋萎缩，结构变得疏松，乳房大部或全部由脂肪组织组成，此时即使很小肿瘤亦易被发现，X线诊断正确性亦明显提高。

(5) 乳房类型　致密型乳腺包括因年轻、增生或妊娠、哺乳期的乳房，因自然对比差，X线诊断的正确性低。脂肪型乳腺因有良好对比，X线诊断正确率高。

2. 鉴别诊断

根据乳腺癌的不同表现类型需与不同疾病进行鉴别。

(1) 肿块　以肿块为主要表现的乳腺癌，应与良性肿瘤、囊肿（包括积乳囊肿）及肉芽肿性病变（包括结核、慢性炎症）等鉴别。

一般良性肿瘤的形态比较规整，呈类圆形，亦可呈分叶状；肿块边缘光滑整齐，无毛刺、伪足状突起或浸润；周围小梁被单纯推挤移位，有时可见有透亮晕；肿块大小多数大于临床测量；较少有钙化，若有，也均在块影内，且数目少，颗粒粗大，或以粗大钙化为主掺杂少许细小钙化（表4-2-2）。

囊肿的形态比较规整，多呈类圆形，边缘光滑整齐。CT上根据CT值的测量可明确诊断，一般CT值在±20Hu之间。积乳囊肿均发生在生育过的妇女，年龄多在40岁以下，在产后1～5年内发现，CT值可接近脂肪密度，常有厚壁，壁可有强化。

表 4-2-2 乳腺良、恶性肿块的鉴别

| | 良性肿瘤 | 乳腺癌 |
|---|---|---|
| 密　度 | 近似正常腺体密度或略高 | 较正常腺体密度高，但髓样癌的密度可稍低 |
| 大小比 | 大于临床测量 | 94%小于临床测量 |
| 形　态 | 规整，呈圆或卵圆形，少数呈分叶状 | 圆形，分叶状或不规则形 |
| 边　缘 | 光滑整齐 | 常有毛刺、浸润，仅15%左右边缘光滑整齐 |
| 周围改变 | 可有环状透亮晕，小梁单纯推挤移位 | 可有"水肿"环，周围小梁模糊，紊乱 |
| 钙　化 | 少见，若有，位于块影内，颗粒大，粗糙或光滑，数量少 | 呈微细或弧形钙化，数目多或3～5成堆，可位于块影内或/和外 |
| 血　运 | 正常 | 常有血运增加 |
| 皮肤及乳头 | 正常 | 可合并有皮肤局部增厚，"酒窝征"，乳头内陷，"漏斗征"等 |

结节型的乳腺结核若边缘有纤维组织增生而产生毛刺征象者，与乳腺癌不易鉴别。但乳腺结核比较少见，若有钙化，则均见于结节内，且钙化颗粒较粗大，少数亦可呈细砂状。

乳腺慢性炎症多由急性乳腺炎治疗不当所致，结合临床病史可帮助诊断。在钼靶、CT及MRI上常可见病灶中心有脓腔，乳腺导管造影时造影剂可进入脓腔，形成不规则斑片影。若无脓肿形成，则易与癌相混。

(2) 浸润性阴影　以浸润表现为主的乳腺癌需与乳腺增生病及慢性炎症鉴别。

增生病一般累及双乳、多发，呈正常腺体密度，一般较癌性浸润要淡，亦无癌的各种次要X线征象。

少数不典型的急性乳腺炎可与浸润型乳腺癌相混，此时可用抗生素治疗1～2周后再拍片复查，若系炎症，可明显吸收。慢性炎症通常呈密度不均的浸润，内有多数大小不等囊样透亮的坏死灶，血运一般不丰富，亦无乳腺癌的特征性微小钙化。

(3) 良、恶性钙化　除乳腺癌可有钙化外，其他一些良性病变，如纤维腺瘤、分泌性疾病、外伤性脂肪坏死、慢性乳腺炎、乳腺结核、乳腺腺病、导管扩张症以及囊性增生病等等，亦均可出现钙化，需与癌瘤的钙化鉴别。依据美国放射学会提出的乳腺影像报告和数据系统，将乳腺钙化表现类型划分为典型良性、中间性（不能定性）和高度可疑恶性三类。根据文献材料及作者经验，认为良、恶性钙化的主要鉴别要点如下：① 从发生率看，钙化多数（73.6%）见于乳腺癌，良性病变的钙化仅占钙化病例的26.4%，且良性钙化中近半数（48.1%）发生在年龄较轻的纤维腺瘤患者中。② 乳腺癌的钙化约半数左右可仅位于病变近外方或病灶的内、外方兼有，而良性病变的钙化几乎均位于肿块或致密浸润区内。③ 乳腺癌的钙化通常呈多形性微小钙化，直径小于0.5mm；或呈纤细及/或分支状钙化，外形不规则，宽度小于0.5mm。法国deLafoutan认为，小线虫样、线样/分支形及不规则大小的微小钙化是恶性的可靠指征。而良性钙化的颗粒多比较粗大，通常在0.5mm以上，亦可伴有微小钙化，但以粗大钙化为主。少数黏液腺癌的钙化颗粒可能比较粗大而类似良性钙化。偶尔结核或腺泡性腺病的钙化可能以微小钙化为主而类似恶性的钙化。④ 乳腺癌的钙化数常较多，64%在10枚以上，25%在30枚以上，若微小钙化数超过30枚，或每平方厘米超过20枚，则癌的可能性极大。良性钙化一般数目较少，多数（66.7%）在10枚以下，仅10%在

30 枚以上。⑤ 当钙化数较多时，呈稀疏散在分布时常为良性病变，呈密集分布时常为乳腺癌（表 4-2-3）。

**表 4-2-3 乳腺良、恶性钙化的鉴别诊断**

| | 良性 | 恶性 |
|---|---|---|
| 发生率 | 少见，占良性病变的 12.7%，占钙化病例的 26.4% | 较多见，占乳腺癌的 31%～50%，占钙化病例的 73.6% |
| 部 位 | 肿块或浸润区内 | 肿块或病变区内、或外、或内外兼有 |
| 密 度 | 较致密 | 致密或较淡 |
| 大 小 | 粗大，或以粗大为主掺杂少许微小钙化 | 均匀一致的针尖样钙化，或以针尖状大小的钙化为主，掺杂有较大颗粒 |
| 形 态 | 圆形、环形、不规则融合形、杆状或平行杆状、树枝形、火花形 | 针尖状、细砂状、小线虫状、细线及/或分支状、不规则状 |
| 数 目 | 少，66.7%在 10 枚以下，超过 20 枚者少见，超过 30 枚者罕见 | 多，64%在 10 枚以上，1/4 以上超过 30 枚 |
| 分 布 | 在一局限区域内融合成团，或在较大范围内散在分布，或沿乳导管稀疏分布 | 在单位面积（$cm^2$）内 3～5 枚或 10～20 枚聚集成簇状，或在较大范围内密集分布，或沿乳导管密集分布 |
| 发展过程 | 3～6 个月内观察钙化数目无变化 | 3～6 个月内观察钙化数目可能有增加 |

（4）毛刺　是乳腺癌的一个比较特异性的 X 线征象，故有毛刺的肿块，几乎可肯定系乳腺癌，但识别时切勿将正常乳腺小梁误认为毛刺。少数肉芽肿性病变（如结核）或乳腺脂肪坏死偶可见到毛刺。但乳腺结核和乳腺脂肪坏死都比较少见，且后者多数有乳房外伤史，多发生在脂肪丰满的乳房中，病变多数位于皮下脂肪层内。

（5）皮肤增厚　并非为乳腺癌的特异征象。可引起乳房皮肤局限增厚的原因包括：乳腺癌；创伤（包括乳腺针吸或切检后 2～4 周内，乳房局部挫伤，烫伤后的水肿等）；炎症（慢性乳腺炎，乳腺脓肿，结核等）；皮肤疤痕（包括慢性炎症或结核后的疤痕，皮肤感染后的疤痕，疤痕疙瘩等）；皮肤本身病变，如皮肤表面的痣、疣等；以及乳腺导管扩张症等等。可引起乳房皮肤弥漫增厚的原因包括：炎性乳腺癌；胸壁或腋部手术后引起的淋巴或静脉回流障碍；各种原因引起的皮肤水肿，如乳房过大引起的垂吊性水肿、过度肥胖、充血性心力衰竭、黏液水肿、肾性水肿等等；皮肤本身病变，如硬皮病、鱼鳞癣、皮肤炎症以及其他原发皮肤病等；迅速的减重；急性乳腺炎；淋巴阻塞，如腋淋巴结的淋巴瘤、转移瘤等；以及全乳放射治疗照射后等。由于引起乳房皮肤增厚的原因很多，在鉴别时，放射医师应尽可能亲自追询病史及检查病人，绝大多数病例可得到明确答案。

（6）血运增加　乳房的血运情况有很大的个体差异，为确定有无血运增加，应与对侧乳房作比较，且两侧的乳房压迫程度应基本相同。导致血运增加的原因可能有：习惯于一侧乳房哺乳或原因不明的正常差异；急性乳腺炎；其他感染，如感染性囊肿或乳腺脓肿；乳腺纤维囊性病变以及乳腺癌等。虽然造成乳腺血运增加的原因很多，但除乳腺炎及癌外，其他原因造成血运增加的发生率都比较低，且血运增加的程度亦较轻。

（7）“导管征”　除乳腺癌外，“导管征”亦可见于某些良性疾病，如良性导管上皮增生、导管扩张症及乳头状瘤病等。但良性病变的“导管征”中，增粗的导管比较光滑，密度较淡，无伴发的肿块影，临床常仅表现为乳头溢液。乳腺癌的“导管征”时，增粗的导管比较致密、粗糙，且均指向远端的肿块或致密浸润区。对有乳头溢液表现的病人，乳腺导管造影检查是一很有价值的诊断手段。

**（三）几种特殊类型乳腺癌**

除少数情况外，仅根据乳腺癌的X线表现尚难以作出病理类型的判断。但某些病理类型的乳腺癌，可能具有较特殊的X线表现[14-18]。

1. 乳腺佩吉特病或癌性湿疹

乳腺佩吉特病较少见，约占女性乳腺癌的1.4%，男性乳腺癌中的0.8%～1.5%。X线上，表现为患侧乳头增大、增密及侵蚀。但因各人乳头大小可有很大不同，故只有在临床提供了详细病史后，才能使放射科医生注意到乳头的改变，并经与健侧乳头仔细比较后，才能确认。后期则有乳头内陷、破坏或完全消失，较易辨认。除乳头改变外，佩吉特病患者常合并有中心位的导管癌，典型表现为乳头下多数细小钙化，并可沿乳腺导管追踪到乳头。

2. 囊内乳头状癌，或乳头状癌，或乳头状囊腺癌

X线上可见一较大的密度均匀的囊性肿物，常在中心位或其附近。由于囊肿内常有出血及含铁血黄素沉着，故肿物的密度较一般的囊肿或纤维腺瘤为高。因囊内乳头状瘤的恶性细胞多限于囊壁的内缘，所以肿物的外形光滑整齐，甚至有“透亮环”而酷似良性肿瘤。但若仔细观察，在边缘的某一部分有时可见不规则向外侵犯表现。

若临床或放射科医生在术前考虑到有此瘤的可能，最好作进一步的囊肿充气造影。用细穿刺针直接刺入到囊肿内，放出液体，注入等量过滤空气再行投照。此时不但可显出囊肿的特性，并在囊肿的内壁上可见有小的乳头状或分叶状肿物，从而确定囊内乳头状癌的诊断。

3. 黏液癌或胶样癌

X线上黏液癌的表现可近似良性肿瘤。肿块的密度多比较淡，近似一般的良性囊肿，若瘤内有出血时，密度可增高。肿块的边缘亦比较光滑。然而癌瘤附近的乳腺小梁可有扭曲、牵拉及变形，亦可出现一些如皮肤局限增厚、血运增加等继发的恶性X线征象。黏液癌较易发生钙化，钙化部位多在黏液间质中，颗粒比较粗大，形态不规则。

4. 髓样癌

X线上，由于髓样癌中癌细胞聚集较紧密，且常有出血，故肿块密度多较高，易与良性者区别。当肿瘤内发生坏死时，肿块内可出现不规则透亮区。因癌周常有炎性细胞浸润，可使部分块影边缘模糊，严重者可完全呈一局限致密浸润表现而掩盖块影。X线上易见到皮肤局限增厚、血运增加等继发恶性征象。钙化亦较常见，如发生在癌细胞中，则细小似针尖状，如发生在坏死组织中，则钙化颗粒可较粗大。另有部分不典型髓样癌肿块边缘可表现为光滑锐利而类似良性肿瘤（图4-2-55，图4-2-56）。

5. 硬癌

硬癌在X线上颇具特征，诊断亦较易。肿物直径多数仅2～3cm，因有明显纤维增生，故密度很高。在肿块边缘皆有明显的长短不等、粗细不均的毛刺状阴影，其长度可数倍于肿块的直径。毛刺可直接伸展到皮肤，引起皮肤的局限增厚或凹陷，亦可伸入到乳头下，造成乳头凹陷及漏斗征等。

6. 炎性乳腺癌

炎性乳腺癌特点为全乳房呈急性炎症性表现，临床容易与急性乳腺炎混淆而误诊。患者多为中青年，起病急骤，病变发展迅速，典型病例常为乳房弥漫性肿大，局部皮肤发红、水肿、橘皮样变、皮温高、伴疼痛，触诊乳房普遍坚实，腋下淋巴结常受累。炎性乳腺癌纯属

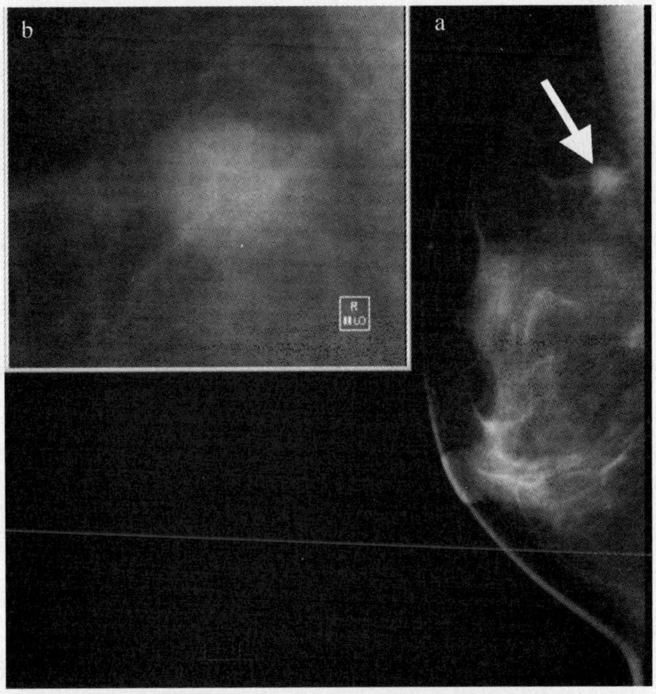


**图 4－2－55　右乳髓样癌**

a. 髓样癌平片；b. 局部放大片。

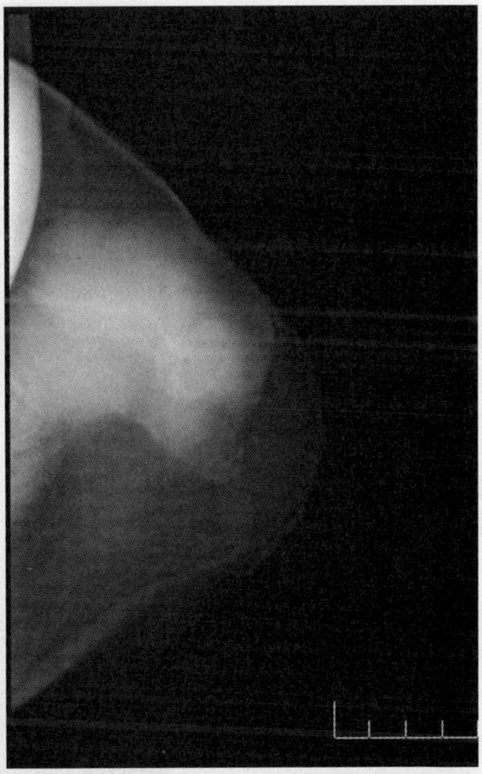

**图 4－2－56　左乳髓样癌**

左乳分叶状肿物，邻近正常皮下脂肪层消失且皮肤增厚、凹陷。

临床分类，病理形态无特异性，各种病理类型都可见到，多数为分化差的单纯癌、硬癌、髓样癌等，其他如大汗腺（现名：顶泌汗腺）癌、鳞状细胞癌、浸润性小叶癌等都有报告。炎性乳腺癌恶性程度高，预后差。

X线上表现为患乳普遍致密，悬吊韧带因有癌细胞浸润而显著增厚，皮肤均有广泛而显著增厚，几乎均累及全乳。皮下可见细条索状与皮肤表面呈垂直走行的阴影，系癌性淋巴管炎所致。炎性乳腺癌的X线表现不同于一般的乳腺癌，而与急性炎症相似。但急性炎症经抗生素治疗一周余后即可有明显的吸收好转。

7. 小叶癌

X线上，小叶癌虽使小叶增大，但基本仍保持其正常外形，故难以辨认出有异常。若病变较广泛时，则可出现球形或绒毛状致密影，颇似小叶增生或导管增生。有时可造成乳腺小梁较广泛的扭曲、变形。癌突破基底膜后，呈现与一股乳腺癌相同的X线表现。

钙化为诊断小叶原位癌的一个重要X线征象。小叶原位癌在X线上有较高的钙化出现率，但它与管内癌不同，钙化常在癌旁区域，而不是在癌巢内，此点在指导活检时需予以注意。此外小叶癌有较高的双侧发病率，故须注意对侧的检查。

8. 导管内原位癌

导管内原位癌在X线上的特征是钙化出现率较高，且多为针尖状微细钙化，可呈丛状分布，或较为弥漫密集，遍布于乳腺的大部分。特别是粉刺样管内癌，在坏死的细胞残屑内最易发生典型的细砂状钙化。一些导管内原位癌即可凭借此种特征性钙化而由X线诊断出来。

当导管内原位癌浸出管外时，则可具有与一般乳腺癌相似的X线表现，唯纤维增生反应及毛刺等改变可能较不明显。

9. 高分化腺癌

此类肿瘤在X线片上表现也极似良性。肿块边缘光滑整齐，无血运增加，也无皮肤、乳头等继发恶性征象。若用放大摄影，则在部分病例中可见瘤块边缘有少许细小毛刺。

## 九、乳腺肉瘤影像学诊断

### （一）叶状囊肉瘤

1. 影像学表现

（1）X线：叶状囊肉瘤的X线表现主要依肿瘤的大小而定。小的肿瘤多表现为一边缘光滑的结节阴影，与纤维腺瘤较难区别，故均被误诊为纤维腺瘤。肿瘤较大时，即出现特征性的分叶状外形，但边缘仍保持光滑锐利[39]。血运多有明显增加，患乳可出现粗大的静脉阴影。表面皮肤多数仍然保持正常，或被下方肿块顶起而变薄，少数可见溃破。肿瘤边缘缺乏浸润、毛刺等恶性征象，亦罕有钙化（图4-2-57～图4-2-59）。

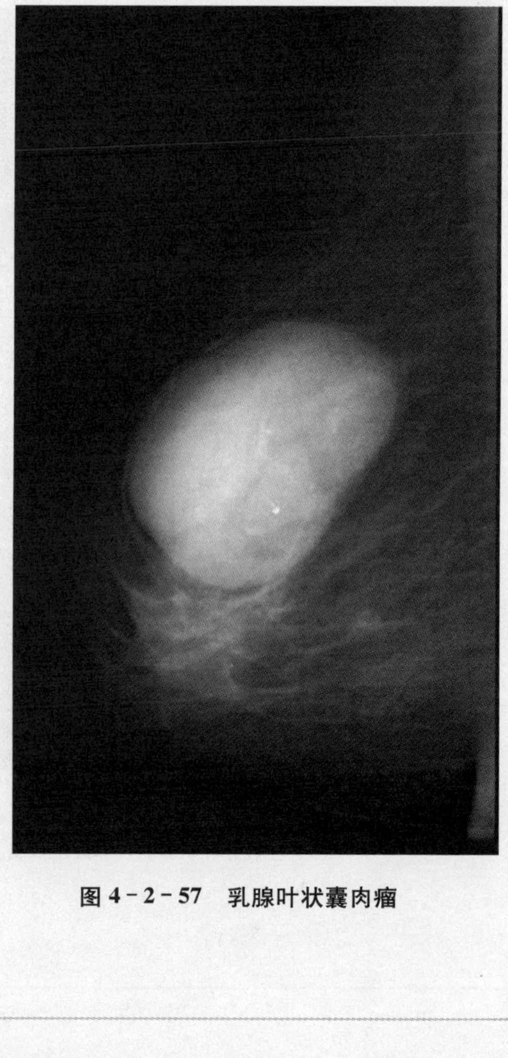

图4-2-57　乳腺叶状囊肉瘤

(2) CT：有关乳腺叶状瘤的 CT 表现报道不多。CT 平扫与 X 线表现大致相同，小的叶状瘤多表现为边缘光滑的类圆形结节，密度均匀，与纤维腺瘤难以区别。肿瘤较大时出现特征性的分叶状外形，边缘仍光滑锐利，无毛刺或浸润（图 4-2-60）。

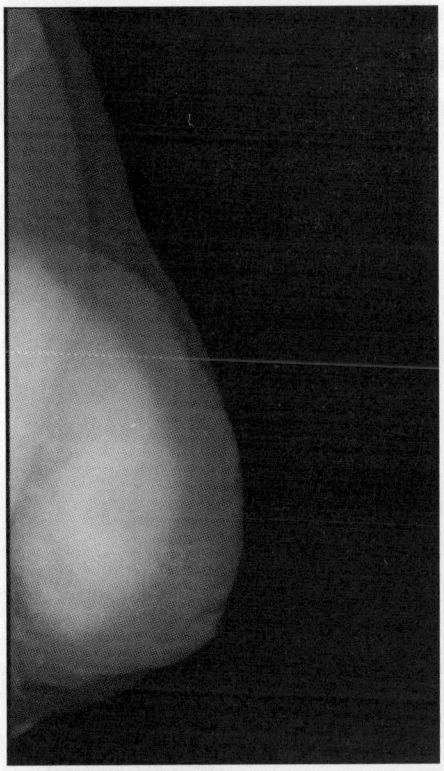

图 4-2-58　乳腺叶状囊肉瘤（肿块巨大，肿块边缘光滑）

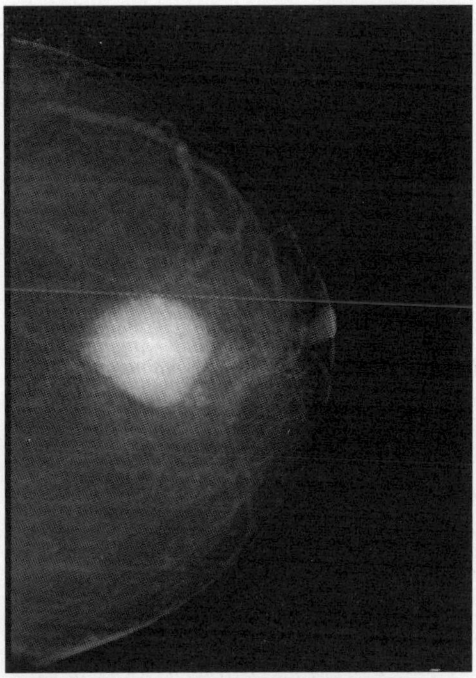

图 4-2-59　乳腺叶状囊肉瘤

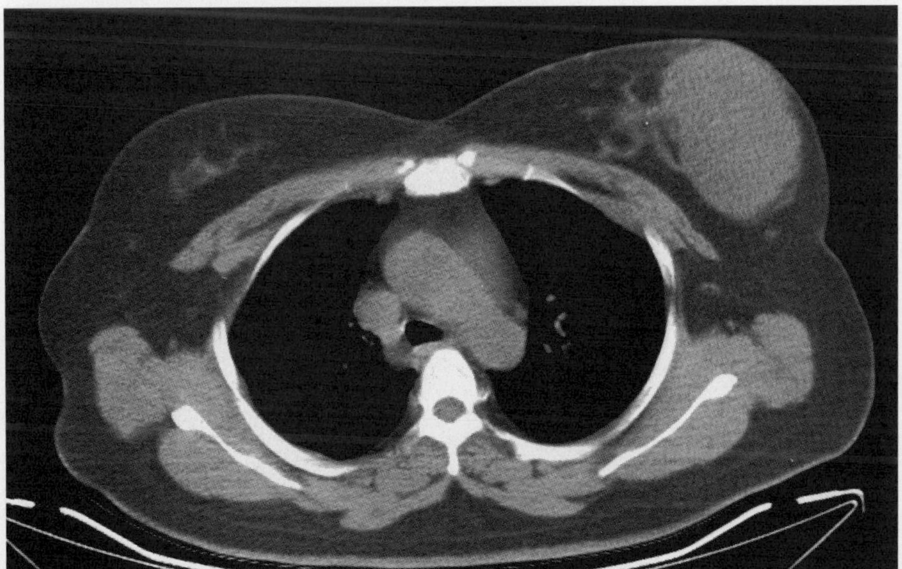

图 4-2-60　左乳腺叶状囊肉瘤 CT 表现

2. 鉴别诊断

有些乳腺肉瘤亦可能与叶状囊肉瘤的表现相似，边缘亦较光滑、锐利，但分叶状表现不如叶状囊肉瘤显著，血运增加亦不如囊肉瘤明显。

小的叶状囊肉瘤与纤维腺瘤或其他良性肿瘤难以区别。大的叶状囊肉瘤可根据肿瘤明显的分叶状外形，边缘光滑锐利，血运明显增加以及无皮肤增厚等影像特征而作出正确诊断。超声或 MRI 检查，可显示肿瘤内的囊腔，有重要鉴别诊断价值。

叶状囊肉瘤与乳腺癌的鉴别要点：乳腺癌的边缘多不整齐，有毛刺或浸润，皮肤亦常受累。

**（二）恶性淋巴瘤**

1. 影像学表现

（1）X 线：大致可分为结节或肿块型及致密浸润型[20,21]。表现为结节或肿块型者，可为单乳单发或多发，亦可为双乳多发，肿块边缘多清楚，表现为部分边缘不清者多为与周围腺体重叠，而周围浸润少，无毛刺、钙化或漏斗征及皮肤凹陷征等乳腺癌典型 X 线征象（图 4-2-61）。表现为致密浸润型者，X 线上显示病变较弥漫，常累及乳房体积的四分之一以上，界限多不清，多数伴有皮肤的弥漫水肿、增厚（图 4-2-62）。乳腺恶性淋巴瘤患者常合并有腋淋巴结的增大。加拍腋部 X 片、CT 或 MRI，常可发现腋部有圆形或卵圆形、边缘光滑锐利的肿大淋巴结。

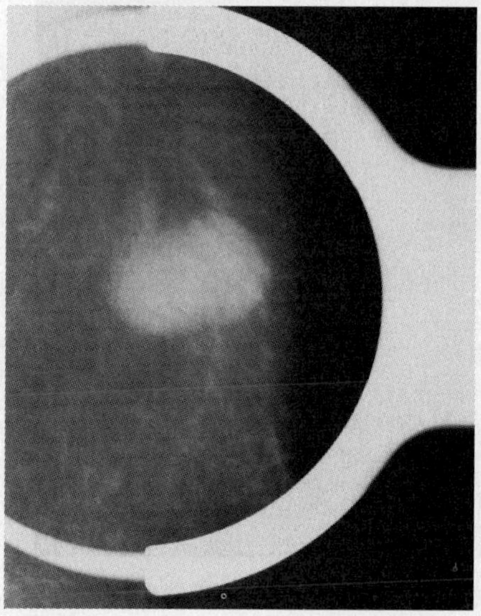

**图 4-2-61　乳腺 NHL X 线表现**

肿块局部加压点片，显示外上方一卵圆形肿物，部分边缘不清。

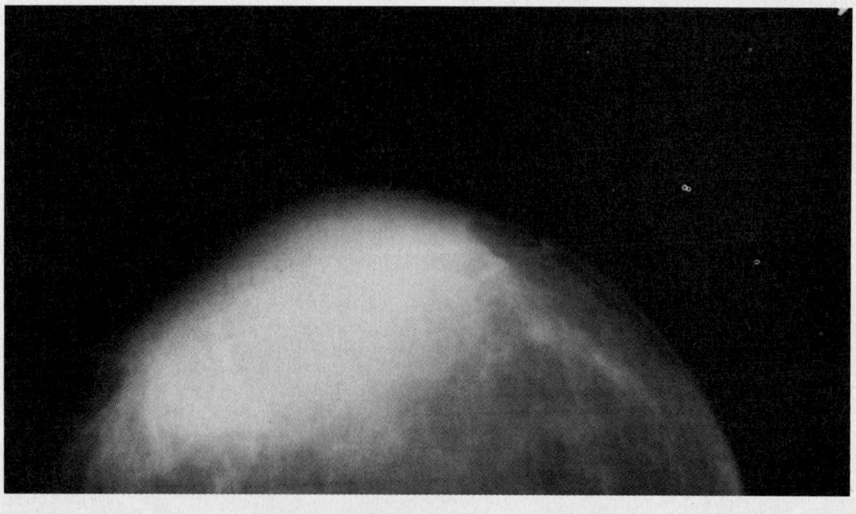

**图 4-2-62　乳腺 NHL X 线表现**

乳晕下方局限致密浸润，乳晕及邻近皮肤增厚，皮下脂肪层显示不清。

（2）CT：表现与 X 线片基本相同，表现为结节或肿块型者，肿块边缘多清楚，表现为部分边缘不清者多为与周围腺体重叠，而周围浸润少，无毛刺、钙化或漏斗征及皮肤凹陷征等乳腺癌典型征象（图 4－2－63）。表现为致密浸润型者，显示界限多不清，多数伴有皮肤的弥漫水肿、增厚（图 4－2－64）。对于肿大淋巴结的显示 CT 有明显优势（图 4－2－65）。

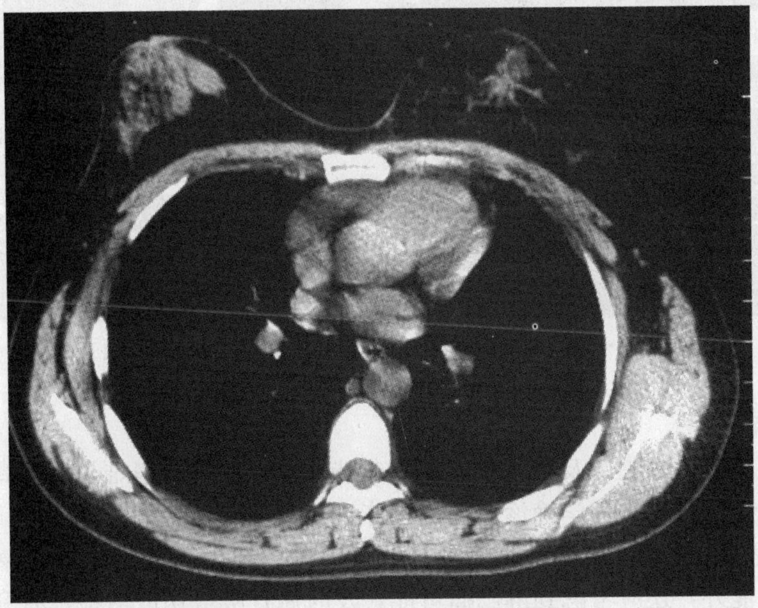

**图 4－2－63　右乳腺 NHL CT 表现**

右乳多发肿块，密度均匀，部分肿块边缘光滑清楚，部分肿块边缘与周围腺体重叠而显示不清。

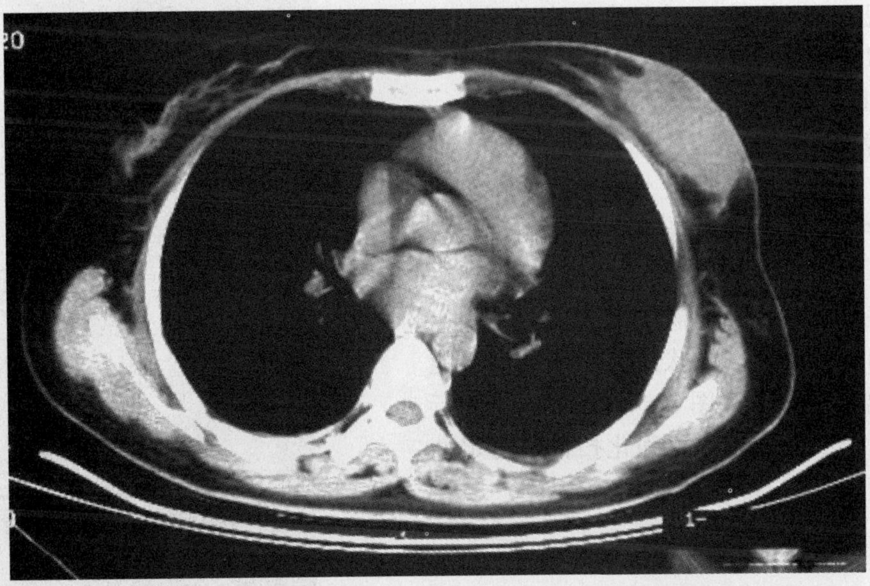

**图 4－2－64　左乳腺 NHL CT 表现**

左乳晕下方局限致密浸润，乳晕及邻近皮肤增厚，皮下脂肪层显示不清。

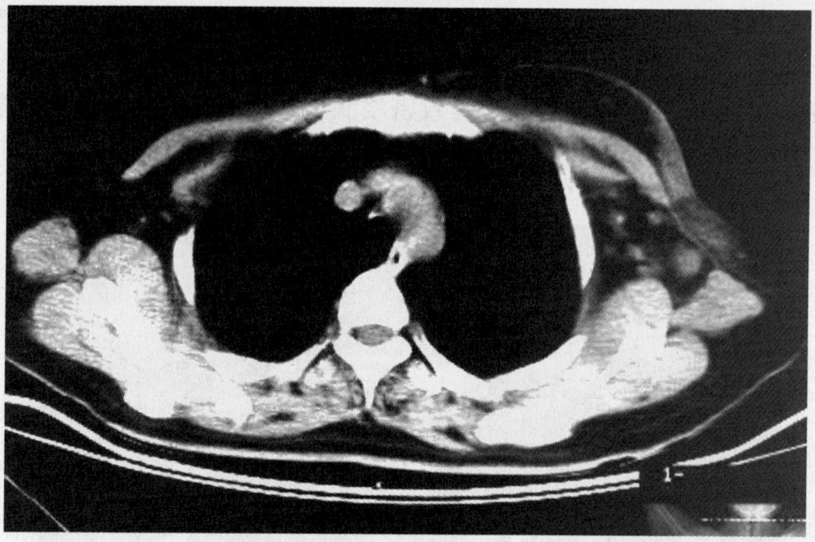

图 4-2-65　左乳腺 NHL 左腋下多发淋巴结肿大 CT 表现

2. 鉴别诊断

原发性乳腺淋巴瘤的临床及影像学表现缺乏特异性，在术前很难与乳腺其他良、恶性病变区分，最后诊断需依靠病理学确诊。但如临床乳腺检查考虑恶性且伴有腋下肿大淋巴结，而 X 线征象表现为良性或不典型乳腺癌者（缺乏毛刺、细小簇状钙化等征象）应提示除有不典型髓样癌可能外，还应考虑到淋巴瘤可能，及时做针吸或切取活检，有利于临床选取恰当的治疗方案。

乳腺淋巴瘤表现为肿块边缘光滑清楚者需要与良性纤维腺瘤、不典型髓样癌等鉴别，肿块边缘不清楚者需要与乳腺癌鉴别。致密浸润型者多表现为大片状密度增高伴皮肤增厚，此时需与乳腺炎症或炎性乳腺癌区别。

**（三）血管肉瘤**

1. 影像学表现

X 线上，本病缺乏特征性表现[22]。肿块多较巨大，常呈分叶状，边缘锐利或模糊，密度可均匀或不均匀。若累及皮肤，可造成局部皮肤增厚，但罕见有水肿或橘皮样改变。X 线上易被误诊为良性肿瘤、叶状囊肉瘤或癌，罕能在术前作出正确诊断（图 4-2-66）。若能行 CT 或 MRI 检查，特别是行强化扫描，对定性诊断会有帮助。

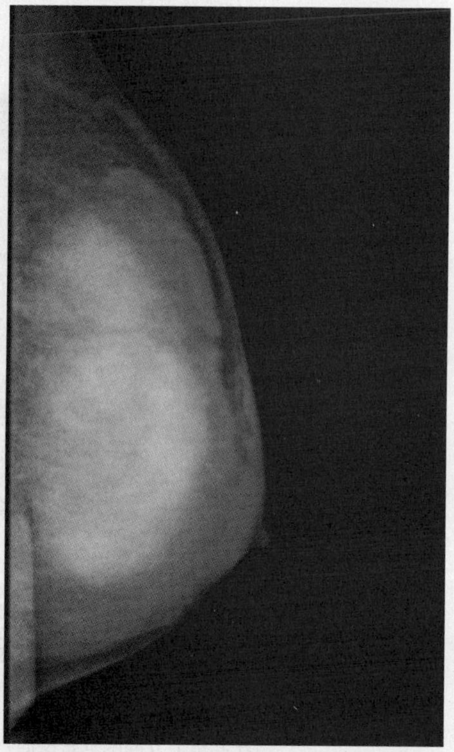

图 4-2-66　乳腺血管肉瘤 X 线表现

### （四）乳腺癌肉瘤

1. 影像学表现

因为乳腺癌肉瘤中既有癌的成分，又有肉瘤的成分，因此其影像学表现可具有上述两种恶性肿瘤任意一种表现特点，与单纯的乳腺癌或单纯的乳腺肉瘤很难区分。对于乳腺癌肉瘤的影像学表现，国内外文献报道较少。复习文献及作者报道的病例[23]，影像学表现可为两种类型：一种表现为具有乳腺癌的特征，X线片上表现为不规则致密浸润或肿块，边界不清，边缘毛糙，血运丰富（图 4－2－67），其内亦可见多数细小钙化；亦可表现为具有肉瘤的特征，即轮廓略呈分叶状，密度均匀，部分边缘毛糙（图 4－2－68）。动态增强 CT、MRI 扫描肿瘤密度或信号强度趋向于快速明显增高且快速减低的恶性特征。

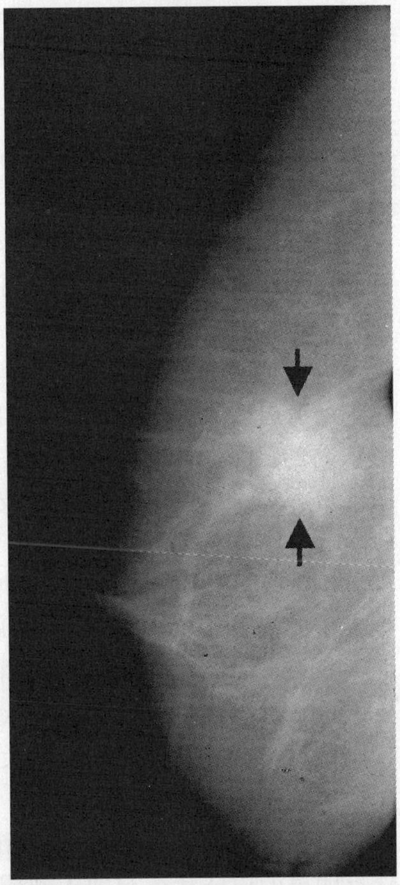

**图 4－2－67　乳腺癌肉瘤 X 线表现**

乳腺上方不规则肿块（↑），呈分叶状，边缘毛糙，周围血管增粗。

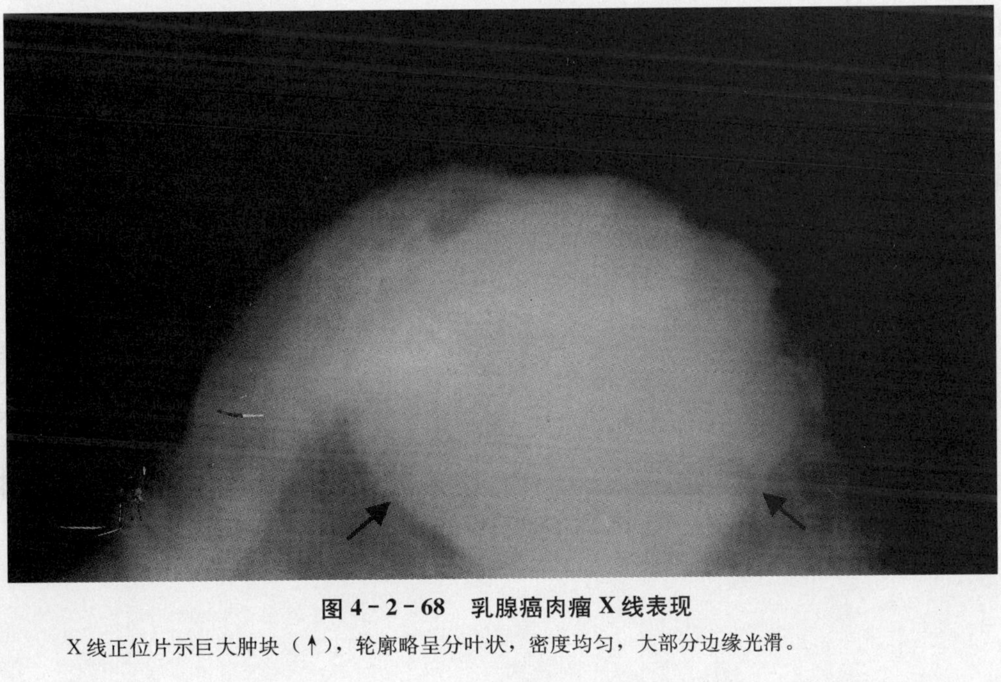

**图 4－2－68　乳腺癌肉瘤 X 线表现**

X 线正位片示巨大肿块（↑），轮廓略呈分叶状，密度均匀，大部分边缘光滑。

## 十、男性乳腺病变影像学诊断

X线上，因正常男乳主要为脂肪组织，故表现为均匀一致的X线透亮阴影。在乳头下方偶可辨认出少许较致密的索条样阴影，代表残余的导管及纤维组织。有时索条阴影有少量呈融合状，见不到悬吊韧带影。

男乳因体积较小，在X线摄影检查中不无困难。用钼靶X线机进行投照时，所夹得之乳腺组织常常过少，从而影响到病变的显露。用CT、MRI检查则较为理想。

### （一）男性乳腺肥大

1. 影像学表现

所有男性乳腺肥大均起源自乳头下方的中央位，以扇形形状向乳腺深处伸展，对称地累及乳头中央平面的上、下。X线上可呈现两种表现，即树枝型（dentritic）与非树枝型（non-dentritic），后者也称结节型（nodular）或三角型。Amalric（1959年）认为树枝型增生多见于组织学上以导管增生为主的病例，而非树枝型则见于腺泡或小叶增生的病例。而Michels（1977年）则认为树枝型多见于病期较长，相当于Williams Ⅱ型或纤维性男乳肥大的病例；而三角型或非树枝型则多见于新近发作的乳腺增大病例，相当于Williams的Ⅰ型或鲜艳型病理改变。

（1）树枝型　X线表现为乳头下方中央位的致密阴影，伴有明显的树枝状突起伸入到周围脂肪组织。此种突起的长短、粗细、数目可有很大变异。

（2）非树枝型　表现为乳头下方中央位近似三角形或锥形的致密阴影，边界较清晰，无明显的树枝状突起（图4-2-69，图4-2-70）。青春期男乳肥大的X线改变主要符合于非树枝型或轻微树枝型表现。阴影的密度比较均匀，界限较清晰，偶可伴少许树枝状突起。

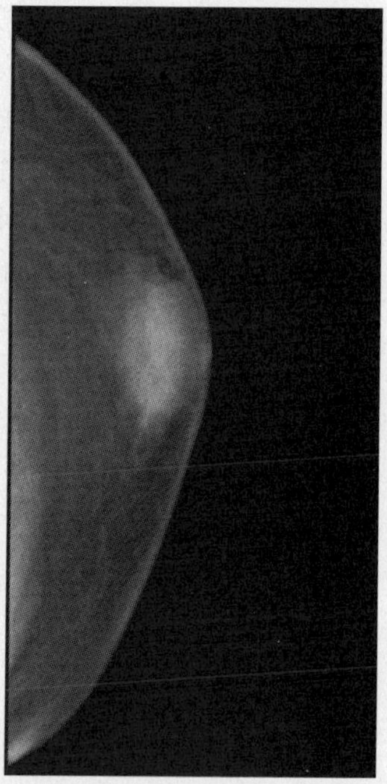

**图4-2-69　男乳增生X线表现（乳头下方近似锥形致密影）**

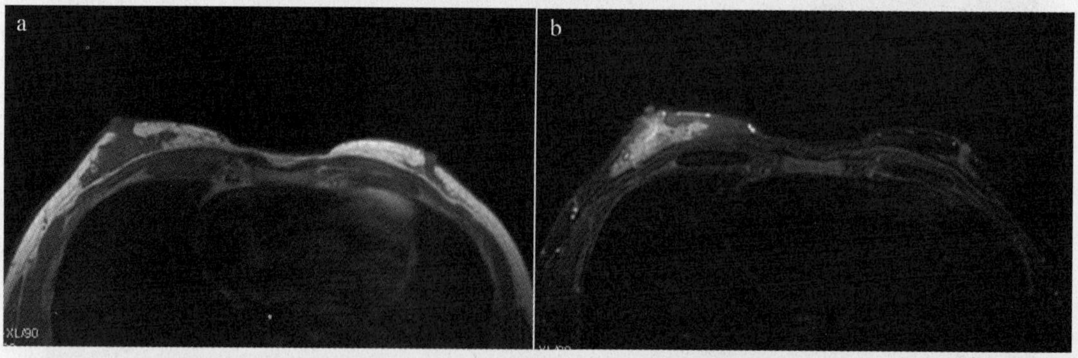


**图4-2-70　右侧男乳增生MRI平扫表现**

a. MRI平扫T1WI；b. MRI平扫T2WI。

2. 鉴别诊断

男乳肥大首先须与肥胖所致之乳腺增大区别，一般后者并无临床症状，但有时两者在临床触诊上不易鉴别。X 线上，肥胖所致者主要为透亮的脂肪组织的积聚，其中并无导管、腺体或间质成分的增加。

与男性乳腺癌的鉴别点是乳腺癌常位于偏心位，外形不规则或有毛刺，可有多数微细钙化，可合并有皮肤增厚、乳头内陷等改变[24]。

**（二）男性乳腺癌**

1. 影像学表现

男性乳腺癌常有特征性的 X 线征象，表现为肿块较小、界限清晰、多位于乳头偏心侧等三联征象。男性乳腺因较薄、较小，故较小的肿块即可被触到。Ouimet-Oliva 报告 20 例男性乳腺癌，X 线片上的平均直径仅 2.1cm，25%直径小于或等于 1cm。多数男性乳腺癌表现为一边界锐利的孤立结节，个别可因癌周围的间质增生或继发感染而显示肿块边缘有毛刺样突起或模糊。约 60%以上男性乳腺癌的肿块为偏心位，通常在上、外侧象限。反之，男乳的良性病变仅 3.4%为偏心位。

除上述的三联 X 线征象外，尚可有一些与女性乳腺癌共有的其他恶性征象。如皮肤的粘连与增厚、皮肤溃疡、血运增加等。男性乳腺癌较女性者易有胸壁的侵犯而导致乳后脂肪线闭塞。微细钙化的出现率较女性乳腺癌略低。男性乳腺癌常有淋巴结的侵犯。临床触诊肿块大小和 X 线上测量的肿块大小差异在女性乳腺癌的诊断中颇为重要，但在男性乳腺癌诊断上价值不大（图 4-2-71，图 4-2-72）。

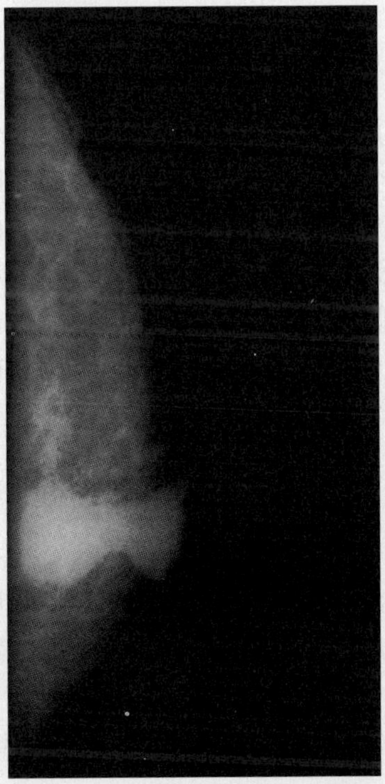

**图 4-2-71　男性乳腺癌 X 线表现**

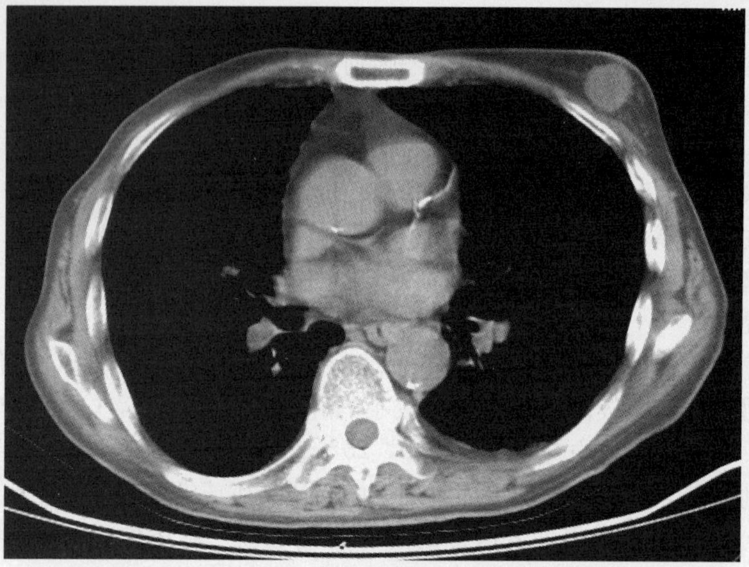

图 4-2-72 男性乳腺癌 CT 表现
左乳肿物，边缘毛糙，局部皮肤增厚。

（鲍润贤 刘佩芳 叶兆祥 杨建梅 青 春 赵玉梅 柳 杰 赵颖茹）

## 第三节 乳腺肿瘤的超声诊断

### 一、概述

超声诊断学是临床医学中的一门新兴学科，是影像诊断学中的重要组成部分。近年来随着电子技术的迅猛发展，数字化彩色超声诊断仪的应用和不断更新换代，充分显示乳腺肿瘤诊断的优越性，10MHz 以上的高频探头，可以探索到组织的微细结构和微小病灶的显示，可最大限度地保证了病变的有效诊断率。此外，彩色多普勒目前已成为临床重要的检诊手段。超声检查简便、无损伤和刺激、确诊率高，患者可舒适地接受检查。例如天津医科大学附属肿瘤医院每年就诊的乳腺患者6 000余例，95%以上行超声检查，其中恶性肿瘤占30%～35%，诊断准确率在75%以上。

### 二、乳腺超声诊断的优缺点

#### （一）优点

1. 超声检查对病人无痛苦和损伤，无放射性损害并可反复进行。可适用于任何年龄，尤其对妊娠哺乳期乳腺及由外伤、炎症、肿瘤等原因造成的乳房肿胀、疼痛而不适合进行其他检查时。

2. 操作简便，无需特殊准备，经济实用，可用于大范围人群的防癌普查和乳腺癌术后随访。

3. 对钼靶照射技术有困难的或照射不到的部位，如乳腺边缘、内乳区或靠近胸壁的肿瘤以及发育不良的小乳腺等，超声可以不受这些因素的干扰，能清楚显示肿块的位置、形态、结构及对周围组织的侵犯情况。

4. 对 X 线难以显示的致密型乳腺内的肿块，超声检查可利用声波界面反射辉度的差别清晰显示出病灶的轮廓和形态。

5. 超声对乳腺内囊或实性肿物的鉴别最具特异性，优于其他检查方法。

6. 高频探头分辨率高，可发现 0.3～0.5cm 的微小肿块及 0.1～1.0mm 的微小钙化灶。

7. 超声在检查乳腺的同时，还可观察病变同侧腋窝及锁骨上有无转移淋巴结以及肝脏等脏器有无转移灶。

8. 超声检查可提供肿瘤的准确位置、瘤体大小和数目。对临床触诊不清的小肿块，超声可协助体表定位。

9. 通过彩色多普勒血流信号分析可以提高良、恶性肿瘤的鉴别诊断。

（二）缺点

1. 对＜0.5cm 微小肿块的性质难以作出确切诊断，尤其是在增生腺体内的微小肿块，容易被误诊为增生结节或被漏掉。

2. 对乳腺内炎性肿块和炎性乳腺癌的鉴别尚有一定困难。

3. 对极微小的细砂状或点状钙化显示不清楚。

4. 超声检查结果易受检查者的经验、操作手法、熟练程度和探头频率等因素的影响。

## 三、超声检查方法

### （一）检查方法

1. 检查前注意事项

（1）乳腺检查前无需特殊准备，如考虑有腺体增生时，检查时间以月经终了一周为宜。

（2）检查前避免针吸活检和乳腺导管造影，防止针吸后淤血斑和造影剂滞留影响图像分析。

2. 扫查方式

根据扫查部位，患者取仰卧或侧卧位，抬高上臂，充分暴露乳房，用扇形或线阵探头作弧形扫查，或横、纵、斜切断面观察乳房的整体结构是否正常。发现异常病变时，应注意其部位、形状、大小、内部回声及与周围组织的关系。

3. 扫查方法

检查时乳房表面皮肤涂以耦合剂，选用 7.5MHz 或 10MHz 以上高频探头直接在乳房区域扫查，此方法灵活方便、无伪差。高频探头分辨率高，能够清楚显示乳房内结构、腺体层次、病变部位以及与周围组织的关系。如果病变位于乳晕或皮下较浅部位时，因近场盲区因素影响图像分析，细微结构容易被漏掉，选用 10MHz 以上探头可以取得较好效果。

检查时需要多断面交叉重复扫查，包括矢状面、横断面及放射状切面。放射状切面扫查沿着正常解剖方式，对导管结构的改变显示较好。对乳头及乳晕部位的检查需要特殊的技术方法，由于不规则的皮肤表面和探头之间空气产生的后方声影，乳头下的组织只有通过把探头放在乳头旁并以角度进入乳晕后区域来成像。

### （二）乳腺病变的超声定位

1. 象限定位法：外上、外下、中外、内上、内下、中内。

2. 时钟定位法：以乳头为中心，以 12 时制钟点和病变距乳头的距离描述位置。

3. 乳腺内中外带法：以乳头为中心，直径 30mm 范围称内带，30～60mm 为中带，大于 60mm 为外带。

## 四、正常乳腺声像图表现

### （一）一般正常乳腺部位声像图（图 4-3-1）

正常乳腺声像图由皮肤、皮下脂肪、腺体层、乳腺后间隙和胸壁组成。皮肤层表现为一条弧形带状稍强回声，光滑、整齐，厚度约 1～2mm，在乳头区域厚度为 3～5mm。乳头显示为圆形、界清的中等回声结节，回声光点分布均匀。皮下脂肪层位于皮肤和纤维腺体之间，其厚度因年龄和肥胖程度不同差异较大，通常随着年龄增加皮下脂肪增厚，呈较弱回声，穿行其间的线状强回声为 Cooper 韧带，单个的脂肪小叶被有回声的 Cooper 韧带所分隔，往往有一薄的中央线形强回声。腺体层由导管系统及其周围纤维结缔组织间质组成，年轻未生育女性腺体层较厚，回声较弱，随着年龄的增加腺体层回声逐渐增强变薄，老年女性腺体层萎缩变薄呈强回声。乳腺导管在乳头旁放射状切面时易于显示，正常有 15～20 支乳导管，开口于乳头，乳窦是正常导管最宽大的部分，约 3mm，位于乳头下。乳腺后间隙为浅筋膜深层和胸筋膜间的潜在间隙，超声显示呈线状或带状弱回声，多非常薄，老年或是脂肪较厚者的后间隙境界清楚。胸壁肌层呈弱回声，显示与解剖一致的肌纤维纹理。肋骨其短轴切面为球形或椭圆形低回声，注意观察和认清解剖层次，切勿误诊为肿瘤。

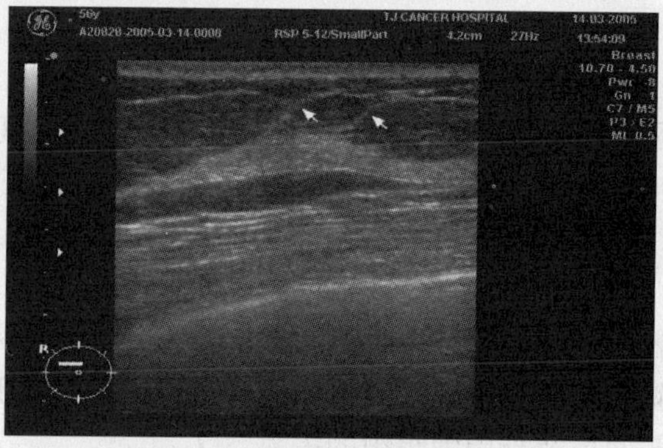


图 4-3-1 正常乳腺声像图

### （二）不同生理时期乳腺声像图

在正常生理情况下乳腺组织结构变化较大，不同生理时期正常乳腺的超声声像图表现有所不同。

1. 青年未生育妇女　乳腺导管及周围间质增生，乳管扩大有分支形成众多腺体小叶；腺体层增厚，脂肪组织少；乳房体积小，圆锥形，两侧大小相等。

2. 性成熟期已生育妇女　腺体层厚度和回声个体差异较大，腺体层回声逐渐增强，大多表现为强弱相间，各象限分布均匀；随年龄增加，皮下脂肪逐渐增厚，腺体层回声增强并渐变薄。

3. 妊娠哺乳期（图 4-3-2）　妊娠期由于腺泡和导管显著增生，腺体层明显增厚；哺乳期乳腺实质变的弥漫性回声增强，皮下脂肪变薄，可见扩张的乳导管，管壁薄而光滑，内可见乳汁样回声，腺体内血管增多、增粗。

4. 绝经期和老年期　腺体萎缩变薄，结缔组织增生，腺体回声致密、增强，皮下脂肪层明显增厚。

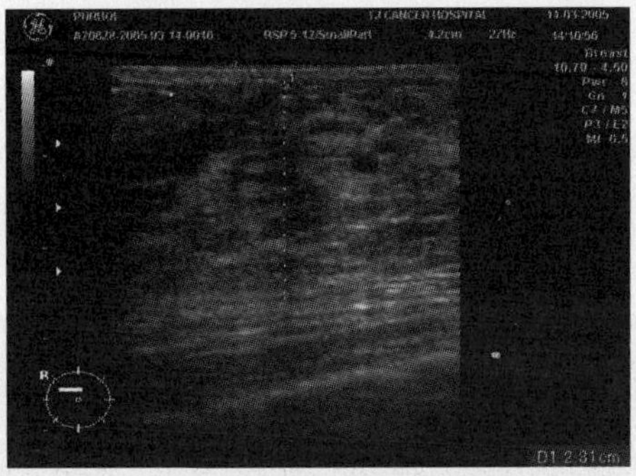

图 4-3-2 哺乳期乳腺

## 五、良性病变声像图表现

### （一）乳腺增生性病变

1. 囊性增生病（图 4-3-3） 是最常见的非炎症性、非肿瘤性病变，多见于中年妇女。主要表现为乳腺导管上皮不同程度增生伴中小导管扩张。病理诊断标准包括：囊肿、导管上皮增生、乳头状瘤或乳头状瘤病、腺管型腺病和大汗腺化生等五种病变。超声检查可因增生成分不同而表现各异。

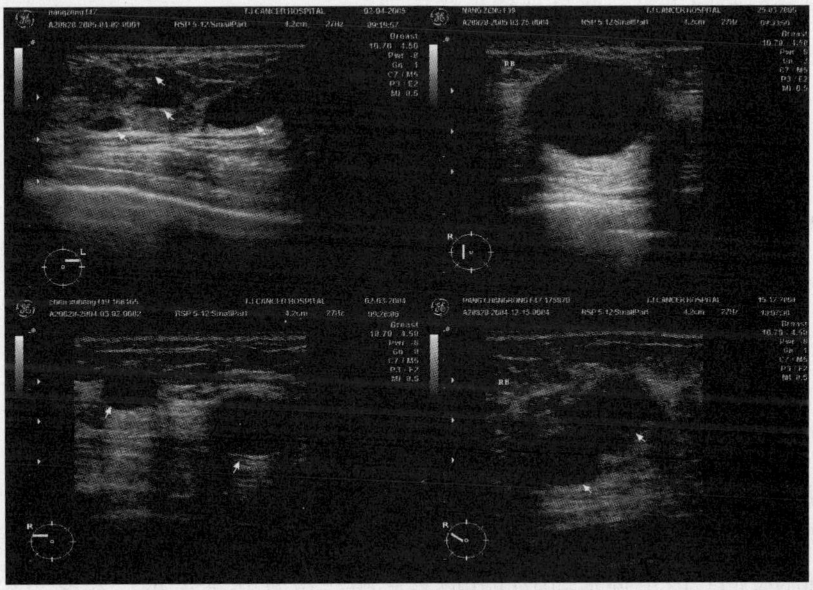

图 4-3-3 囊性增生病

（1）乳腺囊肿 单个或多个，单侧或双侧，以双侧多发。体积以数毫米至 1～2cm 不等，少数可更大。声像图表现为界清、壁薄、光滑、无回声、透声好；合并感染时，囊内可见低回声或等回声反射等类似实性或囊实性表现。

（2）导管扩张 有时扩张导管内可见乳头样低回声。

（3）实性肿块 多数形态规则，无包膜回声，少数边界不规则，不易与恶性肿块鉴别；少数可见稀少血流信号，RI＜0.7。

2. 小叶增生（图 4-3-4） 多见于育龄妇女，其发生与卵巢内分泌状态有关。主要表现为乳腺局部组织片状增厚或弥漫性颗粒状增厚，边界不清，常伴有与月经周期有关的乳腺胀痛感。超声检查腺体饱满、增厚，结构紊乱，或局限性片状增厚，似与周围正常腺体有不清楚的分界，无包膜回声；伴有增生结节时，可在增厚的腺体内见到单发或多发、境界较清楚的低回声结节。应与乳腺错构瘤相鉴别，后者瘤体一般较大，且肿瘤具有明确的边界，与腺体组织有较明显的分界包膜，呈圆形或椭圆形，有的呈分叶状。

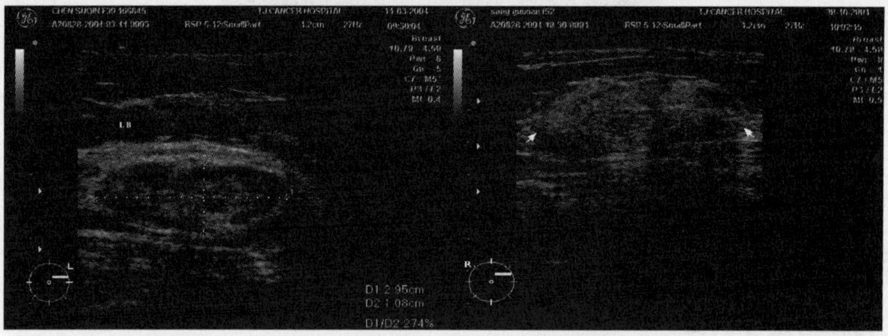

**图 4-3-4　乳腺小叶增生**

3. 乳腺腺病（图 4-3-5）　本病均在小叶增生的基础上发生，多见于 20～40 岁，其发生与卵巢内分泌紊乱有关。超声检查无明显特异性表现，有时表现为腺体结构紊乱、低回声实性区、无明显包膜回声等一些良性增生样表现。

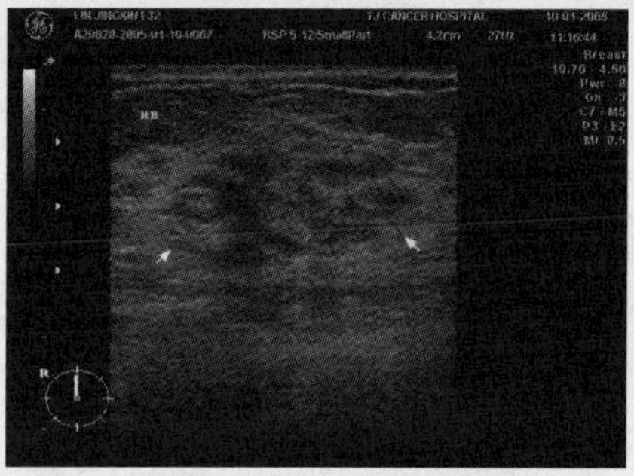

**图 4-3-5　乳腺腺病**

### （二）乳腺瘤样病变

1. 乳腺导管扩张症（图 4-3-6）　乳腺导管潴留性扩张，在炎症反应阶段可有大量浆细胞、淋巴细胞浸润，故也称浆细胞性乳腺炎。超声检查导管扩张，大多 0.3～0.5cm，早期管壁光滑，管腔内为无回声暗区或低弱回声区；病变后期有炎性反应时，声像图表现为边界不清、形态不规则的低回声实性区，应与乳腺癌进行鉴别。其位置特殊，多位于乳晕下，并可双侧对称发病。超声检查（CDFI）于低回声实性区可探及低速、低阻、轻～中度丰富程度的血流信号。

2. 积乳囊肿（图 4-3-7）　由炎症或其他原因引起乳管阻塞、乳汁潴留、局部导管扩张而形成囊肿。超声检查肿块边界清楚、形态规则、表面光滑，乳汁稀薄时无回声或较均匀的细弱低回声；水分较少时为均匀质密的中等或强回声，后方回声增强；囊内无血流信号，周边可有点片状血流信号。

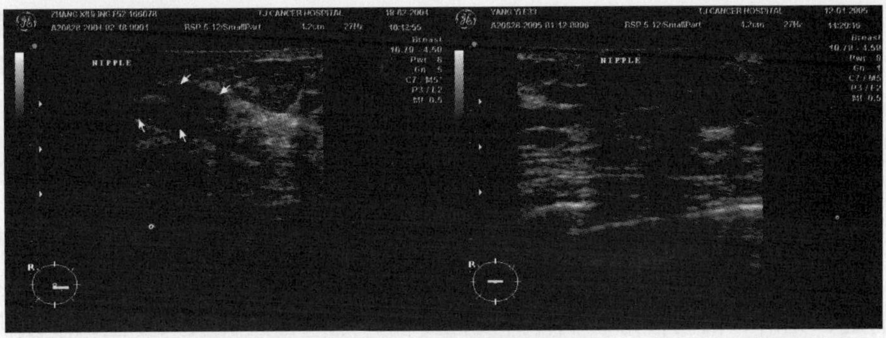

图 4-3-6 乳腺导管扩张症

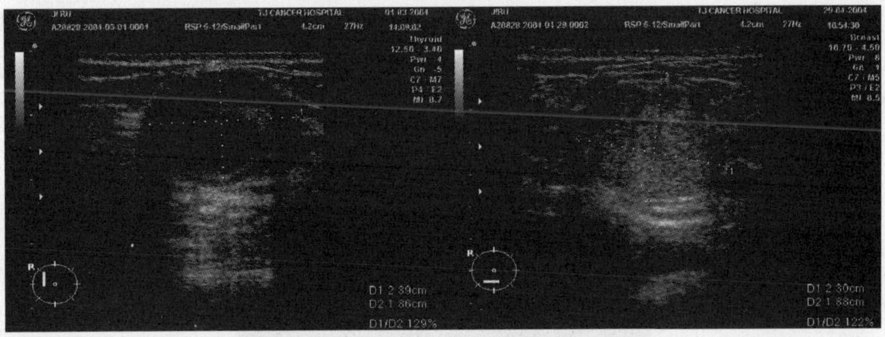

图 4-3-7 积乳囊肿

3. 脂肪坏死（图 4-3-8） 常见于 40 岁以上的妇女，特别是体型肥胖，皮下脂肪丰富者。已证明是外伤后引起的无菌性脂肪坏死性炎症，多位于浅表的皮下脂肪组织，晚期由于纤维组织大量增生形成质硬、边界较清楚的肿块。超声检查在皮下脂肪层可见单发或多发的偏强回声区，界清，回声均匀，有时可见中心脂肪液化，呈囊性无回声区。

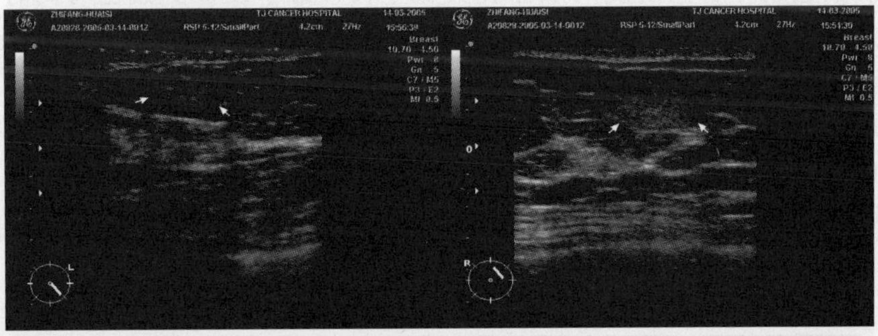

图 4-3-8 脂肪坏死

4. 乳腺炎症 急性乳腺炎多发生在产后哺乳期，病变多位于乳腺外下象限或乳晕区域，触诊有边界不清的肿块或结节，局部皮肤红肿，临床症状明显，治疗不及时或治疗不当可发生液化坏死，形成脓肿或转为慢性炎症。超声检查腺体内可见较大范围的低回声区，并伴有强回声反射，回声光点分布不均匀；病变边界模糊不清，形态不规则，可向乳头方向延伸；形成脓肿时可见一个或数个边界不清、形态不规则的液腔；脓液稠厚伴纤维组织围绕时，表现为不均质的强回声反射，其内可见较大的强回声光斑，边缘增厚不光滑，部分还可形成网状样结构；形成较大脓腔时，其内呈不均质无回声，无明显包膜，后方回声增强；局部皮肤水肿增厚呈低回声反射；脓肿破溃时，可突向胸大肌疏松组织间隙，呈片状或条索状无回声区，也可突出皮肤形成窦道；彩色多普勒表现为粗大、丰富血流信号。慢性乳腺炎多为急性炎症演变而来，多为慢性炎性肉芽肿性改变，病变多为局限性低回声区，不规则，无明显包膜回声，与周围组织分界不清。

**（三）良性肿瘤**

1. 腺纤维瘤（图 4－3－9，见彩页） 由乳腺纤维组织和腺管两种成分增生共同构成的良性肿瘤，其发生与局部乳腺组织对雌激素作用的反应性过高有关，以 20 岁左右最多见。肿物边界清楚、光滑、活动性好，偶伴阵发性疼痛。超声检查肿块大多呈圆形或椭圆形，少数呈分叶状，边界清楚，形态规则，包膜回声完整，呈均匀的低回声，少数回声粗糙不均匀，有时可见粗颗粒状钙化（图 4－3－10），后方回声增强，侧方声影明显。彩色多普勒检查可探及以周边型为主的血流信号，体积较大者血流信号较丰富。频谱多普勒表现一般为低阻力血管，多数 RI＜0.7，PI＞1.3，文献报道以 RI≤0.7 作为腺纤维瘤的诊断标准，诊断准确率为 86.6%[26]。

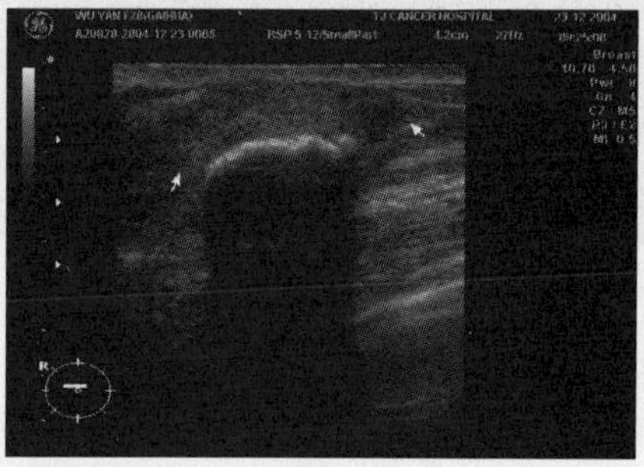

**图 4－3－10　腺纤维瘤伴粗大钙化**

2. 大导管内乳头状瘤（图 4－3－11） 是发生在乳晕区大导管的良性乳头状肿瘤，因雌激素过度刺激造成导管内上皮局限性乳头状生长，常单发，少数也可同时累及几个大导管。主要症状为乳头溢液或溢血，约 2/3 患者可触及肿物，病程长，只有极少数可发生癌变。有的乳头状瘤所在导管两端闭塞，形成囊肿，称为乳头状囊腺瘤或囊内乳头状瘤（图4－3－12）。超声表现为：导管扩张伴导管内乳头状中等实性回声结节；不规则的囊性无回声区内可见乳头样中等实性回声；局限性导管扩张，管壁较平整，其远端导管壁不规则或中断；腺体内可见弱回声结节而未见导管扩张，结节边界清楚，内部呈细弱均质回声。

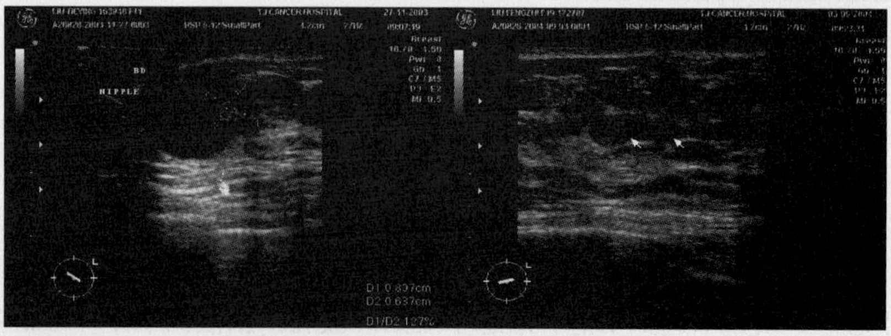

**图 4－3－11　导管内乳头状瘤**

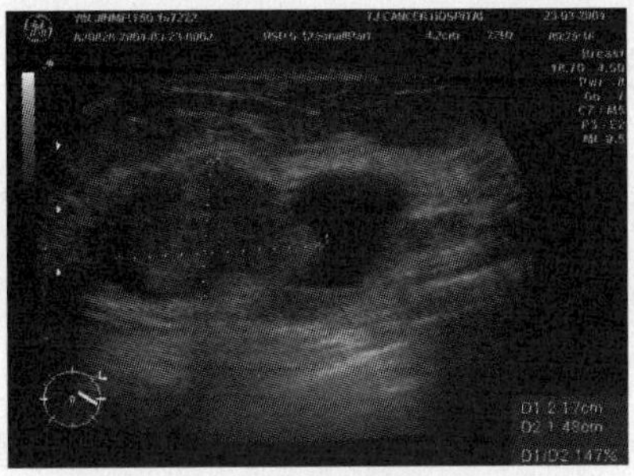

图 4-3-12 囊内乳头状瘤

3. **脂肪瘤**（图 4-3-13） 来源于乳腺脂肪组织的良性肿瘤，患者多为中老年人，生长缓慢，病期长，触诊为柔软、光滑活动的肿块，界限清楚，多位于乳腺皮下，也可位于乳腺深部，一般体积较大，为 3～5cm，有的可达 10cm 以上。超声检查在乳腺皮下脂肪组织或腺体内可见卵圆形低回声区，界清，规则，有较清楚、完整的包膜回声，内部回声与正常脂肪组织回声相似，可见细小的线样的纤维性强回声。

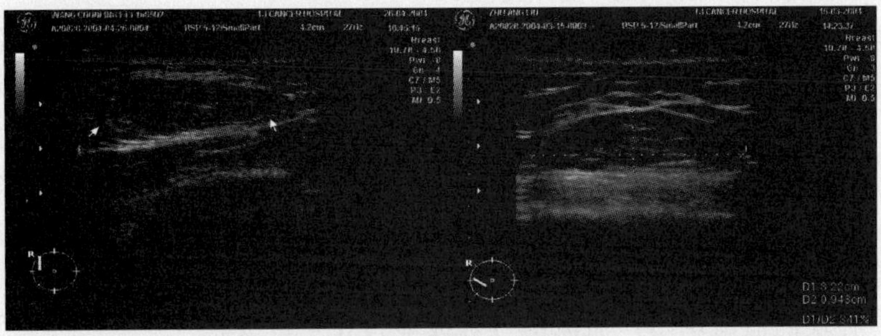

图 4-3-13 腺体内脂肪瘤

4. **错构瘤**（图 4-3-14） 为正常乳腺组织异常排列组合形成的一种少见的瘤样病变，并非真性肿瘤。临床多见于中青年妇女，生长缓慢，常无症状，多单发，瘤体较大，常在 3～5cm 以上，质软有囊性感，活动度好，妊娠哺乳期肿物迅速增大为本病特点。超声检查与乳腺组织回声近似，为低回声与强回声混杂的回声，且肿瘤具有明确的边界，与腺体组织有较明显的分界包膜，圆形或椭圆形，有的呈分叶状。

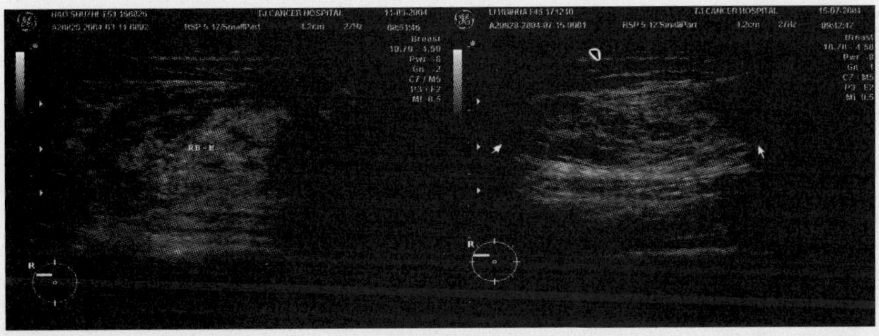

图 4-3-14 错构瘤

5. **其他良性肿瘤** 包括淋巴管瘤、血管瘤、颗粒细胞瘤、平滑肌瘤、神经纤维瘤等。超声检查只具有一般良性肿瘤的特征而无各自特异性的表现。

## 六、乳腺恶性肿瘤声像图表现

### （一）超声表现

乳腺癌的组织类型、生长方式、大体形态以及周围组织反应，既有共同规律又有各自特性，在声像图上形成各种不同征象。膨胀性生长较明显的癌灶多呈团块状，浸润性生长占优势的癌灶多呈不规则锯齿状或蟹足状。超声对乳腺癌的诊断必须综合多个参数标准，包括病变大小、形态、轮廓、边界、内部回声类型、边界回声、导管解剖、宽/深比和弹性特征，继发性的特征包括皮肤改变、原有解剖结构的中断和反应性改变。乳腺癌超声声像图的主要表现为：

1. *形态* 边界不整，形态不规则，无包膜，肿块向周围组织或皮肤呈蟹足样浸润，边界呈锯齿状或蟹足状，界限不清。

2. *内部回声* 严格地说不少乳腺癌灶属于程度不同的混合型癌，加之瘤体内瘤组织质和间质分布不均、纤维组织变性、含有坏死灶及出血灶，因而内部回声不均匀。以癌细胞成分为主时回声较低，以纤维组织成分为主时回声较强，发生出血坏死时为不规则无回声区。

3. *钙化灶* 常见，以细点状砂粒样为主。

4. *边界回声* 癌细胞在瘤体边缘沿结缔组织和脂肪组织间隙向外蔓延浸润，几乎都引起结缔组织反应，有两种方式：①活性结缔组织在瘤体周围形成炎症性水肿，造成不规则厚薄不均的强回声带，即恶性晕[27]，表现为部分肿块的前、侧壁可见厚薄不均的不规则强回声带包绕；②结缔组织增生，增生的纤维组织常发生玻璃样变，收缩牵引邻近组织，造成纹理结构变形。多数肿瘤后方回声减低或消失，呈衰减暗区。后方衰减程度取决于病灶内纤维组织的多少，纤维组织含量高，后方回声衰减明显。

5. CDFI 肿块内血流增多，血流信号分级多为Ⅱ～Ⅲ级。

6. *继发性改变* 在原发癌灶附近有大量微小淋巴管，进入淋巴管内的癌细胞常在管内形成癌栓，造成淋巴管阻塞，淋巴液回流障碍，从而引起皮肤淋巴管扩张和水肿，表现为皮肤层增厚，回声增强，皮下组织间隙水肿。当肿瘤位置较深，位于腺体深面时，则表现为乳腺后间隙变薄或消失，或肌层不规则增厚等继发性改变。

### （二）乳腺良恶性病变声像图的鉴别（表4-3-1）

最重要的是边界回声的特征，包括形态、轮廓、边界回声等，是鉴别良恶性的关键。

**表4-3-1 乳腺良、恶性病变的声像图**

| | 良性 | 恶性 |
|---|---|---|
| 形状 | 规则，椭圆形或圆形 | 不规则，分叶状或蟹足状 |
| 边界 | 清晰，部分有包膜 | 多不清晰，部分有恶性晕 |
| 内部回声 | 均匀 | 不均匀 |
| 钙化灶 | 少见，粗大 | 较多见，细点状砂粒样为主 |
| 后方回声 | 增强或无改变，可压迫后间隙 | 多数衰减，可浸润后间隙 |
| 侧方声影 | 明显 | 无 |
| 纵横比 | 小 | 大 |
| 淋巴结受累 | 无 | 有 |
| 血供及动脉频谱 | 多数不丰富0～Ⅰ级低速低阻 | 多数较丰富Ⅱ～Ⅲ级，高速高阻 |

**(三) 彩色 Doppler 超声在乳腺肿瘤良、恶性鉴别诊断中的应用**

1. 血流信号的半定量分析

恶性肿瘤组织能释放肿瘤血管生成因子，刺激肿瘤及邻近组织产生大量新生血管，形成紊乱血管吻合和动静脉交通，这是彩色多普勒血流显像应用于肿瘤鉴别诊断的病理学基础。血流信号丰富程度的分级依照 Adler 半定量分级：

0 级（absent）：未见血流信号；

Ⅰ级（minimal）：少量血流信号，可见 1～2 处点状或棒状血流信号；

Ⅱ级（moderate）：中量血流，可见 3～4 处点状血流或一条长度超过或接近肿块半径的血管；

Ⅲ级（marked）：丰富血流，可见 3 条以上血管或血管相互连通，交织成网状。

多数文献报道，乳腺恶性肿瘤血流信号以Ⅱ～Ⅲ级为主，良性肿瘤以 0～Ⅰ级为主。血流信号丰富程度等级越高，恶性肿瘤所占比例越大。但血流信号丰富程度还与肿瘤大小有关，随着肿瘤增大，其血供也会相应增加，有时即使是良性肿瘤也会出现较丰富的血流信号。因此，病灶内血流信号丰富程度对于较小肿瘤（直径$<$2cm）的鉴别诊断有一定价值，诊断准确率达 88.9%。

2. 血流动力学指标

乳腺肿块的血流动力学指标的定量分析，如 RI、PI 等，对反映肿瘤血管动静脉瘘等病理改变，各家报道结果不一，多数以 RI$>$0.75、PI$>$1.6 时为恶性肿瘤诊断的参考标准，但良恶性之间有很大程度的重叠，对良恶性的鉴别价值存在争议。

3. 血流形态学指标

从组织形态学上看，肿瘤血管缺乏正常的树状分支结构，而往往走行迂曲，内径粗细不一，外形不规则，有时伴有管腔的狭窄和阻塞。这种变化往往累及整个血管树，包括滋养动脉、毛细血管和静脉。因此目前倾向于用彩色多普勒及能量多普勒等血流形态学指标代替血流动力学指标帮助鉴别肿瘤性质。超声造影技术的应用将使乳腺肿瘤血管的研究进入一个崭新的阶段。

**(四) 几种常见乳腺恶性肿瘤的声像图表现**

1. 导管内癌（图 4-3-15）

(1) 典型表现　肿块位于扩张的导管或囊腔内，呈乳头状低回声，边界不规则，回声不均匀，基底部较宽，可探及高速高阻型血流信号。

(2) 不典型表现　声像图上仅发现肿块，无导管扩张，呈低回声，血流信号稀少或丰富，不具有特征性。肿块较大时可见沙砾样钙化，导管轻度扩张，内壁不光滑或导管内弱回声，无明确肿块。

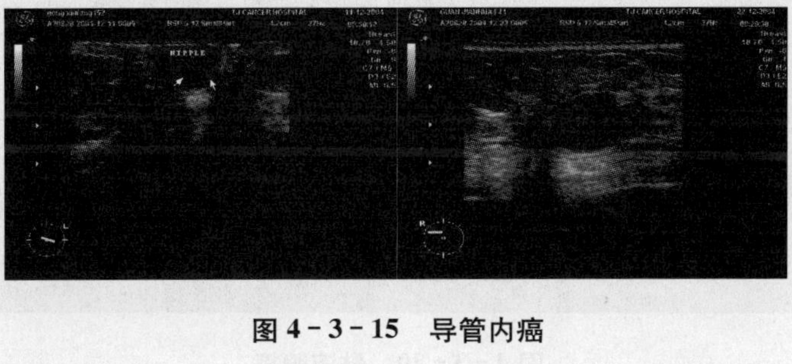


**图 4-3-15　导管内癌**

2. 浸润性导管癌（新 WHO 分类：特殊性浸润性导管癌）（图 4－3－16）

超声检查大小不等，边界清楚或不清楚，形态不规则，与周围组织呈浸润样生长，呈蟹足状、分叶状或毛刺状，部分肿块边缘可见强回声带包绕，内部多为不均匀的低回声，后方回声衰减，部分内部可见多发沙砾样点状钙化。CDFI 显示部分肿块血流信号较丰富，流速加快，色彩明亮，动脉频谱呈高速高阻型。

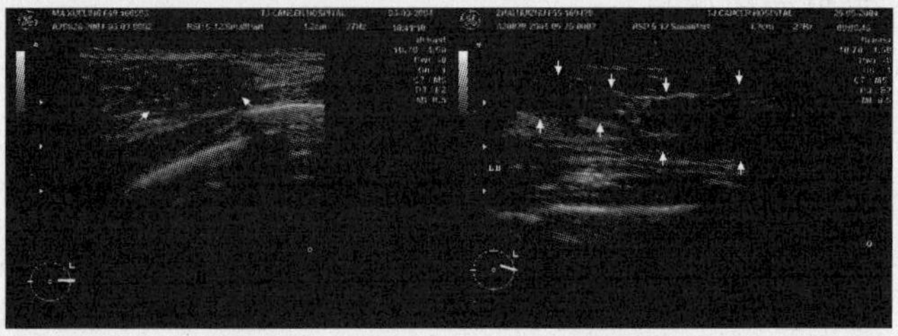

图 4－3－16 浸润性导管癌

3. 髓样癌（图 4－3－17，见彩页）

超声表现较具特异性，瘤体较大，最多见的形态为圆形、卵圆形或分叶形，边界清楚，呈膨胀性生长，内部为不均匀低回声，常可见液化坏死或出血，有时瘤周可出现炎性水肿形成的晕圈，后方回声常增强应与不典型的腺纤维瘤相鉴别，后者仔细观察肿瘤周边可见包膜样强回声，包膜回声完整。CDFI 显示多数可见周边环绕型较平直的血流信号，多数表现为低速低阻的血流频谱。

4. 单纯癌（图 4－3－18，图 4－3－19，见彩页）

占乳腺癌的 50%～80%，患者多在无意中发现无痛性肿块就诊，临床检查发现肿块边界不清，质地较硬，活动度差，常伴有腋窝淋巴结肿大。镜下根据原发癌灶向癌周围浸润的程度进一步分为：①局限型：肿瘤周边基本呈膨胀性生长，边界清楚或有假包膜；②中间型：肿瘤边界部分清楚，部分向周围明显浸润；③弥漫型：肿瘤周边广泛弥漫浸润，无边界。

5. 黏液腺癌（图 4－3－20）

又称黏液癌、胶样癌，发病率约占全部乳腺癌 2%，发病期长，转移少，生存期长，分纯粹型和混合型。超声检查因癌组织中含有大量黏液，回声较低或可见部分囊性回声，肿瘤一般界限清楚，但无包膜，内部回声不均匀，后方回声无明显衰减或后方回声增强；瘤周导管内常因充满大量黏液和少量癌细胞造成导管扩张和阻塞，因而有时可见导管扩张，管壁增厚的表现。

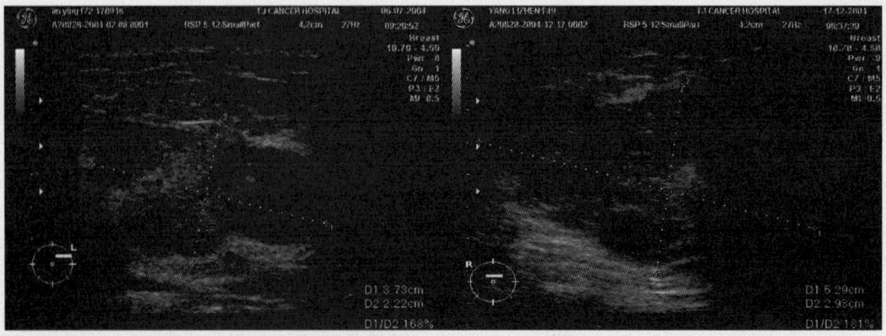

图 4－3－20 黏液腺癌

6. 硬癌

肿块边界清楚，形状不规则，无包膜回声，纵横比>1，肿块呈明显的向周围组织挤压浸润，可见牵拉征象，肿块内回声低弱，类似实质性暗区，后方回声衰减明显，声影宽度和肿块宽度几乎相等，形成一典型条状暗带，即使<0.5cm 的小肿块也有该典型征象。

7. 乳头状癌

大多数肿瘤体积较小，边界欠清楚，形状不规则，也可在一定范围内有多灶性低回声团块。肿块内部回声不均匀，可较多地见到钙化斑，且斑块体积较大。若肿瘤位于乳管内且伴有乳管扩张时，肿瘤则显示较清楚，多呈乳头状中低回声反射，形状可不规则，边缘不光滑，基底较宽。

8. 早期乳腺癌

早期乳腺癌无明显体征，乳房内一般触不到明显肿块，或仅触到微小肿块，少数病人可有乳头溢液或溢血，对肿块微小、位置深在、乳房肥大而腺体局限性增厚的病例确诊困难，可选用高分辨率的高频探头以提高早期乳腺癌的检出率。

(1) 微小肿块　中心频率 7.5～10MHz 的高频探头可检出乳腺内 0.3～0.5cm 的微小病灶，并能清楚显示其轮廓和边界，但对大部分肿块边缘的微细结构分辨能力较差，肿块内也仅仅表现为低回声反射，采用局部放大，回声信号有所丢失，不能显示典型的恶性征象。因此，超声对小于 0.5cm 微小肿块的定性诊断有一定难度。也有少部分肿块表现为形状不规则，内部回声不均匀，见不到完整的包膜回声，特别是一些特殊类型的小肿瘤，例如硬癌其体征与大肿块征象相同。值得注意的是，早期微小癌的诊断基础是微小肿块的发现和检出，因此超声有其独特的优越性，虽然微小肿块的恶性征象不明显，也应提高警惕。

(2) 乳头溢液　乳头溢血、溢液常是部分导管癌的典型临床症状，虽然所占病例少，也是早期癌不可忽视的重要体征。乳头溢液超声探查时，声像图显示乳管轻度扩张，乳晕区域内可见片状低回声反射区形状不规则，有时可见结构改变，探头加压时液体从乳头溢出。在乳管扩张明显处，仔细扫查往往可以发现小的低回声结节样物，一般体积较小，边界不甚清楚。

(3) 腺体增生伴癌变　乳腺增生临床常见，常不被重视，在增生较严重的病例中往往腺体结构紊乱，若发生癌变或有微小肿块时，在增生腺体中常见异常的低回声区，为边界不清且不规则的小低回声结节。除考虑增生结节外，还应警惕早期癌的可能，如增生腺体属致密型乳腺，其声波辉度反差明显反而容易显示。

9. 佩吉特病或湿疹样乳腺癌（乳头 Paget's disease）

本病是位于中心的乳腺癌伴乳头湿疹性改变的综合征，发病初期乳头瘙痒、发红，继而出现乳头及乳晕湿疹，乳头糜烂或呈裂隙状，病情发展可形成大片糜烂，皮肤增厚。其病理特征是乳头乳晕的表皮内存在 Paget 细胞，多数学者认为是来自乳头下方的导管内癌细胞沿导管蔓延侵犯乳头表皮而形成。大量研究表明，几乎所有的病例都伴有乳晕后导管内癌或浸润性癌，常因癌灶较小，临床和影像学检查未能发现。长期以来，本病主要靠临床特征和病理发现 Paget 细胞进行诊断，近年随着对本病认识加深，超声检查也逐渐发现该病一些特征表现：

(1) 乳晕改变　由于乳头、乳晕皮肤水肿，癌细胞浸润，淋巴管扩张，所以乳头及乳晕区皮肤增厚，但一般增厚不明显，不侵犯皮肤深部。

（2）导管增粗、扩张　原发癌灶多发生在乳晕后导管内，沿导管向乳头扩展蔓延，引起导管扩张，管周纤维组织增生，管壁增厚，回声增强，内壁不光滑或导管内弱回声，无明确肿块，或肿块位于扩张的导管或囊腔内，呈乳头状低回声，边界不规则，回声不均匀，基底部较宽，可探及高速高阻型血流信号。

（3）乳腺内肿块　乳腺内癌灶多为导管内癌，发展缓慢，长期局限于管内，不形成肿块。病理上若有显著的管外浸润，临床上伴发肿块。超声应重点检查乳头深面及乳晕区，典型征象是乳晕后低回声区，边界不清，并向乳晕浸润，有时还可见乳头乳晕内和沿乳晕后大导管分布的细沙粒状强回声钙化，呈簇状。

10. *恶性叶状肿瘤（叶状囊肉瘤）*

恶性叶状肿瘤（图 4-3-21，图 4-3-22）是一种病理形态和临床表现颇具特征的乳腺纤维上皮性肿瘤，可在多年腺纤维瘤基础上突然增大并加快生长转化而成，也可一开始即为本病。病史一般较长，肿瘤生长缓慢，但常有近期迅速增长史。超声检查肿瘤一般体积较大，边界清楚，可见似有包膜回声，有时有侧方声影，形态规则或分叶状，内部回声不均匀，可见不规则小的囊性无回声区，后方回声有不同程度的增强。CDFI 显示肿瘤周边及内部均可探及血流信号，且肿瘤越大血流信号越丰富，PSV 及 RI 变化范围较大，呈不定性。图 4-3-21 见彩页。

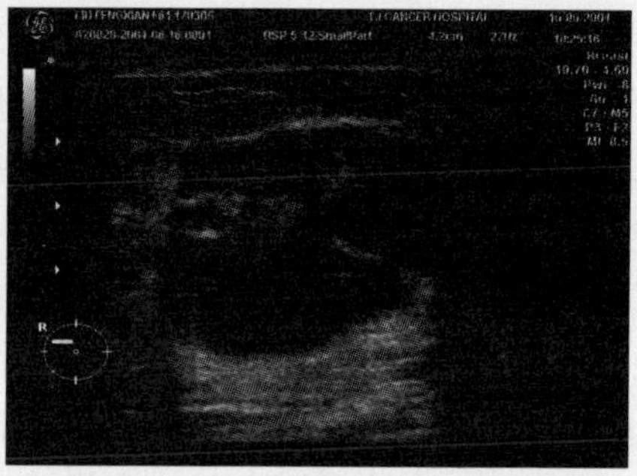

**图 4-3-22　叶状囊肉瘤（中度恶性）**

### （五）乳腺癌转移的超声表现

乳腺癌的生物学特性决定其在较早期即可发生血行转移，常见的转移部位有同侧腋下、锁骨上、肝脏、肺、骨及对侧乳腺等。

1. *腋下转移淋巴结的声像图表现*（图 4-3-23，见彩页）

转移淋巴结为圆形、卵圆形或半月形，可单发，多数为多发，可互相融合呈分叶状。表现为淋巴结皮质不规则增厚，呈较均匀的低回声。CDFI 显示血流丰富。

2. *乳腺癌肝转移的声像图表现*

乳腺癌肝转移的特点是肿瘤体积小、多发、散在分布、不融合，肿物一般在 1～3cm 之间，内部回声低而均匀，边界清、规则，不挤压和破坏肝脏内管状结构组织，周围有明显的低回声晕环。当肝脏内有脂肪浸润形成脂肪肝时，转移瘤的特征可能不典型。

### （六）介入性超声在乳腺疾病诊断及治疗中的应用

随着乳腺超声诊断技术的不断发展，除乳腺大肿块外，小肿块和隐匿性病灶越来越多地被检出，为早期乳腺癌的筛选奠定了基础，同时也给临床诊断和治疗带来一定问题。超声定位引导穿刺可以清楚地显示病变的位置、大小，大大提高了取材准确性。

操作流程如下：超声引导定位穿刺取材，采用与胸壁平行进针为宜。患者多采用侧卧位或挺胸仰头的坐位。选择皮瘤距最短部位为进针点，穿刺区域常规消毒，用 2% 利多卡因穿刺点麻醉，穿刺针选用 14～16G 最为适宜。操作时助手用右手固定探头，左手固定乳房，术者可在示波屏监视下沿穿刺导线将穿刺针刺入病灶前缘内停下，启动弹射装置，瞬间完成组织切割，拔针后穿刺部分用无菌纱布敷盖。穿刺标本为长 1.5～2.2cm 的组织条，用固定液固定后送病理组织学检验。

上述方法操作简便、易行，切取的标本组织完整，超声引导下取材部位准确无误，诊断符合率较高。但由于乳房质软、活动度大，且穿刺部位都是微小病灶和疑为癌变的增厚腺体，除要求穿刺技术熟练外，乳房固定不稳可造成穿刺导线偏离、移位，可直接影响穿刺准确性。

（李秀英　朱　鹰）

## 第四节　磁共振检查

乳腺癌治疗后生存率与乳腺癌分期密切相关，研究表明乳腺癌早期发现、早期诊断和早期治疗是改善预后的重要因素，而影像学检查在乳腺癌早期检出及早期诊断中具有举足轻重的作用。目前，乳腺 X 线摄影仍然是诊断乳腺癌及乳腺普查主要的并广泛采用的影像学检查方法，但在如下方面仍存在局限性：对发生在致密型乳腺内或位于乳腺高位、深位的肿瘤可出现漏诊；对于在重度乳腺增生基础上并发的小乳腺癌，增生可掩盖乳腺癌而漏诊；由于乳腺影像特征的多变性，X 线摄影对于乳腺癌的诊断仍有较高的假阳性率，在美国依据 X 线普查而建议活检的妇女中只有 25%～29% 为乳腺癌；X 线摄影还具有一定的辐射性。

MRI 检查因其具有的成像优势，已成为乳腺 X 线检查的重要补充方法。乳腺 MRI 检查具有以下优势：对发现乳腺病变具有较高的敏感性，特别是对观察致密型乳腺内的肿瘤（图 4-4-1～图 4-4-3）、乳腺癌术后局部复发以及乳房成形术后乳腺组织内有无癌瘤等；对乳腺高位、深位病灶的显示较好（图 4-4-4～图 4-4-6）；三维成像使病灶定位更准确、显示更直观（图 4-4-7）；对多中心、多灶性病变的检出、对胸壁侵犯的观察以及对腋窝、胸骨后、纵隔淋巴结转移的显示较为敏感，所以可为乳腺癌的准确分期和制订治疗方案提供可靠的依据；能可靠鉴别乳腺囊性和实性肿物（图4-4-8～图 4-4-9）；行动态增强扫描，可了解病变血流灌注情况，有助于良、恶性病变的鉴别；适用于 CT 增强检查有对比剂过敏者；双侧乳腺同时成像；无辐射性。乳腺 MRI 检查的局限性在于：对微小钙化显示不敏感，特别是当钙化数目较少，仅 3～5 枚时，而此种微小钙化常是诊断乳腺癌的重要依据；MRI 检查比较费时，费用较高；良、恶性病变的 MRI 表现存在一定的重叠，因此对 MRI 表现不典型的病变仍需活检。

### 一、动态增强 MRI 在乳腺癌诊断、分期和制订治疗方案中的作用

20 世纪 70 年代末 80 年代初磁共振成像问世伊始，即有许多学者试图利用 MRI 具有的较高软组织对比特性发现和鉴别各种乳腺病变，但由于乳腺良、恶性病变的组织信号强度存在着很大的重叠，其结果难以令人满意，单纯乳腺 MRI 平扫除能够对囊、实性病变作出可靠诊断外，对定性诊断与常规 X 线检查相比并无显著优势。Heywang 等人于 1985 年将顺磁性对比剂 Gd-DTPA 应用于乳腺 MRI 诊断的研究，特别是快速梯度回波成像序列与顺磁性对比剂结合应用，使乳腺癌与其他良性病变的鉴别诊断水平有了一定的提高。

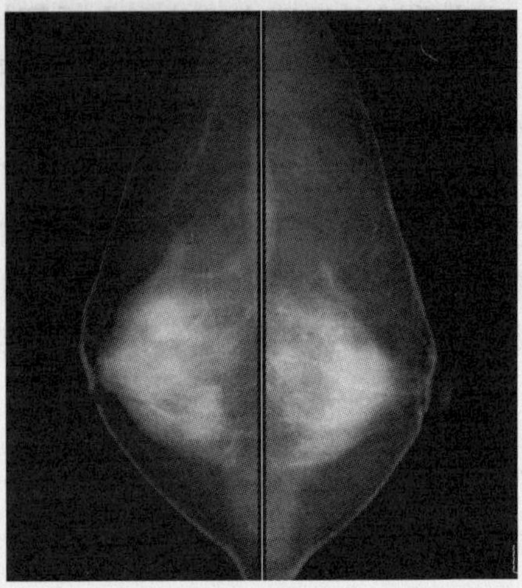

图 4－4－1

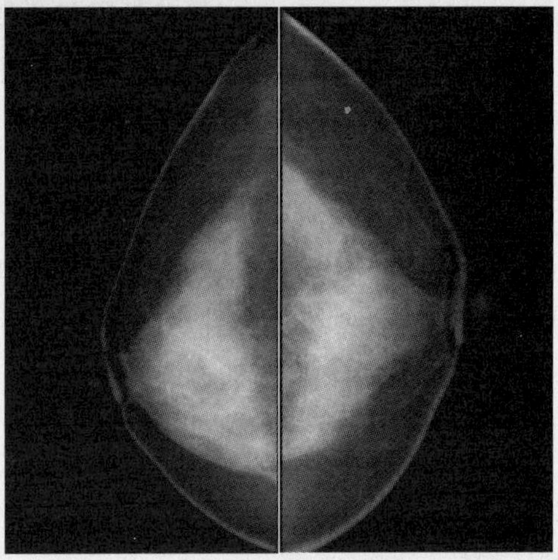

图 4－4－2

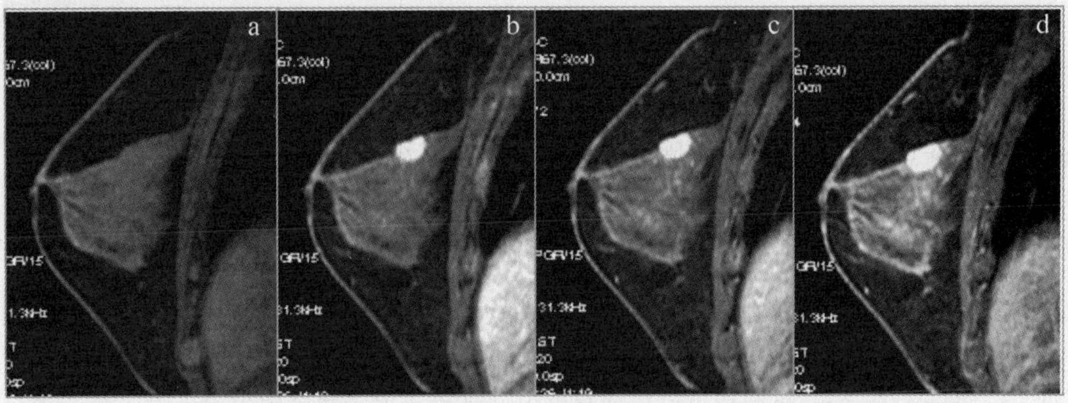


图 4－4－3

**图 4－4－1～图 4－4－3　腋下转移性癌，考虑来自乳腺。乳腺手术后病理为浸润性小叶癌。**

图 4－4－1：双乳腺内外斜位 X 线片。图 4－4－2：双乳腺头足位 X 线片，显示双乳呈片状致密，未见明确肿块。图 4－4－3：MRI。a. MRI 平扫；b，c，d. MRI 增强后 1 min、2min、7 min，增强后 MRI 显示在片状腺体的上方可见一明显强化的肿块。

乳腺动态增强 MRI 检查是指静脉内团注 MRI 对比剂 Gd－DTPA 后对全乳腺行不同时相快速梯度回波 T1WI 序列动态重复扫描，一般 1～2 次/分钟，延迟 7～10 分钟，并或不并脂肪抑制技术。脂肪抑制脉冲序列可使乳腺脂肪组织在图像上显示为低信号，正常腺体组织显示为中等信号，对发现异常信号或显示强化病灶较为敏感，特别是对较大的脂肪型乳腺更有诊断价值。动态增强 MRI 不仅使病灶显示更为清楚，更重要的是它可发现 MRI 平扫上未能检出的肿瘤。通常动态增强 MRI 对乳腺病变的分析包括其形态学表现、信号强度及内部结构，尤其是动态增强后血流动力学表现特征，如增强后早期强化率（early phase enhancement rate）和时间-信号强度曲线（time-signal intensity curve）类型等。对于乳腺良、恶性病变的形态学分析，与 X 线平片相似，其中强化后病变的形态学表现能更清楚显示其生长类型、病变范围以及内部结构，且能显示常规方法难以检出的多灶性病变。形态学提示恶性的表现包括形态不规则，呈星芒状或蟹足样，边缘不清或呈毛刺样，但小的病变和少数病变可有不典型表现。乳腺癌在动态增强 MRI 上信号强度通常表现为早期快速明显增高而后快速减低即快进快出类型，且强化方式多由边缘强化向中心渗透，呈向心样强化（图

4-4-10)；而良性病变在动态增强 MRI 上信号强度通常表现为缓慢渐进性增高，强化多均匀一致或呈弥漫性斑片样强化，局灶性病变的强化方式多由中心向外围扩散，呈离心样强化(图4-4-11)。文献报告动态增强 MRI 对乳腺病变诊断的敏感性为 86%～100%，高于 X 线和超声，约 11%的乳腺癌为 MRI 单独发现，其中 57%的病变在对 X 线和超声回顾性复习检查时可以发现肿瘤，而其他病变在 X 线和超声上无法显示，但 MRI 对部分导管内癌和新生血管少的肿瘤的检出仍存在困难。动态增强 MRI 对乳腺病变诊断的特异性为 37%～97.4%，相对较低。

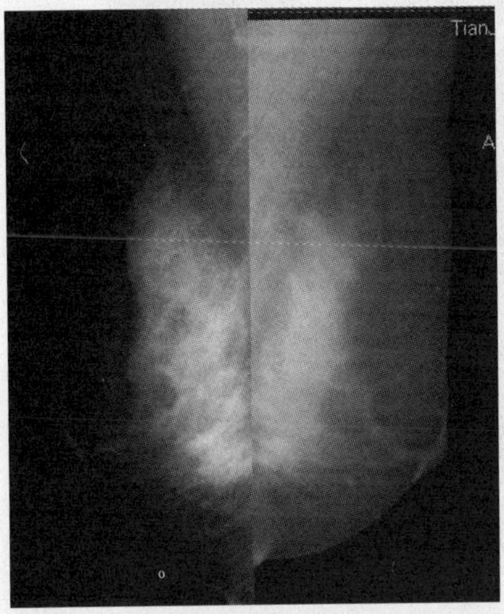

**图 4-4-4**

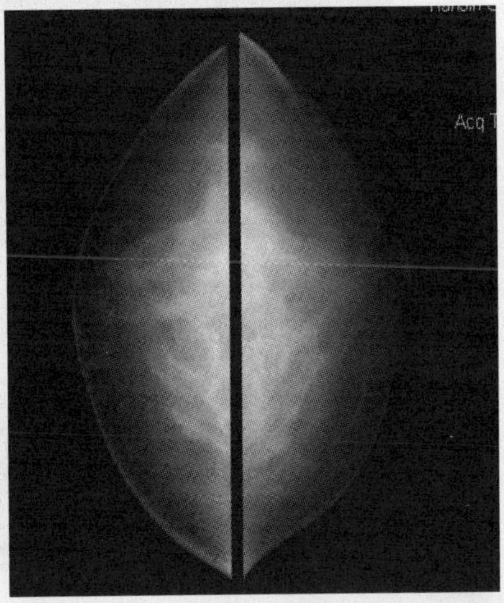

**图 4-4-5**

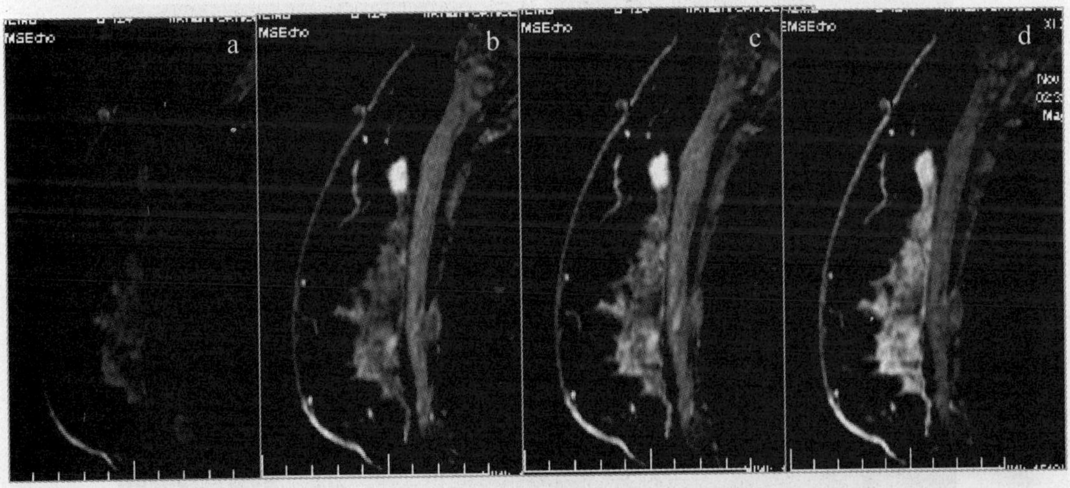


**图 4-4-6**

**图 4-4-4～图 4-4-6　右乳腺单纯癌**

图 4-4-4：双乳腺内外斜位 X 线片。图 4-4-5：双乳腺头足位 X 线片，显示双乳腺呈片状致密，未见明确肿块（肿块位于乳腺高位，平片未包括）。图 4-4-6：MRI。a. MRI 平扫；b，c，d. MRI 增强后 1 min、2min、7 min，增强后 MRI 显示在右乳腺上方可见一明显强化的肿块，形态不规则。

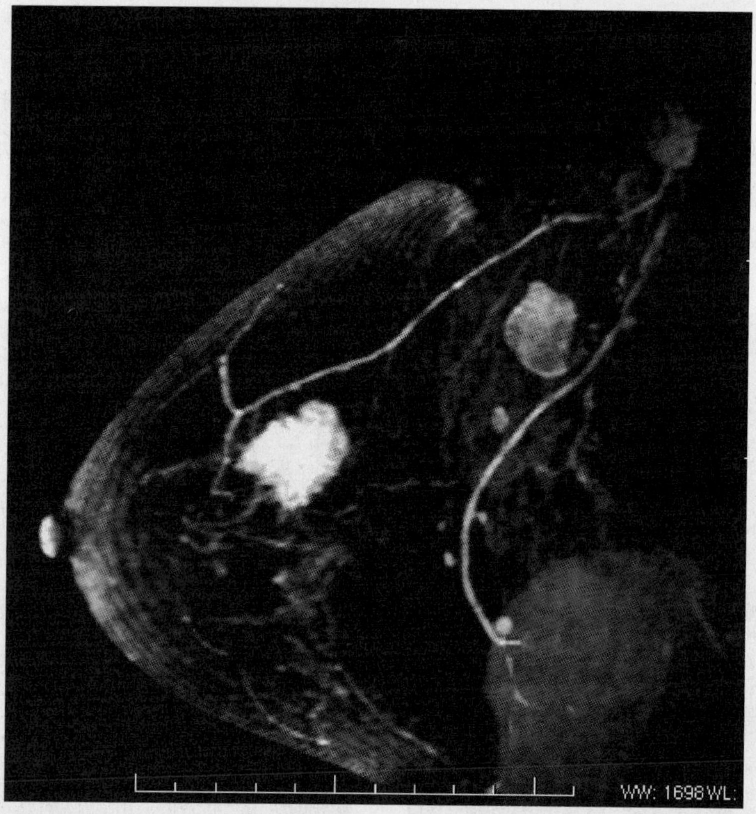


**图 4-4-7　乳腺癌伴腋窝区多发淋巴结转移增强后 MRI 表现**

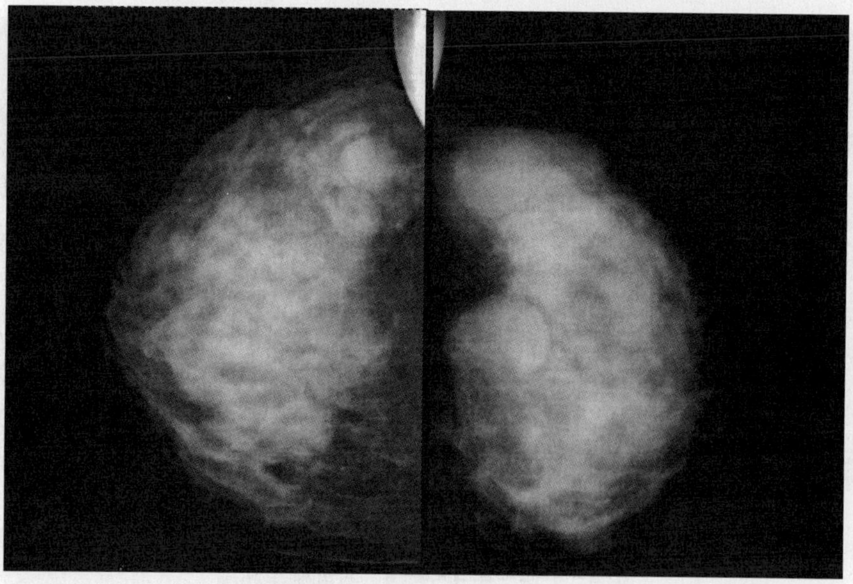

**图 4-4-8　双侧乳腺囊性增生**

双侧乳腺 X 线平片显示双侧乳腺多发类圆形密度近似正常腺体的阴影，部分边缘光滑、锐利。

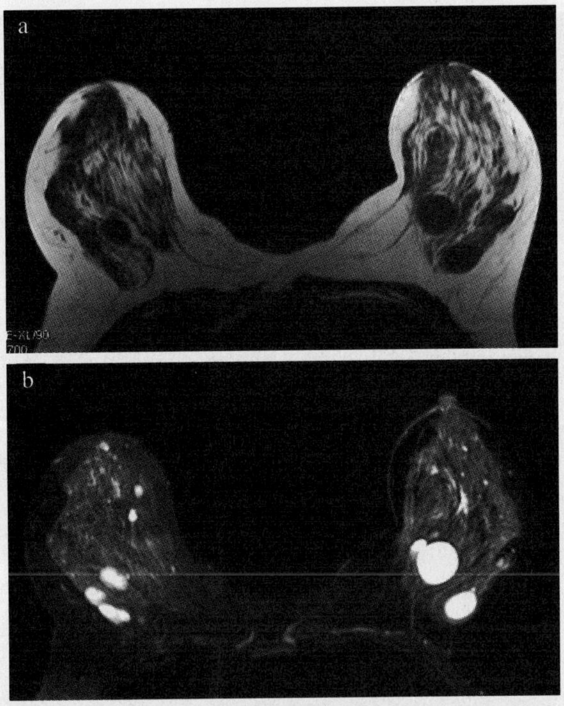

**图 4－4－9　双侧乳腺囊性增生**

a. 为 MRI 平扫 T1WI；b. 为 MRI 平扫 T2WI，显示双侧乳腺内多发大小不等 T1WI 呈低信号、T2WI 呈高信号的囊肿。

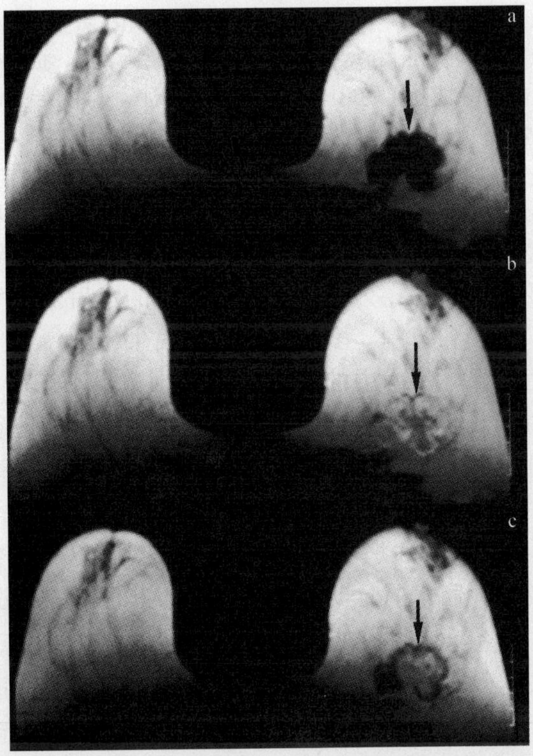

**图 4－4－10　左乳腺癌 MRI 表现**

a. MRI 平扫；b，c. MRI 增强后 1 min、7 min。左乳腺内肿块（↑）形态不规则，分叶状，动态增强后肿块呈不均匀强化且边缘强化较明显；b. 强化方式由边缘环状强化向中心渗透；c. 呈向心样强化。

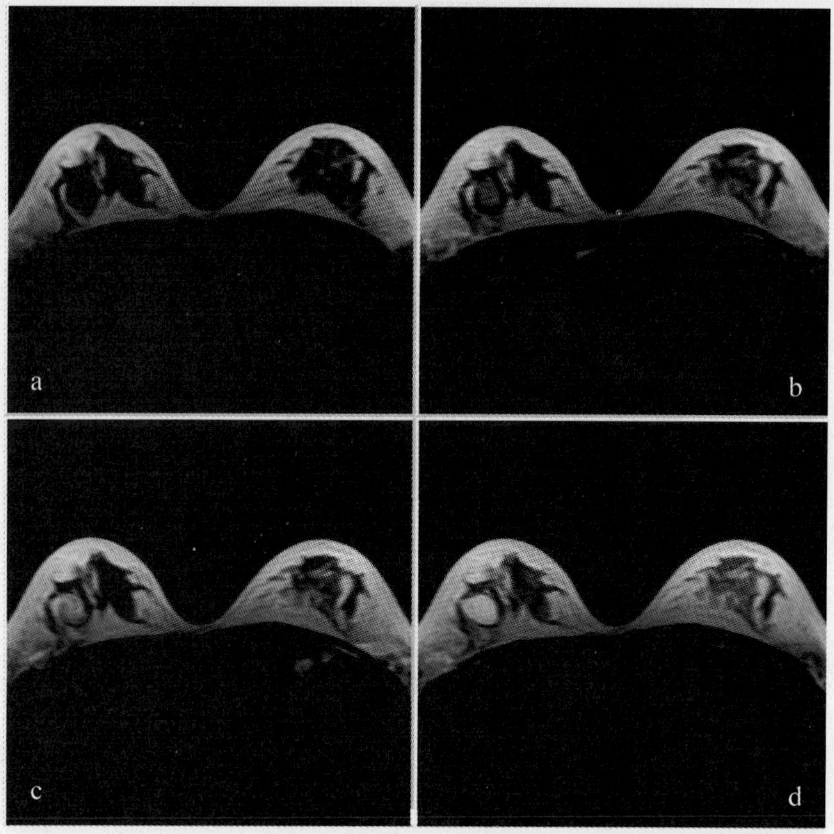

**图 4－4－11　右乳腺纤维腺瘤 MRI 表现**

a. MRI 平扫；b，c，d. MRI 增强后 1.5 min、3 min、7.5 min。动态增强扫描显示病变（↑）轮廓清晰，信号强度随增强时间呈渐进性增加，强化方式由中心向外围扩散，呈离心样强化，边缘整齐。

动态增强 MRI 检查在乳腺癌分期、制订治疗方案和治疗后随访中也可发挥作用，随着人们生活质量的提高，越来越多的人不再进行盲目的乳房根治性切除手术，保乳手术是当前乳腺癌治疗中的几种主要方法之一，为了减少这种方法的术后复发率，需要医师在术前尽可能准确判断癌灶的数量、位置和范围。多灶性乳腺癌发生率为14%～47%，明确诊断乳腺癌是否为多灶性是考虑是否行保乳手术中的一个最重要因素。动态增强 MRI 检查作为诊断乳腺癌高度敏感的方法已得到证实，并认为比传统的方法更能准确地确定乳腺癌的浸润程度以及发现乳腺 X 线和临床上的阴性或多灶性癌。文献报道对于识别多发病灶，三种影像学方法的准确性分别是：MRI 为 85%～100%；乳腺 X 线摄影为 13%～31%；B 超约为 38%。动态增强 MRI 在对多中心、多灶性病变的检出、对胸壁侵犯的观察以及对腋窝、胸骨后、纵隔淋巴结转移的显示及对肿瘤术前分期的准确性优于其他检查方法。在拟行保乳手术前行动态增强 MRI 检查中有11%～19.3%的病例改变了治疗方案，在浸润性小叶癌中，术前 MRI 检查改变治疗方案达 24%。动态增强 MRI 对多灶性癌的检出可由乳腺平片的 13%提高到 88%（图4－4－12～图 4－4－13）。此外，对于进行保乳手术治疗以及行放射治疗后的患者，动态增强 MRI 检查有利于发现残留病灶、鉴别手术或放疗后瘢痕和肿瘤复发（图 4－4－14～图 4－4－15）。

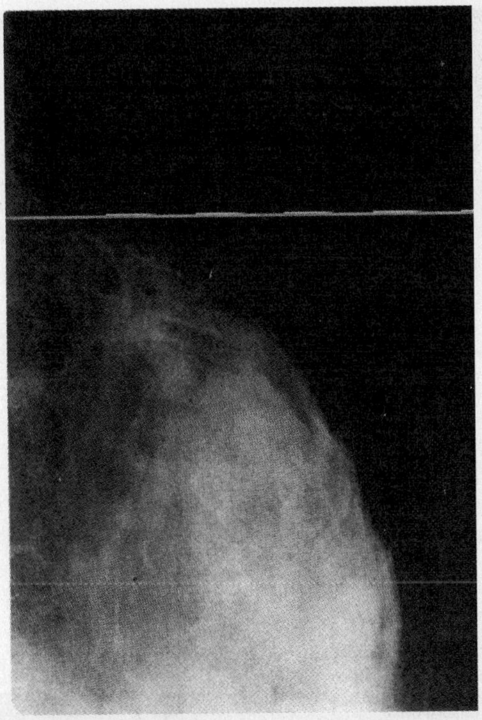

图 4-4-12

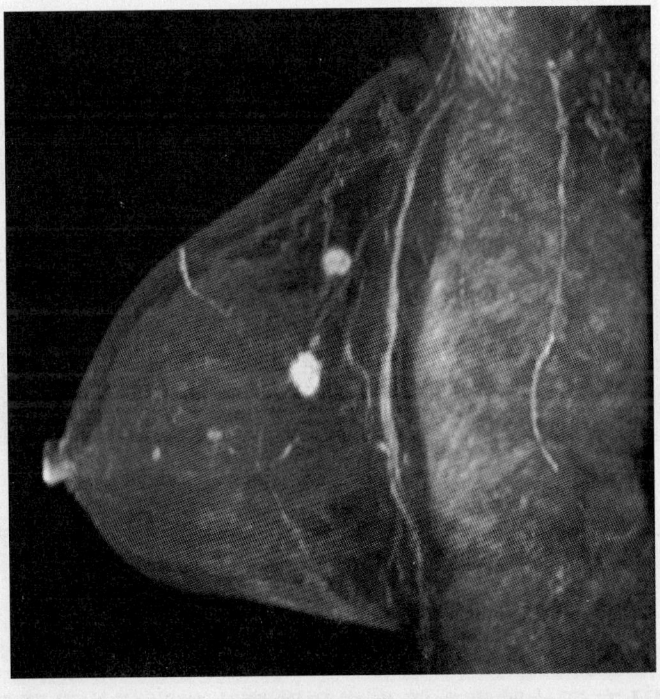

图 4-4-13

**图 4-4-12～图 4-4-13　右侧乳腺浸润性导管癌（两个病灶）**

图 4-4-12：右乳腺 X 线平片。图 4-4-13：增强 MRI。增强 MRI 对多灶性癌的显示较乳腺平片更清晰。

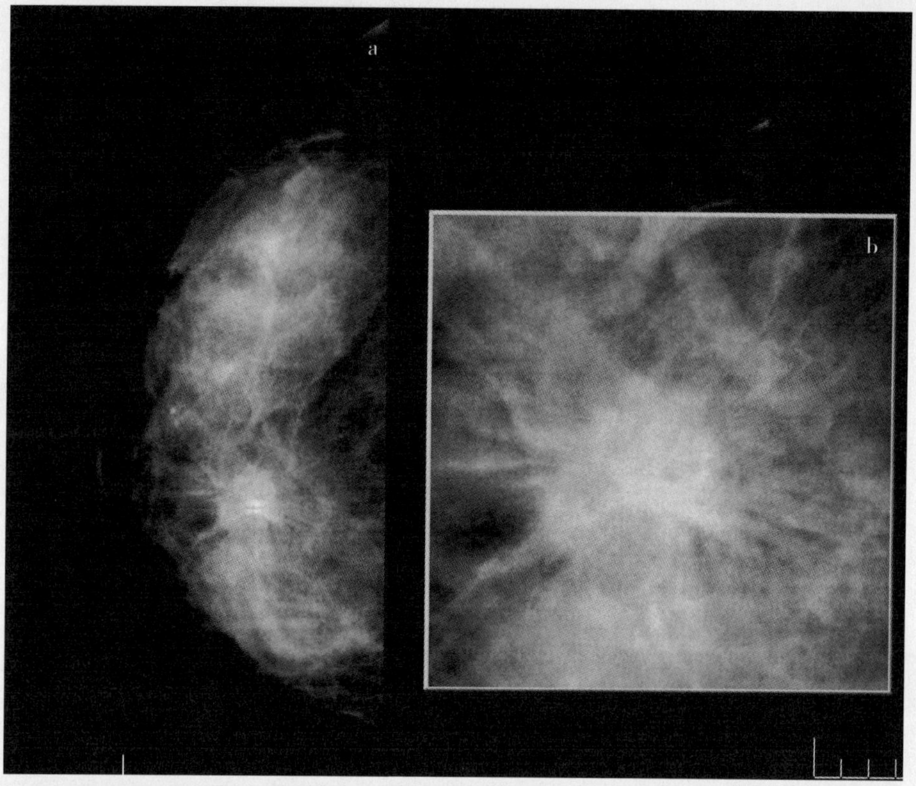


图 4-4-14

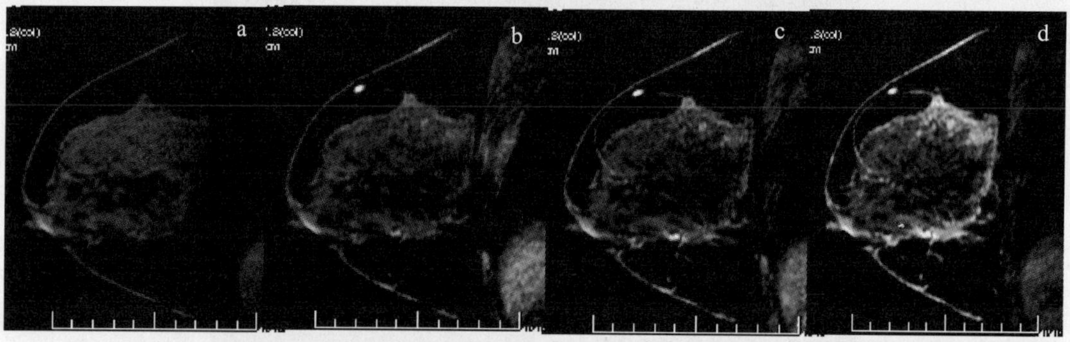


图 4-4-15

**图 4-4-14～图 4-4-15　右乳腺瘢痕组织伴异物巨细胞反应及小叶增生（曾行右乳肿物切除术）**

图 4-4-14：a. 右乳腺 X 线平片；b. 局部放大片，显示右乳腺内局限致密影并可见毛刺。图 4-4-15：MRI。a. MRI 平扫；b，c，d. MRI 增强后 1 min、2min、7 min，显示乳腺下方局部呈术后表现，未见恶性病变征象。

## 二、动态增强 MRI 在评估肿瘤血管生成和肿瘤生物学行为及预后的作用

Folkman 于 1971 年首次提出肿瘤生长依赖于血管形成的学说，认为当肿瘤的大小超过 $2mm^3$ 时，它的进一步生长就依赖新生血管的形成，肿瘤血管的生成在实体肿瘤发生、发展、浸润及转移的各阶段都起着重要作用。乳腺癌微血管密度（microvessel density，MVD）是反映肿瘤血管生成活性的主要指标，MVD 高的肿瘤血供丰富，肿瘤组织生长活跃，癌细胞易于进入微循环而发生转移。近年来，许多乳腺癌组织中 MVD 与预后关系的研究报道表

明，MVD与腋淋巴结及远处转移显著相关，多元分析显示 MVD 为一项独立判断乳腺癌预后的因素。目前，评价乳腺肿瘤血管生成绝大多数是采用组织切片经免疫组化方法检测肿瘤组织 MVD 或血管内皮生长因子（vascular endothelial growth factor，VEGF）蛋白表达，因此，能够应用一种无创性在活体上可实施的检查方法来评估肿瘤血管生成和肿瘤生物学行为以及预后，具有明显临床意义。20 世纪 80 年代初许多学者开始研究 MRI 对于乳腺病变诊断的潜在作用，并公认顺磁性对比剂 Gd－DTPA 的应用是乳腺 MRI 探查病灶高敏感性的基础。Gd－DTPA 对乳腺肿瘤本身并无生物学特异性，它在机体内随机分布的条件是丰富的血供、一定的血管通透性、必要的细胞外间隙，即病变在增强 MRI 上出现强化主要依靠病变组织内血管密度和对比剂进入组织细胞外间隙的多少，并不取决于其良、恶性。肿瘤血管形成学说部分解释了影像学上依据注入 Gd－DTPA 后肿瘤强化的速度、程度及模式来判断肿瘤良、恶性的依据，即乳腺恶性病变强化后信号强度趋向于快速明显增高且快速减低，而良性病变则表现为延缓强化。通过对乳腺良、恶性病变动态增强 MRI 表现特征与 MVD 和 VEGF 表达水平之间的相关性研究，表明乳腺良、恶性病变早期强化率及时间-信号强度曲线类型与 MVD、VEGF 之间具有显著相关性，MVD 和 VEGF 是影响病变早期强化率和曲线类型的主要因素，动态增强 MRI 增强模式在反映乳腺病变的血液及药代动力学状态、推测微血管密度及对比剂渗透速度方面具有潜在作用，作为一种无创性检查技术，不仅可作形态学观察，还可通过动态增强扫描，了解血流灌注情况，能够较为客观地反映乳腺肿瘤血供的这种基础病理特征，有助于乳腺癌与其他病变鉴别并可间接评估肿瘤生物学行为及其预后。

## 三、MRI 功能成像在提高乳腺癌诊断特异性方面的作用

动态增强 MRI 诊断乳腺癌高敏感性已得到证实，但特异性相对较低。近年来应用动态增强 MRI 检查结合 MRI 功能成像如扩散加权成像（diffusion weighted imaging，DWI）和波谱成像（magnetic resonance spectroscopy，MRS）明显提高了 MRI 诊断乳腺癌的特异性。

MR 扩散加权成像是目前唯一能观察活体水分子微观运动的成像方法，它从分子水平上反映了人体组织的空间组成信息和病理生理状态下各组织成分水分子的功能变化，能够检测出与组织的含水量改变有关的形态学和生理学的早期改变。恶性肿瘤细胞繁殖旺盛，细胞密度较高，细胞外容积减少；同时，细胞生物膜的限制和大分子物质如蛋白质对水分子的吸附作用也增强，这些因素综合作用阻止了恶性肿瘤内水分子的有效运动，限制了扩散，因而，恶性肿瘤在 DWI 上呈高信号，而表观扩散系数（apparent diffusion coefficient，ADC）降低，ADC 图呈低信号（图 4－4－16，见彩页）。而乳腺良性病变的细胞外容积分数较恶性病变高，故良性病变表观扩散系数值较高。良、恶性病变扩散系数之间的差异具有非常显著性意义，根据病灶扩散系数来鉴别乳腺肿瘤良、恶性已表明具有较高的特异性。扩散加权成像不需要增强，检查时间短，但其空间分辨力和解剖图像质量不如增强扫描。进行动态增强 MRI 检查结合扩散加权成像检查可以提高 MRI 诊断乳腺癌的特异性。

MR 波谱成像是检测活体内代谢和生化信息的一种无创伤性技术，能显示良、恶性肿瘤之间的代谢不同。利用磁共振现象和化学位移作用进行一系列特定原子核及其化合物分析的方法，可提供先于形态学改变的代谢改变信息。正常乳腺细胞发生恶变，伴随着细胞结构和功能方面很大变化，癌细胞迅速生长及增殖导致某些代谢产物含量增加。近年来，随着 1.5T 磁共振成像系统相配套的波谱分析软件包的出现，MRS 从实验研究开始转入临床应用阶段。在乳腺中可应用 $^{31}P$ 和 $^{1}H$ 波谱。研究结果表明，在 $^{31}P$－MRS，浸润性乳腺癌其磷酸单酯和磷酸二酯水平升高，另外，乳腺恶性肿瘤化疗有效者磷酸单酯和磷酸二酯等水平减

少。在$^{1}H$－MRS，70％～80％的乳腺癌可观察到胆碱峰，仅有14％～18％良性肿瘤显示胆碱峰。以在3.2ppm处探测到总胆碱化合物峰作为诊断标准，$^{1}H$－MRS诊断乳腺癌的敏感性和特异性分别约为83％和87％（图4－4－17，见彩页）。另外，乳腺癌腋下淋巴结转移时，$^{1}H$－MRS显示转移淋巴结中的胆碱水平升高，其诊断敏感性为82％，特异性为100％。所以MRS不仅可以鉴别乳腺良、恶性肿瘤，提高MRI诊断的特异性，还可用于判断淋巴结转移和对乳腺癌治疗效果进行监测。

总之，由于MRI具有良好的软组织分辨力和无射线辐射等优点，非常适合乳腺的影像学检查。大量研究已表明乳腺MRI检查对于乳腺良、恶性肿瘤的诊断和鉴别诊断、对乳腺癌分期及制订治疗方案和治疗后随访及评估肿瘤血管生成和肿瘤生物学行为及预后方面，同其他影像学检查方法相比较可获得更多、更准确的信息。今后随着MRI设备软、硬件的飞速发展、乳腺专用MRI机及其定位活检设备和专用乳腺线圈及磁共振对比剂的研发应用，将更加进一步促进乳腺MRI检查的深入开展，具有广阔的临床应用前景。

（刘佩芳）

## 第五节　乳腺导管镜检查

乳头溢液是乳腺疾病的三大症状之一，约占乳腺门诊患者的7％～10％左右[28]，是乳管内病变的早期表现，通过对病变乳管的检查，可以发现极早期乳腺癌。既往乳头溢液的诊断多采用分泌物涂片、乳管造影、B超、X线钼靶摄片等间接方法判断乳腺病变的部位和性质，准确率不高。乳管镜的临床应用，创立了乳头溢液而无肿块的乳管内微小病变的内镜诊断法，为乳管内病变的诊断及治疗提供了可靠的依据，大大地提高了乳管内微小病灶的诊断率，增加了手术的准确性，避免了因病灶微小病理科医生难以发现而造成的漏诊。

近年来，随着对乳腺癌病理生理过程认识的不断深入，乳腺癌的早期诊断、早期治疗越来越引起人们的重视。由于人民生活水平的提高，女性患者，特别是青年女性对乳腺美观的重视程度越来越高，任何破坏性手术都将影响乳腺的美观，妨碍疾病的诊断及治疗。在乳管镜的应用过程中，通过对该项技术总结并改进，总结出了乳管内隆起样病变和乳管内非隆起样病变的镜下特点，并予以分型。根据分型指导，避免了不必要的手术，临床上取得了理想的诊疗效果。

### 一、历史回顾

乳管镜的应用源于临床医生渴望能像消化道和呼吸道内窥镜一样，在直视下观察乳管造影时乳管内病变的图像。1988年，法国人Teboul等首先运用外径为1.7mm的经指关节镜改进的硬性内窥镜，在超声探头的引导下成功地观察到了乳腺导管腔，开创了乳腺导管内窥镜检查的先河。1989年Makita对Teboul的硬管内窥镜进行改良，将其外径缩小为1.25mm，并首先成功地对16例患者乳管内的病灶进行了非直视下的活检。1991年冈崎亮（Okazaki）等与藤仓株式会社共同研制，并开发成功纤维乳管镜（Fiberopticductoscopy，FDS）——由冷光源、影像监视器、影像记录器和光导纤维组成。纤维乳管镜的光导纤维有两种，一种外径0.8mm和0.75mm，可用于诊断和治疗，适用于主导管；另一种外径0.45mm，用于诊断，适用于末梢导管。纤维乳管镜能够观察到的范围是从乳管开口至远端5～6cm，能插入的最大深度平均为5～7cm，基本能满足临床需要，而最新的纤维乳管镜外径可达0.35mm，并可在直视下对病变组织取活检和进行治疗。北京朝阳医院和复旦大学肿瘤医院、广东省妇幼保健医院也于1997年在国内率先引进了此项技术[29]，解决了乳头溢液病因诊断和乳管内病变定位的临床难题。目前已有数十家医院开展此项工作，并为数万名患者解除了痛苦。国产化纤维乳管镜也于2002年通过有关部门的鉴定运用于临床。

## 二、乳管镜的设备及特点

乳管内窥镜统分为两类：直管硬镜和纤维镜。

直管硬镜是以光学成像原理为基础，由9～11组镜片不断折射而成像，其优点在于图像清晰、少有伪影、不失真、分辨率高；缺点在于管径较粗，操作、置镜较困难。直管硬镜系统的设备组成包括：直管硬镜、专用冷光源、电视系统、外套管和活检钳。其他辅助设备包括：扩张的乳管的扩张器、眼科泪道探针、计算机和模数转换成像系统。

纤维镜是通过超细光导纤维观察乳腺导管内的情况，其优点在于管径细，易于操作，直接取得数字化图像；缺点在于与光学呈像相比分辨率低，有失真，时有伪影出现。其系统构成包括：摄像光源一体机、监视器、内窥镜。其他辅助设备包括：扩张的乳管的扩张器、眼科泪道探针、计算机及软件系统。与直管硬镜不同的是，纤维乳管镜的镜体前段安装有一个直径只有0.25mm或0.35mm的高清晰自聚焦镜头，自聚焦镜头所成的像通过一根2～3m长的与自聚焦镜头直径相同的传像束再经过特殊设计制造的显微镜头，进行放大后再通过CCD摄像头完成了从光学信号到电信号的转换，数字信号被处理后显示在计算机的显示器上或存储在计算机内，也可通过系统配备的彩色激光打印机打印出来。需要特别提出的是，用于传输图像的传像束与传统纤维窥镜不同，是由整束的石英丝整体拉制而成的，不会出现断丝暗点现象，并且传像束有一定的柔韧度，且图像质量已近似于光学内镜。纤维镜进入人体的部分可以适当弯曲以适应乳管的走向，且由于镜体较细，纤维乳管镜可以进入末级乳管，对没有完全被瘤体阻塞的乳管，还可以通过病变部位观察到病变部位以后的各级乳管的情况。

乳管镜使用早期，由于硬镜价格便宜，图像清晰，较多应用于临床，随着光导纤维成像技术不断改进，图像清晰度逐渐增强，纤维乳管镜越来越多地应用于临床。

## 三、乳管内窥镜的消毒与管理

目前使用较广泛的纤维乳管镜，因其体积小、可适度弯曲等优点，其消毒与管理工作也非常方便。检查室应环境清洁，操作空间宽阔，光线充足，检查前紫外线照射空气消毒2小时。

将所用器械浸泡于2%碱性戊二醛溶液中至少4小时，于检查前取出用灭菌蒸馏水冲洗，注意将管腔内充满灭菌蒸馏水以将残留在管腔内的戊二醛冲洗干净避免损伤皮肤。在操作过程中，保持扩张器的通畅和干净。扩张器使用后先用酒精棉球擦洗，其后置于2%碱性戊二醛溶液中浸泡；20～40分钟后取出扩张器用蒸馏水彻底冲洗干净，套管壁上的污垢可用较细的探针清除；晾干包好后，以环氧乙烷熏蒸消毒。使用戊二醛消毒时要带防护手套，并注意保护其他裸露的皮肤黏膜。内窥镜在操作过程中应以酒精、盐水棉球擦拭清洁镜头（勿使用碘酒，以免镜头着色）；操作完毕，用2%碱性戊二醛溶液滞留涂抹；20～40分钟后用蒸馏水彻底冲洗晾干；最后同样用环氧乙烷熏蒸。

乳管镜设备最好能专人管理，固定放置。在操作过程中避免用力过猛，窥镜及光纤不要打折，轻拿轻放，稳妥固定。在检查过程中，不使用窥镜时应及时将其置于套管内，避免损毁镜头或污染。消毒后妥善保管，定期行细菌培养。

需要特别说明的是，纤维乳管镜术后应仔细冲洗，以免通道阻塞而影响使用。冲洗应先用蒸馏水将管内残留的组织碎屑及体液冲洗干净，然后再用无水酒精冲洗，最后再用空注射器推入空气吹干酒精。绝不可直接用酒精冲洗或不经冲洗而放入消毒液中浸泡，以免蛋白凝固阻塞通道[30]。

## 四、乳管镜的操作流程和注意事项

### (一) 扩张病变乳管

患者取坐位或卧位，常规消毒，铺巾。先用1/4号平头针，准确插入溢液乳孔，同时注入少量0.5%丁卡因或1%利多卡因，再在局部麻醉下用乳管扩张器（外径为0.2～1.0mm的数根探针）逐步扩张溢液的乳管，并收集乳孔内的溢液，插入内窥镜外套管，用生理盐水冲洗乳管（冲洗液和收集的溢液均留作细胞学检查），注入适量的空气或水，使乳管保持扩张状态。

### (二) 置镜

调整内窥镜与分支开口角度，选择异常开口，寻腔进镜。沿主乳管经乳窦角部进入Ⅱ级乳管，见到分叉开口，进入下一级乳管。以此类推，再进入Ⅲ、Ⅳ级等乳管，最终可见乳腺腺泡。近乳腺腺泡的乳管即为末梢乳管。记录病变导管的形态特征和病变部位后，取出乳管镜，排空乳管内的气液体，乳头消毒，24h内禁浴。

### (三) 注意事项

1. 准确选择病变乳管，避免暴力扩张乳管形成假道。

2. 遵照循腔进境的原则，及时调整进镜方向，保持进境方向与乳管走行一致，防止穿透或损伤乳管壁。

3. 观察各级乳管，注意管腔内有无狭窄、扩张，以及管壁色泽、弹性，有无充血、糜烂、僵硬。观察管腔内病变的大小、颜色及表面特征。

4. 操作时，注入空气或水应适量，防止管腔内压力过高致使乳管破裂。

5. 进出乳管镜的操作应轻柔缓慢以保护光纤及镜头。

6. 检查结束后，应排净乳管内的生理盐水或空气，乳头表面涂抹抗生素软膏，覆以无菌纱布，当日禁浴。

### (四) 并发症

1. 乳管破裂：乳管破裂与操作粗暴、乳管腔内压力过大导致乳管壁损伤有关。临床表现为破裂导管处出现乳房皮下气肿，有握雪感。乳管镜下乳腺导管腔消失，呈现黄色脂肪组织。此种情况出现时，无需特别处理。其发生率小于1%。

2. 局部感染：表现为乳头部及检查导管相应区域出现组织炎症，发生率小于1%。可用雷夫诺尔局部外敷。

## 五、乳头溢液与乳管内疾病的关系

乳头溢液有单孔溢液，也有多孔溢液；有单侧乳腺乳头溢液，也有双侧乳腺乳头溢液；有浆液性溢液，也有奶性或血性溢液；有的溢液合并乳腺肿块或疼痛，有的仅有乳头溢液，不伴有任何症状；有的溢液病人为少女，有的为更年期妇女，甚至老年女性。对乳头溢液的分类排序将更有助于了解其病理基础。

首先将乳头溢液分为生理性和病理性两大类。

**（一）生理性乳头溢液是由于生理因素的变化而引起的乳头溢液。这种乳头溢液就不需要特殊检查和专门治疗。常见的生理性乳头溢液有：**

1. 哺乳期分泌乳汁；

2. 妊娠期乳头分泌少量乳汁；

3. 口服某些药物，如避孕药或某些镇静药物，也可以出现双侧乳腺分泌少量液体；

4. 绝经期前后的妇女，由于内分泌变化，有时也可以出现双侧乳腺分泌少量液体；

5. 也有查不出明确原因的单侧或双侧乳头溢液。

**（二）病理性乳头溢液**

除上述生理性乳头溢液外由于乳腺本身和内分泌系统的疾病引起的乳头溢液，属于病理性乳头溢液。常见的引起乳头溢液的内分泌疾病有：

1. 丘脑病变。下丘脑分泌一种生乳素抑制因子（PIF），对脑垂体分泌的生乳素（PRL）有抑制作用。当丘脑病变时，生乳素抑制因子分泌减少，使脑垂体产生乳素的功能被释放，使生乳素分泌增加，诱发泌乳。

2. 垂体肿瘤或颅咽管瘤。脑垂体肿瘤时，其分泌生乳素（PRL）的功能不再受丘脑 PIF 的制约，或颅咽管瘤压迫第三脑室，如同切断垂体柄，切断了 PIF 对 PRL 的抑制作用，分泌大量的 PRL，诱发泌乳。

3. 原发性甲状腺功能低下。甲状腺素分泌减少，解除了对下丘脑及垂体抑制作用，使丘脑和垂体分泌的促甲状腺素释放素（THR）和促甲状腺素（TSH）分泌增加，也刺激 PRL 分泌增加，诱发泌乳。

4. 特发性闭经泌乳综合征（A－G 综合征）。由于麻醉、创伤、精神抑郁、假孕等精神因素，通过大脑皮层作用于下丘脑-垂体系统，也可以出现 PRL 分泌增生，促卵泡生成素降低，诱发闭经和泌乳。

5. 脑部松果体瘤也可造成 PRL 增加，诱发泌乳。

**（三）引起乳头溢液的乳腺疾病**

乳腺本身疾病引起的乳头溢液是最常见的病理性乳头溢液。引起乳头溢液常见的乳腺疾病有：

1. 慢性囊性乳腺病。浆液性乳头溢液多。本病有如下特点：

（1）30～50 岁女性多发；

（2）单侧或双侧乳腺多发囊实性结节；

（3）乳腺可出现周期性胀痛或针刺痛；

（4）肿块质韧，界线不清，可推动，常有触痛；

（5）X 线摄片上有多发囊实影，界线不清，密度不均；

（6）乳管造影可见小乳管有囊状扩张，囊肿有时呈串珠状。

2. 乳腺导管扩张症。乳头溢液多为浆液性，有时呈血性。本病有如下特点：

（1）非哺乳期多见，多发生在绝经期后；

（2）乳晕处肿块，肿块常与皮肤粘连，有触痛，致韧，界线不清，乳头可有凹陷；

（3）可有急性炎症过程，然后变成亚急性或慢性；

（4）乳头溢液中可见大量浆细胞和淋巴细胞；

（5）同侧腋窝可触及肿大淋巴结；

（6）乳管造影常见大乳管扩张，管腔充盈良好。

3. 乳管内乳头状瘤。乳头溢液多为血性或浆液性。本病有以下特点：

(1) 30～40 岁妇女多见；

(2) 常无肿块，若有肿瘤则较小，分布在乳晕区；

(3) 压迫肿块，乳头溢液，肿块缩小；

(4) 导管阻塞时，乳腺肿块增大，局部胀痛；

(5) 乳头溢液，导管内溢液排空，肿块缩小，胀痛减轻；

(6) 乳管造影，近段导管扩张，可见小而带蒂的充盈缺损，单发或多发；乳管镜下可见乳头状新生物突入管腔，红色、褐色、黄色或黄红相间，成桑葚状，质软脆，易出血。

4. 导管内乳腺癌。溢液多为棕色。

(1) 年龄多为 40～60 岁；

(2) 肿块近乳晕区，质硬，结节感强；

(3) 乳头可有内陷和抬高，皮肤可有酒窝征；

(4) 钼靶 X 线片，可见高密度结节影，有毛刺改变；

(5) 乳管造影可见导管影中断或充盈缺损；

(6) 乳管镜下可见，肿瘤突向管腔，粉红色或淡褐色，质软脆。

病理性乳头溢液尚有一些其他少见因素引起，常常被忽视，如带状疱疹、胸壁外伤、胸腔手术等，可引起乳头和乳房刺激性疼痛，这种疼痛可通过神经反射作用于下丘脑引起 PIF 分泌抑制，PRL 分泌增生，诱发泌乳等。

卵巢或子宫切除术后，肾上腺皮质功能障碍，也可以通过内分泌变化，诱发泌乳。

**(四) 乳头溢液的常见原因**

经过上述分类排序，我们总结出乳头溢液有以下规律可以初步帮助分析判断：

1. 在乳腺疾病中，10%左右伴乳头溢液；
2. 在乳头溢液的乳腺疾病中，有 10%可能是乳腺癌；
3. 在乳腺癌的病例中，10%有乳头溢液；
4. 在血性乳头溢液，乳腺癌占 12%～25%；
5. 在血性乳头溢液中，年轻妇女乳癌的机会为 5%，50 岁以上妇女乳癌的机会为 50%；
6. 40 岁以上妇女，单乳单孔乳头溢液，伴乳腺肿块，乳癌的机会占 80%以上；
7. 成年男性，发现乳头溢液，无论性状如何，恶性机会极大；
8. 先有乳房肿块，后有乳头溢液，乳癌可能性大；
9. 先有溢液后有肿块，良性疾病多见；
10. 乳头溢液和乳腺肿块同时出现也是良性疾病多见。

一般来说，内分泌疾病引起的乳头溢液多为双侧，多孔；乳腺疾病引起的乳头溢液多为单侧单孔；生理性乳头溢液多为双侧或多孔，病理性乳头溢液多为单侧或单孔。

怀疑病理性乳头溢液一定要进一步追踪。考虑内分泌疾病可能性大时，要重点检查丘脑或垂体或肾上腺或甲状腺等；考虑乳腺疾病时应作乳头溢液涂片细胞学检查，必要时反复多次检查；钼靶 X 线摄片，乳管造影，特别是乳管镜检查都会提示进一步诊断依据。首先是乳管镜检查，可以直观乳管内病变，还可以取活检，进行病理学诊断，定性定位诊断一次完成，是其他检查手段无法比拟的。应该说，乳管镜的问世是乳腺疾病诊断史上的一次革命。

在乳头溢液的病例中，尤其对单孔溢液诊断不清的病例，手术切开乳管进行活组织检查也是必不可少的手段。

对乳头溢液的治疗策略主要取决于诊断结果。

## 六、乳管镜下病变的特点及鉴别诊断

根据国内外目前发表的几十篇文献综合报道来看，乳管镜下乳管内病变的特点大致可分为两类：隆起性病变和非隆起性病变。隆起性病变基本上由乳管内乳头状瘤、乳管内乳头状瘤病、乳管内癌和乳管内乳头状瘤恶变构成；而非隆起性病变主要由乳腺导管扩张症和/或浆细胞性乳腺炎、乳腺不典型增生组成。

**（一）正常乳管**（图 4-5-1，见彩页）

乳管分为乳头内导管，主导管，输乳窦（主导管扩张部分），然后导管一再分支（可达 3～6 级）直到腺泡。正常乳管管壁光滑呈粉白色或淡红粉色，毛细血管清晰，弹性好。从主乳管远端开始树杈形地逐级分支。乳头内乳管从乳头开口部至乳头根部约 1cm，主乳管在乳管根部 3～4cm 处分支，一般分支为 2～3 支，4～5 支的也常见，乳头根部向主乳管分支有时呈直角，表现为生理性狭窄。此处乳管内腔表面粗糙，毛细血管扩张，乳管走行复杂，缺乏规律性。主乳管长约 1～2cm，近端与外界相通，远端开口于乳头根部乳窦处，此处与乳管壶腹相连且有一定弯度，故开口成类椭圆形。主乳管多为轮状皱襞分支乳管，一般可见 1～4 级分支，每级分支可见 2 个以上分支开口，常见为 2 支。乳管内腔平滑，有光泽，呈淡黄色或淡红色，毛细血管清晰可见，乳头内乳管有时可见到纵形皱褶。乳管末端为一盲端，呈泡状结节样。

**（二）乳管内隆起性病变**

乳管内视镜下管内病变呈结节性或局限性增生的病理特征，我们统称为乳管内隆起性病变，主要包括导管内乳头状瘤、乳头状瘤病、导管内癌以及浸润性癌等病变。对一组 150 名患者乳管内窥镜检查的研究，发现病变在Ⅰ级乳管约占 10%，Ⅱ级乳管占 50%，Ⅲ级乳管约占 35%，Ⅳ级乳管占 5%。

1. *乳管内乳头状瘤（病）*（图 4-5-2，见彩页）：呈实性小丘状、息肉状或桑葚状突向管腔，肿物表面光滑，多为单发，多发病变则为乳头状瘤病。病变与乳管开口部的距离平均为 1.5～5.0cm 最常见。肿物颜色多为红色、黄色或红黄白混杂色。各种颜色的意义不明，红色的瘤体可能与出血有关；如瘤体为黄色，不能解释血性溢液，必须检查末梢乳管，有时乳头状瘤与乳腺癌并存。乳管管壁表面光滑，多无出血倾向。

2. *乳管内恶性肿瘤*：乳管内恶性肿瘤又分两类：一类为良性肿瘤恶变，即乳管内乳头状瘤恶变；另一类为乳管内癌或浸润性导管癌。良性肿瘤恶变的内窥镜下特点是：瘤体较大，常阻塞乳管腔，其内有血性溢液，肿瘤质地较脆易出血，局部毛细血管丰富。导管内癌在乳管内生长的形态是多种多样的，其肉眼可以确定的特征有[31]：①灰白色或淡红色不规整的隆起性病变（图 4-5-3，见彩页），多在主乳管或一级分支管等较粗乳管内壁扩展。病变基体部多较宽，无蒂。②乳管管壁僵硬，弹性差，发红，有点状出血，病变广泛沿乳管内腔生长，病变处或病变与乳管壁之间的间隙有出血。③脆弱的细胞性架桥结构(cellularbridge)，病变部出现黄色黏稠网线条物。④半球形的肿瘤的表面与乳头状瘤不同。⑤多发性小结节，末梢导管出血。

**（三）乳管内非隆起性[32]病变**（图 4-5-4，见彩页）

患者多以浆液性或脓性多见。乳窦角部（即主乳管和Ⅰ级乳管交界处）周边易出血，管壁粗糙，弹性稍差，局部毛细血管丰富，部分管壁可见扩张的血管；管腔内有大量炎性降解产物，经冲洗可脱落流出。部分导管腔增宽，病变多见于大乳管，较弥散。管腔内存在白色丝状甚至部分区域呈白色纤维网状结构。

## 七、乳管镜下乳管内疾病的分型研究及临床意义

### （一）隆起性病变的分型

运用乳管镜以来国内学者[33]综合日本莳田益次郎等人的分型方法，依据乳管内隆起性病变的数目、分布及管腔阻塞情况将乳管内隆起样病变分4型：

Ⅰa型：结节为单一局限型，病变的瘤体小而局限，此型为良性，以乳头状瘤占多数。此型多为乳管内乳头状瘤。

Ⅰb型：结节为单一阻塞型，瘤体较大阻塞管腔，多数为良性，仍以乳头状瘤较多，偶有恶变。

Ⅱ型：2个或2个以上隆起性病变，此型以多发性乳头状瘤和乳管内乳头状瘤病多见，良性为主，有恶变及复发倾向。

Ⅲ型：浅表型，隆起较平坦，病变沿乳管纵向伸展，基底部宽，管壁僵硬，均为恶性。

Ⅳ型：混合型，既有Ⅰ型又有Ⅱ型、Ⅲ型的特点。

### （二）非隆起性病变的分型

对于非隆起性病变，首都医科大学附属北京朝阳医院蒋宏传[34]等按照乳管壁的炎症特点、乳管内内容物和病变部位将其分为Ⅳ型：

Ⅰ型：乳管扩张、毛细血管丰富，管腔内有白色絮状物，并可见纤维网状结构。

Ⅱ型：乳管扩张、毛细血管丰富，管腔内有白色絮状物，病变在乳窦角部。

Ⅲ型：管壁粗糙，弹性稍差，病变主要在乳窦角部。

Ⅳ型：管壁粗糙，弹性差，可见出血点，病变主要在末梢乳管。

根据分型结果，Ⅰ、Ⅱ型考虑为良性，无需外科手术治疗；Ⅲ型也考虑为良性，但应定期随访、复查；Ⅳ型不排除恶性的可能，必要时可行乳腺小叶切除以明确诊断。一组95名乳腺导管扩张症和/或浆液细胞性乳管炎患者均在乳管扩张的同时伴有不同程度的炎症，管内炎性絮状物蓄积。其中Ⅰ型患者21例（22.1%），Ⅱ型患者43例（45.3%），Ⅲ型患者18例（18.9%），Ⅳ型患者13例（13.7%）。此组患者中仅12名做了病变乳管的切除，占12.6%。而我们提出的分型方法，将进一步避免不必要的切除活检。两种分型的目的均是为了发现早期乳腺癌，明确病变的性质，缩小手术范围，避免不必要的手术。

在应用纤维乳管镜开展乳头溢液的诊断与手术前定位工作的时候，我们总结了国内外前人工作的基础，对乳管内病变的镜下特点给予了分型，完善了乳管内病变的诊断标准。得到了广泛的认可。根据分型指导，避免了不必要的手术。临床上取得了理想的诊疗效果。通过临床验证和随访，证明此方法可靠，临床实用性强，便于掌握。在临床工作中起到了很好的作用。

## 八、乳头溢液的影像学诊断和治疗方法

传统的乳头溢液影像学诊断方法，目前公认的和较为普遍的为选择性乳管造影和乳腺超声两种方法。虽然乳管镜在临床上越来越普及，但这些传统的影像学诊断方法，仍然因本身存在的优势而具有一定的诊断意义。

### （一）乳管造影

乳管造影一般是在碘试验后，以钝头金属导管造影针由溢液乳管开口缓慢插入，注入50%泛影葡胺0.5ml，照侧位及轴位片。阳性的影像学表现一般为乳管中断、充盈缺损、乳管扩张、有的合并肿块显影。乳管造影是乳管镜发明以前，对乳管内隆起样病变诊断的较可

靠的方法。国内同仁[35]在对乳管造影和乳管镜的比较研究中发现，虽然乳管造影灵敏度、特异度及阳性预测值上明显低于乳管镜，且存在图像特征不明显，不能很好定位病变等缺点；但由于可以观察整个乳管分支的情况和病变导管周围腺体的状况，因而相对于乳管镜有较高的阴性预测值。另外对于乳管镜下的非隆起性病变，尤其是血性及浆液性溢液的患者，只有在仔细检查每一个分支尽量做到不遗漏的基础上，才能诊断为非隆起性病变。而可以整体观察导管各分支的乳管造影则可以提高乳管内多发的微小隆起病变的阴性预测值。虽然选择性乳管造影作为传统的检查手段，其诊断符合率及特异度不高，但对于无条件的地区，其灵敏度为 82.6%，仍然不失为一种选择。

**（二）乳腺超声**

乳腺超声[36]检查，一般是在全面扫查乳房及腋窝后，重点观察乳晕区及乳头下方结构，了解有无导管扩张、扩张导管内的回声是否清晰，描述占位性病变的声像图特征，同时了解其血流情况，最后观察引流区域淋巴结。乳管扩张症患者在超声下可见导管扩张，一般管径约为 1.5～4.0mm，管壁光滑，管腔内为无回声，囊肿形成时可伴有大小不等的无回声区。乳管炎一般可见导管扩张，管壁欠光滑，部分管腔内回声不清晰。乳管内乳头状瘤则表现为扩张的导管内有弱回声团充填，与周边结构分界较清楚。导管内癌可见扩张的导管内有弱回声团块充填，与周边结构分界不清，甚至呈不规则改变，后方可伴有声衰减，也可以仅见团块而无扩张的乳管。

对于正常非哺乳期成年女性，乳腺导管处于潜在的闭合状态。在高频超声下，也仅能显示部分导管，主导管内径通常小于 1.5mm 。导管内肿瘤在病变早期阶段即可出现乳头溢液，其体积小，可不伴有导管扩张。而在无导管扩张时，超声对导管内病变的诊断仍较为困难。但乳腺超声检查具有无创伤、实时动态和可重复性等优点。在乳腺周边区，尤其是乳管镜检查难以到达的部位，超声可以提供有价值的信息。所以我们仍然认为，虽然超声对导管内病变的诊断存在漏诊和误诊，但仍是有价值的诊断方法。若能掌握正确的检查方法，比如检查前要避免排空乳管内的液体，检查时不使用探头挤压乳房，对乳腺导管进行多段检查，避开乳头遮挡的影响，再引入介入诊断方法如采用注入无菌生理盐水 1ml 形成导管扩张等手段，还是可以提高导管内病变的诊断率。

## 九、乳头溢液的细胞学检查及镜下活检

**（一）乳管镜下乳管冲洗液的检查**

由于将溢液直接涂片的检查敏感性较差，我们认为可以经乳管镜获冲洗液，增加细胞学检查的价值。有学者认为，提高乳管镜诊断准确率的技术关键是建立获取洗涤液的可靠方法。

国内学者[37]推荐的方法是：在乳管镜确定病灶部位后，经其空气通道注入无菌生理盐水约 3ml，退出乳管镜，按摩乳房，收集流出液，离心后涂片镜检，细胞团＞50 个细胞且细胞具有不同程度异型性即提示导管内乳头状病变。用这个方法报告了 259 例乳头溢液者的结果，阳性与阴性预测正确率分别为 72%和 50%。Yamamoto[38]等用类似方法检查了 65 例，其敏感性、特异性及准确性分别为 50.0%、94.3%及 89.7%，均高于分泌液直接涂片结果。

国外学者的方法稍有不同。Lawe[39]等的方法则是：用一根特制的微管从溢液乳管开口插入约 1.5cm，接上 20ml 注射器，每次注入 3ml 无菌生理盐水，按摩乳房，再吸出，反复3～5 次，收集、离心、涂片镜下观察，但结果令人感到意外：278 例乳头溢液者，病检恶性 27 例，洗涤液仅 3 例检出恶性细胞。

（二）乳管镜下病变的活检与治疗

为更好地明确乳管镜检查报告的内涵，有学者[40]提出如下建议：用 L 或 R 标记左、右乳房，1～12 记录插入乳管镜的乳管乳头部开口部位，Ⅰ～Ⅵ记录病变所在乳管级数，再以 1～12 表示病变位于乳房的钟点位，最后用箭号→加数字记录乳管镜头插入的深度。例如：L2Ⅱ3→5 表示经左侧乳头 2 点处插入乳管镜，主要病变位于Ⅱ级导管 3 点处，距乳头 5.0cm。这种方法值得推广。

活检仍是目前重要的确诊方法，而乳管镜为其赋予了新的内涵。

1. 镜下直接取材活检

Makita 等认为，对于微小病变，在乳管镜直视下利用安装在其前端的空心针于病变部位刮取或吸取组织活检，是一种无损伤的诊断方法，对病变性质的明确有较大的意义，他对 22 例乳头溢液者检查成功率为 72%。Shen[41] 等将乳管镜连同外套针一并插至病灶部位，然后将外套针向病灶方向略推进，退出乳管镜，旋转外套针以切割病灶，最后将套针与空针筒连接，把标本吸出送病检。这种方法创伤亦较小。他对 9 例患者的检查其成功率为 100%。

2. 导管切除活检

镜下定位，可避免采用盲法手术切除易遗漏的缺点。Love[14] 等经乳管镜空气通道向病变部位直接注入亚甲蓝标记；Dominguez Cunchillos 等经乳管镜外套管插入金属丝引导定位均获成功；蒋宏传等[42,43]运用乳腺定位钩针在乳管镜引导下经溢液孔放置于病灶处，用其钩钩住病灶，固定后不易移动，切除病灶的准确率可达 100%，且可避免染料给病检带来的不便。上述活检与术后病检报告有时不符，多因前者的遗漏或后者切片数量所限，应尽量避免。

## 十、乳管内微小病灶的定位技术

乳管内微小病灶的治疗多需要手术治疗。但由于乳管内病变微小，手术中很难直接准确地找到病变部位，因此被迫将手术范围扩大。为解决病灶的定位问题，迄今为止已有很多材料和方法已经用于病变的术中定位，如病变乳管亚甲蓝染色、术中放置导针或聚丙烯单纤维线等，这些方法只能定位病变的乳管而无法定位乳管内病变的位置。

Dominguez-Cunchillos 等人于 1999 年首次用硬性乳管镜于直视下定位乳管及乳管内病变部位并进行手术治疗。随着乳管镜的进一步运用，有人通过观察到病变在体表的投影来切除病灶，这虽然大大提高了病变的检出率，但仍有误诊。

近来有学者[44]报道在手术中直接运用乳管镜对病灶进行定位。在确定病灶是单发手术时，病人行局麻或低位硬膜外麻醉，取病变乳管走行方向所在的乳晕边缘线弧形切开皮肤及皮下脂肪，显露腺体和乳管组织。此时再用乳管镜检查病变乳管，当乳头状瘤显露于镜下时，即将镜头的光源调至最小，使光点集中在病变乳管处，术者循光确定病变部位，行局部病灶及部分乳管切除。此法既能提高局部手术的疾病诊断率，又能使手术达到微创的目的，减少组织损伤。但乳管镜引导手术仅限于三级以上乳管内的病灶，切除对于三级乳管以下分支内的病灶因乳管镜本身长度所限而难于进行。

我们目前总结了运用乳腺定位钩针，在乳管镜协助下经溢液乳孔，对病灶进行穿刺定位的方法。其临床效果好，可操作性强。

既往对于乳头溢液的患者，常选择区段切除，相对比较盲目，特别是病灶较小时，常常漏诊，有的即使切除了病灶，病理切片选材时也可能遗漏，给临床带来了很多麻烦。现在经乳孔在乳管镜下放置定位针，可以沿导丝切开乳管，如果导丝细软不易触及时，还可以沿导丝加用外套管协助解剖乳管，而钩针的不易移动性，可使术者准确发现乳管镜下病灶的部位，以便切除和送病理，减少漏诊，缩小手术范围，减小乳腺创伤。

对于需要并同意手术的病人放置乳腺定位针。首先，直视下将内镜及外套管接近病变部位，标记深度后退出内镜而留置内镜套管。而后放置乳腺定位针于同样深度，推动尾部定位针，使定位针的回形头弹开，固定于病变部位，与之相连的尾部沿病变乳管留置于乳头外。依次退出定位针套管及内镜套管，覆盖无菌纱布。手术时沿尾部套入定位针外套管至原深度，沿外套管切除病变乳管及距其约 2cm 的周围乳腺组织，从而定位了定位针所在部位即隆起样病变的部位。定位针固定后不易移动，更可以定位三级乳管以下分支内的病灶，提高了病灶的切除率，减少漏诊，缩小了手术范围，减小乳腺创伤。乳腺定位技术和乳管镜两项技术的结合，将从根本上解决乳头溢液诊断和治疗的难题。

## 十一、乳管镜辅助下的手术方法和实用技巧

### (一) 乳管镜辅助下的手术

对于体表可以触及的乳管内肿瘤，可以在乳管镜检查、定位后，根据初步诊断结果，选择适当的手术方式予以切除。对于体表不可以触及的乳管内微小肿瘤，多采用乳晕旁切口，选择性切除病变乳管，此切口由于乳晕处有色素遮盖而不明显，运用此切口需要注意的是，如果肿瘤距离乳晕较远，可再切开皮肤后，分离到腺体表面，再纵向切开腺体切除肿瘤。一般乳管内肿瘤较小，术前应在乳管镜辅助下经乳管穿刺定位后，再切除肿瘤，切除的范围，应距离病变乳管 2cm，并游离病变乳管至乳头根部给予切除，结扎乳管残端。溢液乳管的病变范围较广时，也可以采用区段切除乳腺腺体。如果病变更广泛或考虑为乳管内乳头状瘤病，手术切除严重影响乳房外观，可以采用“腺体置换”手术，即皮下切除乳房的腺体，用自体组织或乳房假体来填充。肿瘤如为恶性，可采用保留或不保留乳头的象限切除加腋窝淋巴结清扫，如有前哨淋巴结诊断技术，也可以根据前哨淋巴结的诊断结果来决定是否需要清扫腋窝淋巴结。

### (二) 乳管镜下的治疗

冈崎亮等报道了乳管镜下激光治疗良性乳管内肿瘤的治疗前景。采用外径为 0.75mm 的乳管镜，带外径为 0.25mm Nd YAG 激光输送装置，照射 4 例乳头状瘤，间隔 3～14d，36～90d 后病灶完全消失，并经乳管镜检查证实。我院也开展了 2 例乳管镜下激光治疗，效果满意，但由于无法解决激光高温对镜头的损害，研究工作目前暂停。

对于较小的带蒂乳头状瘤，可直接用乳管镜头端铲除或用活检针靠近病灶负压吸出；对于导管扩张症或乳管内炎症经乳管镜检查后，可用 8 万单位庆大霉素加入生理盐水进行冲洗治疗，大部分一次冲洗即愈。但由于乳管镜管腔很细，对于治疗来说，操作空间很小。所以目前这方面临床开展尚不多，治疗结果也有待进一步随访和观察。

## 十二、总结

乳腺导管内窥镜的临床应用解决了三大问题：①解决了乳管内病变只能间接诊断而不能直观诊断的难题，为乳管内病变的定性开辟了一个新的诊断途径。②解决了乳管内病变的定位问题，使需要手术的绝大部分患者，缩小了手术范围。③修改了乳腺疾病部分手术指征，使部分患者避免不必要的手术。使乳管内炎症和乳腺增生的病人可以免除手术，使乳管内良性病变的病人可以缩小手术范围，使早期恶性肿瘤的患者可以及时被发现、治疗，可以选择保留乳腺的乳腺癌根治术。这样既减轻了患者不必要的痛苦，又不影响乳房的美观。

综上所述，乳管镜在诊断和治疗上取得了较大进展，但对乳腺周围性病变的诊断仍有一定难度，尚需要和乳腺钼靶、乳腺超声、乳腺核磁等相结合，而乳管内良性肿瘤的恶变以及良性肿瘤非手术切除问题等仍待深入研究。乳管镜创伤小，可反复多次操作，符合当今追求的微创外科的要求，是一种很好的内镜技术，随着技术的不断改进，相信这种技术将得到更加广泛的应用。

（蒋宏传　张　超）

## 参考文献


1. 鲍润贤主编. 中华影像医学：乳腺卷. 北京：人民卫生出版社，2002.
2. 胡永升主编. 现代乳腺影像诊断学. 北京：科学出版社，2001.
3. 李坤成，孙泽民主编. 乳腺影像诊断学. 北京：人民卫生出版社，2003.
4. Huynh PT，Jarolimek AM，Daye S. False-negative mammogram. RadioGraphics，1998，18（5）：1137-1154.
5. Sickles EA. Breast imaging：from 1965 to the present. Radiology，2000，215：1-16.
6. 阚秀主编. 乳腺癌临床病理学. 北京：北京医科大学中国协和医科大学联合出版社，1993.
7. 许良中主编. 乳腺病理学. 上海：上海医科大学出版社，1999.
8. Hagay C，Cherel PJP，de Maulmont CE，et al. Contrast-enhanced CT：value for diagnosing local breast cancer recurrence after conservative treatment. Radiology，1996，200：631-638.
9. American College of Radiology（ACR）. ACR BI-RADS®-Mammography. 4th Edition. In：ACR Breast Imaging Reporting and Data System. Breast Imaging Atlas. Reston：American College of Radiology，2003.
10. 傅西林. 乳腺囊性增生病的有关问题. 实用外科杂志，1992，(12)：344-346.
11. 马特，等. 浆细胞性乳腺癌的临床表现及其与乳腺癌的鉴别诊断. 实用肿瘤学杂志，1995，3：93-94.
12. 赵玉梅，张俊义. 乳腺脂肪坏死的X线表现及病理对照研究. 中华放射学杂志，2005，39(12)：1281-1284.
13. Jiang Y，Nishikawa RM，Wolverton DE，et al. Malignant and benign clustered microcalcifications：automated feature analysis and classification. Radiology，1996，198：67-68.
14. 顾雅佳，周康荣，陈彤箴，等. 常见乳腺癌的钼靶X线表现及病理基础. 中华放射学杂志，2002，37：439-444.
15. Liberman L，LaTrenta LR，Samli B，et al. Overdiagnosis of medullary carcinoma：a mammmographic-pathologic correlative study. Radiology，1996，201(2)：443-446.
16. Newstead GM，Baute PB，Toth HK. Invasive lobular and ductal carcinoma：mammographic findings and stages at diagnosis. Radiology，1992，184(3)：623-627.
17. Dershaw DD，Moore MP，Liberman L，et al. Inflammatory breast carcinoma：mammographic findings. Radiology，1994，190：883-884.
18. Evans AJ，Pinder S，Wilson R，et al. Ductal carcinoma in situ of the breast：correlation between mammographic and pathologic findings. AJR，1994，162：1307-1311.
19. Liberman L，Bonaccio E，Hamele-Bena D. Benign and malignant phyllodes tumors：mammographic and sonographic findings. Radology，l996，l98：121-124.
20. 刘佩芳，尹璐，牛昀，等. 原发性乳腺淋巴瘤X线表现及与病理相关性探讨. 中华放射学杂志，2005，39(1)：46-49.
21. Liberman L，Giess CS，Dershaw DD，et al. Non-Hodgkin lymphoma of the breast：imaging characteristics and correlation with histopathologic findings. Radiology，1994，192：157-160.
22. Liberman L，Dershaw DD，Kaufman RJ，et al. Angiosarcoma of the breast. Radiology，1992，

183：649-654.
23. 尹璐，刘佩芳，鲍润贤，等. 乳腺癌肉瘤三例. 中华放射学杂志，2003，37(6)：573-574.
24. Appelbaum AH，Evan GFF，Levy KR，et al. Mammographics appearances of male breast disease. RadioGraphics，1999，19：559-568.
25. 李树玲主编. 乳腺肿瘤学. 第 1 版. 北京：科学技术文献出版社，2000. 6.
26. 张缙熙，姜玉新主编. 浅表器官及组织超声诊断学. 北京：科学技术文献出版社，2000. 127-134.
27. 庄华，彭玉兰，谭永淑，等. 乳腺恶性肿块“恶性晕”征超声观察及病理机制探讨. 中国超声诊断杂志，2003，4(11)，842-844.
28. 蒋宏传，游凯涛，王克有，等. 硬性乳管内窥镜在诊断乳管内病变中的应用. 中华外科杂志，2001，39(8)：602-604.
29. 王颀，施军涛. 纤维乳管镜的临床应用与研究. 实用医学杂志，2000，16(7)：527-529.
30. 李慧茹，蒋宏传，傅景丽. 乳腺导管内窥镜检查的配合与护理. 中华护理杂志，2002，37(1)：62.
31. 蒋宏传，王克有，游凯涛. 内窥镜与伴乳头溢液的 T0 乳腺癌. 中国微创外科杂志，2002，2(5)：311-312.
32. 蒋宏传主编. 乳导管镜下乳管内病变图谱. 香港：香港医药出版社，2003.
33. 王颀，施军涛，张安秦. 纤维乳管镜的临床应用. 中国普通外科杂志，2000，9(6)：541-543.
34. 蒋宏传，王克有，李杰，等. 乳管镜下浆细胞性乳管炎的分型及临床研究. 中华外科杂志，2004，42(3)：163-165.
35. 张安秦，王顾，林红. 乳管内视镜与选择性乳管造影对乳头溢液诊断价值的比较. 岭南现代临床外科，2004，4(3)：182-185.
36. 马步石，吕青，许瑞华. 乳头溢液的超声与纤维乳管镜对比研究. 中国超声医学杂志，2005，21(7)：500-503.
37. Shen KW，Wu J，Lu TS，et al. Fiheroptic ductoscopy for patients with nipple discharg. Cancer，2000，89(7)：1512.
38. Yamamoto D，Shoji T，Kawanishi H，et al. A utility of ductography and fiberoptic ductoscopy for patients with nipple discharge. Breast Cancer Ras Treat，2001，70(2)：103.
39. Lawler T，Sewton A，Levin E，et al. Cvtologic evaluation of duct washing does not reliably detect lactiferous duct patlmlogy. Breast Cancer Res Treat，2001，69(3)：297.
40. 李潞安，郭炳麟. 无乳头溢液乳房疾病的乳管镜诊断. 中国普通外科杂志，2002，11(6)：331.
41. Shen KW，Wu J，Lu JS，et al. Fiheroptic Ductoscopy for Brast cancer Patients with nipple discharge. Surg Endosc，2001，15(11)：1340.
42. 蒋宏传，王克有，李杰，等. 乳管镜下乳管内病变的诊断及定位技术. 肿瘤学杂志，2002，8(6)：326-327.
43. 李杰，蒋宏传，王克有，等. 乳腺定位针在乳管内肿物定位中的价值(附 53 例报告). 外科理论与实践，2004，9(2)：113-117.
44. 张晨芳，张宏，康慧鑫. 纤维乳管镜在乳管内肿瘤手术定位中的应用. 中国实用外科杂志，2005，25(2)：107-109.

# 第 5 章 乳腺癌的新临床分期

## 第一节 肿瘤分期

对恶性肿瘤进行正确、合理的分期具有十分重要的意义。它有助于详细记录病变范围、播散程度，准确估计病情，判断预后，并制订有针对性的治疗方案，客观评价疗效，便于不同的医疗中心交流信息及比较疗效，也促进癌症研究的深入开展。

目前临床工作中常用的分期法有临床分期、病理分期和 TNM 分期等。

对于乳腺癌的分类分期方法，数十年来曾先后推出数种，但仍以 TNM 法得以被广泛应用。依据解剖学的范畴对肿瘤进行分期，并在国际间达成共识，其主要目的是便于临床诊疗经验的交流。然后临床医生的任务是选择最有效的治疗方案，并评估预后。AJCC（美国肿瘤联合会）和 UICC（国际抗癌联盟）根据解剖方面疾病的程度，制订了 TNM 分期系统。

### 一、TNM 分期系统由三个要素组成

T：原发肿瘤的范围；

N：有无区域淋巴结转移及其程度；

M：有无远处转移。

### 二、TNM 分期系统的总原则

1. 所有病例需经病理学确诊，方可进行 TNM 分期。

2. TNM 分期系统包含 4 种类型：

（1）临床 TNM 分期，简称 cTNM。在治疗开始之前，依据体格检查、影像学检查、内窥镜、活检、手术探查等进行的临床分期。

（2）病理 TNM 分期，简称 pTNM。主要依据手术中的发现，尤其是病理检查结果，对疾病进行的病理分期。pT 代表原发肿瘤的病理分期，系将原发肿瘤行充分的手术切除，以评定其最高的 pT 级别；pN 代表区域淋巴结的病理分期，亦需切除足够的淋巴结，以评定其最高的 pN 级别。如在邻近结肠癌原发灶脂肪组织中大于 3mm 的癌结节，即使没有淋巴结组织结构，也被称为区域淋巴结转移，纳入 pN 评级；若该结节小于 3mm，则归为原发灶的非连续性播散，属 pT3。Ⅰ、Ⅱ期早期病变的病理分期取决于原发灶、区域淋巴结是否完全切除；在Ⅲ、Ⅳ期患者中，若原发病灶已行活检，但无法完全切除，通过组织学诊断可确定 T、N 或 M1，亦可对疾病进行病理分期。

（3）再次治疗 TNM 分期，简称 rTNM。当病人初次治疗后，经历无病生存，疾病复发需接受进一步治疗时，对病人进行分期。此时需提供包括活检病理在内的所有信息。

（4）尸解 TNM 分期，简称 aTNM 分期。在病人死亡后，依据尸体解剖结果，对癌症进

行的 TNM 分期。

3. 对 cT、cN、cM 与 pT、pN、pM 进行分级后，需行归类分期。临床分期是选择、评估治疗方案的基础，而病理分期有助于提供精确的预后信息。因此 cTNM 和 pTNM 均应记录在病历中。病理分期不可替换临床分期。

4. 在某一特殊病例中，对正确的 T、N、M 评级有疑问，可选择相应的下一个级别。此款同样适用于分期。

5. 当一个器官中同时存在多个病灶，则取具有最高级别 T 的病灶作为分期的依据，并可在括号内注明多发及病灶数目，如 T2（m）或 T2（5）。在成对脏器中同时发生的肿瘤，可分别作为独立的病变进行分期。甲状腺、肝脏、卵巢中的多发病灶本身是 T 分级中的一项标准。

## 第二节　TNM 临床分期中的定义

### 一、原发肿瘤（T）

Tx：原发肿瘤无法评估；

T0：无原发肿瘤证据；

Tis：原位癌；

T1，T2，T3，T4：原发肿瘤大小和/或局部浸润范围，并可进一步分级。

### 二、区域淋巴结（N）

Nx：区域淋巴结无法评估；

N0：无区域淋巴结转移；

N1，N2，N3：肿瘤累及区域淋巴结的数量，并可进一步分级。

注：① 原发肿瘤直接侵犯至淋巴结归类为淋巴结转移；② 除区域淋巴结以外的淋巴结转移归为远处转移；③ 经显微镜确认的最大径小于 3mm 的肿瘤结节，定义为原发肿瘤的非连续播散，进入 T 分级；肿瘤结节超出 3mm，即使无残余淋巴结组织，也认为是区域淋巴结转移。

### 三、远处转移（M）

Mx：远处转移无法评估；

M0：无远处转移；

M1：远处转移。

以解剖学为依据对肿瘤进行的 TNM 分期，在不同解剖部位来源的肿瘤中有不同的分期标准。某些特殊类型的肿瘤，如霍奇金病和淋巴瘤，需使用其他分期系统替代 TNM 分期。软组织肿瘤中的组织学分级、甲状腺癌的患者年龄均对预后产生重要影响，因此必须在分期时予以考虑。将来，反映肿瘤生物学特性的指标可能会成为解剖分期的有力补充，在提供精确的预后信息的同时，也为临床提供准确的分期。

随着循证医学的发展，临床资料积累和治疗观念的更新，AJCC 和 UICC 对乳腺癌的分期进行了不断的再版更新[1]。第五版 TNM 分期于 1997 年发表后[2]，2000 年 AJCC 又组织专家组对该分期进行修改。2001 年秋，专家组向 AJCC 提交了修改意见，第六版的乳腺癌

TNM分期于2002年出版。促使乳腺癌分期系统修改的原因主要是：①随着钼靶普查的广泛实施，乳腺癌的早期诊断成为可能，许多乳腺癌病人乳腺肿块很小，甚至临床不能触及。然而，早期患者的肿瘤异质性表现为一些患者可由单纯手术治愈，而一些恶性程度高的患者则需要积极的治疗。因此人们正试图研究肿瘤或血清标志物，弥补解剖病理学因子（肿瘤大小、淋巴结转移、远处转移）的不足。②前哨淋巴结活检已成为早期乳腺癌的一种治疗标准，免疫组化和分子技术被用于检测微小的肿瘤转移灶，10年前这些微转移灶是无法检测的，而目前发现微转移灶已在治疗决策时作为参考。为了收集资料，分析这些检查方法的有效性，需要针对微转移制订标准的、可供遵循的诊断、命名及分期系统。③许多临床数据显示，过去对第Ⅲ组腋淋巴结转移和腋窝以外淋巴结（如锁骨上淋巴结、内乳淋巴结）转移的理解有偏差。

对乳腺癌分期所作的修改、补充遵循以下原则：①有循证医学证据；②所导致的诊治标准变化应该在临床上达到广泛的共识；③修改应该获得统一的命名和编码体系，以便病例资料数据库信息的采集。

## 第三节　乳腺癌新分期的合理性

### 一、微转移与孤立肿瘤细胞

免疫组化和分子生物学技术越来越多的应用使病理医师可能发现微小转移灶，甚至孤立的肿瘤细胞。这些微小病灶的临床意义仍不明确。什么是区分微转移和孤立肿瘤细胞的界限？孤立肿瘤细胞有临床意义吗？如果某一微小病灶只能被免疫组化检出，而在常规HE染色下未能证实，能够据此分期吗？如果反转录酶聚合酶链反应（RT－PCR）能够检出单个肿瘤细胞，这对诊断和治疗决策有帮助吗？

在第五版AJCC分期中，微转移定义为最大径不超过2mm的转移灶，这些病灶在没有更大转移结节的情况下分期为pN1，而且有临床意义；但是，该分期未提出一个低限，即小于该直径的病灶没有临床价值。目前尚无资料提供这一答案，只有通过大样本的临床病例，对其治疗结果定量分析，才能界定微转移和孤立肿瘤细胞的标准。因此，第六版AJCC分期提出了微转移灶的低限，即转移灶直径超过0.2mm，但不大于2mm，这些病灶可存在恶性表型，如增殖或间质反应，后者属非必需的条件。孤立肿瘤细胞（单个细胞或细胞团）定义为肿瘤细胞团直径不超过0.2mm，伴或不伴恶性表型。在目前阶段，孤立肿瘤细胞归为淋巴结阴性，因为对这些病灶的治疗并未使患者获益，反而引起副反应。

当免疫组化检测发现肿瘤细胞时，HE染色下的校验能够发现明确的组织学证据，因此是确认淋巴结转移灶的金标准。文献报道[3]，免疫组化发现微转移的病例中，在HE染色下，有12％～29％被判定为淋巴结阴性；而一些研究显示免疫组化发现微转移时患者无复发生存率下降。免疫组化阳性的组织再行HE染色，应列为判定淋巴结微转移的常规。然而，许多病理医师认为发现微转移的方法并不重要，判断其临床意义更为重要，他们认为微转移灶的大小是判别转移潜力的重要标准。虽然如此，第六版AJCC分期手册并未作出明确的界定，只是增设了以下条款：(i）代表淋巴结微转移的免疫组化检测，而HE染色是阴性的；例如pN0（i＋）表示HE染色阴性时免疫组化阳性的淋巴结内肿瘤细胞团，最大直径不大于0.2mm；pN1（i＋）表示HE染色阴性、免疫组化阳性的淋巴结微转移灶最大直径大于0.2mm，同时不超过2mm。

在过去20年中，RT-PCR不仅在分子生物学中发挥了重大的作用，而且在临床医学上也产生了很大的影响。在常规病理、免疫组化均阴性的前哨淋巴结中，RT-PCR技术可通过测定肿瘤标志物如癌基因，从而检出单个肿瘤细胞。然而，转移是一个复杂的过程，这些细胞的检出并不一定具有临床意义。据报道，血液循环中的肿瘤细胞，仅0.05%可生存并形成转移灶。第六版AJCC分期手册将仅由RT-PCR发现微转移的淋巴结仍确定为pN0，为便于资料收集，增设（mol）表示淋巴结HE染色阴性而RT-PCR阳性的情况，如pN0(mol+)。

## 二、转移淋巴结数目

长期以来，人们达成共识，区域淋巴结转移数目是乳腺癌最重要的预后因子，但是这一共识未能在以往的AJCC分期中得到体现。这样，1个转移淋巴结的病例和10个转移淋巴结的病例均归为N1，确切的淋巴结转移情况只是在pN1中才能体现。

本次修改中，结合乳腺癌预后和治疗进展，反映当今临床规范，病理分期也进行了重新组织。腋淋巴结转移1～3个（至少1个转移灶大于2mm，且所有转移灶大于0.2mm）归为pN1a，腋淋巴结转移4～9个为pN2a，腋淋巴结转移10个或10个以上归为pN3a[4,5]。将腋淋巴结转移1～3个与4～6个列入不同分期基于一项大样本研究，即Carter总结了24 740例乳腺癌患者，发现经过对肿瘤大小进行分层（小于2cm、2～5cm、大于5cm）后，每个组中患者总生存率与腋淋巴结转移数呈负相关。将腋淋巴结转移10个或10个以上归为pN3a反映了临床治疗常规，在一项美国外科医师协会收集的20 547例乳腺癌研究中，Nemoto报道腋淋巴结转移数越多，患者生存率呈线性下降。

## 三、锁骨下淋巴结转移

锁骨下淋巴结位于胸小肌内缘的内侧，虽然在以往的AJCC分期中将锁骨下淋巴结与腋淋巴结归在一起，但临床上认为锁骨下淋巴结转移患者的预后较差。Newman最近报道[6]，在局部晚期乳腺癌患者中应用超声检查锁骨下淋巴结，约1/3病例显示锁骨下淋巴结转移，该组病例与正常组比较，无复发生存率（50%比68%）和总生存率（58%比83%）均降低。因此，新分期建议将锁骨下淋巴结转移定为N3a。

## 四、非腋淋巴结的转移

乳房的淋巴引流主要方向是腋窝，但也包括内乳淋巴结和锁骨上淋巴结。内乳淋巴结位于胸骨旁、肋间隙，胸横筋膜的浅面；锁骨上淋巴结位于锁骨上窝，由锁骨、锁骨下静脉、颈内静脉角、肩胛舌骨肌及其肌腱包绕。

一些报道显示，内乳淋巴结转移的病人较无转移病人预后差，第五版AJCC分期手册中，将内乳淋巴结转移归为N3。Douglas分析了1985至1991年国家癌症数据库中的乳腺癌病例，发现所有ⅢB期病例与内乳淋巴结转移的ⅢB期病例5年生存率相似（47.6%和45.2%）；Veronesi分析了342例接受扩大根治术的乳腺癌患者[7]，其中内乳淋巴结阳性病例和阴性病例5年生存率分别为44%和78%，然而，上述结论是在没有独立于腋淋巴结状态的情况下分析的。Klauber-DeMore最近分析一系列研究后认为[8]，内乳淋巴结转移对预后的影响依赖于其他区域淋巴结的状态。内乳淋巴结转移/腋淋巴结阴性患者与内乳淋巴结阴性/腋淋巴结转移的患者生存率相似；内乳淋巴结和腋淋巴结均有转移的患者生存率明显降低；转移的内乳淋巴结大小也是影响生存的因素，内乳淋巴结可被临床体检或影像学检查发现时，该患者预后差于那些依靠前哨淋巴结活检且影像学检查（不包括淋巴核素显像）不能发现内乳淋巴结的患者。为了反映这些复杂的临床现象，新版 AJCC 分期作了如下修改：对于通过前哨淋巴结活检而非影像学检查（除外淋巴核素显像）发现的转移内乳淋巴结，同时腋淋巴结阴性者归为 pN1b；同时伴有 1～3 个转移腋淋巴结时，归为 pN1c；同时伴有 4 个及 4 个以上转移腋淋巴结时，归为 pN3b；通过临床检查或影像学检查（包括 CT、B 超，除外淋巴核素显像）发现的转移内乳淋巴结，同时腋淋巴结阴性时为 N2b/pN2b；如伴有腋淋巴结转移则为 N3b/pN3b。

一个世纪以来，锁骨上淋巴结转移的患者被视为预后较差，5 年生存率在 5%～34%，因此，第五版 AJCC 分期将锁骨上淋巴结转移定为远处转移（M1），而非较严重的区域淋巴结转移（N3）。因为存在远处转移的乳腺癌无法治愈，所以许多锁骨上淋巴结转移的患者接受了大量姑息性的治疗。Brito 完成的一项研究对这一治疗方案提出了质疑[9]。70 例锁骨上淋巴结转移的乳腺癌接受了积极的治疗，包括新辅助化疗、手术、术后化疗和放疗，中位随访期 8.5 年，该组病例无复发生存率和总生存率与ⅢB 期病例相似，明显优于Ⅳ期患者。因而，将同侧锁骨上淋巴结转移归为远处转移会导致部分病例治疗不足。本次分期将锁骨上淋巴结转移定为 N3c/pN3c，并确立了一个新的期别ⅢC 期，包括任何 T、N3（pN3a、pN3b、pN3c）。

## 五、前哨淋巴结活检

在肿块较小（T1、T2）、临床淋巴结阴性的乳腺癌病例中，前哨淋巴结活检正迅速成为标准治疗方法[10]；局部晚期乳腺癌经新辅助化疗后，行前哨淋巴结活检也是目前关注的焦点[11]。在这一过渡阶段，存在一些问题。在许多病例中，前哨淋巴结是唯一的转移淋巴结，如何在这些病例中避免腋淋巴结清扫？一些病例组织学切片未发现微转移，而免疫组化发现转移灶，腋淋巴结清扫是否对改善生存有利？正在进行的一些临床试验 Z0010、Z0011、NSABP B32 将得出长期的前瞻性资料，并最终解决上述问题。同时，为了便于国家癌症数据库采集信息，有必要在新分期中增设补充条款。仅依据前哨淋巴结活检作出的分期将注明（sn），如 pN1（sn）；如果病人进行前哨淋巴结活检后，又接受了常规的腋淋巴结清扫，则依据全部的腋淋巴结情况归类，不再注明（sn）。

T（tumor）表示原发肿瘤累及范围。临床分期须经体格检查或乳腺 X 线摄影，测其最长径和与其垂直的最长径。病理分期时，如一个肿瘤含原位癌和浸润性癌两种成分，肿瘤体积按浸润成分大小计算。

N（node）表示区域淋巴结受累犯与否的状态。

M（metastases）表示远处转移的有无。

治疗前的临床分期以 TNM 表示。手术后的病理学分期则以 pTNM 表示，pT 需对整个原发瘤及周围相应“正常组织”进行足够范围的组织学检查来确定；pN 需有足够数量的淋巴结被清除并经病理学检查；pM 则需有较可靠的影像学诊断甚至组织病理学证实。pTNM 可提供最确切的疾病程度的资料，供预测预后并据此设计术后治疗策略。同侧同时发生的原发性多发乳腺癌，应按其中体积最大者定 T。双侧同时或先后发生的原发性乳腺癌，应分别单独进行分期。

以下即为第六版 AJCC 乳腺癌 TNM 分期：

| | |
|---|---|
| T | 原发肿瘤 |
| Tx | 原发肿瘤无法确定（例如已切除） |

| | |
|---|---|
| T0 | 原发肿瘤未查出 |
| Tis | 原位癌 |
| Tis（DCIS） | 导管内癌 |
| Tis（LCIS） | 小叶原位癌 |
| Tis（Paget） | 不伴肿瘤的乳头佩吉特病<br>注：伴有肿块的佩吉特病根据肿块大小进行分期 |
| T1 | 肿瘤最大直径≤2cm |
| T1mic | 微小浸润性癌，最大直径≤0.1cm |
| T1a | 肿瘤最大直径>0.1cm，≤0.5cm |
| T1b | 肿瘤最大直径>0.5cm，≤1.0cm |
| T1c | 肿瘤最大直径>1.0cm，≤2.0cm |
| T2 | 肿瘤最大直径>2.0cm，≤5.0cm |
| T3 | 肿瘤最大直径>5.0cm |
| T4 | 不论肿瘤大小，直接侵犯胸壁或皮肤（胸壁包括肋骨、肋间肌、前锯肌，但不包括胸肌） |
| T4a | 侵犯胸壁 |
| T4b | 患侧乳房皮肤水肿（包括橘皮样变），溃破或卫星状结节 |
| T4c | T4a 和 T4b 并存 |
| T4d | 炎性乳腺癌 |
| N | 区域淋巴结 |
| Nx | 区域淋巴结无法分析（例如已被切除） |
| N0 | 区域淋巴结无转移 |
| N1 | 同侧腋淋巴结转移，可活动 |
| N2 | 同侧转移性腋淋巴结相互融合，或与其他组织固定；或临床无证据显示腋淋巴结转移的情况下，存在临床明显的内乳淋巴结转移 |
| N2a | 同侧转移性腋淋巴结相互融合，或与其他组织固定 |
| N2b | 临床无证据显示腋淋巴结转移的情况下，存在临床明显的内乳淋巴结转移 |
| N3 | 同侧锁骨下淋巴结转移；或有临床证据显示腋淋巴结转移的情况下，存在临床明显的内乳淋巴结转移；或同侧锁骨上淋巴结转移，伴或不伴腋淋巴结或内乳淋巴结转移 |
| N3a | 同侧锁骨下淋巴结转移及腋淋巴结转移 |
| N3b | 同侧内乳淋巴结及腋淋巴结转移 |
| N3c | 同侧锁骨上淋巴结转移 |
| pN | 区域淋巴结 |
| pNx | 区域淋巴结无法分析（手术未包括该部位或过去已切除） |
| pN0 | 组织学无区域淋巴结转移，未对孤立肿瘤细胞另行检查 |
| pN0（i-） | 组织学无区域淋巴结转移，免疫组化阴性 |
| pN0（i+） | 组织学无区域淋巴结转移，免疫组化阳性，肿瘤灶≤0.2mm |

| | |
|---|---|
| pN0（mol－） | 组织学无区域淋巴结转移，分子检测（RT－PCR）阴性 |
| pN0（mol＋） | 组织学无区域淋巴结转移，分子检测（RT－PCR）阳性 |
| pN1mi | 存在微转移，最大径＞0.2mm，≤2.0mm |
| pN1 | 同侧1～3个腋淋巴结转移，或内乳前哨淋巴结镜下转移，而临床不明显 |
| pN1a | 同侧1～3个腋淋巴结转移 |
| pN1b | 内乳前哨淋巴结镜下转移，而临床不明显 |
| pN1c | 同侧1～3个腋淋巴结转移，同时内乳前哨淋巴结镜下转移，而临床不明显 |
| pN2 | 4～9个腋淋巴结转移，或临床明显的内乳淋巴结转移而腋淋巴结无转移 |
| pN2a | 4～9个腋淋巴结转移，至少一个肿瘤灶＞2.0mm |
| pN2b | 临床明显的内乳淋巴结转移而腋淋巴结无转移 |
| pN3 | 10个或10个以上腋淋巴结转移，或锁骨下淋巴结转移，或腋淋巴结转移的情况下伴临床明显的同侧内乳淋巴结转移；或3个以上腋淋巴结转移伴有临床阴性而镜下内乳淋巴结转移；或同侧锁骨上淋巴结转移 |
| pN3a | 10个或10个以上腋淋巴结转移（至少一个肿瘤灶＞2.0mm），或锁骨下淋巴结转移 |
| pN3b | 3个以上腋淋巴结转移伴有临床阴性而前哨淋巴结活检镜下内乳淋巴结转移 |
| pN3c | 同侧锁骨上淋巴结转移 |

| | |
|---|---|
| M | 远处转移 |
| Mx | 有无远处转移无法评估 |
| M0 | 无远处转移 |
| M1 | 有远处转移 |

## 第四节　临床分期

| | | | |
|---|---|---|---|
| 0期 | Tis | N0 | M0 |
| Ⅰ期 | T1 | N0 | M0 |
| ⅡA期 | T0 | N1 | M0 |
| | T1 | N1 | M0 |
| | T2 | N0 | M0 |
| ⅡB期 | T2 | N1 | M0 |
| | T3 | N0 | M0 |
| ⅢA期 | T0 | N2 | M0 |
| | T1 | N2 | M0 |
| | T2 | N2 | M0 |
| | T3 | N1～N2 | M0 |

| | | | |
|---|---|---|---|
| ⅢB 期 | T4 | N0 | M0 |
| | T4 | N1 | M0 |
| | T4 | N2 | M0 |
| ⅢC 期 | 任何 T | N3 | M0 |
| Ⅳ期 | 任何 T | 任何 N | M1 |

补充说明：临床明显是指通过临床体检或影像学检查（除外淋巴核素显像）发现；pN 分类依据腋淋巴结清扫结果，此前前哨淋巴结活检可有可无，如果只进行前哨淋巴结活检而其后未行腋淋巴结清扫，以（sn）表示前哨淋巴结，如 pN0（i＋）（sn）；孤立肿瘤细胞指单个肿瘤细胞或小于 0.2mm 的小细胞团，通常由免疫组化或分子技术发现，并经常规组织学鉴定，孤立肿瘤细胞不一定显示转移活性，如增殖或间质反应；临床不明显是指临床体检或影像学检查（除外淋巴核素显像）不能发现的情况。

[病例分析]

2002 年 9 月新的 AJCC 乳腺癌分期再版后，临床医生在应用过程中，对于淋巴结的病理分期提出了一些建议和意见。

例一：患者前哨淋巴结活检，HE 染色阴性，其后的免疫组化发现 0.1mm 的病灶。

分类：pN0（sn）（i＋）。

理由：小于 0.2mm 的病灶称为孤立肿瘤细胞，归为 pN0；（sn）说明患者在前哨淋巴结活检后未进行腋淋巴结清扫；（i＋）说明病灶小于 0.2mm，此例患者由免疫组化发现；依据新的补充规定，即使该病灶在 HE 染色下发现，仍归类为（i＋）。

例二：患者经前哨淋巴结活检，HE 染色阴性，RT－PCR 提示转移的分子标志阳性。

分类：pN0（sn）（mol＋）。

理由：RT－PCR 能够检测到个别的转移细胞，其意义不明确，但估计临床价值不大，所以与 HE 染色的分类相同，归为 pN0；（mol＋）说明分子生物学技术应用于淋巴结的检查。

例三：患者经前哨淋巴结活检，免疫组化发现腋窝前哨淋巴结中 3.0mm 的转移灶，再行腋淋巴结清扫，HE 染色其他淋巴结无转移。

分类：pN1a。

理由：转移灶的大小相比检测的方法而言，意义更大。

例四：患者经前哨淋巴结活检，HE 染色内乳前哨淋巴结中 3.0mm 的转移灶，再行腋淋巴结清扫，HE 染色其他淋巴结无转移。

分类：pN1b。

理由：内乳前哨淋巴结活检阳性，同时腋淋巴结无转移，归类为 pN1b。

例五：患者经腋淋巴结清扫，HE 染色下 3 枚淋巴结中均含有 1.0mm 的转移灶，第 4 枚淋巴结中有 3.0mm 的转移灶。

分类：pN2a。

理由：4～9 枚淋巴结转移，其中 1 枚转移灶大于 2.0mm，归类为 pN2a。

表 5-4-1　第六版 AJCC 癌症分期手册中乳腺癌分期的主要改变

| | 第五版 | 第六版 |
|---|---|---|
| 检测方法 | 无区域淋巴结转移检测方法的记录 | 增加了淋巴结转移的检测方法：前哨淋巴结活检－（sn），孤立肿瘤细胞－（i＋）或（i－），分子技术－（mol＋）或（mol－） |
| 区域淋巴结转移灶大小 | 未对微转移和孤立肿瘤细胞进行量化区分：微转移灶定义为肿瘤病灶不超过 2.0mm | 根据转移灶的大小区分孤立肿瘤细胞和微转移灶：微转移灶定义为肿瘤灶大于 0.2mm，但不超过 2.0mm，归为 pN1mi；孤立肿瘤细胞定义为肿瘤灶不超过 0.2mm，归为 pN0 |
| 淋巴结数 | 根据腋淋巴结转移数对 pN1 进行分级 | 根据腋淋巴结转移数对 pN1，pN2，pN3 进行分级 |
| 区域淋巴结转移部位 | 锁骨下淋巴结（腋窝第 3 组淋巴结）转移与第 2 组淋巴结转移相同；<br>内乳淋巴结转移归为 N3/pN3；<br>锁骨上淋巴结转移归为 M1 | 锁骨下淋巴结转移归为 N3；<br>根据转移淋巴结的大小、是否同时伴有腋淋巴结转移，内乳淋巴结转移归为 pN1，N2/pN2 或 N3/pN3；<br>锁骨上淋巴结转移归为 N3 |

## 第五节　从解剖分期向分子分期的发展

长久以来，临床工作者认识到乳腺癌存在异质性，单一的解剖分期虽然可以在一定程度上预测患者复发的风险，为治疗决策提供依据，但是不能充分体现乳腺癌不同的生物学行为。近来，乳腺癌预后指标研究的重点集中于免疫组化和分子指标[12]，并已认识到激素受体、Her－2 和组织学分级能够反映乳腺癌的各种生物学特性，受体表达和 Her－2 状态可同时作为预后和疗效预测指标，用于指导乳腺癌的治疗。

随着人类基因组计划的完成，高通量技术的应用和计算机技术在生物学研究领域的快速发展，都为乳腺癌的研究增添了强有力的翅膀。人们已经有能力对肿瘤进行全基因组或基因表达谱分析，并试图回答以下问题：乳腺癌有没有亚型？这位患者的乳腺癌是否可以归为某一种亚型？某一种亚型的乳腺癌是否具有更高的复发危险？Perou 等应用 cDNA 微阵列方法，在一组乳腺癌患者中观察临床表现与基因表达谱之间的联系，确认了在不同肿瘤间存在显著差别，而在同一肿瘤不同样本间无明显差别的乳腺癌基因表达亚型[13]；同时，这些不同基因型的乳腺癌患者的临床转归、治疗结果均存在显著差异[14]。

乳腺癌依据其雌激素受体（ER）/孕酮受体（PR）和 Her－2 状态，可分为以下三种类型：ER 阳性乳腺癌（luminal cancer）、Her－2 阳性乳腺癌和雌、孕激素受体/Her－2均为阴性的乳腺癌（basal-like cancer）。上述乳腺癌的亚型均具备其独特的生物学行为。

激素受体阳性乳腺癌或 luminal cancer：雌激素受体测定已成为乳腺癌生物学特性评价时必须测定的指标。ER 不仅对预后有作用，还具有更为重要的预测作用，即 ER 阴性者很少从内分泌治疗中获益。以往认为 ER 表达的患者往往肿瘤增殖活性较低，临床预后较好。然而，许多证据表明 ER 阳性乳腺癌在分子水平、生物学特性和临床上均存在异质性。基因表达谱的分析发现，ER 阳性乳腺癌可进一步分成 A、B、C 三个 luminal 亚型，它们具有不同的临床特点，并受到下列因素的影响：孕酮受体（PR）依赖于 ER 的表达。在晚期患者中，ER 和 PR 同时表达时，内分泌治疗更好；但是在辅助治疗中，情况较为复杂，例如在 ATAC（Arimidex，Tamoxifen，Alone and in Combination）试验中，阿那曲唑与他莫昔芬比较，ER 阳性、PR 阴性患者的复发相对危险度为 0.48，而 ER、PR 均阳性的患者为 0.82，可能 PR 水平同 Her－2/表皮生长因子受体（EGFR）水平呈负相关，胰岛素样生长因子、表皮生长因子（EGF）可能下调 PR 的表达。生长因子受体中研究最为广泛的是 1 型生长因子受体，包括 Her－2（c－erbB2/neu）和 EGFR（c－erbB1/HER1），两者与 ER 水平呈负相关，约 70％的乳腺癌患者为 ER 阳性、Her－2 阴性，10％为 ER 阳性、Her－2 阳性，10％为 ER 阴性、Her－2 阴性，10％为 ER 阴性、Her－2 阳性。在 ER 阳性、Her－2 阳性患者中，ER 的含量较低，因此，与 ER 阳性、Her－2 阴性患者的临床特点可能不同。ER、Her－2 均阳性的患者往往对他莫昔芬治疗有效率较低，而在新辅助内分泌治疗中，这组患者对芳香化酶抑制剂的有效率较高。分子谱分析是基于近年来发展起来的一种高效的 mRNA 表达谱分析方法，能够依据几千个基因表达的差异将各个肿瘤进行分类，几项研究均将乳腺癌分为 ER 表达和 ER 缺失类；ER 表达乳腺癌又可分为 A、B、C 三个亚型，A 型 ER 表达水平最高，临床预后最佳，B、C 型的 ER 水平为低到中。另外，HOXB13/IL17BR 两个基因的比例，或 16 个基因的表达水平均有助于在 ER 阳性患者中筛选出预后较好、对他莫昔芬敏感的亚组[15, 16]。简单地将 ER 阳性乳腺癌视为一类疾病已经不合时宜，接下来需要研究的问题是用什么方法识别其中的各个亚型，在内分泌治疗开始前、进行中对患者的肿瘤组织进行分子水平的分型，将会使这个问题不断明晰，从而指导临床治疗。

Her－2 阳性乳腺癌：Her－2 与其他受体启动、调节着复杂的信号通路，Her－2 表达信号的最终效应包括细胞增殖、存活、蛋白溶解、新生血管相关分子的调动，细胞骨架、迁移的改变，对激素、细胞毒治疗的反应等。围绕着 Her－2 的复杂信号通路、正负效应的反馈环、针对 Her－2 的靶向治疗均说明，Her－2 阳性乳腺癌的进一步分类有着重要的临床意义。对 Her－2 阳性乳腺癌进行分类有两种策略，一种是系统分析 Her－2 信号通路中的各个成分，另一种是对基因组、基因表达和蛋白质表达水平进行多参数、高通量的分析，以识别与预后相关的单个基因、蛋白质或表达谱；两种策略还可用于研究曲妥珠单抗（赫赛汀）、激酶抑制剂、化疗、内分泌治疗的疗效预测因子。一些研究已经发现，Her－2 阳性乳腺癌中存在明显的异质性，某些亚型可能适于接受个体化的 Her－2 靶向治疗，另一些亚型可能有助于识别耐药因子，提示临床上应用更为有效的联合治疗方案[17]。

基底细胞样乳腺癌（basal－like breast cancer）：这一预后较差的乳腺癌亚型之所以得名，是因为其表现与正常乳腺基底上皮细胞成分类似，这种相似性表现在：ER 和相关基因的表达缺失，细胞角蛋白 5/6 和 17 的表达；Her－2 的低表达，增殖相关基因的高表达；与其他亚型相比，基因不稳定性更明显[18]。多个独立的临床分析发现，基底细胞样乳腺癌的预后较差[18, 19]。基底细胞样乳腺癌 Her－2、ER 及 ER 相关基因均低表达，80％的 ER 阴性、Her－2 低表达的乳腺癌属于基底细胞样，临床上通过免疫组化测定 ER、PR、Her－2 阴性，而 HER1 或细胞角蛋白 5/6 阳性即可较精确地识别基底细胞样乳腺癌[20]。临床病例资料的分析显示，基底细胞样乳腺癌约占 20％，多发生于黑色人种和绝经前患者，多有 p53、BRCA1 的突变，有丝分裂指数高，异倍体、分化差的患者比例较高[21,22]。基底细胞样乳腺癌的治疗具有挑战性，它们对靶向治疗如内分泌治疗和赫赛汀均无效；但是，在新辅助化疗的研究中，这一类型的乳腺癌对化疗较敏感，总有效率、病理完全缓解率均高于 luminal 型乳腺癌和 HER2 阳性乳腺癌[23,24]。虽然该亚型乳腺癌对化疗较敏感，但与之矛盾的是这些患者的预后仍然较差，往往经历早期的疾病复发，而且在没有获得完全缓解的基底细胞样乳腺癌和 Her-2 阳性乳腺癌患者中更为明显。一旦复发以后，这类患者常常缺少进一步的治疗选择。因此，一项对于 CALGB 8541、CALGB 9344、CALGB 9741 的回顾分析提示，ER 阴性的乳腺癌患者往往得益于化疗的改进，如应用高剂量或提高剂量密度的化疗方案，而 ER 阴性的患者一般见于基底细胞样乳腺癌或 Her-2 阳性乳腺癌[25]。对基底细胞样乳腺癌的研究以往主要运用免疫组化的方法，基因表达谱分析有助于发现这类乳腺癌中的亚型。目前研究显示，基底细胞样乳腺癌的生长和增殖依赖于 EGFR，EGFR 阳性乳腺癌占该类型乳腺癌患者的 50%以上[20]；抑制 EGFR 的药物可能有助于这类乳腺癌的治疗，相关的临床研究正在进行之中[26]。

（吴　炅　邵志敏　沈镇宙）

## 参考文献


1. Yarbro JW，Page DL，Fielding LP，et al. American Joint committee on Cancer Prognostic Factors Consensus Conference. Cancer，1999，86（11）：2436-2446.
2. Fleming ID，Cooper JS，Henson DE，et al. AJCC Cancer Staging Manual（ed 5）. Philaadelphia：Lippincott-Raven，1997.
3. Clare SE，Sener SF，Wilkens W，et al. Prognostic significance of occult lymph node metastases in node-negative breast cancer. Ann Surg Oncol，1997，4（6）：447-451.
4. Crump M，Goss PE，Prince M，et al. Outcome of extensive evaluation before adjuvant therapy in women with breast cancer and 10 or more positive axillary lymph nodes. J Clin Oncol，1996，14（1）：66-69.
5. Diab SG，Hilsenbeck SG，de Moor C，et al. Radiation therapy and survival in breast cancer patients with 10 or more positive axillary lymph nodes treated with mastectomy. J Clin Oncol，1998，16（5）：1655-1660.
6. Newman LA，Kuerer HM，Fornage B，et al. Adverse prognostic significance of infraclavicular lymph nodes detected by ultrasonography in patients with locally advanced breast cancer. Am J Surg，2001，181（4）：313-318.
7. Veronesi U，Marubini E，Mariani L，et al. The dissection of internal mammary nodes does not improve the survival of breast cancer patients：30-year results of a randomized trial. Eur J Cancer，1999，35（12）：1320-1325.
8. Klauber-DeMore N，Bevilacqua JLB，Van Zee KJ，et al. Comprehensive review of the management of internal mammary lymph node metastases in breast cancer. J Am Coll Surg，2001，193（5）：547-555.
9. Brito RA，Valero VV，Buzdar AU，et al. Long-term results of combined-modality therapy for locally advanced breast cancer with ipsilateral supraclavicular metastases：The University of Texas M. D. Anderson Cancer Center Experience. J Clin Oncol，2001，19（3）：628-633.
10. Singletary SE. Systemic treatment following sentinel lymph node biopsy in breast cancer：Who，what，and why? J Am Coll Surg，2001，192（2）：220-230.
11. Breslin TM，Cohen L，Sabin A，et al. Sentinel lymph node biopsy is accurate after neoadjuvant chemotherapy for breast cancer. J Clin Oncol，2000，18（20）：3480-3486.
12. Mirza AN，Mirza NQ，Vlastos G，et al. Prognostic factors in node-negative breast cancer：A review of studies with sample size more than 200 and follow-up more than 5 years. Ann Surg，2002，235（1）：10-26.
13. Perou CM，Sorlie T，Eisen MB，et al. Molecular portraits of human breast tumours. Nature，2000，406：747-752.
14. Sorlie T，Tibshirani R，Parker J，et al. Repeated observation of breast tumor subtypes in independent gene expression data sets. Proc Natl Acad Sci USA，2003，100：8418-8423.

15. Ma XJ，Wang Z，Ryan PD，et al. A two-gene expression ratio predicts clinical outcome in breast cancer patients treated with tamoxifen. Cancer Cell，2004，5：607-616.
16. Paik S，Shak S，Tang G，et al. A multigene assay to predict recurrence of tamoxifen-treated，node-negative breast cancer. N Engl J Med，2004，351：2817-2826.
17. Nagata Y，Lan KH，Zhou X，et al. PTEN activation contributes to tumor inhibition by trastuzumab，and loss of PTEN predicts trastuzumab resistance in patients. Cancer Cell，2004，6：117-127.
18. Wang ZC，Lin M，Wei LJ，et al. Loss of heterozygosity and its correlation with expression profiles in subclasses of invasive breast cancers. Cancer Res，2004，64：64-71.
19. Sotiriou C，Neo SY，McShane LM，et al. Breast cancer classification and prognosis based on gene expression profiles from a population-based study. Proc Natl Acad Sci USA，2003，100：10393-10398.
20. Nielsen TO，Hsu FD，Jensen K，et al. Immunohistochemical and clinical characterization of the basal-like subtype of invasive breast carcinoma. Clin Cancer Res，2004.
21. Carey LA，Perou CM，Dressler LG et al. Race and the poor prognosis basal-like breast cancer（BBC）phenotype in the population-based Carolina Breast Cancer Study. J Clin Oncol，2004，22：9510a.
22. Van't Veer LJ，Dai H，van de Vijver MJ，et al. Gene expression profiling predicts clinical outcome of breast cancer. Nature，2002，415：530-536.
23. Rouzier R，Anderson k，Hess KR，et al. Basal and luminal types of breast cancer defined by gene expression patterns respond differently to neoadjuvant chemotherapy. San Antonio Breast Cancer Symposium，San Antonio，TX，2004.
24. Carey LA，Dees EC，Sawyer L，et al. The triple negative paradox：Primary tumor chemosensitivity of the basal-like breast cancer（BBC）phenotype. San Antonio Breast Cancer Symposium，San Antonio，TX，2004.
25. Berry DA，Cirrincione C，Henderson IC，et al. Effects of improvements in chemotherapy on disease-free and overall survival of estrogen-receptor negative，node-positive breast cancer：20-year experience of the CALGB and U. S. Breast Intergroup. Breast Cancer Res Treat，2004，88：517.
26. Troester MA，Hoadley KA，Sorlie T，et al. Cell-type-specific responses to chemotherapeutics in breast cancer. Cancer Res，2004，64：4218-4226.

# 第 6 章 乳腺癌病理组织学分类

乳腺癌的病理组织学分类较复杂，目前国内外尚未统一。当前较具代表性的有 2001 年中国肿瘤病理学分类中的乳腺癌病理组织学分类（简称国内分类）及 2003 年 WHO 乳腺肿瘤组织学分类中的乳腺癌分类（简称 WHO 新分类）。2001 年国内分类是根据全国乳腺癌病理分类协作组总结分析国内京、津、沪等 7 省市 10 个大型医院4 396例随访 5 年以上乳腺癌临床病理资料提出的，在《中国常见恶性肿瘤诊治规范》（1990 年卫生部医政司编）中乳腺癌组织学分型的基础上修订的，并与《新编常见恶性肿瘤诊治规范》（1999 年中国抗癌协会编）中乳腺癌组织学分型一致。国内分类将乳腺癌分为非浸润性癌、早期浸润性癌、浸润性特殊型癌及浸润性非特殊型癌四类 18 型，外加其他罕见癌。该分类以形态学为基础，既反映了乳腺癌的生物学特性和预后，又能较好体现肿瘤的不同发展阶段，具有我国的特色和代表性，也有较高的实用价值。WHO 新分类则打破了乳腺癌传统病理组织学分类的基本原则，把非浸润性癌划入前驱病变（precancer lesion）即浸润前病变或癌前病变范属，只将各种浸润性癌作为乳腺癌进行分型，不再分类，同时增加了近年来文献报道的一些新的少见及罕见的浸润性癌亚型，使乳腺浸润性癌亚型更全。为了适应当前国内乳腺癌的临床诊治工作，现以国内分类为基本框架，同时增补了 WHO 新分类中增加的新亚型，归纳如下。

## 第一节 非浸润性癌

非浸润性癌（non-infiltrative carcinoma）即原位癌，是指癌细胞局限于导管、小叶内末梢导管或腺泡基底膜内的浸润前期癌。非浸润性癌的诊断应严格掌握，充分取材，多切片，仔细观察，必要时需经连续切片或网状纤维染色证实。

### 一、导管内癌（ductal carcinoma in situ，DCIS）

又称导管原位癌，本癌主要发生于乳腺中小导管，轻度到重度异型的癌细胞局限于不同程度扩张的导管内，管壁基底膜完整。癌细胞可以呈多种排列方式，彼此可相互移行，同一肿瘤亦可见数种结构并存。导管内癌常沿导管系统广泛蔓延，并可累及小叶。根据镜下癌细胞的排列方式和组织结构，可分为以下亚型：

实性型：癌细胞充满扩张的导管内腔隙，呈实性结构，排列极性消失，不见肌上皮细胞，有时在癌细胞巢中央可见少量坏死或小圆形空隙。

筛状型：扩张导管内的癌细胞形成多个大小不等，但形状比较一致而规则的圆形筛孔状腔隙，筛孔之间无纤维脉管间质成分。

低乳头型：扩张导管内的癌细胞形成多个不含纤维脉管束的乳头状突起伸向腔内，癌细胞胞浆较丰富、嗜酸，腔侧有时可见空泡或顶浆突起。

粉刺样型：导管内癌实性细胞巢中央出现大片肿瘤性坏死，周边癌细胞结构仍正常。肿瘤性坏死的癌细胞结构消失，但保留嗜酸性细胞轮廓或形成多量嗜酸性碎块，并可见嗜苏木的不规则核碎片。此型常伴有坏死区钙化。

导管内癌根据癌细胞异型程度和肿瘤性坏死情况可分为低级（Ⅰ级）、中级（Ⅱ级）和高级（Ⅲ级）3 个级别：

低级（Ⅰ级）：由小的轻度异型的单形性癌细胞组成，呈拱状、低乳头状、筛状或实体形模式排列。细胞核大小一致，染色质均细，核仁不明显，核分裂象罕见，没有肿瘤性坏死。

中级（Ⅱ级）：多数由类似低级 DCIS 的细胞组成，形成实体、筛状或低乳头状模式。有些导管可见小灶性坏死。少数病变呈现中间级核，可见核仁，染色质较粗，可有少量肿瘤性坏死。

高级（Ⅲ级）：由高度异型的癌细胞组成，形成低乳头状、筛状或实体状，也可为单层排列。具有高（核）级的细胞核，呈明显多形性，缺乏排列极性，外形及分布均不规则，染色质粗块状，核仁明显，核分裂象常多见。管腔内有特征性的伴大量癌细胞坏死碎屑的粉刺样坏死，其周边围绕实性增生、大而多形性的癌细胞。偶尔亦可见仅由单层高度异型的癌细胞衬覆管壁，腔内不见肿瘤性坏死。

## 二、小叶原位癌（lobular carcinoma in situ）

本癌发生于乳腺小叶内末梢导管或腺泡，癌细胞局限于末梢导管或腺泡内，未浸出基底膜。小叶结构存在、体积增大，末梢导管和腺泡增多、扩张，其内充满均匀松散、无极性的癌细胞，管泡腔及肌上皮细胞消失。癌细胞体积较小，圆形，大小形态相当一致，排列松散，胞浆淡染，胞核稍大，圆形、规则、居中，染色质细、分布均匀，核仁不明显，核分裂象罕见。偶尔可见少数含细胞内黏液的印戒样细胞。小叶原位癌常见多中心发生和双侧乳腺发生。

## 三、乳头佩吉特病（Paget's disease of the nipple）

本癌主要表现为乳头或乳晕区表皮内有散在、成巢或腺样排列的派杰细胞。该细胞体积大，圆形或椭圆形，境界清楚，胞浆淡染或空亮，黏液染色常阳性。胞核大，核仁明显，核分裂象易见。表皮内的派杰细胞与周围鳞状细胞之间无细胞间桥，常见明显的空隙。病变早期派杰细胞多位于表皮基底层及棘细胞层，尔后可遍及表皮全层，但不侵犯真皮层，表皮基底膜完整。乳腺其他部位皮肤被癌浸润者，不在此列。乳头佩吉特病皆继发于其深面的导管内癌，实为乳腺导管内癌沿导管蔓延累及乳头及乳晕区表皮的结果。本癌预后好。少数伴浸润性癌的乳头佩吉特病预后较差，应归属于相应的浸润性癌类型，并注明伴乳头佩吉特病。

## 四、导管内乳头状癌（intraductal papillary carcinoma）

本癌多发生于大导管，少数亦可见于中小导管，病变局限于导管内，有时可向分支导管蔓延，但无间质浸润。病变局限于呈囊性扩张导管内的乳头状癌，称囊内乳头状癌（intracystic papillary carcinoma）。癌组织以乳头状结构为主，乳头可大可小，常呈分支状；乳头中部可见纤维血管束，表面被覆单层或复层轻度到中度异型的癌细胞，肌上皮细胞消失。癌细胞呈立方或柱状，少数为移行细胞状，排列极性紊乱，常见核分裂象。部分癌细胞也可形成腺管状、筛状或实性结构，还可出现肿瘤性坏死。病变周围邻近的乳腺组织常伴有导管内癌。

## 第二节　早期浸润性癌

乳腺癌从非浸润的原位癌到浸润性癌是一个逐步连续的进展过程，其间常需经过早期浸润阶段。早期浸润是指原位癌突破导管、末梢导管或腺泡壁基底膜，开始向间质浸润的阶段。早期浸润阶段一般较短暂，病变也较小而局限，故需多取材，多切片，仔细观察，甚至连续切片或网状纤维染色才能作出准确诊断。

### 一、导管癌早期浸润（early infiltration of ductal carcinoma）

导管内癌局部少量的癌细胞突破导管壁基底膜，开始向病变导管周围间质呈出芽样浸润、或侵出导管外的癌灶在 3 个以内，其单个癌灶最大直径不超过 10 个癌细胞，且邻近原位癌者。

### 二、小叶癌早期浸润（early infiltration of lobular carcinoma）

小叶原位癌的癌细胞穿破小叶内末梢导管或腺泡壁基底膜。开始向小叶内间质浸润，仍局限于小叶内者。如侵出小叶范围，则归浸润性小叶癌。

### 三、微浸润癌（microinvasive carcinoma）

以非浸润性癌为主的病变中，在非特化的小叶间间质内存在一个或几个光镜下明显分离的小浸润灶。如果仅一个浸润灶，其最大直径不超过 2mm；若有几个浸润灶，则单个浸润灶最大直径不超过 1mm。浸润灶病变超过上述范围者归为浸润性癌。

## 第三节　浸润性特殊型癌

本类浸润性癌皆具有较特殊的组织学形态，且多数预后较好。

### 一、浸润性乳头状癌（infilteative papillary carcinoma）

本癌常发生于大导管，少数亦可源自中小导管，癌组织以乳头状结构为主，部分癌细胞也可形成腺管状或筛状结构，呈浸润性生长，多数可找见原位乳头状癌成分。乳头可大可小，乳头中部有纤维血管束，表面被覆单层或复层异型的腺上皮细胞，极性紊乱，肌上皮消失，常见核分裂象。

### 二、髓样癌伴淋巴细胞浸润（medullary carcinoma with lymphocytic infiltration）

又称典型髓样癌（classical medullary carcirnoma），肿瘤呈结节状，体积较大，边界清楚，质较软。癌细胞多，间质少。癌细胞大，胞膜不清楚，75%以上癌细胞呈合体状，胞浆丰富，淡嗜碱。胞核大，异型显著，核膜清楚，呈空泡状，核仁明显，核分裂象多见。癌细胞密集排列呈大片块或相互吻合的宽条索状。无腺管状结构和原位癌成分。间质纤维组织少，癌周边界清楚。癌巢之间及周边有厚层淋巴细胞浸润。

## 三、小管癌（tubular carcinoma）或高分化腺癌（well-differentiated adenocarcinoma）

癌细胞立方或低柱状，大小相当一致，异型不明显，有的可见顶浆突。胞核位于基底部，圆或卵圆形，核仁不明显，核分裂象罕见。癌细胞多数散乱分布成不规则形或圆形，大小较一致的单层小腺管。该小腺管既无肌上皮细胞，也无基底膜。上述癌性小腺管呈明显浸润性生长，常有明显的间质纤维组织和弹力纤维增生。

## 四、腺样囊性癌（adenoid cystic carcinoma）

本癌形态似唾腺相应的肿瘤，由腺上皮和肌上皮细胞共同组成。腺上皮细胞（形态类似皮肤基底细胞）形成大小、形状不一的片块或小梁，其内常有数目不等、大小较一致的圆形筛孔状腔隙。肌上皮细胞衬覆于腔面或围绕细胞片团，常产生黏液。免疫组化染色显示，腺上皮细胞角蛋白（CK）、上皮膜抗原（EMA）阳性，肌上皮细胞 actin、S-100 阳性。

## 五、黏液腺癌（mucinous adenocarcinoma）、黏液癌（mucous carcinoma）、胶样癌（colloid carcinoma）

癌组织中，细胞外上皮黏液成分占半量以上。黏液由纤维组织分隔成黏液湖。癌细胞立方或低柱状，一般异型较轻，形成腺管状、小乳头状或小巢状漂散于黏液中。有时上皮成分很少，需多切片仔细观察。全部肿瘤均为黏液癌形态者为纯型黏液癌；合并有其他浸润性癌（大多数为非特殊型浸润性导管癌）者为混合型黏液癌。黏液癌中偶尔可见少数印戒样细胞，若癌组织中典型印戒细胞＞20％者归印戒细胞癌。因后者预后明显比黏液癌差，应严格区分开。

## 六、鳞状细胞癌（squamous cell carcinoma）

癌组织绝大部分为典型的鳞状细胞癌结构，即可见细胞间桥和/或角化者。诊断乳腺鳞状细胞癌必须除外其他型癌的部分鳞状细胞化生性改变及由乳区皮肤或表皮样囊肿发生的癌。本癌被认为是在乳腺导管上皮鳞状细胞化生基础上发生的。

## 七、浸润性筛状癌（invasive cribriform carcinoma）

癌细胞较小，呈立方或低柱状，大小形态相对一致，轻度异型，核分裂象少见。由上述癌细胞组成不规则的团块或癌细胞巢，呈浸润性生长，癌巢由显著纤维化的间质分隔。癌细胞巢或团块中散在分布有多个边界清楚的圆形腔隙，形成类似筛状导管内癌的筛状结构，癌巢周围无肌上皮细胞及基底膜，筛状腔隙面亦无肌上皮细胞衬覆。本癌可伴有小管癌或筛状导管内癌成分，预后较好。

## 八、浸润性微乳头状癌（invasive micropapillary carcinoma）

癌细胞较小，呈立方或柱状，胞浆细颗粒状或均质嗜酸，排列成不含纤维血管束的微乳头状或形成圆形、卵圆形小巢团状，癌细胞巢团外周呈锯齿状边缘，中央常见有小管腔，有时小管腔扩张呈微囊状。在 HE 切片上癌细胞小巢团及微乳头与周围间质明显分离，常形成一圈空白区。免疫组化染色显示，微乳头及癌细胞小巢团外周细胞膜和中央腔缘 EMA 阳性。本癌侵袭性强，淋巴结转移亦较多见。

## 第四节　浸润性非特殊型癌

浸润性非特殊型癌是乳腺癌中最多见的一类，其组织学形态常缺乏特殊性，预后一般较差。

### 一、非特殊型浸润性导管癌（non-specific infiltrative ductal carcinoma）

发生于乳腺导管腺上皮的浸润性癌，其组织学形态缺乏特殊性表现者（即不属于特殊型癌）均可归属于非特殊型浸润性导管癌。本型约占全部乳腺癌的70%左右。其组织形态复杂多样，癌细胞可形成不规则的条索状、小梁状、巢状、片块状或不规整腺管结构，呈浸润性生长，也可保存多少不等的导管内癌成分。癌细胞异型较明显，细胞体积较大，大小、形状不一，核仁常明显，核分裂象易见，肿瘤性坏死可有可无。

**（一）非特殊型浸润性导管癌可依据癌组织中主、间质成分的多少或主要的组织结构形态，再分为以下亚型：**

1. 硬癌（scirrhous carcinoma）　癌组织成分少，间质成分占2/3以上，且致密。癌细胞较小，呈立方或多角形，异型明显，胞核深染、不规则，常互相挤压，核分裂易见，常排列成细条索、小梁状或零散分布，很少形成腺管状结构。间质纤维组织丰富而致密，常发生透明变性和弹力纤维增生。

2. 髓样癌（medullary carcinoma）　亦称不典型髓样癌（atypical medullary carcinoma），癌组织成分占2/3以上，间质成分少。癌细胞较大，形状大小不一，异型明显，核分裂较多见，常排列成密集的片块状或粗条索状，相互吻合，由少量的纤维间质分隔，可见腺样结构或导管内癌成分。癌巢中央常见片状坏死，间质和癌巢周边缺乏淋巴细胞浸润。

3. 单纯癌（carcinoma simplex）　癌组织成分和间质成分的比例近似，介于硬癌和髓样癌之间，其形态变化多样复杂。癌细胞大小形态不等，异型常明显，核分裂常见；主要形成不规则实性条索及小梁，由纤维间质分隔，也可有少量腺管样结构，周边常见导管内癌成分。当几种形态混合不易分型时，也可归为本型。单纯癌依据其光镜下癌周浸润程度，又可分为局限型（癌周边界清楚，呈膨胀性生长）、弥漫浸润型（癌周边界不清，呈广泛不规则浸润性生长）及中间型（癌周边界部分清楚，部分呈不规则浸润性生长）3型。局限型预后较好，中间型次之，弥漫浸润型最差。

4. 浸润性导管癌（infiltrative ductal carcinoma）　癌组织中导管内癌成分超过50%，浸润性癌成分占少量。浸润性癌成分可以是各种形态，导管内癌成分以粉刺样及实性导管内癌较多见，亦可见几种形态的混合；若浸润性癌成分超过半量，则以浸润性癌成分的主要形态命名。本癌较常见钙化。

5. 腺癌（adenocarcinoma）　癌组织中腺管状结构成分超过50%，其他成分占少量。腺管大小、形状不规则，衬覆细胞层次不等，细胞异型明显，排列极性紊乱，肌上皮细胞消失，间质成分不定。

**（二）非特殊型浸润性导管癌还可依据癌组织中出现的某些成分而分为以下亚型**

1. 混合型癌（mix type carcinoma）　癌组织切片中非特殊型浸润性导管癌成分不足50%，其余为特殊型癌或小叶癌成分者归为本型。又可分为导管与特殊型混合癌及导管与小叶混合癌。

2. 多形性癌（pleomorphic carcinoma）　多形性癌是Ⅲ级非特殊型浸润性导管癌的一个

罕见亚型，其特点是在腺癌或伴梭形细胞和鳞状细胞分化的腺癌组织中多型性的奇异型瘤巨细胞成分超过50%。瘤巨细胞呈散在分布，细胞体积大，形状怪异，胞核大而不规则，显著异型，可以是单核，更常见多核，核分裂象多见。

3. 伴破骨细胞样巨细胞的癌（carcinoma with osteoclastic giant cells） 在非特殊型浸润性导管癌的间质中散在分布着多少不等的破骨细胞样巨细胞，有时也可见于浸润性筛状癌、小管癌、黏液癌、乳头状癌和浸润性小叶癌间质中，偶尔破骨细胞样巨细胞也可见于癌细胞围成的腺腔内。破骨细胞样巨细胞体积大，但大小不一致，胞浆丰富、淡染，含有多个小而规则的胞核，不见异型，无核分裂象，其周围常见新鲜或陈旧性出血，并可见程度不同的成纤维细胞反应及淋巴细胞浸润等改变。

4. 伴绒毛膜癌特性的癌（carcinoma with choriocarcinomatous features） 此型非常罕见。其特点表现为非特殊型浸润性导管癌向绒毛膜癌分化，出现异型的细胞滋养细胞和合体滋养细胞。患者血浆中人促绒毛膜激素（HCG）水平升高，免疫组化染色合体滋养细胞HCG阳性。

5. 伴黑色素特性的癌（carcinoma with melanotic features） 本型非常罕见。原发于乳腺的同一肿瘤中，具有浸润性导管癌和恶性黑色素瘤两种成分，并有相互移行过渡形态。浸润性导管癌多呈中、低分化，有的可见导管内癌成分，免疫组化染色 CK、EMA 阳性，HMB45 阴性。黑色素瘤成分呈上皮样或肉瘤样，胞核深染，核仁突出，核分裂象多，胞浆含大量黑色素颗粒，免疫组化染色 CK、EMA 阴性，HMB45 阳性。

**（三）非特殊型浸润性导管癌应根据下列指标进行组织学分级，有利于评估其分化程度和预后。**

1. 腺管形成程度 肿瘤组织 75%以上形成腺管样结构记 1 分；10%～75%形成腺管样结构记 2 分；无腺管样结构或少于 10%记 3 分。

2. 细胞核多形性 瘤细胞胞核大小、形态规则一致、染色质匀细记 1 分；约 1/3 瘤细胞胞核大小、形态不规则，染色质较粗记 2 分；大部分瘤细胞胞核明显多形性，可见单核或多核瘤巨细胞记 3 分。

3. 核分裂计数 计数应在肿瘤浸润前沿细胞生长最活跃区进行，记录 10 个高倍（400 倍）视野中的核分裂数，3 个以内记 1 分；4～6 个记 2 分；7 个以上记 3 分。

根据上述 3 个指标记分值相加：3～5 分为组织学Ⅰ级，分化好，预后好；6～7 分为组织学Ⅱ级，中度分化，预后稍差；8～9 分为组织学Ⅲ级，低分化，预后差。

## 二、浸润性小叶癌（infiltrative lobular carcinoma）

由一致的、类似于小叶原位癌的细胞组成的浸润性癌。癌细胞常呈单行线状排列，浸润于乳腺小叶外的纤维间质中；或围绕病变区正常乳腺导管呈靶环状排列，亦可单个散在弥漫浸润于纤维间质中，有时可见残存的小叶原位癌成分或印戒状细胞。

## 三、大汗腺癌（apocrine carcinoma）

癌组织的大部或全部由大汗腺样的癌细胞组成。癌细胞较大，呈立方、柱状或楔形，胞浆丰富、嗜酸，呈颗粒状，少数可呈空泡状；常见顶浆突起，胞核中度异型，核仁明显，较常见核分裂象。癌细胞常形成小乳头状、腺管样或小巢状，浸润性生长，与周围间质明显分离。免疫组化染色，癌细胞胞浆 GCDFP-15 阳性。诊断本癌应排除其他型癌的大汗腺化生改变。以往本癌归特殊型，由于其预后较差，现划入非特殊型癌。

## 第五节　其他罕见癌

### 一、分泌性癌（secretory carcinoma）

癌细胞胞浆丰富、淡染、透明，有的也可呈嗜酸性或空泡状，多形性和异型性不显著，核分裂象少见，呈实性片块、乳头状、腺样或微腺泡状生长，有显著分泌现象。癌细胞内外的微腺泡结构是其特征，即多数癌细胞胞浆内有大小不等的囊泡，核被挤压到一侧，有的呈印戒状，癌细胞连接排列形成多数微腺腔，癌细胞内外腔隙中充满嗜伊红分泌物，PAS（淀粉酶消化后）染色阳性。

### 二、富脂质癌（lipid-rich carcinoma）

癌细胞大而透明，胞浆呈空泡或泡沫状，少数可呈大汗腺细胞样，含多量中性脂肪，脂肪染色呈强阳性，黏液染色及糖原染色均阴性。胞核明显多形性，核仁显著。癌细胞呈巢状、片块状或腺泡状排列，但不形成腺腔。可伴有导管内癌或小叶癌成分。本型预后较差。

### 三、印戒细胞癌（signet ring cell carcinoma）

癌细胞圆形，境界清楚，胞浆充满微嗜碱性黏液或呈透明状，胞核被挤于一侧，呈典型印戒状。当癌组织内印戒细胞超过20%以上时，即可诊断为本癌。印戒细胞常呈单行线状排列，或弥散浸润于纤维间质中，亦可呈条索或巢状分布，偶尔印戒细胞可分布于扩张的导管内。本癌常伴有小叶癌成分，少数亦可与导管癌并存。组织化学染色显示，印戒细胞胞浆内容物奥辛蓝阳性、PAS（淀粉酶消化后）染色阳性。本癌侵袭性强，常转移，预后差。

### 四、富糖原透明细胞癌（glycogen-rich clear cell carcinoma）

癌细胞圆形、卵圆形或多边形，细胞边界清楚，胞浆水样透明，少数也可呈细颗粒状或泡沫状。糖原染色阳性，黏液染色和脂肪染色均阴性。胞核中位或稍偏位，浓染，染色质可呈团块状，可见核仁，核分裂象不常见。癌细胞常呈实性巢状、条索状或腺泡状排列，亦可伴有导管癌或小叶癌成分。乳腺多种原发癌（包括导管癌和小叶癌）都可或多或少具有透明细胞，只有含糖原的透明细胞超过90%才能诊断为富糖原透明细胞癌。

### 五、神经内分泌癌（neuroendocrine carcinoma）

乳腺神经内分泌癌是2003年WHO乳腺肿瘤组织学分类新增加的类型，包括实性神经内分泌癌、不典型类癌、小细胞/燕麦细胞癌及大细胞神经内分泌癌。其具体组织形态与消化道和肺的神经内分泌癌相同，免疫组化染色必需>50%的癌细胞对神经元特异性烯醇化酶（NSE）、突触素（Syn）、嗜铬素A（CgA）3种神经内分泌标记，至少2种以上阳性表达才能诊断为本癌。如果免疫组化染色只有少数癌细胞表达神经内分泌标记者，不属此列，应归为伴神经内分泌分化。

### 六、嗜酸细胞癌（oncocytic carcinoma）

乳腺嗜酸细胞癌十分罕见。癌细胞大、圆形或多边形，细胞境界清楚，无顶浆突起。胞浆丰富，内含大量弥漫分布的强嗜酸性颗粒，免疫组化染色GCDFP-15阴性。胞核圆形或卵圆形，多数居中，大小较一致，轻至中度异型，核仁明显，核分裂象少见。癌细胞形成实性巢状、腺管状、乳头状或筛状，呈浸润性生长，常伴致密的纤维组织反应，偶见假包膜。

## 七、腺泡细胞癌（acinic cell carcinoma）

乳腺腺泡细胞癌极罕见。癌细胞大，多边形且均匀一致，胞浆丰富呈细颗粒状。细胞境界清楚，胞核圆形或卵圆形，染色质较粗，可见 1～2 个核仁，核分裂象较易见。偶见胞浆呈空泡状或含嗜酸性小球。PAS 染色，癌细胞胞浆有抗淀粉酶消化的阳性颗粒。免疫组化染色，癌细胞 CK、EMA 及溶菌酶均阳性。癌细胞形成巢状或腺泡状，偶见腺管状结构，由纤维结缔组织分隔，呈浸润性生长。

## 八、皮脂腺癌（sebaceous carcinoma）

乳腺皮脂腺癌是 2003 年 WHO 乳腺肿瘤组织学分类新增的一个亚型，非常罕见。肿瘤发生于乳腺实质，呈浸润性生长，与周围组织界限不清。其组织学特征是癌组织明显向皮脂腺方向分化，肿瘤由体积小的基底细胞样的未分化细胞和体积大的较分化细胞组成。两型癌细胞类似皮脂腺小叶结构排列成不规则巢团状。未分化细胞多分布于周边，其胞浆淡嗜酸，胞核大小、形状不一，核分裂象多见；较分化细胞分布于癌巢中部，其细胞边界清楚，胞体大，胞浆丰富，含多个小空泡，胞核稍大，亦可见核分裂象。部分癌巢中部可见囊腔，内有癌细胞崩解物；部分区域可以未分化细胞为主。有时周边可见小叶原位癌成分。

## 九、黏液表皮样癌（mucoepidermoid carcinoma）

本癌极罕见。常发生于老年妇女乳腺深处，直径最大可达 5cm，质地坚实或囊性。光镜下癌组织形态与唾腺黏液表皮样癌相似。实性区和含黏液的囊性区均可见黏液细胞、不同分化程度的鳞状上皮细胞和中间型细胞以不同比例混合组成，排列成大小不等的巢状或腺样结构。黏液细胞多在中部或腔侧分布，鳞状细胞和中间型细胞常分布于癌巢或腺腔的周边区。癌巢之间由多少不等的间质纤维组织分隔，呈浸润性生长。黏液细胞呈柱状或杯状，胞浆泡沫状，胞核小，位于基底部，鳞状细胞之间可见细胞间桥，但很少见角化，中间型细胞似基底细胞样细胞，有时可见各型细胞之间相互移行过渡的改变。

## 十、腺鳞癌（adenosquamous carcinoma）

本癌罕见，属于低度恶性。肿瘤发生于乳腺实质内，由浸润的腺样结构组成，腺体卵圆形，或管腔受压变长呈不规则形，腺管常呈“逗点”状或“蝌蚪”形，类似于汗腺瘤。管腔内常有嗜酸性浓缩致密的无定形物质。肿瘤性腺体可浸润至导管之间或小叶内，并常有不同程度的鳞化，但细胞分化好，缺乏核分裂象。有时管腔内可见角化物，周边有表皮样分化的上皮，大量致密的纤维间质围绕肿瘤性腺管，常可见透明变性改变。

## 十一、梭形细胞癌（spindle cell carcinoma）

癌组织以梭形细胞为主，并有数量不等的常见类型乳腺癌（以非特殊型浸润性导管癌多见）成分混杂存在。胖梭形或长梭形细胞呈束状或编织状排列，胞核异型可明显或不大明显，核分裂象较少见。有的区域可有水肿黏液样或胶原化间质。仔细观察在梭形细胞区周边或其中常可见其他类型的癌成分，而且梭形细胞与后者之间在形态上有移行过渡。免疫组化染色，梭形细胞与其周边的癌细胞均 CK 阳性。

## 十二、腺纤维瘤癌变（adenofibroma canceration）

本癌罕见。病理形态表现为腺纤维瘤内的腺上皮细胞部分或全部呈恶性形态。腺管扩张，腺上皮增生呈实性、筛状或低乳头状，细胞异型，排列极性紊乱，肌上皮消失，有时可见肿瘤性坏死或钙化，常呈导管内癌或小叶原位癌图像。癌变一般均局限于腺纤维瘤包膜内，亦可进一步发展浸润包膜外间质。瘤内癌变上皮与良性腺上皮在形态上有移行过渡，应排除乳腺其他类型癌侵犯腺纤维瘤。

## 十三、乳头状瘤病癌变（papillomatosis canceration）

乳头状瘤病癌变主要见于重度乳头状瘤病。病理形态表现为乳头状瘤病的病变区出现灶性上皮成分恶变区，腺上皮细胞异型，排列极性紊乱或呈筛状结构，肌上皮细胞消失，出现肿瘤性坏死。早期常局限于导管内，病变进一步发展可形成浸润性癌。病变区良性上皮与癌变上皮有移行过渡形态。

（傅西林）

# 第六节　我国乳腺癌的病理与临床特点

与西方国家高发的乳腺癌相比，中国乳腺癌虽属低发肿瘤，但有其独特的临床病理学表现，对其进行深入了解，会对开展符合我国国情的乳腺癌防治工作有所裨益。我国乳腺癌的特点首先表现在发病率的增长高于其他大部分恶性肿瘤，在女性恶性肿瘤中，已由40年前排名第4、第5位升至现在第1、第2位，这种增长趋势，将步西方国家的后尘，也是促使我国近年积极开展乳腺癌防治工作的重要原因。乳腺癌在我国发病年龄较轻，30岁即呈现发病率上升，发病高峰年龄在40～49岁，比西方妇女早10～15年，这对人群和社会的危害更大，使癌灶的诊断和治疗都比老年乳腺癌更加困难。另外，我国乳腺癌患者就诊时病期较晚，Ⅲ、Ⅳ期者占35%，而在发达国家占15%，这当然也影响预后和生活质量。

在乳腺癌研究中，病理学与临床研究一直是互为基础和互相促进。没有病理学基础的医生很难保证准确处理临床病例，而缺乏临床知识的病理工作者也很容易囿于显微镜下的“管见”而难以确定肿瘤的本质，两者的关系密不可分，缺一不可。多年来，光镜下观察细胞及组织结构的形态学变化一直是病理学研究的主要方法，近年开展的分子水平研究，则从更深层次揭示乳腺癌的生物学特性，这些都为临床工作提供了重要参考依据。

乳腺临床病理学的实用性研究和实验病理学的基础研究不仅在细胞和亚细胞水平，而且在蛋白多肽、mRNA和DNA水平揭示疾病发生、发展的机制。在2003年5月国际病理学会欧洲分会学术会议上即强调形态病理学和分子生物学密切结合是今后发展的方向，临床（肿瘤科、妇科）、病理、实验室（内分泌代谢、生物和遗传）等多学科联合的系统性研究则是重要的途径。在被称为生命科学世纪的21世纪，分子病理学不是一种时尚而是一种必需。虽然基因芯片和基因表达谱分析等技术对某些肿瘤可进行诊断和基因分型，但在近期内尚不能取代形态病理学用于常规临床诊断，病理形态学这种有实用性的、所需费用可以被普通患者接受的方法仍可能会在今后几十年中继续有其用武之地。当前，病理学科已与多学科交叉结合，例如与分子生物学结合形成分子病理学等新兴学科；并借助新技术提高诊断和研究水平，例如激光捕获显微切割（LCM）、芯片、比较基因组杂交（CGH）、蛋白质谱、核磁共振、X-光衍射等；同时，其正在向专科化发展以利于诊断的精确和基础研究的深入，已形成乳腺病理学。鉴于多学科的共同需求，天津医科大学附属肿瘤医院于 1985 年即建立了国内第一个乳腺病理专科研究室，多年来的实践表明，成立该专科研究室对促进临床和病理两个学科的共同发展起到了积极作用。

## 一、乳腺癌病理学与临床

临床工作需要简明实用的病理学分类作为制订治疗方案和预测预后的依据。同时，为便于乳腺癌的研究和交流，必须有统一的病理学分类。合理的病理学分类应简明、准确、实用，并且重复性强，这需要结合乳腺癌的组织发生、病理形态、临床表现、肿瘤的发展及转归等特性来综合分析归纳。国内外病理学家经过数十年的研究，已制订出几种大框架较为一致的分类方法，其作为临床诊治工作的依据发挥了很大作用。但因为乳腺癌的组织形态错综复杂，50 多年来国内外形成多种分类法，各分类法也都有其理论和临床基础，迄今一直未能统一，名称也较为混乱。

我国乳腺癌病理学分类最初是在 1961 年全国乳腺癌会议上被提出讨论，综合乳腺癌的组织发生、病理形态改变、临床表现及转归等生物学行为进行分析归纳，由王德延执笔于 1962 年向全国推荐“乳腺病理组织学分类”。该分类综合分析了国内 10 个城市代表单位的病理资料，参考国内外经验，将乳腺癌分为 15 型，比 WHO 乳腺癌分型（第一版）还早 6 年，为我国乳腺癌病理学研究奠定了基础。由于当时对癌症的生物学行为认识不深，该 15 型分法主要依据光镜下病理学表现而制订。1972 年我国肿瘤病理工作者代表会议再次讨论，结合各类型乳腺癌预后的不同，参考国际分类方法，将乳腺癌分为非浸润性癌和浸润性癌两大类，后一型再分为特殊型和非特殊型两类，为简化分类，还提出将单纯癌、硬癌和髓样癌 3 种预后相近者统称为实性癌。该分类方法综合了病理组织学表现和生物学行为两大因素，根据 10 年以上随访资料，于 1979 年提出新分类方法，将原 15 型删繁就简，指导和方便了临床应用，该第二次分类法比 WHO 分型第 2 版仍早 2 年。我国乳腺癌病理分类划时代的研究成果是 1983 年在全国乳腺癌专业会议上，国内病理工作者总结京、津、沪、冀、苏、鄂、皖和中国医学科学院等 10 所全国著名肿瘤研究所的资料，综合分析了 4 396 例随访五年以上的临床病理资料，制定了新的组织学分型，于 1985 年发表并向全国推荐。该分类法从肿瘤生物学特性、疾病预后和形态学相结合角度，分析归纳我国乳腺癌的特性和发生发展规律，将乳腺癌分为非浸润性癌、早期浸润性癌、浸润性特殊型癌和浸润性非特殊型癌四类，共 18 型。该四种类型乳腺癌之间的 5 年和 10 年生存率的差别有显著统计学差异（$P<0.01$）。该分类法突出反映了乳腺癌由非浸润性癌（原位癌）向早期浸润性癌，再继续向浸润性癌逐步进展的各个不同发展阶段，分类明确，临床称便，奠定了我国乳腺癌分类分型的基础，至今仍在国内沿用。

世界卫生组织在 Foote 和 Stewart 工作的基础上，分别于 1968 年和 1981 年先后制定、修改和再版了乳腺癌组织学分类，旨在能有一个国际统一的分类法，使各国的研究结果更科学，可以比较、交流，并便于临床作为诊断、制订治疗方案和预测预后的依据。但多年来，实践应用中并不理想，各国分类仍很混乱。因此，2003 年再次修订了该分类法，因其刚被推出，国内尚欠认识。本次分类法的主要特点是趋向简化，以便更利于临床实用，将乳腺肿瘤及病变归为八个大类别：上皮性肿瘤、肌上皮肿瘤、间叶肿瘤、纤维上皮性肿瘤、乳头肿瘤、恶性淋巴肿瘤、转移性肿瘤、男性乳腺肿瘤。乳腺的绝大部分肿瘤和病变属于第一类——上皮性肿瘤。其中最大的原则性改变是将非浸润性癌（导管内癌和小叶原位癌）划入癌前病变（precursor lesion）；还将镜下仅见 1 个或几个很小、但清楚的浸润性小灶者称为微小浸润性癌（microinvasive carcinoma），不设早期浸润性癌；并认为只有浸润性癌（invasive carcinoma）才是真正意义上的乳腺癌，各种浸润性癌只做分型不再进行分类。另外，还从免疫表型和分子遗传学研究的角度对乳腺肿瘤分类有了新的认识，对许多病种都提供了免疫表型和分子遗传学研究的新近结果，有助于分类和基因分型，这是新分类法的一大进展，也是现代病理学发展的趋势。本次分类法正式采用了组织学分级半定量分级法，通过对组织图像和核分裂象数评分对病变进行分级，从而显示出病变的生物学特点。不过本次新版分类法在改进的同时，尚有一些观点未被病理界一致认同，临床医生对病理诊断所涉及的一些名称和含义的接受程度也还有一个过程，其临床应用意义还有待于进一步验证。

对比分析目前国内外正普遍沿用的各种乳腺癌分类法，共同之处是均分为非浸润性癌和浸润性癌两大类，不论从乳腺癌的组织发生还是预后判断的角度，分为该两大类均有重要意义；在浸润性癌中再分为预后较好的特殊型和预后较差的非特殊型。虽然上述总的分型观点较为一致，但在亚型的归纳分类中仍有许多分歧。况且光镜下无法从形态学上认识到分子水平的物质，例如激素受体、基因表达等都影响着乳腺癌的预后，因此形态和功能相结合的分类法是病理学研究的方向。

对临床和病理相结合的实用研究，当前主要体现在以下几个方面：

1. 粗针针吸组织病理检查

因其简便易行、损伤微小、所取标本量可供组织学诊断，目前在发达国家已被推广应用，基本取代了手术切检和术中冰冻活检。在X线或B超定位下，可对临床触不到肿块的可疑病灶进行活检。但与常规病理检查相比，因其标本量较少，对不典型增生、低分级导管内癌和乳头状病变以及乳腺癌的组织学分型和分级常有一定困难。

2. 前哨淋巴结病理检测

术中快速冷冻切片可诊断乳腺癌前哨淋巴结有无转移，从而为决定是否行腋清扫提供依据，该“保腋窝”术式已初步取得成功，有望成为乳腺癌外科发展的又一个里程碑。但该方法有10.0%以上的假阴性率，是临床开展此项技术的一大障碍。通过多切片取材或快速免疫组化检查可减少假阴性，但较费时；RT-PCR方法较灵敏，但术中无法即刻得出结果。当然，在发现的假阴性的前哨淋巴结中，85%是零散细胞或小细胞团的微小转移，这种微小转移是否一定会形成远处转移灶而影响预后目前尚无定论，正在进一步研究中。天津医科大学附属肿瘤医院开展前哨淋巴结活检研究的假阴性率为13.0%，术后再经对阴性前哨淋巴结行连续切片和CK19免疫组化检查可使假阴性率降至11.0%以下。

3. 保乳手术标本切缘的病理检查

采用保乳手术治疗乳腺癌，切缘状况对术后局部复发有重要意义，切缘阳性者术后局部复发率增高。为术中达到切缘阴性，目前均采用术中快速冷冻切片确定切缘状况。欧美国家至今仍采用传统的墨汁染蓝法，日本另有金属嵌板固定取材法，均为了多处准确取材，尽量全面准确的反映切缘状况。保乳手术治疗乳腺癌的疗效已得到肯定，但我国开展该术式较晚且进展缓慢，我国至今见诸报道者不足2 000例，这与缺乏完善的病理检测手段和良好的放疗设施不无关系。天津医科大学附属肿瘤医院至今共完成保乳手术382例，2001年以前均采用切缘距瘤缘>2cm的象限切除术，切缘范围较广，5年和10年远期疗效与同期全乳切除相似。术后对全象限切除标本行大切片病理检查，切缘阳性检出率13.7%。全标本大切片法漏检率低，定位准确，但成本较高，费时较长，故该院临床多采用术中标本周边多处冷冻切片检查法。

## 二、大切片病理检查的临床应用

乳腺癌常规病理检查仅是重点选择不同部位进行检测，而不是观察患乳的全貌，这样必然会漏掉一些信息。大切片则可对全标本剖面中的原发灶、癌旁组织、直至表面皮肤及基底部进行系统全面的检查，在研究乳腺癌的发生发展规律及进行准确全面的病理诊断方面有一定实用价值。

### （一）隐性乳腺癌原发灶的检出

以腋窝转移癌为首发症状的隐性乳腺癌并不少见，占全部乳腺癌 0.3%～1.0%，常因原发灶微小、位置深或乳房肥胖而未能在乳房中检出肿块。如果查不到原发癌，则给诊断和治疗增加了困难。术前乳腺 X 线检查是一较好方法，可检出 50%。一经乳房切除，通过全乳腺次连续大切片检查则明显提高原发灶检出率。天津肿瘤医院应用该技术检查 20 例标本，16 例（80%）发现了原发癌，由于采用该项技术，Baron 还在找到原发癌的同时，发现其中 40%～50%是多发灶疾病。这些都为研究隐性乳腺癌的发生发展规律和制定临床诊治方案提供了参考。经多年国内外实际应用，全乳腺大切片病理检查已成为一项较成熟的技术手段，对检出隐性乳腺癌的原发灶具有较高的应用价值。

### （二）癌前病变与乳腺癌发生关系的研究

目前认为，乳腺癌的发生是在乳腺上皮增生和不典型增生的基础上逐渐发展而形成的，乳腺癌形成前的上皮增生性改变均为癌前病变，而其中主要是乳腺导管上皮不典型增生和乳头状瘤病两种。在所有癌前病变中，逐渐演变成癌的只是其中很少部分，但究竟哪部分将会或正在癌变，靠目前常规病理检查方法只观察分散各部的少量取材组织无法全面解决。天津医科大学附属肿瘤医院采用全乳腺大切片观察 393 例各种癌旁组织及癌前病变与乳腺癌不同阶段的组织形态学动态表现，结合检测各种组织的与乳腺癌发生发展有一定相关性的肿瘤标志物和相关检查，如癌胚抗原（CEA）、癌基因 C-erbB-2 及流式细胞术测定细胞核 DNA 指数、倍体数和 S 期细胞比率等，探索其表达规律，以辨别出与乳腺癌发生关系最密切的那部分癌前病变，从而为乳腺癌的早期发现和病理学早期诊断提出参考指标和依据，及时处理早期阶段的乳腺癌。通过大切片分析，发现癌旁病变中最多见的是导管上皮增生（55.2%）、囊性增生病（53.4%）和乳头状瘤病（22.2%），而这三者中与乳腺癌关系较密切者是导管上皮增生和乳头状瘤病。同时通过多种肿瘤标志物等多指标检测证实，导管上皮重度不典型增生和重度乳头状瘤病是与乳腺癌关系最密切的癌前病变，这两种病变中 29.3%有1～2 项指标呈高水平表达，应视为可疑早期癌；12.2%有 2 项以上指标呈高水平表达，宜按早期乳腺癌对待。该项研究全面观察全乳腺组织学表现，结合分子病理学研究，从细胞水平和分子水平更深入地探讨了乳腺癌发生发展的过程，对临床早期发现和早期诊断乳腺癌有一定价值。

大切片病理检查有其特点和优势，但实际应用中较费时费力，难以作为常规病理检查方法，目前一般用于对隐性乳腺癌的原发灶的检查、保乳手术标本的全面分析及乳腺癌多中心原发灶的检测等各种研究。

（方志沂）

# 第七节　WHO 乳腺肿瘤组织学新分类的特点、问题与对策

WHO 肿瘤组织学分类系列的《乳腺和女性生殖器官肿瘤的病理学与遗传学》分册于

2003年问世[1]，该分册推出了乳腺肿瘤组织学新分类。新分类与WHO乳腺肿瘤组织学分类第1版（1968年）[2]及第2版（1981年）[3]分类相比，有很大变化，本文就新分类的主要特点、有待商榷的一些问题和实际病理诊断中的应用对策进行讨论。

## 一、新分类的主要特点

### （一）与时俱进——新分类是近代乳腺肿瘤病理学进展的集中体现

1. 新技术、新成果开始用于辅助诊断、分型及预测

新版乳腺肿瘤组织学分类最大的特点是新技术、新成果开始用于辅助诊断、分型和预测，如基因、染色体、分子标记、免疫表型及影像学等，在多个病变中均详细描述了其遗传学和免疫特性甚至影像学特点。这些描述不仅有助于较详尽地表诉该病变的生物学特性，而且还是与其他病变相鉴别的重要依据。如小叶癌最常发生的遗传变异是16号染色体长臂缺失[4]。E-钙粘蛋白基因定位于16q22，已证实16号染色体长臂缺失与E-钙粘蛋白表达缺失有关[5]。免疫组化研究也表明小叶原位癌绝大多数E-钙粘蛋白阴性而CK34βE12阳性；导管原位癌则与之相反，E-钙粘蛋白阳性、CK34βE12阴性。典型的大汗腺癌GCDFP-15阳性和BCL-2蛋白阴性。鳞状细胞癌细胞CK5和CK34βE12均阳性，而ER和PR阴性。

在普通性导管增生（UDH）、不典型导管增生（ADH）和导管原位癌（DCIS）三者的鉴别中遗传学特点分别为：大约7%的UDH显示一定程度的染色体非整倍性，在1/3的UDH中至少可证实一个位点存在LOH，UDH中发生的LOH位于11p、16q和17p号染色体短臂上，UDH基因改变频率明显低于ADH[6]；50%的ADH具有与同侧乳腺浸润性癌相同的LOH模式，LOH经常发生的位点有16q，17p和11q13[7]；DCIS的染色体异常，包括1q，6q，8q，17q，19q，20q和Xq的频繁遗传物质获得以及8p，13q，16q，17p和22q缺失[8]。免疫组化检测也有助于上述三种病变鉴别：绝大多数正常乳腺组织和UDH CK34βE12阳性，而多数ADH和DCIS则CK34βE12阴性。CyclinD1对乳腺导管肿瘤的发生有一定促进作用，在高级别DCIS中其表达率比低级别DCIS高，该指标还可辅助UDH、ADH和DCIS的鉴别诊断[9]。E-钙粘蛋白表达于正常乳腺上皮细胞，在UDH、ADH和低级别DCIS中其均呈高表达，在高级别DCIS中其表达则下降[10]。p53蛋白主要在高级别DCIS表达，这可能与其发展为浸润性癌的风险增加有关[11]。

2. 增加了一些新的肿瘤类型

新版分类中增加了近20余年来新发现的一些肿瘤类型，如乳腺癌中增加了浸润性筛状癌、神经内分泌癌、浸润性微乳头状癌、嗜酸细胞癌、腺泡细胞癌、皮脂腺癌、微浸润癌等；增加了肌上皮病变（包括肌上皮病、腺肌上皮腺病、腺肌上皮瘤及恶性肌上皮瘤）；间叶肿瘤中增加了假血管瘤样间质增生、纤维瘤病及肌纤维母细胞瘤等；纤维上皮性肿瘤增加了管周间质肉瘤等。

### （二）重视与临床结合

1. 增加术后病理分期（pTNM）

TNM病理分期简称pTNM，是根据手术后病理标本检查获得的资料对临床分期的补充和修正。其中原发肿瘤的病理评价为pT，区域淋巴结的评价为pN，远处转移的评价为pM，三者中淋巴结的状态是最重要的。pTNM的意义在于可帮助临床医师更精确地制订治疗方案、判断病人预后及帮助评价疗效；同时也是临床与病理之间交换信息的基础。新版乳腺肿瘤组织学分类中增加该项内容，为今后乳腺癌的个体化治疗提供了更可靠的依据。

2. 强调组织学分级

新版分类明确提出了组织学分级在判断乳腺癌预后中的重要性，并推荐采用Elston和

Ellis 改良的 Bloom 和 Richadson 提出的分级方法，该分级方法主要用于非特殊型浸润性导管癌，见表 6-7-1。

**表 6-7-1　乳腺癌组织学分级评定方法**

| 组织学表现 | 评分 |
| --- | --- |
| 腺管形成 | |
| 占肿瘤大部分（>75%） | 1 |
| 中等程度（10%～75%） | 2 |
| 少或无（<10%） | 3 |
| 核多形性 | |
| 小而规则一致的细胞 | 1 |
| 中等大小及异型细胞 | 2 |
| 明显异型细胞 | 3 |
| 核分裂计数 | |
| 依据显微镜视野* | 1～3 |
| 组织学分级 | |
| Ⅰ级（高分化，预后较好） | 3～5 |
| Ⅱ级（中度分化，预后中等） | 6～7 |
| Ⅲ级（低分化，预后差） | 8～9 |

*3 种不同显微镜视野核分裂计数举例

| | | | |
| --- | --- | --- | --- |
| 视野直径（mm） | 0.44 | 0.59 | 0.63 |
| 视野面积（$mm^2$） | 0.152 | 0.274 | 0.312 |
| 核分裂计数（每 10 个高倍视野） | | | |
| 1 分 | 0～5 | 0～9 | 0～11 |
| 2 分 | 6～10 | 10～19 | 12～22 |
| 3 分 | ≥11 | ≥20 | ≥23 |

新版分类对 DCIS 亦推荐进行组织学分级，即分为低、中、高三个组织学级别：

低级别 DCIS 由小的单形性细胞组成，呈拱状、微乳状、筛状或实体状排列。细胞核大小一致，染色质均匀，核仁不明显，核分裂象罕见。

中间级别 DCIS 通常由类似低级 DCIS 的细胞构成，形成实体、筛状或微乳头状排列，但有些导管可有少量腔内坏死。另一些则显示有中间级别核，核仁偶见，染色质粗，坏死可有可无。

高级别 DCIS 病变通常大于 5mm，但即使单个<1mm 的导管呈现典型的形态特征，也可确诊。病变由高度不典型性细胞构成，呈微乳头状、筛状或实体状排列。细胞核多形性明显，分化差，外形不规则，染色质粗凝块状，核仁明显。通常核分裂象多见（并非必需条件）。管腔内有特征性的伴有大量坏死碎屑的粉刺样坏死，其周围绕以大而多形性的实性增生的癌细胞。但腔内坏死也不是必不可少的，甚至可仅见单层高度间变的细胞平坦地衬覆管壁。

少数 DCIS 可由梭形细胞、大汗腺样细胞、印戒细胞、神经内分泌细胞、鳞状或透明细胞组成，对于这些特殊变型尚无统一的分级方法。

3. 增加预后因素及预测因子

新版分类一个明显的特点是在每个肿瘤类型论述中均增加了预后因素及预测因子，其中包括年龄、妊娠、肿瘤大小、炎细胞浸润、淋巴结状况、组织学分级、淋巴管和血管浸润、倍体、分子标记和基因表达情况等，使临床和病理的联系更加紧密。

4. 强调 ER、PR 与 Her-2

新版分类另一个明显的特点是强调 ER、PR 及 Her-2 等的表达与临床治疗及预后的意义。ER、PR 不仅用于指导临床治疗方案的选择，而且是乳腺癌重要的预后指标。Her-2 除有预后意义外，对内分泌治疗及化疗的选择亦有重要影响，同时还是选择 Herceptin 治疗的决定性指标。这些信息给临床实现个体化治疗方案的制定提供了重要依据。

**（三）以人为本，体现人性化**

1. 浸润性癌归为癌，导管内癌归入导管内增生性病变，小叶原位癌归入小叶性肿瘤

新版分类打破了乳腺癌传统病理组织学分类原则，把非浸润性癌划入前驱病变（precursor lesion）或癌前病变范属，只将各种浸润性癌作为真正的乳腺癌进行分型，不再分类。因为真正的导管内癌和小叶原位癌是没有淋巴结转移的，经过适当的治疗是可以完全治愈的，把其从“癌”中分离出来，既可以避免过度诊断、过度治疗给患者带来的损害，又可免去因“癌”给患者造成的心理压力。

2. 提出导管上皮内瘤（DIN）新概念

导管内增生性病变是一组细胞学和组织学多样性的增生性病变，主要发生于终末导管小叶单位，并局限于导管小叶系统。导管内增生性病变被分为 4 型：普通性导管增生、平坦型上皮不典型性增生、不典型导管增生和导管原位癌。其中后三种亚型被称为导管上皮内瘤（ductal intraepithelial neoplasia，DIN）。这样分类是因为大部分导管增生性病变可以用现有的标准区别，但对于某些不典型导管增生和导管内癌的鉴别诊断就十分困难，为了避免过度治疗或治疗不当，同时避免癌字对患者和家属带来的精神压力，因此新版分类建议使用 DIN 诊断系统，同时也应注明传统的诊断名称。DIN 诊断系统与传统诊断名称的对照，见表6-7-2。

**表 6-7-2 导管内增生性病变分类**

| 导管上皮内瘤（DIN） | 传统名称 | 相对危险※ |
|---|---|---|
| 普通性导管增生 | 普通性导管增生 | 1.5 |
| DIN1A | 平坦型上皮不典型性 | ? |
| DIN1B | 不典型导管增生 | 4.0～5.0 |
| DIN1C | 导管原位癌　低级 | |
| DIN2 | 导管原位癌　中级 | 8.0～10.0 |
| DIN3 | 导管原位癌　高级 | |

※ 发展为浸润性癌的相对危险（倍）。

3. 疑似恶性病变“降级”诊断

新分类对于某些形态学上疑似恶性的病变或交界性病变的诊断，建议如果没有十分肯定的组织学证据，则不要勉强诊断为恶性病变，而推荐“降级”诊断。例如某病变呈现重度导管上皮不典型增生图像，与导管原位癌难以鉴别，但直接诊断导管原位癌的证据又不完全充分，推荐诊断为不典型导管增生为宜；当导管原位癌与微浸润癌难于完全鉴别时，推荐诊断为导管原位癌。这样可使患者免受不恰当的过度治疗造成的身心损害。

4. 淋巴结受累状态评定

新版分类中淋巴结受累状态的评定则更加体现了人性化。已有研究证实当淋巴结内转移灶直径小于 0.2mm 或只有单个孤立的癌细胞时，该患者的预后与 N0 患者无明显差异[12]。因此新版分类对于淋巴结内仅发现单个孤立癌细胞或直径小于 0.2mm 癌细胞巢归类由原 N1 降为 N0，这样可以使患者分期降低，制定个体化治疗方案时避免了过度治疗。评定淋巴结受累状态的另一明显变化是将锁骨上淋巴结转移由原 M1 降为 N3，原来认为伴有锁骨上淋巴结转移的患者已发生远处转移属于Ⅳ期，只能采取保守姑息治疗。按新分类该病变降为Ⅲc期，由于分期降低，仍可采用包括手术和放化疗在内的综合治疗，从而使患者得到更积极的治疗。

**（四）包容性——求同存异**

新版分类中提出了许多新的观点和概念，这是病理学发展的必然趋势，但对于某些新的观点和概念新版分类工作组专家们的观点并不一致，正是考虑到这种情况，新版分类将各家有代表性的观点均罗列出来供大家参考，待今后实践中进一步总结验证，而不是采用硬性统一的办法，其中有代表性的是：

1. 导管内增生性病变的诊断名称——DIN

DIN 是由新版分类主编 Tavassoli 首先提出的新概念[13]，并得到分类工作组部分专家的认可，其初衷是为了减少由于诊断名称和标准不同而引起的诊断差异，降低由此带来的负面影响，然而新版分类工作组的大多数专家并不认同，而是倾向于保留传统诊断名称，并建议为了便于临床处理和肿瘤编码，在使用 DIN 术语的同时，必须写出相应传统名称。

2. 微浸润癌的界定标准

微浸润癌的概念是指在非浸润癌的背景上，在非特化的小叶间间质内出现 1 个或几个镜下明显分离的微小浸润灶，其含义类似于国内分类中的早期浸润性癌。由于微浸润癌是近年新提出来的一种病变，目前对其具体诊断标准仍有争论，新版分类推荐两种有倾向性的诊断意见：单个浸润灶最大直径＜2mm 即可诊断；2～3 个浸润灶，每个灶最大直径＜1mm 亦可诊断[14]。浸润性病变超过上述范围则属于非特殊型浸润性癌。

3. 导管原位癌的最低量化诊断标准

对于诊断低级别 DCIS 的最低量化标准目前仍没有统一，有的学者认为单个导管横切面完全为特征性细胞及组织结构即可诊断，另一些学者则主张必须累及 2 个导管腔或一个以上病变导管腔的直径大于 2mm 才能诊断[15]。新版分类将上述 3 种意见均同时列出。

## 二、有待商榷的一些问题

新版分类虽然有许多优点，但其中也有一些值得进一步探讨与商榷的问题。

**（一）整体性、系统性较欠缺**

长期以来人们一直认为乳腺癌是由正常导管上皮→导管上皮增生→导管上皮不典型增生→原位癌 → 浸润性癌逐步发展而形成的。在以往 WHO 分类中尤其是国内的乳腺癌分类均体现了这种整体趋势发展模式，将乳腺癌分为非浸润性癌、早期浸润性癌和浸润性癌，后者又分为普通型和特殊型，每型又将导管癌和小叶癌分列[16-18]。而新版分类则把浸润性癌与非浸润性癌截然分开，认为只有浸润性癌才是真正的乳腺癌，而将导管原位癌归入导管内增生性病变，小叶原位癌归入小叶性肿瘤，割裂了原位癌与浸润性癌之间相关的发展关系。同时新版分类中各型非浸润性癌的归属也极为杂乱，除了前述的导管内癌和小叶原位癌的归属外，新版分类还将导管内乳头状癌归类于导管内乳头状肿瘤病变，

Paget病归为乳头肿瘤，打乱了乳腺癌的整体性和系统性概念。

**（二）某些肿瘤的命名与归类不合理**

在新版分类中有些肿瘤的命名和归类不太合理：炎性癌是对乳腺癌伴有皮肤红肿热痛类似炎症表现的一种临床诊断命名，而非病理组织学类型，新版分类将其列为一种病理组织学类型显然不合理。大量研究表明，乳头佩吉特病皆继发于其深面的导管内癌，而不是原发于乳头的局部病变，而且其深面的导管癌亦可伴发浸润性癌[19]，新版分类将其归为乳头肿瘤，容易造成误导、误治，似有不妥。大量临床病理资料表明，女性乳腺发生的各种肿瘤在男性乳腺中皆可发生，只不过发生概率低而已，新版分类把男性乳腺肿瘤单列一类，其目录中只列出男性乳腺发育和癌，如此分类似无必要又不确切。

**（三）缺少一些乳腺常见而传统的病变**

新版分类回避了以往WHO分类中一些常见而传统的病变，如乳腺囊性增生病（纤维囊性病、乳腺结构不良）、小叶增生及瘤样病变（包括乳管扩张症、肉芽肿性乳腺炎、炎性假瘤……）等。而只将上皮增生性病变分为小叶内肿瘤、导管增生性病变、导管内乳头状肿瘤和肌上皮病变等。然而在日常乳腺病理外检工作中这些传统病变占乳腺良性病变的相当数量（约占1/5），在应用新分类诊断这些病变时往往会感到无所适从。

**（四）没有强调正确病理诊断、分型、分期必需的基本条件**

新版分类对于乳腺各种肿瘤的病理诊断、分型及分期都有严格的标准，有的精确到单个肿瘤细胞或mm级的水平（如淋巴结转移及微浸润癌的界定），但新分类中没有强调取得正确诊断、分型、分期所必需的基本条件，如大体标本观察、取材部位、制片数量和淋巴结数目等，因为这些基本条件都直接影响病理检查结果的可靠性和准确性。取材部位不准或取材太少，可遗漏主要病变；制片数过少或质量不高可能影响诊断和分型；解剖的淋巴结数目太少，可能遗漏转移灶的发现，而影响病理分期，延误患者的治疗。

## 三、对策与建议

**（一）认真学习、加深理解、掌握标准**

WHO乳腺肿瘤组织学新分类是当代乳腺肿瘤病理学进展的集中体现，为了在今后的实际工作中更好地应用新分类，首先要认真学习新版分类的内容，尤其是新的观点和概念。其次要与旧版和国内的组织学分类横向比较，加深对新版分类内容的理解，在诊断时要严格掌握相关标准。

**（二）逐步接轨过渡、加强沟通、先易后难、结合实际**

在我们今后的乳腺病理诊断工作中要逐步与WHO新分类接轨，加强临床与病理、国内外同行之间的沟通，结合实际工作情况，逐步开展，先易后难。我们认为首先可在常规病理报告中增加pTNM分期和组织学分级。妥善处理WHO新分类与国内分类的关系，既要重视新版分类的权威性，又要结合实际，不能把新版分类作唯一标准。当两者相一致的可直接诊断；两者不同时两种诊断均写上（先WHO后国内）；对于新类型应注明为WHO新分类；传统病变可直接诊断。对于评估与预测乳腺癌预后和指导治疗的重要指标如ER、PR、Her-2、p53和Ki-67应列为乳腺癌常规病理检查项目。另外还要逐步开展乳腺癌相关基因检测用于乳腺癌的诊断与鉴别诊断。

**（三）重视克服病理诊断的局限性**

病理诊断不应只局限于显微镜下的组织形态学诊断，应该同时关注临床、影像学资料，更应重视大体标本的观察、取材，对于有些病变还要借助于免疫组化和特染才能得出全面准确的诊断。尽管如此，在实际工作中仍有些乳腺病变存在明显的异质性，需要再细分亚型，进一步揭示其生物学特性，指导临床实践。甚至有些病变用现有的形态学标准无法对其进行正确分类，因此要结合基因、染色体、分子标记及免疫表型等多学科综合分析，才能作出更精确的诊断。

**（四）多实践、总结、协作、提高**

对于新版乳腺肿瘤组织学分类我们不仅要学习、应用、掌握其诊断标准，还要多实践，及时总结，更应充分利用我国乳腺肿瘤病理资源丰富的优势，开展多学科、多中心的大协作，加强随访，积累资料，力求创新，提出具有我国特色的分类，力争在WHO下一版的乳腺肿瘤组织学新分类中涌现出我国乳腺肿瘤病理研究的新成果，为国际乳腺肿瘤病理的发展作出应有的贡献。

（于　泳　傅西林）

## 参考文献


1. Tavassoli FA，Devillee P. WHO classification of tumours. Pathology & genetics. Tumours of the breast and female genital organs. Lyon：IARC press，2003.
2. Scarff RW，Torloni H . Histological typing of breast tumours. WHO，Geneva，1968.
3. Azzopardi JG，Chepick OF，Hartmann WH，et al. Histological typing of breast tumours. International histological classification of tumours. 2nd ed. Geneva：WHO，1981.
4. Mohsin SK，O'Connell P，Allred DC，et al. Biomarker profile and genetic abnormalities in lobular carcinoma in situ. Breast Cancer Res Treat，2005，90（3）：249-256.
5. Mastracci TL，Tjan S，Bane AL，et al. E-cadherin alterations in atypical lobular hyperplasia and lobular carcinoma in situ of the breast. Mod Pathol，2005，18（6）：741-751.
6. O'Connell P，Pekkerl V，Fuqua SA，et al. Analysis of loss of heterozygosity in 399 premalignant breast lesions at 15 genetic loci. J Natl Cancer Inst，1998，90（9）：697-703.
7. Lakhani SR. The transition from hyperplasia to invasive carcinoma of the breast. J Pathol，1999，187（3）：272-278.
8. Smeds J，Warnberg F，Norberg T，et al. Ductal carcinoma in situ of the breast with different histopathological grades and corresponding new breast tumour events：analysis of loss of heterozygosity. Acta Oncol，2005，44（1）：41-49.
9. 刘铁菊. CyclinD1、p16与乳腺癌相关性的研究进展. 癌症，2002，21（3）：330-332.
10. Gupta SK，Douglas-Jones AG，Jasani B，et al. E-cadherin expression in ductal carcinoma in situ of the breast. Virchows Arch，1997，430（1）：23-28.
11. Done SJ，Eskandarian S，Bull S，et al. p53 missense mutations in microdissected high grade ductal carcinoma in situ of the breast. J Natl Cancer Inst，2001，93：700-704.
12. Cote RJ. Occult metastases：real harm or false alarm? J. Thorac. Cardiovasc. Surg，2003，126：332-333.
13. Tavassoli FA. Ductal carcinoma in situ：introduction of the concept of ductal intraepithelial neoplasia. Mod Pathol，1998，11（2）：140-154.
14. Susan A，Silver MD，Fattaneh A，Tavassoli MD. Mammary ductal carcinoma in situ with microinvasion. Cancer，1998，82：2382-2390.
15. Douglas-Jones AG，Gupta SK，Attanoos RL，et al. A critical appraisal of six modern classification of ductal carcinoma in situ of the breast（DCIS）：Corelation with grade of associated invasive carcinoma. Histopathology，1996，29：397-409.

16. 傅西林，张廷璎. 乳腺肿瘤病理学类型. 见：刘复生主编. 中国肿瘤病理学分类（上卷）第九分册. 北京：科学技术文献出版社，2001，399-442.
17. 中国抗癌协会编.《新编常见恶性肿瘤诊治规范》乳腺癌分册. 北京：北京医科大学、中国协和医科大学联合出版社，1999，23-37.
18. 傅西林主编. 乳腺肿瘤病理诊断图谱. 北京. 科学技术文献出版社，2003，38-135.
19. 傅西林. 全乳腺大切片技术及其临床应用. 医师进修杂志，1999，22（9）：11-12.

# 第 7 章 前哨淋巴结活检

腋淋巴结的转移状况是判断乳腺癌预后和指导辅助治疗选择的最重要的指标。目前乳腺癌腋淋巴结切除术（axillary lymph node dissection，ALND）是评价腋窝淋巴结状态最准确的方法，亦是造成上肢水肿、疼痛、感觉及功能障碍等乳腺癌术后并发症的主要原因。随着早期乳腺癌检出的增多，腋淋巴结阴性乳腺癌已占新发病例的 50%以上；如对所有患者都进行 ALND，将只有小部分患者受益，而大部分患者接受了过度的治疗。前哨淋巴结活检术（sentinel lymph node biopsy，SLNB）正是有望解决这一难题的方法。

## 第一节 乳腺癌前哨淋巴结的概念

SLN 从解剖学角度讲是指收纳某器官某区域组织淋巴液的第一站淋巴结；从临床角度讲是某器官的某一具体部位原发肿瘤转移的第一站区域淋巴结；具体到乳腺癌，即为乳腺癌癌细胞转移的第一站淋巴结。该假说首先在动物实验中进行验证，并在一组恶性黑色素瘤患者的临床研究中得到证实。乳腺癌的 SLN 通常位于腋窝，少数情况下亦可位于腋窝以外(如内乳区淋巴结)。

1991 年 10 月，JWCI 研究组开始对乳腺癌患者进行创伤小、准确率高的淋巴管成像加 SLNB，以此对乳腺癌患者进行分期。前期研究对 174 例早期或局部晚期并腋淋巴结临床转移的乳腺癌患者采用术中染料法进行 SLNB，随后进行腋窝Ⅰ、Ⅱ水平 ALND，部分行腋窝Ⅲ水平 ALND，以验证 SLNB 的可行性、安全性和准确率。SLNB 可以确定引流原发肿瘤的第一个淋巴结，该淋巴结最有可能发生转移。该前期研究最后 50 例患者 SLN 转移率为 78%，准确率为 100%。SLNB 方法获得阳性淋巴结的概率为 61.9%（39/63），显著高于腋淋巴结随机取样的 17.5%（132/751）（$P<0.0001$）。这项研究表明，腋窝 SLNB 在技术上是可行的、安全的，不增加并发症，更重要的是可以准确判断腋淋巴结状况。

Krag 等在一项小样本的前期研究中采用核素法确定 SLN。放射性示踪剂在理论上有很多优点：能准确确定 SLN 部位，缩小手术野，定量计数确定 SLN，并能确定腋窝以外的 SLN。这项研究证实了术中核素法是确定乳腺癌 SLN 的又一种有效方法，成功率为 82%，准确率达 100%。

1997 年，Veronesi 等提出联合术前行淋巴管成像和术中核素法定位 SLN，以提高准确率并于术前确定非腋窝 SLN。应用皮下注射 $^{99m}$Tc 标记的人胶体白蛋白，术前行淋巴管成像结合术中 γ 射线探测仪确定 SLN，该大样本研究 SLND 的成功率为 98%，准确率为 97.5%。3 例失败病例，分别在注射核素后 15m、30m、3h 后淋巴管成像有微弱显示，24h 后手术，术中 γ 射线探测仪未能寻及 SLN。

Moffit 癌症中心的研究者指出联合染料法和核素法可以进一步提高 SLND 的成功率。该小样本研究的成功率为 92%，准确率达 100%。术中的操作集中于核素聚集区，减少了组织的破坏。核素法检测的 SLN 数目增加，但未发现核素浓集而未蓝染的 SLN 存在微小转移。该研究未发现跳跃性转移。

乳腺癌 SLN 假说面临的挑战之一是 SLN 能否代表区域淋巴结的状况，为此，Turner 等对 103 例患者的 SLN 及非 SLN 进行病理组织学分析。所有淋巴结均行 HE 染色，并对 HE 染色检为阴性的淋巴结行免疫组织化学（immunohistochemistry，IHC）检测。HE 染色证实 33 例患者 SLN 阳性（32%），HE 染色 SLN 阴性患者的非 SLN 通过 HE 染色均未发现转移。用 IHC 检测 157 个 HE 染色阴性的 SLN，结果发现 10 例患者 SLN 阳性（14.3%）。60 例患者的 SLN 经 HE 和 IHC 两种方法检测均为阴性，其1 087非 SLN 经 IHC 检测，只有 1 枚淋巴结查见癌。57.3%的患者 SLN 为阴性，44 例患者 SLN 阳性，其中 56.8%仅有 SLN 转移。另外两个单中心的独立研究，在对非 SLN 进行了同样严格的检测后所得的结论也支持了 SLN 假说。NCI 发起的多中心试验对阴性 SLN 进一步行 IHC 检测，也得出了类似的结论。经 IHC 检测，4.1%的 SLN 和 0.35%的非 SLN 发现隐性转移（$P<0.001$），其几率相差 12.3 倍。SLN 这一概念经上述研究获得证实。

SLN 的概念已经被世界各地的研究者广泛认可，并将 SLND 应用于乳腺癌的临床分期。SLND 成功率、敏感性、阴性预测值、假阴性率和准确率依据不同的检测方法和肿瘤大小进行了大量研究，结果表明 SLND 具有高准确率和低假阴性率，大多数研究 SLN 的数目为1～2 枚。

有几个小规模的多中心试验进行了 SLN 假说的验证并报道了短期的结果，大规模的临床试验正在进行中，结果令人期待。第一个试验于 1995 年开始，11 个研究中心参与，目的是评估不同 SLND 经历的外科医生应用核素法找到 SLN 并对腋窝进行准确分期的学习曲线。11 位外科医生和 443 例患者参加该项研究。术前 30 分钟至 8 小时于肿瘤或切检残腔周围注射 $^{99m}$Tc 标记的硫胶体 1mCi，术中用 γ 射线探测仪寻找 SLN，直到背景放射性计数小于最高 SLN 计数的 10%。所有患者均行 LⅠ、LⅡ ALND，对 LⅢ 可疑的淋巴结进行切除。SLND 的成功率为 88.6%，准确率为 96.8%，阴性预测值为 95.7%，敏感性为 89%。SLND 失败与术前肿物活检、患者年龄≥50 岁、肿瘤位于内侧象限相关。假阴性率的变异很大（0～28.6%），肿瘤位于内侧象限时假阴性率最高。8%的 SLN 位于腋窝以外。作者认为 SLND 是腋窝分期的可行方法，但需要进行技术培训，其成功与外科医生的经验和患者的特点相关。

一项由美国国防部资助的较大的多中心临床试验于 1997 年开始，所有参加该研究的外科医生均参加了两天的强化培训，以学习染料—核素联合法来寻找 SLN。患者分组：Ⅰ组患者 SLND 后均行全 ALND；Ⅱ组患者如果 SLN 阴性，不行 ALND。84%的患者术前行淋巴管成像，66%的患者发现了至少一个 SLN。淋巴引流向腋窝的有 96%，仅有腋窝显像者 78%，内乳区 14%，仅有内乳区 2%，其他部位 5%。SLND 成功率在癌症中心为 92%，大学其他中心为 91.4%，社区中心为 85.2%。32%的Ⅰ组患者 SLN 阳性，其中 63%的患者仅有 SLN 转移。假阴性率为 4%。该项有 42 个中心参加的研究表明 SLND 有较高的成功率，跳跃性转移率较低，不论是大学或非大学医院都可以准确施行 SLND。

SLND 的应用取决于成功率、低假阴性率、手术和病理的准确性。尽管为数不多的单中心研究和多中心研究显示出 SLND 的高成功率、低失败率的倾向，大规模的随机研究结果还未得出，但有 6 000 多例患者参加的众多单中心研究所得的结果应具有一定的代表性。

在 NSABP B－32 试验中，临床淋巴结阴性的浸润性乳腺癌患者随机分为两组。SLND 后，一组行 LⅠ、LⅡ ALND，另一组若 SLN 阴性不行 ALND。该研究的目的包括 SLND

的成功率和准确率、两组患者的长期局部控制率、无病生存率、总生存率和并发症。该项多中心研究结果得出之后，手术和病理的准确率、不同 SLN 检测技术的成功率及外科医生的学习曲线等将会被更好的理解。

在英国一项类似的研究已完成病例入组，即分为两个阶段的 ALMANAC 研究。第一阶段为学习阶段，有 15 个中心的外科医生参加，每人完成 40 例 SLND，随后行 ALND。在 13 位外科医生完成该阶段后，发表了一个前期报告：联合法取得了 96%的成功率和 5%的假阴性率，各研究中心的结果一致。外科医生在达到 90%的成功率和低于 5%的假阴性率后，方可进入该项研究的第二阶段。第二阶段为前瞻性的随机分组研究，一组患者 SLND 后即行 ALND，另一组患者 SLN 阴性仅行 SLND，SLN 阳性施行 ALND 或腋窝放疗。首要研究目的包括腋窝并发症、健康经济学、生活质量和腋窝复发率，次要研究目的为比较 SLND 与 ALND 患者腋窝的长期复发率。该研究也能评估外科医生成功率与准确率，并提供长期生存结果。

SLND 在单中心研究及数个多中心研究中取得了成功，其结果的确认仍期待大规模的多中心研究结果。然而，大量的事实已提示通过培训和经验积累，SLND 可以准确分期。2001 年费城 SLN 共识会已制定了有关 SLND 应用于临床，特别是 SLN 阴性患者的指南。

## 第二节 前哨淋巴结示踪与探测方法

根据示踪剂的不同，确定 SLN 的方法有 3 种：①使用蓝染料作为示踪剂；②使用核素标记物作为示踪剂；③联合使用核素示踪剂和蓝染料。

### 一、蓝染料

在黑色素瘤的早期研究中，Morton 等用猫作为模型试验了 5 种染料，包括亚甲蓝、专利蓝（patent blue）、异磺胺蓝（isosulfan blue）、cyalume 和荧光蓝染料，他发现专利蓝和异磺胺蓝的效果最好。异磺胺蓝是 2，5 二磺化三苯甲烷的单钠盐（monosodium salt of 2，5-disulphonated triphenlmethane），专利蓝是一种三苯甲烷，结构与异磺胺蓝相似。这两种染料与蛋白结合力很弱，当注射到皮下或乳腺组织之后，会很快进入淋巴管，而很少扩散到周围的组织。而其他的染料注射以后，很快扩散到周围组织，仅少量进入淋巴管而在 SLN 内浓集。这种方法确定 SLN 的成功率为65%～93%。

山东省肿瘤医院 1999 年起应用亚甲蓝进行乳腺癌 SLN 研究，并将其与专利蓝进行对比。通过前瞻性、449 例的大样本研究证实两者在 SLNB 成功率、敏感度和假阴性率等指标无明显差异，两者都能成功确定 SLN。与专利蓝相比，亚甲蓝在乳腺组织内的弥散范围较广、染色的淋巴管较细，所以需要更为仔细的解剖；但亚甲蓝价格便宜，国内厂家可以生产，在目前国内市场尚无专利蓝等进口淋巴蓝染料供给的情况下，亚甲蓝是其有效、可靠的替代品。国内苏逢锡等及国外学者也对亚甲蓝与专利蓝等染料进行了 SLNB 的对比，得出了相同或相似的结论。

专利蓝的分子量为 566.7 kD，美蓝的分子量为 319.9 kD。美蓝的分子量较小，排泄速度更快，所以在确定 SLN 时，操作要求更熟练、更快。

注射 4ml 亚甲蓝通常不会出现副作用。中华人民共和国药典（1995 年版）记载静脉使用亚甲蓝的一次剂量可达 10mg/kg，一个体重 60kg 的患者一次用量可达 600mg。但亚甲蓝皮下及肌肉注射可以引起组织坏死，在进行保留乳房治疗的过程发现亚甲蓝会影响切口的愈合，因此在有条件的情况下，建议使用专利蓝染料。

## 二、核素示踪剂

放射性药物是核素法探测成功与否的关键。放射性示踪剂一般有两种，$^{99m}Tc$ 标记的硫胶体和 $^{99m}Tc$ 标记的人血清白蛋白微胶粒。理想的示踪剂应有稳定的特性，即局部示踪剂由外周淋巴管网进入淋巴系统，快速达到并大量积聚在第一站淋巴结而不继续穿行进入第二、三站淋巴结，因此示踪剂颗粒的大小十分重要。美国常用 50～100nm 或 50～200nm 的 $^{99m}Tc$-硫胶体，而欧洲常用 4～200nm（95%<80nm）的 $^{99m}Tc$-人血清白蛋白微胶粒。目前尚无研究对这两种放射性示踪剂进行比较。

放射性核素法的优点是术前即在腋窝探测到“热点”，可以更为准确地发现 SLN，同时术前 ECT 检查更可以发现位于胸骨旁的 SLN。在术中探测切除 SLN 以后的腋窝同位素计数可以进一步确认 SLN 切除的完全性，降低 SLNB 的假阴性率。在我们的研究中使用同位素的方法检测到的 SLN 较单纯用染料法发现的 SLN 更多，但未发现两者有统计学差异。

1993 年 Krag 等报告使用放射性示踪剂，以术中 γ 探测器定位前哨淋巴结的方法，该方法的成功率为 91%～98%。注射的时间文献报道为 2 小时到 1 天不等。Solorzano 等认为手术前一天注射 $^{99m}Tc$ 标记的硫胶体，会提高经皮或术中确定 SLN 的成功率。McCarter 等则认为，术前一天和手术当天注射同位素示踪剂的效果是一样的。在山东省肿瘤医院乳腺病中心的研究中，注射到手术的时间为 6～17 小时，所有病例均成功确定 SLN。

## 三、联合使用蓝染料和放射性示踪剂

联合使用蓝染料和放射性示踪剂可以获得更好的效果。当背景的放射性与 SLN 的放射性相似时，蓝染料提供的视觉帮助，有利于区分 SLN 与周围组织。Albertini 等于术前 2～4 小时注射放射性示踪剂，麻醉成功后于原部位注射蓝染料，确定 SLN 的成功率为 92%，假阴性率为 0；Cox 等报道联合使用二者确定 SLN 的成功率为 94.4%，假阴性率为 0.21%；Motomura 等报道分别为 100%和 0。山东省肿瘤医院乳腺病中心联合应用核素与染料法确定 SLNB 的成功率达 100%。总体来说，应用染料或联合法确定 SLN 的成功率为 98.4%。

## 四、注射部位

根据不同文献报道，示踪剂的注射方法有多种。可以注射于原发肿瘤或原发肿瘤切除后的残腔周围的乳腺组织、肿瘤实质内、原发肿瘤表面的皮下组织或者患侧的乳晕下组织。注射到肿瘤实质内有促进肿瘤转移的危险，不应提倡。注射于患侧乳晕下的方法特别适用于临床不能触及肿块的乳腺癌患者。

各种不同的注射方法对成功率和假阴性率的影响不大。McMasters 等对不同注射部位进行了大样本多中心研究，各个中心的医生自主选择注射部位，不同部位注射核素法检测 SLN 的成功率分别为：肿瘤周围 91.1%、肿瘤表面皮内 97.4%（$P<0.001$）、皮下 95.5%（$P<0.001$）、乳晕周围 95.6%（$P=0.036$）、乳晕下 99.3%（$P<0.001$），单用异磺胺蓝检测 SLN 的成功率为 88.5%（未报告 $P$ 值）。不同方法检测 SLN 的假阴性率分别为：肿瘤周围 8.6%、皮内 8.3%、皮下 6.6%、乳晕周围 8.9%、乳晕下 8.3%、单用异磺胺蓝 7.6%，各组见无统计学差异。

**表 7-2-1 不同技术检测淋巴结和 SLNB 结果比较**

| 研究者 | 例数 | 方法 | 成功率（%） | 淋巴结阳性率（%） | 假阴性率（%） |
|---|---|---|---|---|---|
| Giuliano 等 | 174 | B | 66 | 37 | 4.4 |
| Albertini 等 | 62 | B+R | 92 | 32 | 0 |
| Giuliano 等 | 107 | R | 94 | 42 | 0 |
| Veronesi 等 | 163 | B | 98 | 53 | 2.5 |
| Shons 等 | 243 | B+R | 92 | — | 0.5 |
| Galimber 等 | 213 | R | 99 | — | 2.9 |
| Guenther 等 | 145 | B | 71 | 30 | 3.0 |
| Borgstein 等 | 130 | R | 94 | 43 | 1.7 |
| Krag 等 | 443 | R | 91 | 28 | 11.0 |
| 王永胜等 | 430 | B+R | 100 | 42 | 6.6 |

注：B：蓝染料法，R：同位素法。

## 第三节 前哨淋巴结活检外科手术操作

### 一、染料和同位素注射方法

将$^{99m}$Tc 与硫胶体混合煮沸 5～10 分钟进行标记，通过直径为 220nm 的滤膜过滤控制硫胶体的大小，标记率>95%。术前 4～20 小时注射$^{99m}$Tc 标记的硫胶体，之后进行 ECT 检查。患者分别采取仰卧位和侧卧位，双上肢上举，充分暴露腋窝，分别行前位及患侧侧位显像，同时进行左胸骨切迹、患者乳头及腋中线顶部的位置标记。显像时注射点以外的部位出现放射性浓集定为 SLN。

上午手术者，于手术前一天下午 4 时于原发肿瘤表面皮下 2 点注射$^{99m}$Tc 标记的硫胶体，手术当天上午 8 时进行 ECT 检查以确定前哨淋巴结是否显像，上午 9 时左右开始手术；下午手术者，于上午 8 时注射$^{99m}$Tc 标记的硫胶体，11 时进行 ECT 检查，下午 2 时左右开始手术。注射的剂量为 0.5～1.0mCi/0.5～2.0ml。

术中麻醉成功后，使用 5ml 空针，于原发肿瘤表面的皮下组织内注入用生理盐水稀释到 0.125%的专利蓝或 1%亚甲蓝 4ml，如果已行术前或术中活检，则染料注射于切检残腔壁周围的皮下组织内。不同部位的肿瘤注射方法和剂量相同。

### 二、SLN 的确定

单纯使用染料者，于注射染料后约 10～15 分钟，切开皮肤及皮下组织，常规游离皮瓣，自胸大肌外缘平行于胸大肌外缘方向切开脂肪结缔组织，发现蓝染的淋巴管后，循此淋巴管向腋窝解剖至蓝染的淋巴结，将该淋巴结切除，标记为 SLN 单独送病理检查。之后常规完成乳腺癌改良根治术或扩大根治术。乳腺癌保留乳房手术患者沿腋窝皮肤皱襞单独切口行 SLNB。联合使用$^{99m}$Tc 标记的硫胶体者，切除蓝染的 SLN，使用术中 γ 探测仪检测其放射性强度，之后继续使用术中 γ 探测仪检测并切除腋窝放射性浓集的淋巴结（放射性强度大于最高 SLN 放射性强度的 10%），将其标记为非染料法检出的 SLN 送检。

如SLN病理确定为阴性，患者同意行SLNB替代ALND的，乳房单切的范围可较标准的乳房单切范围缩小，外界可沿胸大肌外缘切除乳腺组织，即可达到治疗目的，又可为将来行乳房重建提供良好的美容基础。

## 三、SLNB学习曲线

SLNB的临床应用需要外科医生、病理学家和核医学医生协作获得SLNB分期可靠的证据。Louisville大学乳腺癌SLN研究入组806例患者，前瞻性分析99名外科医生喜欢采用的SLNB的方法。此项大样本研究显示单用染料法和染料核素联合法SLN的成功率相同（86% *vs.* 90%），染料核素联合法假阴性率最低（11.8% *vs.* 5.8%，$P<0.001$），染料核素联合法较单一方法找到的SLN为多（2.1 *vs.* 1.5，$P<0.001$）。一项连续入组2 000例患者以评估蓝染料法和/或同位素法学习曲线的研究表明，核素法SLNB的成功率从86%逐渐提高到94%，但蓝染料法未见上述变化。然而，唯一一项随机研究表明，单用异磺胺蓝染料和染料核素联合法SLNB的结果相同，染料法、核素法或二者联合的成功率反映更多的是操作者的训练和经验，而不是方法本身成功率的差别。另一项研究采用indocyanine green和$^{99m}$Tc标记的锡胶体于手术前1天注射，联合法的成功率为94.9%，单用染料法为83.9%（$P<0.006$）。

Louisville多中心研究认为外科医生的经验影响SLNB的准确率，外科医生掌握SLNB需要完成20例手术，另2项研究显示需完成30例手术。另一项多中心研究表明，经过正规的淋巴管成像课程培训，完成30例手术后，大学医院和私立医院的外科医生SLNB的成功率可达90%，假阴性率为4.3%。SLNB的成功率受患者年龄（≥50岁）和外科医生经验缺乏（≤10例）的不利影响，但不受以前的活检类型（针吸细胞学、空心针活检、切除活检）、$^{99m}$Tc是否滤过、注射到手术的时间、肿瘤大小及肿瘤部位的影响。乳房中央区肿瘤假阴性率较高（$P<0.02$）。正规医院、应用染料核素联合法、患者年轻、体质指数较低和完成20例SLNB（随后行ALND）可以提高成功率、降低假阴性率。

Cox等建立了一个2天的培训课程，培训外科医生学习核素蓝染料联合法。16名医生、2 255例SLNB的资料表明，平均进行22例SLNB后，Moffit癌症中心的外科医生SLNB的成功率达到95%，但仅有2名其他医院的医生成功率达到90%。其他医院医生的假阴性率为3.8%，而Moffit癌症中心的医生为1.9%。上述差异归咎于SLNB手术量的差异。每月完成少于3例SLNB医生的成功率为88.23±8.30%，3～6例者为88.73±6.36%，≥6例者为97.81±0.44%。另一项研究报道，平均每月3.5例SLNB，其成功率为73%，准确率为90.5%。外科医生的经验不同，SLNB的成功率从25%到100%不等。外科医生的经验是决定SLNB成功和准确的最重要的单一指标。

为减少假阴性率，对许多因素进行了研究，包括注射技术、淋巴引流生理学、畸形淋巴引流模式、SLN完全被转移瘤取代、手术技巧、核医学医生和病理学家的经验等。大的研究中心的假阴性率已降至5%以下，甚至降到1%。一些研究显示较大肿瘤的假阴性率高，而SLN平均数目增加可以提高准确率。Louisville大学乳腺癌SLN研究中，58%的患者有多个SLN。SLNB总的成功率为90%，假阴性率8.3%。单个SLN和多个SLN的假阴性率分别为14.3%和4.3%（$P<0.000\,4$），但这可能是代表取样数增加。通过对数回归分析表明单用蓝染料法是单个SLN的独立指标（$P<0.001$）。首先获得的2～3个SLN的准确率为98%。这些作者建议SLN数目可以没有上限，应切除全部蓝染和/或热淋巴结。这样虽然可以提高准确率，但并发症，尤其是淋巴水肿的发生与切除的淋巴结数目呈正相关。

美国乳腺外科医生协会的共识会建议，对 SLN 阴性患者行放弃 ALND 的治疗之前，其手术外科医生需要完成 20 例 SLNB（随后行 ALND），以达到 85%的成功率和 5%以下的假阴性率。这是一个总的原则，依据具体医生的成功率和假阴性率，需要完成的 SLNB 数目可以适当调整。因为多数患者 SLN 阴性、假阴性率的确定较为困难。

## 第四节 前哨淋巴结活检的病理诊断

### 一、印片细胞学检查

术中印片细胞学是一种简便、快速的诊断方法，不同研究机构对其诊断的敏感性和准确性的报道不同。山东省肿瘤医院共对 32 例患者的 76 个淋巴结行术中印片细胞学检查，准确率为 92.1%，假阴性率为 10.0%，假阳性率为 7.1%，说明印片细胞学检查可以在术中快速判断 SLN 的病理状态。

但细胞学检查仍存在一定的假阴性和假阳性率。印片细胞学检查的准确性与检查者的经验有很大关系，在山东省肿瘤医院的研究中，有 1 例术前曾行 CMF 方案化疗 1 周期的患者，其 SLN 术中印片细胞学检查未发现癌细胞，但常规病理检查发现该 SLN 存在转移，术后复习该细胞学印片，在大量坏死组织中发现了少量典型的癌细胞。所以，术中 SLN 印片细胞学检查应由多位有经验的细胞学医师一同会诊完成。

### 二、快速病理检查

国外研究显示术中冰冻切片检查 SLN 可以进行，但费用增加、手术时间延长。与常规病理多层面切片 IHC 相比，术中冰冻切片 IHC 的假阴性率为 5.5%，术中常规冰冻切片 HE 染色的假阴性率为 54%，术中冰冻切片的敏感性与转移灶大小相关，镜下大体转移时敏感性最高。冰冻切片诊断的假阳性率极低，仅有 1 例报道。

山东省肿瘤医院验证阶段研究中术中快速冰冻病理检查的准确率为 97%。替代阶段 125 例患者的 461 个 SLN 中，43 例患者的 64 个 SLN 常规病理证实有肿瘤转移，术中冰冻快速检出 39 例患者的 58 个阳性 SLN，即 4 例患者的 6 个转移 SLN 术中冰冻快速病理出现假阴性结果。按检测 SLN 数目计算术中冰冻快速病理诊断准确性如下：灵敏度 90.6%，特异度 100%，假阴性率 9.4%，假阳性率 0，准确率 98.7%，阳性准确率 90.6%，阴性准确率 98.5%，正确指数 0.906，阳性结果预测值 100%，阴性结果预测值 98.5%。按检测病例数目计算术中冰冻快速病理诊断准确性如下：灵敏度 90.7%，特异度 100%，假阴性率 9.3%，假阳性率 0，准确率 96.8%，阳性准确率 90.7%，阴性准确率 95.3%，正确指数 0.907，阳性结果预测值 100%，阴性结果预测值 95.3%。

总的来说，术中冰冻快速病理检查可以快速判断 SLN 的病理状态，有较高的准确性，可以用于指导术中确定手术方式，即是否进行 SLNB 替代 ALND。但快速病理切片较厚，染色效果不佳，尚不能做到与常规石蜡病理完全相符合。术中快速免疫组化检查是解决该问题的有效方法。该技术通过术中对标本行抗角蛋白抗体快速病理切片染色，大大提高了准确性。

### 三、术中 EPOS 快速免疫组化检测

正常的淋巴结中通常没有上皮细胞，角蛋白免疫组织化学染色通常有助于发现淋巴结中

的上皮细胞，从而有助于发现淋巴结中的微小转移灶。但常规的免疫组织化学染色需要很长的时间，不能满足手术需要。1994 年 Chilosi 发表了一篇关于 EPOS（enhanced polymer one-step staining，EPOS，简称一步法）的文章，建立了一种新的免疫组织化学染色法，使在短时间内进行免疫组织化学染色成为可能。山东省肿瘤医院 2000 年起将该检测方法率先应用于 SLN 的术中快速诊断，英国威尔士大学医院亦开展了该方面的研究。

EPOS 是一种在人工合成的高度聚合的葡聚糖上结合了一抗和酶（例如 HRP）分子的复合体。尽管分子量很大，但它能于几分钟内在室温下进行充分的免疫染色，例如 CK、LCA 和 MEL。如果加热反应会更快。Chilosi 等报道使用微波加热，但作者没有使用该方法，因为微波可能会改变组织的形态学，而且使用微波的强度和时间均难以掌握。Chilosi 还建议用丙酮固定 2 分钟，但在作者的预实验中未发现它能提高染色的敏感性。在 Richter 等的研究中也发现，用丙酮固定并不提高染色的强度。

EPOS 方法如下：①低温下切成 4～6μm 厚的切片；②收集于聚赖氨酸包被的载玻片上；③空气中干燥 1 分钟；④加入 EPOS 试剂；⑤切片水平地置于温箱中温浴 43℃ 3 分钟；⑥Tris－HCl 缓冲液洗 10 秒，洗 3 次；⑦过氧化氢中洗 30 秒；⑧Tris－HCl 缓冲液洗 10 秒，洗 3 次；⑨DAB 显微镜下控制显色反应；⑩苏木素染色 20 秒，蒸馏水及梯度酒精脱水，二甲苯洗片、封片。

EPOS 法有简便、快速、准确的特点，一般可在 15 分钟内完成。它不需要复杂的仪器设备，凡是能够进行常规免疫组织化学染色的地方都可以进行 EPOS 检查。有 20 多种抗体和肿瘤标志物可供选择，其中角蛋白（CK）、白细胞共同抗原（leukocyte common antigen，LCA）和嗜铬蛋白 A 已经成为常规项目，前两种在常规的病理诊断中取得了良好的效果。

山东省肿瘤医院 SLNB 替代研究阶段 125 例患者的 461 个 SLN 中，43 例患者的 64 个 SLN 常规病理证实转移，术中 EPOS 快速免疫组化检出 41 例患者的 61 个阳性 SLN，即 2 例患者的 3 个转移 SLN 术中 EPOS 诊断出现假阴性结果。按检测 SLN 数目计算术中 EPOS 快速免疫组化诊断准确性如下：灵敏度 95.3%，特异度 100%，假阴性率 4.7%，假阳性率 0，准确率 99.3%，阳性准确率 95.3%，阴性准确率 99.3%，正确指数 0.953，阳性结果预测值 100%，阴性结果预测值 99.3%。按检测病例数目计算术中 EPOS 快速免疫组化诊断准确性如下：灵敏度 95.3%，特异度 100%，假阴性率 4.7%，假阳性率 0，准确率 98.4%，阳性准确率 95.3%，阴性准确率 97.6%，正确指数 0.953，阳性结果预测值 100%，阴性结果预测值 97.6%。应用 EPOS 我们发现了 2 例冰冻病理检查为阴性的 SLN 存在转移，该结果与术后常规病理的结果吻合，说明 EPOS 能进一步提高术中 SLN 病理诊断的准确性。

## 四、SLN 术中联合快速诊断

山东省肿瘤医院替代阶段术中联合快速诊断采用冰冻快速病理联合 EPOS 快速免疫组化检测法。125 例患者 461 个 SLN 中，43 例患者的 64 个 SLN 常规病理证实转移，术中联合快速诊断出 42 例患者的 63 个阳性 SLN，即仅 1 例患者的 1 个转移 SLN 术中联合快速诊断出现假阴性结果。按检测 SLN 数目计算术中联合快速诊断准确性如下：灵敏度 98.4%，特异度 100%，假阴性率 1.6%，假阳性率 0，准确率 99.8%，阳性准确率 98.4%，阴性准确率 99.7%，正确指数 0.984，阳性结果预测值 100%，阴性结果预测值 99.7%。按检测病例数目计算术中联合快速诊断准确性如下：灵敏度 97.7%，特异度 100%，假阴性率 2.3%，假阳性率 0，准确率 99.2%，阳性准确率 97.7%，阴性准确率 98.8%，正确指数 0.977，阳性结果预测值 100%，阴性结果预测值 98.8%。

山东省肿瘤医院的研究结果显示，冰冻快速病理联合 EPOS 快速免疫组化术中诊断 SLN 具有极高的准确性和极低的假阴性率，30～40 分钟即可完成，完全可以满足术中 SLN 的诊断要求，为Ⅰ期完成手术治疗提供了准确、可靠的病理诊断基础，对于降低治疗费用、缩短住院时间、减少患者二次手术治疗痛苦等具有较大意义。

## 第五节 前哨淋巴结活检适应证和禁忌证

### 一、SLNB 适应证

#### （一）患者相关因素

许多因素影响 SLNB 的准确性，包括患者的特征、肿瘤的特征和技术方面的因素。男性和女性患者、21～90 岁不同年龄段的患者均可成功进行 SLNB。老年患者 SLNB 的成功率较低，但染料与核素联合法可提高其成功率。SLNB 失败与体质指数（body mass index，BMI）增加相关。

#### （二）肿瘤相关因素

众多研究报道的乳腺癌腋窝 SLNB 中，浸润性导管癌约占 84.5%（73%～92%），其他组织学类型包括浸润性小叶癌、微小浸润癌、导管内癌等。一项研究结果显示浸润性导管癌和浸润性小叶癌 SLNB 的成功率有统计学差异（$P=0.007$），但其他研究报道连续进行的 105 例浸润性小叶癌患者，SLNB 的成功率为 97%，准确率为 100%。

#### （三）手术类型

不同手术类型均可成功检测 SLN，包括保乳手术、乳房切除术及保留皮肤的乳房切除术。预防性皮下乳腺切除术患者是否施行 SLNB 存在争议，约 5%的患者皮下切除乳腺存在隐性浸润性癌灶，因此部分学者提倡施行 SLNB，特别是考虑进行Ⅰ期乳房重建时。一项研究对 57 例预防性皮下乳腺切除术患者乳晕区注射染料和核素，2 例患者 SLN 阳性，但在切除的乳腺标本中未发现肿瘤；另有 2 例患者乳腺组织发现浸润性癌，但都没有 SLN 转移，不需行 ALND。

在一些早期研究中，诊断性活检手术后再次切除被认为是 SLNB 的禁忌证，其假说即引流淋巴管被切断，淋巴管造影不可靠。Haigh 等对这种观点提出反驳，单因素和多因素分析均表明活检方式（细针穿刺、空心针活检或切除活检）、切除组织量、活检至 SLNB 的时间、肿瘤大小和肿瘤部位都不影响 SLNB 的成功率和准确率。Wong 等证实了上述观点，他们的研究表明针吸活检或切除活检患者 SLNB 的成功率和假阴性率无统计学差异。

### 二、SLNB 有争议的指征

SLNB 应用于单个病灶的临床淋巴结阴性乳腺癌已为众多研究结果所证实（表 7-5-1），小样本的单中心研究试图将 SLNB 扩展到以下临床表现的乳腺癌，其循证医学证据较以上为低。

#### （一）腋窝手术史

Cox 等认为以前的缩乳术、外科手术植入物、广泛损害、烧伤、以前的乳房或腋窝重建手术、腋臭手术或先天性淋巴管问题可能影响 SLNB 的可行性。MSKCC 对有范围较广的腋窝手术史的患者施行 SLNB 获得成功，75%的有腋窝手术史或 SLNB 失败的患者可成功找到 SLN。再次 SLNB 在这一小样本患者中是可行的，但其常规应用尚需更多的资料。

表 7-5-1 SLNB的适应证和禁忌证

| 常规 SLNB | 有争议的 SLNB | SLNB禁忌证 |
|---|---|---|
| 早期浸润性乳腺癌 | 皮下乳腺切除术 | 炎性乳腺癌 |
| 临床淋巴结阴性 | SLNB或 ALND手术史 | 临床腋淋巴结 N2 期 |
| 单个病灶 | 多中心病灶 | 妊娠 |
| 女性或男性 | 腋淋巴结可疑阳性 | |
| 所有年龄段 | 新辅助化疗 | |
| 此前针吸细胞学、空心针活检或切除活检 | 导管内癌 | |

**（二）多中心病灶**

多灶性和多中心性病变被认为是SLNB的相对禁忌证。一项研究采用皮下注射核素法，早期报告2例SLN假阴性患者为多灶性病变，随着研究进展，376例患者中46例多中心或广泛的多灶性病变患者的假阴性率与其他患者相比无统计学差异。另一项研究对19例多中心病变患者联合染料法和核素法进行乳晕下注射，SLNB后行全ALND，该小样本研究SLNB的成功率为100%，无假阴性SLN。在一项大的回顾性研究中，48例多灶性或多中心病变患者通过核素和/或蓝染料法行SLNB，39%的患者有转移淋巴结。单用核素法的成功率、敏感性、阴性预测值和准确率分别为93%、100%、100%和100%，单用蓝染料法分别为87%、100%、100%和100%，联合法分别为93.5%、100%、100%和100%。该项研究显示多灶性或多中心病变SLNB有较高的准确率。

**（三）腋窝淋巴结可疑阳性**

临床可疑淋巴结被认为是SLNB的相对禁忌证，但是10%～50%临床阳性的腋淋巴结HE染色无转移，而15%～40%的临床腋窝阴性患者病理阳性。乳腺肿瘤空心针活检或切除活检可能导致没有肿瘤转移的淋巴结发生炎性改变。在Denmark的研究中，肿大淋巴结不作为SLNB的排除标准，7例SLN假阴性病例中有2例为临床可疑淋巴结。在另一项研究中，11例临床腋窝受累较轻的患者中9例腋窝阳性，SLN预示了所有患者的腋窝状况。2例患者临床可疑淋巴结没有核素集聚，但SLNB操作确定了其他有核素集聚的转移淋巴结。作者认为这些患者可考虑行SLNB，只要在SLNB时触诊腋窝，并将触诊可疑的淋巴结取出。另外，可对临床可疑淋巴结进行针吸细胞学检查。

**（四）新辅助化疗**

新辅助化疗患者行SLNB的时机仍存在争议。新辅助化疗可以使腋窝淋巴结镜下转移转阴性。最近一项研究显示局部晚期乳腺癌患者应用含蒽环类方案的新辅助化疗后，23%的细胞学阳性的腋窝淋巴结转为阴性，另外10%的患者IHC染色找到淋巴结隐性转移。这些患者可以安全地进行SLNB腋窝分期或处理吗？已有的研究表明新辅助化疗后SLNB的成功率在80%～93%，假阴性率在0～33%，SLN的阳性率在30%～62%，25%～58%的患者仅有SLN转移。因其假阴性率较高，部分学者不提倡其常规使用。M. D. Anderson癌症中心新辅助化疗后行SLNB的历史最长，其研究结果表明SLNB的成功率高、假阴性率低、仅有SLN阳性的比率高，但是还需要一个学习曲线。早期阶段（1994～1996年）与后期阶段（1996～1999年）的成功率分别为64.7%和94.1%，总的敏感性为88%，阴性预测值为90%，准确率为93%，假阴性率为12%，45.5%的患者仅有SLN阳性。最大的研究样本来自NSABP B-27试验，虽然这不是其研究目的。420名接受AC方案新辅助化疗的患者行

SLNB，SLNB 的成功率为 85%，准确率为 96%。新辅助化疗后行 SLNB 需要较多的经验积累。另一个可行的方法是在新辅助化疗前行 SLNB，SLN 阳性患者 ALND 可在新辅助化疗前进行，但通常于新辅助化疗完成后进行；SLN 阴性患者不行 ALND。

### 三、SLNB 禁忌证

1. 临床触诊 N2 期淋巴结。

2. 异磺胺蓝染料法对妊娠和哺乳期患者的安全性未知。

3. 炎性乳腺癌新辅助化疗后。

34 例局部晚期乳腺癌患者新辅助化疗后 SLNB 总的成功率为 85%，8 例炎性乳腺癌患者 SLNB 的成功率为 75%，其他 LABC 患者为 89%。ALND 仍然是妊娠期乳腺癌患者腋窝处理的标准治疗模式；核素法可能是安全的，但多数外科医生仍持谨慎态度。

## 第六节 SLNB 并发症

SLN 较 ALND 的并发症显著降低。SLNB 避免了腋窝引流，使患者不适，淋巴水肿和神经血管损伤的发生率降低。SLNB 较 ALND 术后疼痛明显减轻，SLNB 淋巴水肿（3%）的发生率显著低于 ALND（17.1%）（$P<0.001$）。最近的一个单中心的临床试验比较了肿瘤≤2cm 的患者 SLNB 和 ALND 术后上肢淋巴水肿，随访 24 个月结果显示 ALND63%患侧上臂周径有≤2cm 的差别，而 SLNB 只有 7%，2cm 的差别在 ALND 有 12%，而 SLNB 为 0。淋巴水肿发生的危险因素包括肿瘤位于外上象限、术后积液和/或感染、腋窝手术史。由于切口小、组织损伤小，SLNB 术后疼痛、活动受限及神经障碍发生率减少。上述结果为单中心的资料，尚需大样本的多中心的前瞻性研究证实（NSABP B－32，ACSOG Z0010 及 ALMANAC）。

## 第七节 SLNB 替代 ALND 的应用指南

SLNB 研究已成为国际上乳腺癌研究的热点之一。由于仍缺少随机临床研究结果，2001 年 4 月费城 SLNB 共识会讨论了乳腺癌 SLNB 的作用及其在早期乳腺癌外科治疗中的应用指南。许多专家认为 SLNB 用于乳腺癌分期不需等待随机研究证实。该共识会达成以下一致性意见：① 对于有经验的医生，SLNB 技术可以对腋窝准确分期并替代传统的 ALND 分期方法；② 对于有经验的医生，SLN 阴性能够高度准确预测腋窝状况，不需进一步行 ALND；③ SLN 阳性患者需要进一步的腋窝处理——ALND、腋窝放疗或参加正在进行的临床研究。为此，需要进行培训以提高技术和准确性。多项随机临床研究正在进行中，部分研究已结束患者入组。SLNB 应用于临床早期乳腺癌区域淋巴结外科处理的最终证实尚待上述随机临床研究结果，但在大多数医疗中心的临床治疗中，对于 SLN 阴性患者，SLNB 已经取代 ALND。

在临床治疗中，尽管缺少大样本的随机研究结果，对于 SLN 阴性乳腺癌患者，SLNB 已经取代 ALND。美国乳腺病协会 Rapid Respond Panel 最近进行的一项有关 SLNB 的调查表明，85%的被调查者认为 SLNB 是标准的治疗模式。尽管目前尚不是标准治疗，对于 SLNB 阳性患者，SLNB 亦可替代 ALND。

国内 SLNB 起步虽较国外晚，但研究水平紧跟国际发展方向。目前，由山东省肿瘤医院与北京肿瘤医院牵头，国内数十家大型医院参加的前哨淋巴结协作研究已正式启动，进行SLNB替代ALND的大宗前瞻性随机研究，其研究结果将对我国乳腺癌腋窝治疗理念的改变产生根本影响。

以下理论依据支持上述观点：① 淋巴结转移为全身疾病的预测指标，但并非均有远处转移；② SLN可能在免疫反应中发挥独特的作用；③ 新发肿瘤减小、淋巴结转移比例降低、淋巴结受累数目减少；④ 辅助性化疗和内分泌治疗的应用依据肿瘤大小、组织学/分子生物学指标、淋巴结状况及阳性淋巴结数目，如果原发肿瘤有不良预后特征，无论淋巴结状况如何，随机临床研究结果均支持辅助性全身治疗，ALND对指导治疗的作用降低；新辅助化疗研究结果证实化疗可以使局部区域肿瘤降期，为较低负荷转移淋巴结的治疗提供了另外一种选择，只要患者被准确分期，不需行ALND；⑤ 临床淋巴结阴性早期乳腺癌ALND或区域复发后再行ALND对预后的影响尚不明确，一系列研究表明延迟ALND无不良影响，但尚需NSABP B-32（SLN阴性患者）和ACSOG Z0010（SLN阳性患者）等随机研究的证实；⑥ 保乳术后切线照射野包括低位腋窝并进行有效治疗；⑦ 新近诊断的乳腺癌患者大多数仅有SLN转移，SLNB足以完成分期和治疗。

## 第八节　前哨淋巴结活检尚未解决的问题

### 一、SLN阴性患者仅行SLNB的区域复发

10余年来，一系列大样本单中心研究的经验显示SLNB作为SLN阴性患者腋窝分期和治疗的唯一手段安全、可靠、有效，对SLN阴性患者可能不需要进行ALND的随机对照研究，因为切除正常淋巴结不可能改善治疗效果。

许多有经验的研究者已经验证了SLN阴性时SLNB作为腋窝处理的唯一手段。人们最大的担心是有较高的区域复发率及其对区域和全身控制的不良影响。1995年10月至1997年7月，JWCI对连续收治的133名肿瘤≤4cm的患者行SLNB，成功率为99%，SLN阴性患者仅行SLNB，SLN阳性患者行全ALND。中位随访39个月未见区域复发，随访5年以上的患者亦未见复发，SLNB组患者的并发症（3%）低于SLNB→ALND组（35%）（$P=0.001$）。该研究证实了蓝染料方法SLNB具有很高的成功率，无区域复发表明对有选择的患者，SLNB是全ALND的合理替代。另一项研究入组238例患者，SLN阴性时SLNB替代ALND，中位随访38.6个月无腋窝复发，98.3%的患者无病生存。另外8项对SLN阴性患者只行SLNB研究结果见表7-8-1。总计10项研究中，7项报道无腋窝复发。1996年3月至1999年12月，Veronesi等对373例患者行SLNB，75%的SLN阴性患者仅行SLNB，按欧洲肿瘤所的假阴性率，2001年报道时理论上应有6.75例腋窝复发，但临床无1例腋窝复发；2003年报道950例SLN阴性仅行SLNB患者，随访3～6年，预期复发13例，实际仅有3例出现腋窝复发。第二项研究1996年6月至2000年12月入组247例患者行SLNB，145例SLN阴性患者中83例仅行SLNB，中位随访22个月未见腋窝及全身复发。美国国防部资助的一项多中心研究入组250例患者，随访16个月无复发。Badgwell等报道中位随访32个月亦未见复发。三项研究报道仅行SLNB术后腋窝复发伴有或不伴有区域复发或远处转移。Roumen等对连续收治的100例SLN阴性患者仅行SLNB，中位随访24个月1例患者出现腋窝复发，该患者行ALND后2个月发生远处转移。Loza等报道168例患者中位随访21个月1例腋窝复发，但未报道该组患者SLN阴性比例。王永胜等报道233例患者中位

随访 24 个月，1 例患者腋窝复发，另 1 例患者同侧锁骨上淋巴结转移，但腋窝未见复发。上述项研究证实，SLN 阴性患者仅行 SLNB 腋窝复发的发生率极低（0.23%）。尽管大多数腋窝复发发生在初始治疗 2 年内，但其随访期仍相对较短。SLNB 术后腋窝复发率仍在 ALND 术后腋窝复发率的范围之内（0.25%～3.0%）。术中确定 SLN 表明 83%～100%的淋巴引流到 LⅠ，跳跃性转移的发生率极低。一项研究术前注射专利蓝，术后体外解剖乳腺、淋巴管和 SLN，30 例患者中 26 例找到 SLN（87%），未发现跳跃转移，证实了乳腺癌淋巴序贯引流的特征。对有经验的医生来说，SLN 阴性患者腋窝临床观察不应有不良后果，SLNB 已成为欧美大多数主要医疗中心的常规治疗。

总之，ALND 和腋窝照射单独或联合应用时腋窝的复发率很低，无论是乳房切除或保乳的患者都可获得很好的区域控制。最近的两项随机研究在保乳手术加全乳切线照射后对比腋窝放疗与不放疗、多项非随机研究对早期乳腺癌保乳手术加切线照射后不行腋窝治疗的结果显示腋窝复发率较低，其治疗原发肿瘤较小的乳腺癌的安全性和有效性尚需大样本的多中心随机研究证实。保乳手术加放疗患者切线照射野覆盖腋窝低位淋巴结，可以降低腋窝复发率。NSABP B－04 和上述研究临床观察组患者比预想低的腋窝失败率提示，并非所有的淋巴结转移病灶均能进展到临床显著期。ALND 和腋窝放疗的并发症必须与区域复发率及其对区域控制的作用进行均衡考虑，如果获得前瞻性随机研究结果的支持，对原发肿瘤较小的临床淋巴结阴性乳腺癌患者保乳术后仅行切线照射有可能是切实可行的。作为一种微创外科技术，SLNB 用于腋窝分期已经获得了巨大的成功，随着多中心随机研究结果的呈现，SLNB 可能成为乳腺癌腋窝分期和治疗的手段。

**表 7－8－1　SLNB 替代术后复发**

| 研究 | 平均随访（月） | 病例数 | 区域复发 | 局部＋区域复发 | 区域复发＋远处转移 | 远处转移 |
|---|---|---|---|---|---|---|
| Giuliano 等[a] | 39 | 125 | 0 | 0 | 0 | 0 |
| Veronesi 等 | 343 人年 | 280 | 0 | 0 | 0 | 1 |
| Schrenk 等 | 24 | 83 | 0 | 0 | 0 | 0 |
| Roumen 等 | 24 | 100 | 0 | 1 | 1 | 1 |
| Shivers 等[b] | 16 | — | 0 | 0 | 0 | 0 |
| Chung 等 | 26 | 206 | 1 | 0 | 1 | 3 |
| Hansen 等 | 39 | 238 | 0 | 0 | 0 | 4 |
| Loza 等 | 21 | 168 | 1 | 0 | 0 | 0 |
| Badgwel 等 | 32 | 159 | 0 | 0 | 0 | 4 |
| Veronesi 等 | 46 | 259 | 0 | 0 | 0 | 0 |
| 王永胜等 | 24 | 233 | 2 | 2 | 2 | 0 |
| 总数 | | 1 726 | 4(0.23%) | 3(0.17%) | 4(0.23%) | 13(0.75%) |

[a] 未被包括在总数内；

[b]数目不可靠，未被包括在总数内。

## 二、SLN 阳性患者可否免行 ALND

ALND 是 SLN 阳性患者腋窝的标准处理方式。通过对腋窝其他转移淋巴结的研究，传统的治疗模式需要进行重新评估。较大的乳腺病研究中心的研究显示，40%～70%腋窝阳性患者仅有SLN转移。Curie研究所ALND和腋窝放疗的随机对照研究中，56%的患者仅有1枚阳性淋巴结，3枚以上的阳性淋巴结的患者仅占9%。不仅可以准确分期，当仅有SLN转移时，SLNB尚可达到区域控制。如果NSABP B－04的结果为ACSOG Z0011研究所证实，仅行SLNB而无其他治疗可不影响生存率。

ACSOGZ0011是一项前瞻性的随机临床研究，临床T1或T2N0M0患者肿瘤扩大切除和SLNB后，SLN阳性患者随机进行ALND或腋窝观察，该研究将对照研究SLNB加乳腺切线放疗与ALND加切线放疗的生存率和局部区域控制情况。两组患者均接受全乳照射但不照射LⅡ、LⅢ淋巴结。主要研究目的是比较两组患者的总生存率，次要研究目的包括对比仅行SLNB和SLNB→ALND的手术并发症及无病生存率，以确定腋窝手术的治疗作用。如果两组结果没有差异，将接受并发症最少的方法，即SLNB。切除阳性SLN后，区域淋巴结转移的早期乳腺癌患者可能不需进一步手术或区域淋巴结复发后再行ALND而不影响生存率。如果腋窝手术的作用仅在于浸润性乳腺癌的分期，SLNB替代ALND将不会产生不良后果，因为SLN阳性患者已被明确分期。

另外，JCRT设计了一项研究以确定SLN阳性患者单纯腋窝照射的疗效并确定可自腋窝放疗获益的人群。由于区域控制对乳腺癌生存率影响的资料相互矛盾，腋窝放疗成为SLN阳性患者的另一治疗选择。目前尚无SLN阳性患者腋窝放疗的前瞻性随机研究结果，JCRT对腋淋巴结取样阳性患者进行腋窝放疗的回顾性研究资料有助于推断腋窝放疗的作用。292例临床T1或T2N0M0患者单纯腋窝放疗，126例患者腋淋巴结取样（切检淋巴结数目≤5枚）后行腋窝放疗。随访8年区域淋巴结复发率为1.4%（6/418），4例患者区域淋巴结复发合并远处转移，2例患者单纯腋窝复发。218例单纯腋窝放疗患者中3例区域复发（1例锁骨上，2例腋窝）；腋淋巴结取样加腋窝放疗患者中，84例淋巴结阴性患者无腋窝复发，42例淋巴结阳性患者3例复发（1例锁骨下，2例腋窝）。该样本量较小的研究提示对SLN阳性患者腋窝放疗可以替代ALND。其他研究显示，临床腋淋巴结阴性患者腋淋巴结取样阳性者仅行腋窝放疗的区域淋巴复发率为2.7%～5.4%。

几项研究报道了SLN阳性患者拒绝行ALND的短期随访结果。一项研究入组46例患者，平均肿瘤大小1.65cm，SLN镜下大体转移者15%，镜下微小转移者35%，IHC转移者50%，中位随访32个月未见局部区域复发。另一项研究入组31例拒绝行ALND的SLN阳性患者，患者均行化疗及传统的乳腺—胸壁放疗，一例患者行腋窝放疗。中位随访30个月，未出现区域淋巴结复发。尽管自拒绝行标准腋窝处理的SLN阳性患者获得的资料有限，但这些小样本研究表明对于有选择的SLN阳性患者区域淋巴结复发率可能很低。对于少数拒绝腋窝治疗或有手术禁忌证的患者，上述有限的研究结果提示仅行SLNB有可能是可行的，但最终尚需ACSOG Z0011试验结果证实。

明确SLN阳性患者免行ALND的预测指标有重要的临床意义。多因素分析显示肿瘤大小、SLN转移灶大小、淋巴结外浸润和血管淋巴管侵犯为预测非SLN转移的独立预后指标。肿瘤大于5cm时，非SLN转移率为78.6%；SLN转移灶大于2mm时，非SLN转移率为62.4%。Rahusen等报道了相似的结果，SLN微小转移灶小于1mm患者非SLN转移的危险性较SLN大体转移者显著降低。另一项研究显示肿瘤大于2cm、淋巴管侵犯、SLN大体转移、核素检测与非SLN转移相关。Weiser等报道非SLN转移与无血管淋巴管侵犯、SLN微小转移、肿瘤≤1cm呈负相关。上述研究认为预测SLN为唯一转移的指标包括肿瘤较小、SLN微小转移、无血管淋巴管侵犯。另外两项研究未能鉴别SLN为唯一阳性淋巴结的亚组人群。总之，目前的研究结果尚无法界定非 SLN 无转移或转移危险性极低的亚组人群，正在进行的大样本随机研究资料将有助于上述预测指标的确定。

## 三、SLNB 与微小转移

由于时间和费用的限制，目前对 LⅠ/Ⅱ ALND 获得的数量较多的腋淋巴结进行病理检查时，通常把送检淋巴结一分为二，只将中间 1～2 个层面进行常规的 HE 染色。SLNB 提供给肿瘤病理医生 1～4 个，多数为 1～2 个最有可能转移的淋巴结，仅对这几个淋巴结进行多层面切片（multiple sections）和 IHC，可以在提高分期准确性的前提下最大限度地节省人力和物力。ALND 与 SLND→ALND 相比，单纯 ALND 患者腋淋巴结阳性率为 29.1%，SLND 组为 42%（$P<0.03$）。SLN 多层面切片 HE 染色提高了微小转移灶检测的敏感性，SLND 和 ALND 分别为 9.2%和 3.0%（$P<0.004$）；同时应用 HE 和 IHC 可进一步提高敏感性，SLND 和 ALND 分别为 16.0%和 3.0%（$P<0.0005$）。

IHC 广泛用于 SLN 的分期，使外科医生、肿瘤内科和放疗科医生处理 IHC 阳性 SLN 时处于两难境地。以往的辅助性治疗方案依据 HE 染色制定。IHC 检测 SLN 可使常规 HE SLN 阴性患者分期升高，但其临床意义尚未明确。尽管淋巴结转移是患者生存最强的预后指标，15%～21%的淋巴结阴性患者术后 5 年仍将复发，原因之一是未检出的淋巴结微小转移所致。新的 AJCC 分期手册重新确定了一个微小转移灶的大小下限，将≤2.0mm、且>0.2mm 的病灶定义为微小转移灶。孤立癌转移灶（散在癌细胞或成簇的癌细胞）被定义为直径≤0.2mm 的癌细胞簇，可以有或没有（通常没有）恶性组织学征象，用 pN0 表示，IHC 阳性和阴性分别记录为 pN0（i+）和pN0（i−），不提高淋巴结分期。

乳腺癌淋巴结微小转移对生存率的影响仍存在争议，这也是 ACSOGZ0010 的主要研究目的之一。为回答上述问题，对常规 ALND 标本进行了回顾性研究。为检测阴性转移及其与预后的关系，应用了多种检测方法，包括连续切片 HE 染色、连续切片 IHC 检测及连续切片 HE 染色联合 LHC 检测。国际乳腺癌研究组的 Ludwig V 试验是一个前瞻性的辅助化疗研究，对腋淋巴结标本进行次连续切片 HE 染色的回顾性研究，结果证实 HE 染色微小转移对无病生存率有显著影响（$P=0.001$），但 IHC 检测的微小转移无显著性影响（$P=0.09$）。

既往研究的缺憾是未对 SLN 进行详尽的组织学检查，而 SLN 为腋窝分期更为特异和准确的方法。应用 IHC 辨别超微小转移病变，即散在癌细胞或成簇的癌细胞，以确定其作为预后指标和辅助治疗预测指标的价值，未进行多中心的前瞻性研究。仅被 IHC 检测到而未被 HE 肯定的微小转移的作用尚未明确。JWCI 的一项前期前瞻性研究结果显示 SLN IHC（+）和 IHC（−）患者生存率无差异。该研究结果的临床应用尚需进一步证实。

新的病理分期与预后的关系是 ACSOG Z0011 研究的目的之一。该研究为前瞻性观察研究，对Ⅰ、Ⅱ期临床淋巴结阴性的浸润性乳腺癌患者施行保乳治疗和双侧髂骨骨髓穿刺，SLN 阴性患者仅行 SLNB。该研究的目的是确定 SLN HE 阴性、IHC 阳性微小转移和 ICC 检测到的骨髓转移的意义，并确定其局部复发的危险性。如果 SLN HE 组织学阴性不进行 ALND。为避免治疗偏差，SLN IHC 和骨髓 ICH 检测采用双盲分析。

如果患者不参加临床研究，其腋窝的处理应依据腋淋巴结 HE 检查的结果，IHC 和 RT-PCR尚不足以确定治疗方案。对淋巴结 IHC 阳性患者施行 ALND、腋窝放疗及辅助化疗时，应权衡治疗的风险和获益的不确定性，因为 IHC 转移的意义尚不明确。美国病理医师学院 1999 年建立了 SLN 冰冻切片、印片细胞学及常规福尔马林病理切片的操作指南。

SLN 按长轴劈开，间隔 1.5～2.0mm 连续切开制作蜡块，每一蜡块切取三个水平的切片。如果发现转移癌灶且该淋巴结为 SLN，需要按 AJCC 分期手册标明转移灶大小和检测方法，如大体转移、微小转移、IHC 或 RT－PCR 检测的转移灶。乳腺活检后可于引流淋巴结内检测到孤立的良性和恶性的上皮细胞，但其意义尚不清楚。

## 四、内乳区淋巴结活检

腋窝是乳腺肿瘤主要的淋巴引流区域，尽管很少但确实有患者仅发生内乳区淋巴结的转移，促使人们对 IMLN 活检或切除术用于分期及预后分析进行重新评价。内乳区淋巴引流常引流向上三个肋间的 IMLN。IMLN 转移 68％位于第一肋间，在 2、3、4 肋间 IMLN 转移的比例分别为 51.8％、29.6％、5.5％。仅有第一肋间 IMLN 转移的比例为 24％，仅有第 2、3、4 肋间 IMLN 转移的比例分别为 14％、6％、4％。扩大根治术并发症高，对生存率并无改善。

应用核素技术进行术前淋巴管成像、术中 γ 射线探测仪检测 SLN 后，IMLN 切除术已被大大简化，其并发症较扩大根治术减少。在胸骨外侧缘作一小切口，劈开胸肌，分离肋间肌纤维 3～4cm，避免损伤胸膜。在 γ 射线探测仪的指导下，于脉管旁脂肪组织中找到并切除核素聚集的 SLN，闭合胸肌肌纤维。米兰欧洲肿瘤所和 MSKCC 施行该手术 142 例，未发生并发症。

尽管内乳淋巴结转移的总的比例较低，特别是外侧象限肿瘤内乳淋巴结转移的比例最低，但仍有部分小肿瘤患者仅有内乳淋巴结转移，因此内乳淋巴结活检不应被废除，因其可能改变辅助治疗的取舍。Morrow 和 Foster 提出以下患者应进行内乳淋巴结活检：① 患者可能接受化疗；② 原发肿瘤位于中央区或内侧象限或位于外侧象限但肿瘤≥2cm；③ ALND高度怀疑转移淋巴结，但术中冰冻未检出。此建议至今仍然指导意义，可以确定需要接受辅助化疗或内乳区放疗的患者。

在第六版的 AJCC 肿瘤分期手册中，内乳淋巴结被分期为：pN1b：临床未发现但 SLNB 镜下发现内乳区淋巴结转移；pN1c：1～3 个腋淋巴结转移并且临床未发现但 SLNB 镜下发现内乳区淋巴结转移；pN2b 临床明显发现内乳区淋巴结转移但腋淋巴结未转移；pN3b 临床明显发现的内乳区淋巴结转移伴有 1 个以上的腋淋巴结转移，或＞3个腋淋巴结转移伴有临床阴性但 SLNB 镜下发现内乳区淋巴结转移。这与第五版分期的任何内乳淋巴结转移均被分为 pN3 大不相同。内乳淋巴结活检与分期的必要性一直存在争议。随着 SLNB 研究的进展，内乳淋巴结活检再次受到重视。目前，许多研究机构提倡内乳 SLND，理由是如果淋巴结状况可能改变治疗策略，而且淋巴管成像已经显示前哨淋巴结位于内乳区。

乳腺淋巴管成像技术，特别是联合 SLND，提高了判定乳腺癌淋巴不同引流途径的能力，也使外科和放疗处理变得更加复杂。淋巴管成像可于术前成功地判断 64％～99％的患者的淋巴结对放射性核素的吸收。Haigh 等报道，淋巴管成像技术术前显像率达 98.7％。于肿瘤周围或活检残腔壁内注射 12～16MBq $^{99m}$Tc 标记的硫胶体，腋窝接受 99％淋巴引流。仅有腋窝引流者为 76％；首先腋窝、第二站至内乳区者为 10.5％；首先内乳区、第二站为腋窝者为 5.3％；首先腋窝、第二站至锁骨淋巴结者为 2.6％；腋窝与内乳区同时者为 1.3％；腋窝、内乳区与锁骨淋巴结同时者为 1.3％；仅有内乳区者为 1.3％；锁骨淋巴结与腋窝同时者为 1.3％。McMasters 等报道 Louisville 多中心研究结果显示，63.8％的患者淋巴管成像成功，无引流显像者占 36.2％，仅有腋窝显像者占 51.1％，仅有内乳区显像者占 4％，锁骨下淋巴结显像者占 0.3％，其他部位显像者占 3.2％，腋窝与内乳区均显像者占

3.7%，腋窝与锁骨下淋巴结均显像者占 0.6%，腋窝与其他部位均显像者占 0.9%。Brogstein 等报道淋巴管成像的成功率为 89%，其中一处显像者为 77%，两处显像者为 21%，三处显像者为 2.6%。主要的引流方向为腋窝。引流至内乳区者，肿瘤在内上象限者占 31%，内下象限者占 23%，中央区者占 21%。De Cicco 等报道淋巴结显像成功率为 98%，仅引流至内乳区者极少。Van der ent 等的大样本研究显示，95%的患者腋窝显像，25%内乳区显像。在这些病例中，腋窝核素浓集区 SLND 的成功率为 97%，而内乳区仅为 63%。腋淋巴结转移患者 26.8%内乳淋巴结阳性，腋淋巴结阴性患者 7.3%内乳淋巴结阳性。这与 Morrow 和 Foster 有关内乳淋巴结转移的综合分析结果一致。淋巴管成像可以确定腋窝以外的淋巴引流部位，特别是内乳区淋巴结，指导对其施行 SLND，使患者在分期和辅助治疗等方面获益。

虽然以往的研究证实腋窝是主要的乳腺引流区，其他部位仅接受有限的淋巴引流，但内乳淋巴结状况有重要的预后作用。腋窝与内乳淋巴结均为阴性时生存率很高，均有转移时预后很差。腋窝淋巴结与内乳淋巴结转移的相关性不强（$P=0.5334$），显示内乳淋巴结转移在腋淋巴结阳性和阴性患者中均有独立的预后价值。这一结论提示我们应重视腋窝以外的区域淋巴结的分期，特别是内乳淋巴结的状况。少数情况下，小肿瘤的 SLN 位于腋窝以外的淋巴引流区，SLN 阳性对辅助化疗的确定十分重要。腋淋巴结阴性患者除非伴有不良预后因素不需接受辅助化疗外，内乳淋巴结活检结果可以指导治疗。淋巴管成像和 SLND 可以确定相关的内乳淋巴结。如果淋巴管显像和/或术中 γ 射线探测仪不能确定 SLN，可行前三肋间内乳淋巴结活检术或考虑内乳区放疗。尽管对 SLN 阴性患者倾向于 SLND 替代 ALND，但 ALND 仍是淋巴结阳性患者腋窝分期、判断预后和区域控制的标准治疗模式。内乳淋巴结活检术不作为标准的治疗模式，但其在肿瘤分期和确定辅助化疗的高危人群等方面的价值值得进一步的研究。

（王永胜　刘雁冰）

# 第 8 章 乳腺癌的外科治疗

## 第一节 关于乳腺癌外科的思考

乳腺癌是古老的疾病，随着社会发展，其发生率不断提高，在发达国家已占女性恶性肿瘤首位，据西方统计，大约每8～9位女性的一生中，就有一人发生乳腺癌。我国大城市的女性乳腺癌发病率已接近西方国家水平，尤其值得注意的是我国女性乳腺癌发病率的增长率已超过西方国家。设想将来某一时刻，我国女性乳腺癌发病率上升至西方国家的比例，我国13亿人口，一半是女性，将有惊人例数的乳腺癌发生。因此应未雨绸缪，加强专业队伍培养，加强科研力量，防治结合，积极应对。

### 一、乳腺外科术式及特点

超根治术：1956年Waragensteen倡导提出，手术范围包括：乳腺和部分皮肤、胸大小肌、腋窝、内乳锁上和纵隔淋巴结切除。最初二期完成，以后改为一期手术。由于死亡率高，生存率亦无明显改变，几无响应者。

联合扩大根治术：1950年Dahi-Iverse倡导提出，手术范围包括：乳腺和部分皮肤、胸大小肌、腋窝、内乳、锁上淋巴结同时切除。由于效果不佳，创建本人很快放弃。

胸膜外扩大根治术：1948年Margottini倡导，切除范围包括：乳腺和部分皮肤、胸大小肌、腋窝淋巴结和内乳淋巴结，切除部分肋软骨，但胸膜不损伤。后来，美国Urban创建胸膜内扩大根治术，需切除胸膜，修补胸膜。前种术式在我国少数城市地区仍施行。

经典根治术：1894年美国Halsted创建，切除范围包括：乳腺和部分皮肤、胸大小肌和腋窝淋巴结。迄今我国较多城市和地区，国外，尤其是发展中国家，仍施行此类术式。

改良根治术：包括各种类型，如保留胸大小肌，保留胸大肌、切除胸小肌，皮下全乳切除加腋窝淋巴结清除术等。

保乳手术：包括肿块切除，肿块局部广泛切除和象限切除加腋窝淋巴结清除术。该手术早年仅在年迈体弱或拒绝根治术者中施行。一些回顾性研究结果认为保乳手术加放疗的效果与根治术相差无几。为避免选择性误差和主观片面性，从20世纪60年代初开始前瞻性随机对照研究。经过二三十年多国家、多单位研究结果表明，早期癌患者，保乳术和根治术、改良根治术的生存结果相同。迄今发达国家中的激进者，如美国、以色列等此类手术比例占多半；发达国家中较保守的国家如英国约占半数；东方发达国家如日本等约占三分之一；我国大城市中近些年刚起步，比例不到五分之一。

微创手术，即通过乳腔镜，注气液化行局部肿块切除或广泛切除术和腋窝清除，从20世纪90年代才起步，手术例数不多，且不无争论。

## 二、乳腺外科的进步

### （一）国外乳腺外科的发展

Donegna 将发展史分为四个阶段：

1. 幼稚期　约公元前 3000 年至公元前 37 年间，外科治疗仅限于烧烙；

2. 启蒙期　约公元前 37 年至公元 18 世纪，外科手术逐渐形成，操作古老、幼稚、无章可循，乳腺癌患者术后几无生存率；

3. 发展期　从 19 世纪至 20 世纪中叶，创建了根治术及各种类型的改良根治术和扩大根治术，外科切除的范围达到顶峰；

4. 成熟期　从 20 世纪中叶至近代，对乳腺癌发病、转移机理、免疫、生化、基因都有深入研究。从整体、全局分析乳腺外科的作用，提出应综合治疗，包括外科治疗、化疗、放疗和免疫治疗手段，使乳腺癌术后生存率有了改善，死亡率明显降低。

此外尚有其他划分方法，如 Haagensen 分为三个阶段等。

### （二）我国乳腺外科的发展

可概括为早、中、近期三个阶段。早期约公元前至 20 世纪 20 年代，相当西方的幼稚期，最早的医书（黄帝内经），汉代张仲景，唐代孙思邈等都有关于乳腺癌的描述，尤其乳头湿疹样癌报道比西方早数百年。当时外科治疗只限于去腐生肌，用砷类等腐蚀性外涂药物。中期约从 20 世纪 20 年代至 50 年代，相当于西方二三期。由于我国长期封建社会的禁锢，没能有西方那样的外科手术的发展，而是直接或经过短暂的启蒙和发展期直接跨入成熟期。近期，相当于国外成熟期，当前我国有乳腺学科等专业队伍，各省市都有乳腺癌或疾病防治研究中心，对乳腺癌发病机理、流行病学、综合治疗等方面是位于国际前茅的。如乳腺癌辅助性化疗、术前化疗——现称新辅助化疗，天津肿瘤医院早在 20 世纪 50 年代末和 60 年代初即开始应用，70 年代即大规模常规应用。乳腺癌改良根治术的开展比美国早 10 年。但由于我们宣传、交流不够，一些人认为我们很落后。所以，要想立足于世界之林，除勤奋耕耘，尚需广泛交流，走出去，请进来。

## 三、乳腺外科变化的实质

如果从公元前 2000 年印度乳腺外科记载的资料算起，近 4 000 年内，乳腺外科经历了由小变大，又由大变小的轮回过程。在漫长岁月，无数代外科家探索、追求一个合理的外科治疗，延长患者生存期，这是临床家的认知过程，当然离不开当时的社会环境和科技水平，但实质是为了更好地提高乳腺癌患者的生存率。

## 四、乳腺外科的原则

癌在乳腺局部器官发生发展的同时，即浸出乳导管、周围软组织、前方皮肤、后面胸肌；亦可沿淋巴系统或直接进入血液，转移至全身。因此乳腺癌的治疗应包括两方面——局部和全身控制，二者缺一不可。

乳腺外科即属局部控制，倘若局部未完全控制，即未将癌完整切除干净，极有可能继续生长和/或复发。当前新的化疗药物、方案、超大剂量、密集化疗方法的应用等层出不穷，致使一些外科医生产生侥幸心理，不努力提高肿瘤外科技巧，不在干净彻底锐性切除方面下工夫，甚至提出“大化疗小外科”的口号。准确、干净的“小”是正确的研究方向，但不严谨的缩小手术范围也是危险的。应该切除多大范围，应该切除腋窝淋巴结哪个水平，不因有化疗就随意缩小手术范围，这是每个乳腺外科医生必须严格遵守的原则。

### 五、相互交流，取长补短，走自己的路

目前我国有几个乳腺癌防治中心，有几十个乳腺科，由于成立早晚不同，有的单位所有术式皆可施行，有的仅限一二种。即使同一类手术，在清除干净彻底的程度上亦存有差异。因此，国内乳腺外科医生应经常互相交流，取长补短。

国外开展乳腺外科确实较国内早，经验亦丰富，新的术式、新的手术方法亦不断变换。不少国人积极引进，仿效推广。但应不要忘记中西方的差异，如西方女性乳房较大，发病年龄较大，普查开展广泛，发现的病期较早。在西方腋清除术中，常限第Ⅰ水平，国内或许大可不为。国外保乳术中上部位肿块切弧形口，国内或许不适合，应洋为中用，走我们自己的路。

（宁连胜）

## 第二节　乳腺癌循证医学研究

现今，在乳腺癌的临床研究各领域中，几乎言必称循证医学（evidence-based medicine，EBM）。20 世纪后期兴起的这门科学，正在越来越深刻地影响着医学实践。在制定对癌症的治疗决策时要遵循相关 EBM 的证据，已成为肿瘤学界的共识。在短时期内就有了明显发展的 EBM，并非是快速建立起的一个空中楼阁，而是有其深厚的历史基础，在临床实践中也验证了其实用价值。

EBM 的提出是基于当前医学发展的需要，例如大量研究结果持续涌现，而临床医师不可能也没必要全都了解，同时也缺乏评估其价值的手段，而恰恰其中大部分并无太大价值，这就需要通过 EBM 筛选出最好的研究成果，然后结合临床经验和病人愿望，尽可能达到最佳治疗。这些都是由客观可靠的数据和科学正确的统计分析最后确定的，是一种理性的医学。而传统的临床医学则是一种经验医学，是临床医师根据书本知识、个人经验及动物实验的结果去处理病人。遗憾的是，用这种方法开展临床工作是否可靠，经许多人群大样本前瞻性随机对照研究验证后得出不少反面结论，一些理论上或经验上有效的方法，实际却无效或害大于利，而一些看似无效的方法却都被证明利大于弊，许多基础研究或动物实验的结果与临床效果大相径庭的现象也不少见。因此，现代循证医学基于上述结果提出的临床工作应采用大样本随机对照研究及经相关的系统评估的结果，其有效性和安全性才最可靠的观点得到公认。目前 EBM 在筛选最佳证据时，一般将临床治疗证据的可靠性分为 5 级：①设计正确并有随机对照的临床研究荟萃资料分析。②设计正确的随机对照临床试验结果。③设计良好的非随机、单组对照、前后队列、时间序列或配对分析等研究结果。④设计良好的非临床试验，例如比较和相关描述和病例研究。⑤临床总结或病例报告。上述 5 个级别中，①和②属高可信度证据，可直接引入临床应用；对③和④应仔细分析，参考采纳；对于⑤，则不应草率采纳。这些由传统医学向现代医学的进步，使我们的思维更加理性，使乳腺癌的治疗更加科学。

### 一、传统循证医学

其实，医学的发展一直是在“循证”中。早在 20 世纪 60 年代，我国在乳腺癌诊治中已有上述第 3 级临床研究报告，金显宅、李月云等先后报道了根治术与扩大根治术的对照研

究，当时已属国际先进水平。在推动乳腺癌诊断方面，王德延等集中全国 10 所肿瘤单位的病理资料进行多中心联合研究，提出了我国的乳腺癌病理分类，在随后几十年中一直是我国临床工作的基础。诸如此类水平的研究工作，仍是我国现在绝大多数科研课题中所采用的研究方法，该类准临床试验的报道比比皆是。在此基础上，应尽力设计采用符合我国国情的研究手段，以期能达到 EBM 要求的标准，为临床提供可靠性和安全性较高的证据，而这种高水平的研究已在我国逐渐开展。

### 二、现代循证医学

现代循证医学已被医学界接受并逐渐熟悉。通过对 EBM 原理的认知，对其技术手段的掌握，EBM 已成为乳腺癌临床发展的必由之路，这已经国际多宗大样本、随机前瞻研究结果的分析所证实，NSABP、Milan、EORTC、DBCG 等国际著名试验的结果已成为现今乳腺癌治疗的主要依据。我国也于 20 世纪 70 年代初期开始了单中心小样本的前瞻随机试验，李树玲等研究了围手术期（术前、中、后）化疗与直接手术组的结果，以及术后辅助放疗与否的远期疗效。随着我国社会的进步，科研水平的相应提高，现在已陆续出现了高水平的 EBM 方法。例如：孙燕等组织领导的乳腺癌内科治疗的 EBM 研究，已有多组为国内领先或国际先进水平，有可能对乳腺癌化疗的设计和临床实践有参考价值。

近 40 余年来，对乳腺癌的基础和临床研究的深入，尤其近 10 年 EBM 的发展，使乳腺癌的综合治疗与疗效都有了显著提高。我国在该方面的研究已经起步，遵循着 EBM 对诊断、治疗、预后、安全性和医疗费用等综合评价的要求设计临床试验。目前考虑在我国开展该类研究的可能性较大的方面主要为内科治疗不同方案、不同药物强度和密度的临床研究，外科领域则以对前哨淋巴结活检技术研究的开展最具前景。

## 第三节　Ⅰ、Ⅱ期乳腺癌的治疗

Ⅰ、Ⅱ期乳腺癌临床中早期，病变仅累犯乳腺和同侧腋窝淋巴结，可以近期临床治愈。外科治疗首选保留胸肌的仿根治术，传统根治术属于过度治疗，二者疗效相同，后者还明显增加手术后遗症，影响生活质量。随着社会对乳腺癌的重视，普查和自查的开展以及检诊技术的改进，临床早期癌逐渐增多，在较大肿瘤中心可占手术乳腺癌的 70%～80%。对这些临床较早期癌，有相当部分也可以选用保乳治疗。在发达国家的一些肿瘤中心，保乳治疗的比例接近 50%，我国目前不到 10%。对于保乳治疗的疗效，已有多项回顾性的前瞻性随机研究比较了其与全乳切除的远期效果，除前者局部复发率稍高外，远期总生存率相似。当然，局部复发也可能进而发展为远处转移，同时对病人也会造成很大的心理压力。所以，保乳治疗要在取得良好美容效果的同时，力争使局部复发率降到最低。要达此目标，首先要严格掌握适应证，例如肿瘤是否局限、所在部位、病理类型及组织学分级以及有无其他禁忌证等。手术时要求达到切缘阴性，最好术中经快速冰冻病理检查完成。对术后的局部复发，要鉴别是真的局部复发，还是新发生的乳腺癌，二者的治疗原则有些不同。但不论是哪种，一般均应全乳切除，不宜考虑再次保乳治疗。总之，对临床Ⅰ、Ⅱ期乳腺癌，全乳切除和保乳手术都是可选用的外科治疗方法，在我国，保乳术主要用于Ⅰ期和ⅡA 期。另外，开展保乳治疗应具备较好的放射科、病理科、放疗科以及肿瘤内科基础。同时，病人自己的意愿也很重要，我国患者对保乳的要求不甚迫切，也是该项技术推广较慢和开展不多的原因之一。

腋窝淋巴结转移状态一直被认为与临床关系最为密切，是预测预后和制订治疗方案的重要参考指标，为了使疾病分期和切除受累淋巴结，腋淋巴结清除术被沿用至今。但临床腋淋巴结阴性的Ⅰ、Ⅱ期乳腺癌最多，只有30%存在腋淋巴结转移，另30%则是被过度治疗。为解决这一问题，人们近年探索用前哨淋巴结检测技术来进行创伤很小的腋淋巴结状态评估，现正在逐渐完善中。据现有资料，该项技术可以准确反映腋淋巴结转移状态，对前哨淋巴结阴性而未行腋窝清除术者，近期尚未见局部复发率增加。因此，在开展此项技术较好的肿瘤中心，其中一部分阴性者则不再行腋淋巴结清除术。在我国，较大的肿瘤中心也开始研究该项技术，根据目前初步经验和发展趋势，该技术将来有可能取代部分全腋窝清除术。

## 第四节　Ⅲ期乳腺癌的治疗

Ⅲ期乳腺癌属于局部晚期癌范畴，原发瘤较大，累犯皮肤或胸壁，累及锁骨上下或腋窝受累淋巴结融合或固定，治疗起来复杂。尽管如此，临床仍有不少可以治愈或好转，因此应给予积极治疗。

大多数Ⅲ期乳腺癌是患者自己发现的，就诊时即已临床晚期，半数以上为低分化、异倍体肿瘤，多有区域淋巴结受累。检查时还应包括对侧乳腺及全身，通过体检和B超及放射线等检查确定疾病范围。针吸活检可获得病理诊断，尤其空心针活检是较好的方法，可同时取得肿瘤的组织学分型和分级，雌、孕激素受体和Her-2等检测结果也为综合治疗和预测预后提供依据。

对Ⅲ期乳腺癌，当然须综合治疗，虽然各种方法的组合和顺序还在探索之中，但目前经验显示，术前先行新辅助化疗已为大家认可。新辅助化疗可使60%～90%的原发瘤缩小，甚至20%～30%可达到病理完全缓解，利于彻底切除。手术原则是将癌灶彻底切除，一般应采用仿根治术，少数难以切除干净者也可行传统根治术。对新辅助化疗效果好，患者有保乳要求时，也可行保乳治疗，但目前该方面经验不多，选择病例须谨慎，外科、病理科、放射科、放疗科和化疗科应密切协作完成。尤其新辅助化疗后肿瘤缩小时，要在影像引导下对肿瘤范围作标记，置入放射线不能穿透的金属夹等，以免手术盲目，切除目标不准。Ⅲ期乳腺癌新辅助化疗后的保乳治疗要求的标准与常规保乳治疗相同。在美国MD. Anderson癌症中心，经严格选择病例，有20%～35%的ⅢB和局限型Ⅳ期、50% ⅢA和60%ⅡB期乳腺癌据经验行了保乳术。对于术后乳房重建要求者，建议在完成放、化疗后Ⅱ期手术重建。术后内分泌治疗按常规进行。MD. Anderson中心按上述原则综合治疗后，ⅢA和ⅢB期乳腺癌的5年总生存率分别为79%和44%，而且是在尚无紫杉类药和系统内分泌治疗前的结果，现在随着各种治疗手段的改进，疗效可能还会有所提高。所以，对Ⅲ期乳腺癌应以积极态度对待。

（方志沂）

## 第五节　乳腺癌保乳治疗

早期乳腺癌（Ⅰ、Ⅱ期）是否须行改良根治术或全乳切除是近30多年争论的焦点。随着人们对乳腺癌生物学特性的深入研究，乳腺癌是一全身性疾病已达共识，局部无止境扩大切除范围无助于改善预后。这一概念性的改变，对百余年来Halsted传统观念提出了挑战，也揭示了乳腺癌保乳治疗的生物学基础。此外，乳腺癌放射生物学的发展，放疗设备的完善，放射技术的改进，加速了保乳治疗的发展。经过30年的完善与发展，人们不但回顾总结资料，更重要的是设计前瞻性随机研究，特别是多中心前瞻性随机对比研究，如意大利的Milan、美国的NASABP、国立癌症研究所（National Cancer Institute，NCI）、法国的Gustave-Roussy、丹麦的Danish等。经过长期的多中心随机分组研究，得出了早期乳腺癌保乳治疗的效果与Halsted经典根治术相同的结论，充分证实早期乳腺癌（Ⅰ、Ⅱ期）保乳术联合放射治疗的合理性、可行性与安全性，在西方国家已成为早期乳腺癌常规治疗方法。

早期乳腺癌功能保全性手术联合放疗的综合治疗日趋成熟。美国早期乳腺癌保乳率已达70%～80%，日本、香港达50%以上，法国保乳率占各期乳腺癌手术的50%，我国在这方面工作开展较晚，保乳率不足5%，专科医院较高，北京大学临床肿瘤学院乳腺癌防治中心2004年保乳率达40%。相信随着临床经验的积累，时间的推移，这一疗法会更加完美。综观其发展方向，一是保乳范围进一步扩大，从近年发表的文献看有从早期乳腺癌向局部晚期乳腺癌扩大的趋势，尤其是新辅助化疗后降低分期的患者；二是治疗方案和技术更加精炼、安全、有效，尤其是前哨淋巴结技术在临床的应用，可望减少腋淋巴结清扫的盲目性，做到有的放矢，进一步提高生活质量。

## 一、保乳治疗的可行性研究

### （一）乳腺癌生物学特性研究

乳腺癌的现代外科治疗开始于根治术的普及，手术的局部控制效果满意，病人的近期生存机会也有了相当的保证。但随着时间的推移，人们逐渐认识到病人的生存机会远没有达到人们预想的水平。1940～1943年，美国纽约纪念医院一共收治了1 640例乳腺癌，在行根治术的1 458例病人中，只有13%达到了30年无复发生存，57%死于乳腺癌，24%死于其他原因，6%的病人失访。显然，从治愈乳腺癌这一角度看，根治术在很大程度上是失败的。起初，人们把根治术的失败原因归于相关引流淋巴组织的切除不够彻底，于是又探索了在根治术实施同时一并将内乳淋巴结清扫的扩大根治术。遗憾的是，虽然有一些非随机性研究曾经提示扩大根治术可能会使一部分病人的生存率略微提高，但更加严格和更具说服力的前瞻性随机对照研究却发现，这种更大范围的切除实际上既不能进一步降低复发率，也不能改善生存率。

美国学者Fisher认为，乳腺癌从一开始就是一种全身性的疾病，区域淋巴结具有重要的生物学免疫作用，但不是癌细胞滤过的屏障，癌的血行播散更重要。这一观念的提出，改变并取代了Halsted把乳腺癌视为局部疾病，区域淋巴结具有区域屏障作用，血行播散不是乳腺癌播散的主要途径，仅在病程的晚期才出现的经典理论，为乳腺癌外科缩小乳房的切除范围提供了理论依据。

保乳治疗的最大理论障碍是乳腺癌的多中心性问题。多项研究报道的多中心性乳腺癌的比例少则接近10%，多则要超过70%。如此高比例的多灶性问题意味着保留乳房就可能遗留相当数量的病灶，这很可能成为日后复发的隐患。这一问题的解决取决于多中心性病灶的分布情况的研究和辅助性放疗的局部控制效果：①关于多中心性病灶的分布。Holland等对根治性手术以后的乳房标本进行了系统的研究发现，只有39%的病人确实只存在1个乳腺癌病灶，有20%的病人在临床病灶旁2cm内可以找到其他病灶，余下41%的人在距离临床病灶2cm之外可以找到癌灶，后者中2/3只有导管内癌，而其余1/3则同时含有导管内癌和浸润癌。Holland等又发现多灶性亚临床病灶（指病灶距原临床病灶的距离近，经常位于原临床肿块附近或同一象限内）的发生机会比多中心性病灶的发生机会要大得多，但不同病人发生多灶性病灶的机会和程度也相差很大，有的病人只有很局限的多灶性病灶，而有的病人则存在很广泛的多灶性导管内癌。曾经有人报道过只进行局部手术而不加放疗的治疗结果，发现病人出现乳房内复发时，复发灶既可以在原肿瘤所在位置附近，也可以在远离原病灶的部位。这些研究都说明或提示乳腺癌亚临床多灶性、多中心病灶的普遍性，并且说明这些多发病灶是有生物学意义的，在临床处理中必须考虑到这些病灶的潜在危害性。目前已经很清楚，在我们常规手术范围以外的很多部位，都可能存在这样的病灶。必须指出这些亚临床病灶的存在既非保守性局部治疗方法的禁忌，也非扩大局部切除范围的依据。乳腺癌综合治疗就是针对这些亚临床病灶的；②关于放射性治疗的局部控制效果。临床经验说明，根治性手术以后应用辅助放疗可以显著降低胸壁、腋窝等处的局部复发危险。这说明放疗可以在相当程度上消灭亚临床的局部病灶。保乳手术之后所残留的亚临床病灶也同样可以应用辅助放疗来控制。把放疗应用于保留乳房病人的常识早在20世纪20年代就已经开始了。1924年伦敦的外科医生 Geoffrey Keynes、1929年后多伦多的放疗医生 Vera Peters、法国的 Baclesse 和芬兰的 Mustakallio 等人也曾在保留部分乳房的手术后进行放疗。这些早期研究的结果都非常令人鼓舞。其中 Keynes 和 Peters 等的研究还把保乳治疗与同时期、同病期病人的根治性手术进行了比较，证明病人的生存率并没有差别。

放疗设备的逐渐改进为保乳治疗的满意实施进一步奠定了基础。人们进行了大规模的前瞻性随机对照研究，明确了在保乳治疗中放疗的价值，也明确了改良根治术与保乳治疗的等效性。目前人们已经明确，放疗对亚临床病灶的有效控制是保乳治疗能够得以实施并获得与根治性手术相似的局部控制效果的重要保证。

**（二）临床研究**

根治手术曾经被称为乳腺癌治疗的标准术式，因此，要证明保乳手术加辅助放疗可以获得与其同样的疗效，就必须进行比较大规模的前瞻性随机对照研究才能充分证实保乳治疗的合理性与安全性。

1. 单中心前瞻性随机临床研究

继回顾性研究之后，在欧洲、加拿大和美国开展了很多单中心的前瞻性随机对照研究，对比了保乳手术和根治术的疗效。到了20世纪70年代，已经有很多上百例的研究证实了保乳治疗的优异设想。到2003年，这种单中心的大规模研究已经有几千组，均证明保乳治疗可以获得与根治术相同的效果，从而进一步支持回顾性研究的结论。然而，单中心研究可能存在选择偏倚，使更易治疗的病人进入肿瘤切除组而产生这种疗法比较成熟的假象。人们开始对这一结论提出质疑。而评价这种疗法唯一科学、合理的方法是将其共同标准疗法进行多中心、随机相对照研究。

2. 多中心前瞻性随机临床研究

多中心研究是目前国际上最推崇的，最能为现代医学所认可的资料来源。目前保乳治疗已有6项“经典”研究资料，他们设计规范，随访时间长，统计分析科学合理。该组研究一致证明，保乳治疗后病人的5年、10年、15年无复发生存率与根治式手术没有差别。此外，早期乳腺癌试验人员协作组（Early Breast Cancer Trialists' Collaborative Group，EBCTCG）还于1995年发表过1项荟萃分析，综合9项随机对照研究的资料，统计表明接受保乳治疗的2 468例乳腺癌病人中共有565例死亡，病死率为22.9%；而接受全乳切除的2 423例乳腺癌中有555例死亡，病死率同样是22.9%。另外，从这些研究中保乳治疗和全乳切除后病人的生存曲线可以看出，在随访的全过程中，保留乳房组和全乳切除组病人的生存情况始终没有出现偏离的趋势。因此，可以十分有把握地预测，保留乳房和根治性手术治疗后病人的15年以上无复发生存率和总生存率仍将长期保持一致。

表 8-5-1 8 项应用手术加放疗进行保乳治疗的单中心研究结果

| 作者 | 病例数 | 研究时间（年） | 乳房内 10 年复发率（%） |
| --- | --- | --- | --- |
| Ayme 等 | 1 775 | 1960～1982 | 13 |
| Gage 等 | 1 628 | 1968～1986 | 13 |
| Haffty 等 | 973 | 1970～1989 | 16 |
| Grosse 等 | 3 072 | 1972～1995 | 10 |
| Kini 等 | 400 | 1980～1987 | 10 |
| Mansfield 等 | 1 070 | 1982～1994 | 14 |
| Heimann 等 | 869 | 1984～1994 | 3（5 年复发率） |
| Pierce 等 | 429 | 1984～1995 | 11 |

表 8-5-2 6 项肿块切除加放疗与全乳切除的随机对照研究结果

| 作者（或单位） | 病例数 | 肿瘤最大径（cm） | 随访时间（年） | 生存率（%） | | 局部复发率（%） | |
| --- | --- | --- | --- | --- | --- | --- | --- |
| | | | | 肿块切除 | 全乳切除 | 肿块切除 | 全乳切除 |
| NSABP B-06 | 1 217 | 4 | 12 | 63 | 59 | 10 | 8 |
| Institute Gustave-Roussy | 179 | 2 | 15 | 73 | 65 | 9 | 14 |
| Milan Ⅰ | 701 | 2 | 18 | 65 | 65 | 7 | 4 |
| EORTC | 874 | 5 | 8 | 54 | 61 | 17 | 14 |
| Danish | 618 | 5 | 6 | 79 | 82 | 3 | 4 |
| NCI | 237 | 5 | 10 | 77 | 75 | 19 | 6 |

## 二、乳腺癌保乳治疗的适应证与禁忌证

### （一）适应证

保乳治疗主要应用于 0 期的导管内癌和早期（Ⅰ、Ⅱ期）浸润性乳腺癌。这些病人只要没有禁忌证，就都可以视为保留乳房的适应证。另外，保乳治疗还可用于新辅助化疗后取得满意效果的局部晚期乳腺癌。对于年老体弱、合并其他疾病不能耐受根治性手术的病人，在可能的情况下，可考虑进行比较保守的手术治疗，包括保乳治疗。

### （二）禁忌证

保留乳房的禁忌证与保乳治疗的基本要求有直接的关系。凡不能同时满足下列 3 方面要求者不考虑保乳手术：①切净任何可疑病灶；②保证可接受的外观；③能够进行放疗。具体上早期保留乳房的禁忌证主要包括：①多中心性乳腺癌或分布比较广泛的多灶性乳腺癌。这些乳腺癌由于病灶分布广泛，很难保证切除的彻底性并获得可以接受的外观；②钼靶 X 线片上有弥散分布的恶性的钙化点或可以恶性的钙化点。实际与上述多中心性或广泛的多灶性乳腺癌有相似之处；③再次手术切除仍不能保证切缘没有癌残留，包括切缘肯定有癌残留和不能确定是否有癌残留；④病变的乳房或胸壁曾经进行过放疗；⑤已经怀孕并且在近期不能终止妊娠的妇女也不宜进行保乳治疗，旨在避免胎儿受到放射线的损伤。但假如病人可以在放疗前终止妊娠，那么保乳治疗就不是禁忌；⑥有结缔组织疾病的妇女，尤其是有硬皮病的妇女放疗的耐受性也比较差，保乳治疗也要谨慎；⑦肿瘤最大径超过 5cm 者一般也不考虑

保乳治疗。乳房比较小的妇女即便肿瘤没有达到这样大小也不适合保留乳房。在肿瘤相对较大而乳房相对较小时，保乳手术后很难保证有可接受的外观；⑧因为经济条件、设备、就医不便等原因不能同时满足保乳治疗的基本要求的病人，也不宜保留乳房。

从上述保乳治疗的禁忌证中可以看出：计划保乳的病人未必都能按计划保留乳房，而可能在术中临时决定改行改良根治术。术前对病人进行合理评估以发现不适合保乳治疗的各种因素，并准确把握保乳治疗手术的切除范围是非常重要的。

## 三、特殊类型乳腺癌保乳治疗

### （一）乳腺导管内癌

由于多数导管内癌临床上触及不到肿块，故确诊率很低。20 世纪 70 年代前，导管原位癌一直是一种乳腺少见病，多数临床医师将其按普通乳腺癌处理。

关于导管内癌的治疗选择一直存在争议，因为除非发展成浸润性癌，导管内癌并不是威胁生命的疾病。既往对导管内癌的治疗较为激进，全乳腺切除术成为 1985～1992 年这一时期导管内癌的主要治疗术式。

保乳手术在浸润性乳腺癌应用的成功，促使人们考虑将此术式用于导管内癌病例。但由于导管内癌的多中心性，其保乳治疗一直存在争议，从而限制其开展。临床实践证明并非全部导管原位癌均适合保乳手术，因此确定适合此术式的适应证及相应的指标就显得尤为重要。Silverstein 等将 333 例导管内癌行单纯局部切除或局部切除加放疗的患者，根据 VNPI 分数分成 3 个不同的复发危险组（3～4 分，5～7 分和 8～9 分），平均随访 70 个月，结果 8 年实际局部无复发生存率分别为 97%、77%和 20%。对于 VNPI3～4 分的低危患者，肿瘤局部切除后用与不用放疗的 8 年无复发生存率相似，不放疗的复发率很低，中位随 79 个月，复发率仅 2%；VNPI 5～7 分的患者，接受放疗组的无复发生存率高于未放疗组（85%比 68%，$P=0.017$）；VNPI 8～9 分的患者，不放疗组 8 年局部复发率达 60%。Silverstein 等认为：手术后辅助放疗仅对中间一组病例有益；低危组预后良好，放疗获益程度很小；高危组即使应用辅助放疗，局部复发率仍然很高，只有 30%的病例可获长期局部控制。

Van Nuys 的资料提示：对某些导管内癌，外科治疗本身即可治愈。低 VNPI 积分（3～4 分）者可选择单纯局部切除术，局部复发率仅为 3%～4%；手术后辅助放疗推荐用于积分中等（5～7 分）的肿瘤，可使长期局部复发率由 32%降至 15%；对于高积分（8～9 分）肿瘤，选择全乳腺切除为宜。

Hillner 等于 1996 年报道了导管内癌行全乳腺切除、单纯局部切除和局部切除加放疗 3 种方法的治疗结果，10 年实际生存率为 92%、91%和 90%，20 年为 74%、72%和 68%。全乳腺切除的 10 年平均生存期比保乳手术只增加 10～27 天，实际上这种生存差异可以忽略。虽然全乳腺切除术的局部复发率低于 5%，但能导致患者生活质量下降；因此，合理选择全乳腺切除的适应证十分重要，尤其是在如今浸润性乳腺癌保乳率不断增加的时代。Bordeleau 等研究认为：全乳腺切除只在 10 年局部复发危险大于 15%的病例才适合。适宜的治疗应考虑个体局部复发危险以及全乳腺切除对患者生活质量的影响，当 10 年局部复发危险低于 15%时适于选择保乳手术。1999 年 3 月美国费城召开乳腺导管内癌共识会议，一致认为导管内癌的治疗目标是保留乳房并保持理想的外形以及降低浸润性乳腺癌或原位癌的复发危险。某些病例适宜全乳腺切除，但大多数病例适于做保乳手术。尽管以保留乳房为目标，仍有 25%的病例需要行全乳腺切除。

腋窝淋巴结清扫：目前资料证实，真正导管内癌病变的腋窝淋巴结转移率为 0～2%，故无需行腋窝淋巴结清扫。令人遗憾的是，许多患导管内癌女性在接受治疗时仍接受了腋窝淋巴结清扫。美国国家肿瘤数据库统计，尽管 1986 年以后导管内癌患者行腋窝淋巴结清扫的数量在下降，1996 年单纯导管内癌病例腋窝淋巴结清扫的比例为 27.8%，而 Winchester 等的统计达 40%。

虽然导管内癌病变中有隐匿性浸润性乳腺癌转移至腋窝淋巴结的危险，但发生几率很低，所以不应常规清扫腋窝。对行全乳腺切除的病例，位于腋尾部的淋巴结可能被切除，但进一步的腋窝淋巴结清扫实无必要。

前哨淋巴结活检术（sentinel lymph node biopsy，SLNB）对于乳腺导管内癌只在临床试验中应用。

导管内癌无行辅助细胞毒物化疗的指征。如果是行全乳腺切除的病例，标本中发现了浸润性癌，应该按同样大小的Ⅰ期浸润性乳腺癌处理。

TAM 用于哪组病例最为合适，目前尚无良好的能够精确预测获益程度的标准。一项随机临床试验发现，每天 20mgTAM，连用 5 年，能够降低导管内癌局部切除加放疗后的浸润性乳腺癌的发生率。但在整个研究过程中，并未观察到总的生存益处。

导管内癌行保乳手术后复发的治疗：如果复发为浸润性癌，应按同期浸润性癌处理；但如果复发仍为导管内癌，可根据首次治疗的情况选择局部再切除、再切除后加放疗或全乳腺切除等不同的治疗方式；如果首次治疗已行放疗，即使复发只有导管内癌，常用的治疗选择也是全乳腺切除。

**（二）乳晕下肿瘤**

由于乳晕下肿瘤易累及乳头乳晕区（nipple areola complex，NAC）加之 NAC 后美容效果差，过去常认为保乳手术的禁忌。

1995 年，耶鲁大学 New Haven 医院的 Haffty 等报道 98 例距离 NAC2cm 以内的早期乳腺癌行保乳手术加放疗的结果，其中 10 例切除 NAC，88 例保留 NAC，平均随访 9 年 3 个月，局部复发仅 6 例；与距离 NAC2cm 以外的肿瘤相比，10 年实际生存率、无乳腺复发生存率和无远处复发生存率均无差异。

1998 年，日本学者 Ogawa 等报道 26 例 NAC 乳腺癌，先行 CAF（环磷酰胺、多柔比星、氟尿嘧啶）方案化疗 2～4 个周期，术后放疗加 TAM 治疗，手术切缘阳性 8 例，切缘近 6 例，2 例不明，10 例切缘阴性。平均随访 47 个月，全部病例无复发。

2000 年，Gajdos 等分析 95 例乳晕下肿瘤，33 例行全乳切除，62 例行保乳手术。多变量分析只有 NAC 的临床浸润和术后放疗与保乳术后局部复发有关。因此，只要无临床可见的直接浸润，如皮肤变硬、皮肤固定、乳头回缩、表面溃疡等，且术后常规给予放疗，乳晕下肿瘤亦可成功施行保乳手术。

但对此也有不同认识。美国 M. D. Anderson 肿瘤中心的 Laronga 等对 286 例乳腺切除标本分析是否存在 NAC 的隐性病理学浸润，结果只有 5.6%存在隐性浸润，但 68.8%的 NAC 有浸润的病例为乳晕下或多中心病变。提示乳晕下肿瘤的保乳治疗应慎重，必要时应切除整个乳头、乳晕区皮肤及皮下组织。

**（三）乳头佩吉特病**

乳头佩吉特（Paget）病是一种生物学行为较好的恶性疾病，占全部乳腺癌的2%～3%，以乳头皮肤腺癌细胞浸润为特征，导致乳头乳晕区湿疹样渗出。大多数病例为导管内癌，临床检查无可触及肿块。Bijker 等报道 1987～1998 年欧洲癌症研究与治疗组织（EORTC）10873 试验入组 61 例乳头佩吉特病行保乳手术的结果，其中 97%未触及肿块，93%乳晕下有导管内癌，手术包括乳头乳晕区的锥形切除，四周切缘阴性，手术后全乳外照射 50Gy。经平均随访 6 年 4 个月，5 年局部复发率仅为 5.2%。

但 2002 年英国学者 Kothari 等的报道与以上结果完全相反。文献回顾分析了 70 例临床确诊的乳头佩吉特病，1/3 触及肿块，58%有浸润性癌，病变范围常较广泛，局限于乳晕后者仅占 25%，43%的病例乳房 X 线照相低估病变的范围。96.5%导管内癌病例细胞核分级高，100%浸润性癌为高分级核，83%的病例存在 c-erbB-2 基因过表达。乳头佩吉特病的预后明显差于其他类型的对照组。该研究的结果认为：乳头佩吉特病常病变广泛，乳头乳晕区的锥形切除会造成 75%的病例切除不彻底，加之预后不佳，局部治疗应更为积极。

对乳头佩吉特病的研究为何会出现截然不同的结果有待更为深入的研究，可能与病例选择差异和地域发病差异有关。

**（四）乳腺癌伴乳头溢液**

乳头溢液是乳腺癌的常见症状之一，常伴有导管内癌。Obedian 等研究 1970～1990 年 1 097例乳腺癌保乳手术，其中 17 例为初诊时伴有乳头溢液。发现乳腺癌伴乳头溢液与不伴乳头溢液相比，出现导管内癌的几率高（7.3%比 1.2%），40 岁以下患者比例高（35%比 12%），经平均 12 年随访，10 年无复发生存率只有 50%（无溢液者为 86%）。乳腺癌伴乳头溢液者保留乳头乳晕区的局部复发率为 42%，非保留者为 20%。因此，伴乳头溢液的乳腺癌不适于保乳手术，若行保乳手术，也宜切除乳头乳晕。

**（五）老年人的保乳**

实际上，保乳手术并不存在年龄的限制，年龄越大，保乳手术后局部复发的机会越小。Deutsh 等对 47 例 80～89 岁的女性的 48 个乳腺癌进行局部切除（31 个）或局部切除加腋窝淋巴结清扫（17 个），均加术后放疗，其中 42 例浸润性癌，5 例导管内癌。经平均随访 43 个月，无一例局部复发。对于部分老年早期乳腺癌，缩小手术范围并不影响术后生存。1988～1993 年美国肿瘤监测、流行病学调查与最终结果（surveillance，epidemiology and end results，SEER）研究机构和 1991～1993 年 SEER 医疗资助机构（SEER-Medicare）的资料中，25 岁以上的早期乳腺癌行保乳手术过程中有 27%未行腋窝淋巴结清扫，其中 74%为 65 岁以上的老年患者。尽管总体上保乳手术行腋窝淋巴结清扫者比未行腋窝淋巴结清扫者的 7 年乳腺癌特异性死亡率低（危险比 HR=0.53）；但对老年病例，保乳手术行腋窝淋巴结清扫或术后放疗，与两种手段同时应用者相比生存率无差异，而既不腋清扫又不作术后放疗者生存率下降（HR=1.76）。Shah 等的报道也强调 65 岁以上的老年乳腺癌患者可行保乳手术，TAM 能进一步降低手术及放疗后的复发率。

乳腺癌的保乳治疗，除美容等心理因素的考虑之外，手术创伤小，对患者的打击小也十分重要，从这一点考虑保乳治疗更适于老年患者。

**（六）BRCA1/BRCA2 阳性乳腺癌的保乳**

遗传学检测 BRCA1/BRCA2 基因表达阳性的乳腺癌选择保乳手术应慎重，因为这些病例局部复发和对侧乳腺癌的发生率均较高。Haffty 等对 127 例 42 岁以前确诊的乳腺癌进行 BRCA1/BRCA2 全序列分析，证实 105 例为散发性乳腺癌，22 例为 BRCA1/BRCA2 突变的遗传性乳腺癌。全部病例均行局部切除加放疗，而未用 TAM 等药物。经 12 年随访，遗传性乳腺癌两侧乳房病变的发生率均明显高于散发性乳腺癌，且多数为第二原发癌。其中同侧乳腺癌（包括复发和新原发癌）的发生率分别为 49%和 21%（$P=0.007$），对侧乳腺癌的发生率分别为 42%和 9%（$P=0.001$）。因此，对于 BRCA1/BRCA2 基因突变的病例，及时应用 TAM 等化学预防性药物或许对保乳术后局部复发和双侧第二原发癌的预防有益，双侧乳房切除可能是更为合理的选择。

### （七）保乳术后局部复发再保乳

乳腺癌保乳手术后若出现局部复发，再手术的术式选择成为人们关注的焦点。一般而言，出于美容方面的考虑（再次保乳的美容效果可能欠佳）以及患者对再次复发的恐惧心理，大多数会选择全乳腺切除术；但对于某些有保乳要求且乳房较大的患者，再次保乳仍有可能。既往已行乳房放疗的患者也不应成为再次保乳的禁忌。美国匹兹堡大学医学院放射肿瘤中心的 Deutsch 报道：39 例乳腺癌保乳手术加全乳放疗后局部复发的患者，行复发灶局部切除并再次对手术区外照射 50Gy（分 25 次）。复发灶浸润性癌 31 例，原位癌 8 例，首次放疗结束至复发的时间为 16～291 个月（平均 63 个月）。结果全部病例对二次放疗均能很好耐受，除照射局部皮肤色素沉着之外，无后期并发症发生。经 1～180 个月（平均 51.5 个月）随访，76.9%的病例乳腺内无再复发，5 年总生存率和无病生存率分别为 77.9% 和 68.5%。

### （八）多原发乳腺癌的保乳

一般认为，2 个以上病灶的乳腺癌应列为保乳手术的禁忌证；然而对此不能一概而论。在保证切缘阴性的前提下，病灶间相距不远，切除后对乳房形状影响不大的病例仍可进行保乳治疗。美国得克萨斯大学西南医学中心报道 5 例肉眼多中心病变的乳腺癌行保乳手术加放疗，平均随访 76 个月，14 例（93%）无病生存，1 例死于远处转移，局部控制率为 100%。笔者亦对 2 例多中心乳腺癌行保乳治疗，目前分别随访 24 和 18 个月，局部无复发。

### （九）隐匿性乳腺癌的保乳

对于以同侧腋窝淋巴结转移为首发症状的隐匿性乳腺癌，既往的治疗均为全乳腺切除术，但常规病理检查大约 50%在乳腺内病理查不出任何原发病灶。隐匿性乳腺癌发病率很低、缺乏大宗病例研究，是否能行保乳治疗已有探索。最近，美国宾夕法尼亚大学报道 3 例隐匿性乳腺癌的保乳治疗体会，手术前乳房 X 线照相和 MRI 检查均未发现乳腺病变，手术只行腋窝淋巴结清扫，术后行局部放疗和全身化疗。经 3 年 7 个月随访，2 例无病生存，1 例对侧腋窝淋巴结转移。

### （十）局部进展期乳腺癌的保乳

局部进展期乳腺一直以根治手术为主，但 20 世纪 70 年代以来，人们注意到，局部晚期乳腺癌在术前化疗后其缓解可达 80%～90%，而临床完全缓解可达 15%～25%。其中 1/3 可获病理完全缓解。通过新辅助化疗可达“降期保乳”。在美国国家乳腺癌肠癌外科辅助治疗研究项目（NSABP）B－18 试验中，新辅助化疗使 22%的 T3 肿瘤可行保乳手术。NSABP B－27 试验中的保乳率略低于 B－18 试验，但 B－27 的肿瘤更大。密执根大学 Merajver 等报道 89 例临床Ⅲ期乳腺癌，保乳手术率低 28%。法国 Touboul 等报道 97 例临床Ⅱ～Ⅲ期乳腺癌经新辅助化疗保乳手术率达 62%。

2002 年，美国北卡罗来纳大学报道局部进展期乳腺癌新辅助化疗及保乳手术的长期结果令人鼓舞。该研究所选择的病例共 62 例，51 例（82%）为临床Ⅲ期（其中 34 例ⅢA 期，17 例ⅢB 期），3 例Ⅳ期，13 例炎性乳腺癌（T4d）。新辅助化疗方案，无论剂量和时间均为加强型（dose and time-intense），多柔比星 90mg/m$^2$，每周期 2 周半，连用 4 个周期。化疗后若肿瘤缩小至 4cm 以下可试行保乳手术。手术后 2～3 周开始强化 CMF 方案辅助化疗。结果临床完全缓解（cCR）为 22%，部分缓解（PR）为 62%，总有效率为 84%。除去 13 例炎性乳腺癌不考虑保乳外，在 49 例非炎性乳腺癌中，28 例（57%）患者符合保乳条件，22 例（45%）保乳成功。手术后病理学检查，9 例（15%）完全缓解（pCR），其中 6 例为保乳手术后。经平均70个月的随访观察，除去3例Ⅳ期患者，总局部复发率为14%，其中保乳手术为10%（2/21），改良根治手术为16%（6/38）；对侧乳腺癌发生率为12%（7/58），其中保乳手术1例，改良根治手术6例；远处转移率为32%，病死率为30%，全组5年总生存率为76%。非炎性乳腺癌保乳手术组5年总生存率高达96%，改良根治手术组5年总生存率为51%；12例炎性乳腺癌的5年总生存率达67%。尽管该项研究的病例数不多，但至少可以提示新辅助化疗对局部进展期乳腺癌的"降期保乳"作用。另外，该项研究中对炎性乳腺癌的良好效果，也为肿瘤医生治疗此型病变增强了信心。

新辅助化疗降期后如何确定合适的手术范围非常重要。Anderson 和 Milan 癌症研究所建议：①化疗前，患者应接受全面临床体检和钼靶摄片，以排除不宜行BCT的患者；②化疗前，乳房原发灶的范围应用纹身或钼靶引导下用细钢丝标记出来；③评价原发灶的缩小程度，不仅要靠仔细的体检，还有赖于钼靶摄片的监测，各项数据应记录在案；④对于原发灶缩小显著的患者，在1～2疗程化疗后，残留病灶也应予以标记，以利日后监测和术前定位；⑤患者术前应重新拍摄钼靶片，以最后评估保乳手术的可行性；⑥术中，手术医生应得到病理医生的配合，以力求切缘阴性；⑦切除的病灶标本应再次摄片，以力保切除的范围有足够的安全边界；⑧瘤床应放置金属标记物以利术后放疗定位和随访；⑨腋窝淋巴结的清扫取腋下切口为宜，有利于保持乳房较好的外观；⑩术式的选择不仅要考虑病灶的大小还要考虑到患乳能否有良好的外观。

## 四、保乳术后放射治疗

保乳术中，切除了主要的肿瘤灶和一定的安全边界，但乳房中仍有可能存在亚临床病灶和一些潜在可能发展为癌的病灶，这些会成为日后局部复发根源。术后全乳放射能降低局部的复发率已被世人公认。因此保乳术和放射治疗成为保乳治疗的经典模式。多项多中心前瞻性随机临床试验结果显示，对Ⅰ、Ⅱ期乳腺癌患者，这种治疗模式与传统的根治性治疗相比，两者的整体生存率和无病生存率均无统计学差异，且保乳治疗显著提高患者的生存质量。

乳腺癌保乳术后的放射治疗技术复杂。由于乳房的形态各异，胸壁外形不规则，照射部位涉及乳房与内乳区、锁骨上和腋窝3处区域淋巴结的衔接，因此照射野衔接面和照射野内的剂量分布不易控制。为保证保乳术后放射治疗的质量，根据剂量学基本原则的要求，保乳术后放射治疗须满足下列要求：①区域内的剂量分布应均匀，用楔形板和等效组织等技术使剂量变动的范围在±5%以内；②尽可能减少正常组织如肺、纵隔被照射的体积，保护诸如肱骨头、健侧乳房和心脏免于射线照射；③避免因相临照射野的重叠、交错所产生的高剂量区域，或因照射野间隔设置不当导致的低剂量区域；④剂量准确，射线能量选择要适当。摆位技术应简单，实用，重复性好；⑤尽可能在放疗前进行计算机治疗计划设计，提倡使用适形和调强放射治疗技术。

保乳术后放射治疗是有效减少肿瘤局部复发的治疗手段，照射的区域分为乳房和区域淋巴结两部分。乳房的照射野包括全乳切线野和瘤床局部照射野；区域淋巴结照射野包括内乳、锁骨上和腋窝照射野。

保乳术后全乳照射剂量为45～50Gy，4.5～5.5周完成，每日治疗1次，每周治疗5次，单次分割剂量为1.8～2.0Gy。

瘤床局部：手术切缘阴性者追加照射剂量为10～15Gy，切缘阳性者追加剂量应大于20Gy（包括外照射和组织间照射）。区域淋巴结引流区照射剂量为45～50Gy，4.5～5周完成。

早期乳腺癌区域淋巴结照射的指征存在争议。有 2 项前瞻性随机试验评价腋窝淋巴结转移患者保乳手术加区域淋巴结照射的作用并未显示无复发生存优势，但区域淋巴结复发率降低了。区域淋巴结照射通常只用于腋窝淋巴结转移≥4 枚的病例。Sauer 等对内乳区和锁骨上区照射的指征包括：①内侧和中央区肿瘤伴腋窝淋巴结转移；②腋窝淋巴结转移≥4 枚。因为内乳淋巴链深藏于肋骨和胸骨之下，很难触及，只有当转移达一定程度时，超声、CT、MRI 检查才能探知。腋窝淋巴结转移阳性时，25%～40%内乳淋巴链受侵。内乳淋巴链受侵也与肿瘤生长部位有关，对于腋窝淋巴结转移阴性患者，肿瘤在外象限、中央区和内象限出现内乳淋巴链转移的几率分别为 16%、47%和 31%；对于腋窝淋巴结转移阳性者，这一比例分别为 23%、49%和 54%。锁骨上淋巴结受侵的几率亦为 15%～40%，腋窝淋巴结转移≥4 枚或腋窝Ⅲ级淋巴结受侵是最直接的相关因素。

全乳切线照射 45～50Gy，单一中心轴等剂量分布，不进行组织密度矫正的乳腺癌保乳术后放射治疗局部控制率为 90%～95%，并发症少于 3%～5%，已被公认为行之有效的治疗方案。为了减少正常组织尤其是肺、心脏的放射不良反应，一些新技术已开始用于保乳术后的放射治疗。其中三维适形和调强放疗已用于临床，并显示其优越性。其应用方式包括光子束多个野调强治疗、电子束配合光子束调强、瘤床同步补量等。

用调强放疗技术行全乳照射，可以显著提高剂量的均匀性。Larry 对比了多叶光栅调强和楔形板技术的剂量分布发现：与楔形板技术比较，多叶光栅热点小，剂量均匀，靠近乳头剂量没有增加，腋窝、乳房下皱裂剂量有所提高，而又保持了相似的治疗体积范围。多叶光栅调强仅有 0.1%受到了 110%以上的处方剂量照射的治疗体积，而传统楔形板为 10%，最大脊梁点剂量从 125%降低到 105%左右。

## 五、保乳治疗后局部复发及其影响因素

### （一）局部复发

保乳治疗后乳房内的局部复发危险是人们关注的焦点。欧洲和北美洲的前瞻性随机对照研究一致证明，经长期的随访，根治性手术和保乳治疗后病人的局部复发机会并没有显著差别。必须指出的是，这些研究开始的时间相对都比较早，其治疗方法并没有目前这样规范合理，例如 NSABP B-06 的研究就只进行了全乳照射，而没有对瘤床进行加强照射。此后，保乳治疗又有了一些新的进展，比以前更加规范，局部复发率也可能降低。

NSABP B-06、Milan Ⅰ等 6 项多中心、前瞻性随机保乳治疗研究，随访 7～18 年的结果表明：保乳治疗后患侧乳房内的复发率为 3%～19%，而在对比研究中，改良根治术局部复发率也达到 4%～14%。非随机对照研究也发现，Ⅰ、Ⅱ期乳腺癌，改良根治术后的 10 年局部复发率一般也达到 8%～19%，与保乳治疗基本没有差别。不过，两者局部复发的时间有一定差别，根治性手术后的局部复发主要集中在术后前 3 年，而保乳治疗后的局部复发则会以很稳定的发生率持续发生于长达 20 年的随访时间内，这种稳定的发生率大约为每年 1%。Kurtz 曾经对保留乳房病人进行长达 20 年的随访观察，应用当时的治疗技术，乳房内的复发率在 5 年时为 7%，10 年时为 14%，20 年时为 20%。一些新的研究证实，在妥善应用合理的局部和全身治疗的情况下，有些保留乳房病人的局部复发率甚至可以控制在每年 0.4%以内。

保乳治疗后的乳房内复发既可以在原癌肿附近，也可以远离这一部位。理论上讲，这两种复发有所不同：前者更可能是真正的复发，可能是原有亚临床病灶生长的结果，而后者则更可能是既往根本不存在的新发癌灶。如果把这两个部位的“复发”分别进行统计，就会看

到这两种“复发”分别有其自身的规律。Gage 等总结了 1628 例 I、II 期乳腺癌的资料。这些病人都接受了肿物切除加放疗，并且随访了近 10 年。研究发现，原发灶附近的年复发率在治疗后 2～7 年时为 1.3%～1.8%，10 年时降为 0.4%；而其他部位的年“复发”率在第 8 年时降到 0.7%，此后则保持不变。还有人发现，保乳治疗后 5 年内的所有复发中只有 19%在远离原发灶的部位，而在 5 年之后的复发则有 32%在远离原发灶的部位。目前认为，保乳治疗若干年后，患侧乳房内远离原发灶部位的复发率与对侧乳腺癌的发生率基本相同，并且二者的治疗结局也有相似之处。另外，这也提示全乳放疗只能控制已经存在的多中心性病灶，而不能防止以后新癌的产生。这其实同不能用放疗预防正常乳腺发生癌是一个道理。

**（二）影响局部复发的因素**

研究显示保乳治疗后多种因素均可影响局部复发，正确认识这些高危因素，合理选择治疗方法，可望将局部复发危险降至最低。

1. 年龄

尽管年轻患者对保乳手术的渴求更为强烈，但多数研究认为年龄越小局部复发的机会越大。M. D. Anderson 的 Mirza 等报道1 153例临床Ⅰ、Ⅱ期乳腺癌行保乳手术，将患者分成 50 岁以下和 51 岁以上两组，中位随访 9 年，50 岁以下组的局部复发率是 50 岁以上组的 4 倍（$P<0.001$）。Arriagada 等对 717 例肿瘤直径在 2.5cm 以下的浸润性乳腺癌行保乳治疗，经 20 年随访观察，40 岁以下年轻患者的局部复发率也高于年龄大的患者，说明年轻人发生的乳腺癌生物学行为与老年人存在差异。欧洲癌症研究与治疗组织（EORTC）的乳腺癌协作组和丹麦乳腺癌协作组（DBCCG）始于 20 世纪 80 年代初期的两项随机试验研究——EORTC10801 和 DBCG-82TM，目的是比较Ⅰ、Ⅱ期乳腺癌行全乳切除和保乳手术后局部复发和远处转移危险因子的差异。两项研究共入组1 772例患者，其中 80%患者肿瘤直径为 2.1～5.0cm，中位随访 13 年 4 个月，结果显示两种术式的远处转移率无显著性差异，而 35 岁以下患者保乳手术后局部复发危险是 60 岁以上患者的 9.24 倍。

2. 基因异常

BRCA1 和 BRCA2 基因突变携带者患乳腺癌的危险很高，BRCA1 和 BRCA2 基因突变携带者往往有明显的乳腺癌家族史，且发病年龄比较早，倾向于双侧发病。有研究曾经对 201 例 36 岁以内年轻乳腺癌的预后进行过统计，其中有乳腺癌家族史的病人 5 年局部复发率为 3%，对侧乳腺癌的发生率为 14%；而没有家族史的病人 5 年局部复发率为 14%，对侧乳腺癌发生率为 3%。在多因素分析中，乳腺癌家族史的病人局部复发的相对危险只有 0.2，而对侧乳腺癌的相对危险则高达 5.7，后者统计学上有显著意义。BRCA1 和 BRCA2 基因突变携带者在其他方面的治疗结局与普通病人并没有差别，包括对放疗的反应性、治疗后的外观等。临床研究发现，BRCA1 和 BRCA2 基因突变携带者的乳腺癌往往没有 EIC，这也许就是其患侧乳房内复发机会比较少的原因。

3. 肿瘤大小与腋窝淋巴结状态

肿瘤大小也是影响乳腺癌保乳手术后复发的预后因素之一。一些研究发现，组织学检查肿瘤直径大于 2cm 的患者局部复发的危险增加，术后不做放射治疗的患者更为明显。Fisher 等的研究认为：肿瘤直径大于 5cm 是Ⅱ、Ⅲ期腋窝淋巴结阳性乳腺癌唯一的局部复发危险因素。Mirza 等也发现肿瘤大小是发生局部复发危险的独立因素，他们将肿瘤以直径 1.5cm 划分为 2 组，结果 1.5cm 以上组的局部复发危险是 1.5cm 以下组的 2 倍。美国肿瘤监测、流行病调查及最终结果研究机构（SEER）总结 1977～1982 年24 740例乳腺癌资料，发现肿瘤体积和腋窝淋巴结转移阳性与生存率呈线性负相关。Kokubo 等研究发现：腋窝淋巴结转移的数目对复发转移的影响也不同，无淋巴结转移者与 1～3 个淋巴结转移者的无复发生存率无差异，4 个以上淋巴结转移者的无复发生存率明显低于 1～3 个淋巴结转移者（$P<0.001$），9 个以上淋巴结转移者的无复发生存率明显低于 4～8 个淋巴结转移者（$P<0.02$），4 组病例的 5 年无复发生存率分别为 95.2%、94.5%、76.5%和 38.9%。EORTC10801 和 DBCG－82 TM 研究中，腋窝淋巴结转移并未使保乳手术和全乳腺切除手术的局部复发率增加，这可能与全身治疗的应用有关。

4. *切缘状态和广泛导管内癌成分*

保乳手术后切缘状态对术后复发的影响存在争议，但多数研究发现切缘阳性病例局部复发率高。切缘阳性的发生率又与肿瘤本身的特征有关，有研究证明广泛导管内癌成分（extensive intraductal component，EIC）与切缘阳性有关。美国国家乳腺癌肠癌外科辅助治疗研究项目（NSABBP）的研究发现：年龄、淋巴结状态和肿瘤大小均与切缘阳性有关。在日本学者 Kato 等的研究中，全部病理切缘阳性的病例均含有 EIC。Schnitt 等报道切缘阴性病例 5 年实际复发为 0，而切缘广泛阳性者为 21%。Kokubo 等报道 928 例乳腺癌行保乳手术，包括Ⅱb～Ⅲb 期病例 125 例，中位随访 52 个月，5 年总生存率和无复发生存率分别为 97.8%和 91.5%；局部复发 20 例，复发时间 7～86 个月，平均 53 个月，其中初次治疗切缘阴性者 9 例，切缘近 7 例，切缘阳性 4 例。5 年局部控制率在切缘阴性、切缘近和切缘阳性 3 组病例中分别为 98.9%、96.6%和 92.2%，切缘近或阳性组与阴性组比较有显著性差异（$P<0.005$）。德国 Schuck 等报道：400 例保乳手术 5 年局部控制率在切缘阴性组为 92.7%，阳性组为 76.4%（$P=0.01$）；86.6%的局部复发与原发灶在同一象限；瘤床追加放疗 10Gy 亦未能减少局部复发。Park 等的研究随访 8 年，切缘近和阴性者局部复发率为 7%，切缘广泛阳性者为 27%，切缘局灶性阳性者为 14%。Chan 等将切缘与肿瘤的距离分为≤1mm、1.1～5mm、5.1～10mm 和 10.1～40mm 4 组，4 年随访结果发现，第一组的局部复发率为 37.9%，其他 3 组为 4.5%～7.1%。2002 年 DiBiase 等也报道 733 例Ⅰ、Ⅱ期乳腺癌行局部切除加放疗，行切缘检查者其中 509 例切缘阴性，132 例切缘阳性。中位随访 52 个月，5 年、10 年局部控制率在切缘阴性组分别为 94%和 88%，切缘阳性组分别为 85%和 67%（$P=0.001$）；5 年、10 年无复发生存率在切缘阴性组分别为 91%和 82%，切缘阳性组分别为 76%和 71%（$P=0.001$）；5 年、10 年总生存率在切缘阴性组分别为 95%和 90%，切缘阳性组分别为 86%和 79%（$P=0.008$）。增加放疗剂量（>65Gy）并不能改善局部控制率（$P=0.776$）。以上研究表明：切缘近与局部复发直接相关，放疗不能弥补这一不足。

EIC 也对保乳手术后的局部复发构成威胁。在 EORTC10801 和 DBCG－82 TM 试验中，浸润性导管癌伴 EIC 患者行保乳手术后的局部复发危险为不含 EIC 患者的 2.52 倍，10 年实际局部复发率分别为 21%和 9%。但这 2 项研究未显示保乳手术的切缘状态对局部复发的影响。费城 Fox Chase 肿瘤中心报道的 912 例乳腺癌保乳治疗病例，对于 55 岁以下患者，EIC 成为重要的局部复发影响因素。35 岁以下，EIC 和切缘均为阴性者的 10 年局部复发率仅为 3%；而 EIC 和切缘阳性者的 10 年局部复发率高达 34%。EIC 常代表乳腺内导管内癌的残留。有研究显示：如果保乳手术切缘阴性，尽管标本内含有 EIC，也不影响局部复发。因此，含有 EIC 的病例需要更为广泛的切除。

5. *放疗与局部复发*

放射治疗可以破坏残留的亚临床病灶，多数研究证明放射治疗可以降低乳腺癌保乳手术后的局部复发率。Fisher 等报道 NSABP 的研究结果，随访 5 年的局部复发率在放疗组为

7.7%，非放疗组为 27.9%。NSABP B-06 试验开始于 1976 年，结束于 1984 年，入组 2 163例直径 4cm 以下的浸润性乳腺癌。经平均 20 年随访，局部复发率在保乳手术后接受放疗组为 14.3%，未接受放疗组为 39.2%（$P<0.001$）。这种放疗益处独立于淋巴结状态。在腋窝淋巴结转移阴性病例中，接受术后放疗组局部复发率为 17.2%，未接受术后放疗组局部复发率为 36.2%（$P<0.001$）；在腋窝淋巴结转移阳性病例中，接受术后放疗组局部复发率为 8.8%，未接受术后放疗组局部复发率为 44.2%（$P<0.001$）。未接受术后放疗的局部复发主要在手术后 5 年之内，占 73.2%；而在接受术后放疗病例为 39.7%。

不同的放疗技术可能影响乳腺癌的复发转移，也可能给患者带来长期放疗副作用的影响。每周少于 8Gy，延长总的治疗时间，局部复发率为 26%～30%。切缘阳性病例瘤床遗漏追加照射，局部复发率为 30%。对切缘阴性患者，常规瘤床追加照射并不能明显降低复发危险。但 Romestaing 等的研究显示：对肿瘤直径 3cm 以下且切缘阴性病例，瘤床追加照射能够获益，5 年局部复发率在照射组为 3.6%，未照射组局部复发率为 4.5%；随访至 8 年时，未照射组为 21.0%，而照射组仅为 5.0%。Fodor 对 415 例保乳手术进行 10 年随访，局部复发率在非放疗组为 36.6%，放疗组为 9.1%，且放疗可延长复发间隔 20 个月。

随机试验均显示保乳手术后放疗能明显降低局部复发率。如果肿瘤已完全切除，剩余乳腺组织很少或无额外恶性病灶时，不加放疗，其局部复发率也较低。然而有病理研究显示，虽然切缘阴性，残留乳腺内大约 25%～30%还有残余癌灶。Sauer 等报道对 1985～1989 年收治的乳腺癌行象限切除后加或不加放疗的前瞻性研究，185 例低危病例（肿瘤≤2cm，分化好，切缘阴性，无 EIC 及脉管浸润）若腋窝淋巴结转移阴性，不再进行任何治疗；若腋窝淋巴结转移阳性，加用化疗或他莫昔芬（tamoxifen，TAM）而不用放疗；93 例高危病例接受放疗，腋窝淋巴结转移阳性时还进行锁骨上和内乳区照射。中位随访 8 年，局部复发率低危组为 12%，高危组为 13%。年龄 35 岁以下的所谓“低危”病例（未行放疗），局部复发率高达 37%。德国乳腺癌研究组对 1992～1998 年 352 例低危病例（年龄>45 岁）进行保乳手术加 TAM 后加或不加放疗（包括淋巴引流区）的对比研究，中位随访 36 个月，局部复发在不放疗组为 13%，放疗组为 0。由于非放疗组的高复发率，该研究于 1998 年被迫停止。因此，单纯的保乳手术的局部的复发率高得难以接受。

6. 全身治疗与局部复发

几项研究显示，保乳手术后应用全身辅助化疗能够降低局部复发率。NSABP B-06 试验比较Ⅰ、Ⅱ期乳腺癌行全乳切除、肿瘤局部切除和局部切除加放疗，包括淋巴结转移阳性病例的辅助化疗，结果化疗使局部复发率显著降低。另一项 NSABP 试验显示化疗同样可使淋巴结转移阴性病例的局部复发率显著降低。Mirza 等的研究发现，辅助化疗可使早期乳腺癌保乳手术后局部复发率降低 80%。

一项 1984～1992 年的随机资料显示，5 年局部复发率先放疗组为 5%，先化疗组为 14%；而发生远处和区域转移者，先放疗组为 32%，先化疗组为 20%。影响局部复发的关键因素为肿瘤大小、有无 EIC 和切缘状态。对切缘阳性、切缘近或不清者，延迟放疗者局部复发率为 24%，而先放疗者为 5%；对切缘阴性者，延迟放疗未见局部复发率升高。

辅助内分泌治疗对局部复发也有作用。有报道从乳腺癌确诊时开始应用 TAM 或托瑞米芬（toremifene，法乐通）对 T2 肿瘤予以 2～4 个周期 CAF（环磷酰胺、多柔比星、氟尿嘧啶）方案化疗，全部病例手术后接受放疗，尽管 30%病例镜下切缘阳性，局部复发率仍很低，5 年生存率Ⅰ期为 100%，Ⅱ期为 91.7%。在 NSABP B-14 试验中，TAM 对雌激素受体（estrogen receptor，ER）阳性、淋巴结转移阴性患者，不但能降低局部复发率，而且使对侧乳腺癌发生率下降。NSABP B－24 试验显示：TAM 使乳腺导管内癌病例对侧乳腺癌发生率下降 42%。Mirza 报道辅助内分泌治疗可使局部复发率降低 66%。Shan 认为对于 65 岁以上的老年人，乳腺癌局部切除加放疗后再用 TAM 能够进一步降低局部复发率。美国费城 Fox Chase 肿瘤中心报道：55 岁以上患者保乳术后服用 TAM 者的 10 年局部复发率为 2%，而未服用 TAM 者为 5%；36～55 岁 ER 阳性病例服用 TAM 者的 10 年局部复发率为 5%，未服用 TAM 者则高达 20%。

## 六、当前保乳治疗存在的问题

### （一）传统观念根深蒂固

保乳治疗已成为西方国家早期乳腺癌（Ⅰ、Ⅱ期）的标准治疗模式。其应用率已被视为乳腺癌治疗水平的重要标志之一。许多欧洲国家和亚洲的日本、香港特区早期乳癌保乳率已达 50%左右，而法国各期乳癌的一半均采用保乳治疗，美国的保乳率竟达 70%～80%。我国保乳治疗开展较晚，且不普遍，尚无明确统计，估计不足 5%。换言之，在西方已把保乳治疗作为早期乳腺癌标准治疗模式的今天，我国绝大多数符合保乳治疗的早期乳癌患者徒然失去维持较好生活质量和心理平衡的机会，仍采用了破坏性较大的改良式根治性手术。为何有如此差距呢？原因多而复杂，有认识问题、设备不完善等。但主要原因是传统观念影响保乳治疗的普遍开展。百余年来经典的根治术式、改良根治术式在人们的心目中已经留下难以磨灭的印象，那种先入为主的思维或从主观善良的愿望出发，都试图通过加强局部治疗力度来为病人争取更多的生存机会，常常忽略主动去寻找或探索那些具有同样治疗价值、又可给病人带来更高生活质量的方法，从而影响更加先进治疗方法的开展。还有一些人面对具有循证医学证据的研究资料，还会坚持主观的固有观念而否定其结果的可信性。更有甚者，凭借自己的主观猜测给保乳治疗安上许多早已被临床实践否定的不实之词。难怪国外有些专家认为中国保乳治疗难以普及不是来自病人的愚昧，而是某些从事该专业医师的滞后观念。

### （二）实施不规范

早期乳腺癌保乳治疗实施规范与否很关键，不规范的治疗会给病人造成一定的损失，使一些患者对该治疗方法产生误解与恐惧，客观上也妨碍其普遍开展。不规范表现如下：①术前缺乏必要的检查（乳腺钼靶摄片、“B”超……）和正确评估；②不能严格掌握适应证和禁忌证，盲目保乳，致早期复发，使一些本可治愈的病人失去根治的机会；③缺乏规范性的手术操作程序和方法，片面强调生活质量，一味追求乳房外观，而任意缩小手术切除范围；或为防止局部复发，而过度切除乳腺组织，有违保乳初衷；④虽强调放射治疗的重要性，却缺乏周密计划设计、照射范围和剂量，放生性肺炎、乳房纤维化时有发生；⑤保乳治疗结束，放任自流，既无严格随访制度，也缺有效的监测指标。

有鉴于此，为了保证保乳治疗的规范实施，必须做到四严，即①严格的术前检查与评估；②严格掌握适应证与禁忌证；③严格的规范治疗；④严格的随访制度与监测。从某种意义上说，这种要求较之根治术更严格，可以说任何一个环节出现的疏漏都可影响保乳治疗的规范实施。

1．严格术前评估

保乳术前的充分评估可以排除广泛导管内成分（EIC）和多灶性。对多中心起源的乳腺癌病例，初步确定手术的范围，对保乳治疗的成功至关重要。乳腺 X 线检查对 95%的患者可作出正确的术前评估。以肿块为表现的病例，手术切除范围比较容易确定，而以钙化为表现的病例往往是评估的难点。后者 EIC 多为阳性，且 X 线片上显示的钙化范围往往小于病理证实肿瘤浸润的范围，因此保乳手术发生切缘癌残留的几率较高，局部复发率也较高，EIC阳性为40%，EIC阴性为2%。

磁共振成像（MRI）对保乳术前评估有一定帮助。MRI可以更好地检出乳腺内多中心、多灶性癌症患者。Mumtaz等研究92例乳腺癌，发现25例多中心、多灶性乳腺癌。其中乳腺X线检出11例，MRI检出另外10例乳腺隐匿病灶。

2. 严格掌握适应证与禁忌证（见上文）

3. 严格的规范治疗

必须强调，保乳治疗较之其他治疗更要注意规范操作，如果不能规范操作，宁可舍弃保留乳房而进行全乳切除。保乳治疗一定要有严格的治疗计划和高水准的治疗队伍。还应当强调，保乳治疗是一种多学科密切协作的综合治疗过程，它对手术医生、病理医生、放疗医生和化疗医生的技术水平和协作精神都有很高的要求，这种要求较之根治性治疗更为严格。

4. 严格的随访制度与监测

随访制度化、专业化、规范化，应有明确的随访时间、检查项目、处理意见，并有专人负责。应建立敏感性高、特异性强的高危复发指标，对高危者进行严密监视，一旦发现复发应及时处理。

现已公认，乳腺癌是一种全身性疾病。乳腺癌的这种生物学特性，决定了乳腺癌首次治疗后会有较高的复发与转移机会。保乳治疗后的监测主要包括以下几方面内容：①整形效果及其评估；②局部复发的监测；③远处转移的监测；④治疗产生的并发症或不良反应的监测。以下重点讨论局部复发和远处转移的监测。

保乳治疗后的局部复发率一般为5%～15%，绝大多数的局部复发在首次治疗后的头3年内被发现。保留乳房治疗后患侧乳房内的复发包括两种截然不同的类型：①初次治疗病灶的真正复发；②完全新生的癌灶。前者一般是在原发病灶附近，往往不超过其所在象限；后者可以发生在任何部位。

保乳治疗后对具有高危复发者的监测很重要，下列情况预示有早期复发的可能：①肿瘤大。一般认为直径>5cm者为高危复发者，5年复发率达24%；直径<2cm者5复发率仅为11%。②转移淋巴结≥10枚或转移淋巴结占总数50%以上。其5年无病生存率仅为10%～20%。③组织学分级高，核分裂象多。有报道组织学分级Ⅰ、Ⅱ、Ⅲ级术后5年生存率分别是68%、32%和0；核分裂象>8个/10个每高倍视野的患者25%存活不超过4年，而核分裂象少者预后好。④腺癌癌组织或癌旁脉管或淋巴管有癌浸润与癌栓形成。⑤激素受体阴性。其中ER更为重要，ER、PR均为阴性者，预后不好。⑥c－erbB－2基因过度表达。⑦DNA倍体为非整倍体并且S期细胞百分率高。

乳腺癌几乎可以转移到任何器官。尸体解剖资料显示：最终死于乳腺癌的病人中，50%～70%有广泛转移，可以同时累及骨、肺、肝等。很多研究发现，初次发生转移的部位与尸解资料是有差别的，50%～70%的初次转移局限在某个器官，其余是多个器官同时出现转移。在乳腺癌的远处转移中，骨转移常常最早出现，转移率最高，约30%～60%的初次转移出现在骨，晚期肿瘤患者80%有骨转移。转移首先出现在肝、肺者相对较少，只有5%～15%和3%～15%。

保乳治疗后，当患者出现下列表现，应怀疑骨、肺、肝转移的可能，给予相应检查以明确病变：如某一部位骨骼、关节固定性疼痛，持续加重，按创伤或骨关节病对症治疗无效者；长期干咳，按支气管炎久治未愈者；肝区疼痛，除外肝炎或胆囊炎者。胸部X线检查对于肺转移，骨的核素扫描及X线检查对于骨转移，B超及CT检查对于肝转移都是经常被采用的手段。

乳腺癌初次治疗后，大约一半的复发发生在 3 年之内，3/4 的复发发生在 5 年之内。研究证明，在最初 2 年内，每 3～4 个月复查一次最为合理；第 3～5 年改为半年一次；5 年后每年复查一次。同时，乳腺癌病人最好每月自检一次。

监测内容包括：

1. 病史 应询问一段时间以来病人的感受、不适和自我检查结果，据此寻找其中是否有转移、复发及新癌灶迹象，判断是否有治疗的不良反应。

2. 体检 对患侧及对侧乳房、双侧腋窝、双侧锁骨上、下区、肝脏等进行检查。

3. 乳房 X 线检查 保留乳房的病人，一般在放疗结束后 6 个月时进行一次乳房 X 线检查，以后每 12 个月一次双乳 X 线照相。

4. 超声检查 每次复查均做双侧乳房及腋窝、锁骨上、下区超声检查。服用 TAM 者，每 12 个月做一次盆腔超声检查。

如果在常规监测中发现有可疑症状或体征，可以根据需要选用胸部 X 线检查、骨扫描、全血细胞计数、血生化及肿瘤标志物的检查，有症状或骨扫描异常部位的骨 X 线检查，有症状部位的 CT 或 MRI 检查。

（林本耀　李金锋　王天峰　欧阳涛）

## 第六节 乳腺癌保乳微创治疗

肿瘤治疗总的原则是在遗传背景指导下的个体化治疗和综合治疗的原则。随着现代生物科学、信息科学、材料科学、计算机科学、网络技术等学科的深入发展，微创治疗，即以最小的侵袭或损伤达到最佳疗效，已成为 21 世纪肿瘤学者追求的目标。临床早期乳腺癌的微创治疗包括乳腺原发肿瘤的微创治疗和腋淋巴结转移灶的微创治疗两方面。

### 一、乳腺癌原发肿瘤的微创治疗

乳腺癌是严重危害女性健康的恶性肿瘤。最新研究结果显示，早期乳腺癌保乳治疗（breast conserved therapy，BCT）与乳房切除手术 20 年远期治疗效果相似，已成为乳腺癌治疗的规范手术。但目前的保乳治疗仍需在乳房表面遗留较长的手术瘢痕，切除较多的乳腺组织，影响乳房的美容效果。由于我国女性乳房较小，后者对我国女性乳房美容效果的影响更大。如何将最新的治疗手段，如高强度聚焦超声治疗技术、高能射频治疗技术及微波、冷冻治疗技术等应用于乳腺癌原发肿瘤的治疗，实现早期乳腺癌原发肿瘤的微创乃至无创保乳手术，为国内外学者所关注。

乳腺癌原发肿瘤的微创治疗应遵循以下原则：① 有较高的局部控制率；② 微创治疗前获取足够的肿瘤组织以评估全身转移的危险性；③ 有较好的美容效果。治疗前肿瘤组织可以通过空心针或 Mammotome 旋切活检获得，进行肿瘤组织学诊断、分级、激素受体及其他肿瘤标志物的测定，以确定综合治疗方案。

#### （一）射频消融技术（radio-frequency ablation，RFA）

RFA 是通过改变流经组织的电流强度产生分子水平的摩擦力，提高细胞内的温度使局部间质加热；温度超过 60℃时，肿瘤细胞迅速发生蛋白变性并凝固。

Izzo F 等报道超声引导下经皮 RFA 治疗乳腺癌以确定该治疗技术对乳腺癌组织的凝固坏死作用及其安全性和并发症。该研究对 26 例经组织学证实为浸润性癌的 T1（n=20）和小于3cm的T2（n=6）乳腺癌行RFA，设定的治疗范围包括肿瘤组织及其周围0.5cm的正常乳腺组织。RFA治疗后即行乳腺肿瘤切除术，进行HE染色和活细胞染色验证RFA治疗效果。平均治疗时间为15.5分钟（6.5～25分钟）。26例患者中25例肿瘤全部坏死（96%），1例患者残留镜下活性肿瘤组织，1例患者由于肿瘤位于皮下，发生2.5cm的全层皮肤烧伤（4%）。基于以上良好的前期研究结果，该研究组已开始对T1和T2期乳腺癌原发肿瘤行RFA（不行切除术）结合SLNB和RFA后全乳房照射前瞻性研究。

Mirza A N等报道了一项RFA治疗早期乳腺癌的多中心研究前期结果，患者的入组标准为：① 浸润性乳腺癌≤2cm；② 超声可清晰确定肿瘤；③ 肿瘤未直接累及表面皮肤；④ 肿瘤距皮肤和胸壁的距离≥1cm 。RFA治疗前先行空心针活检明确诊断并行相关肿瘤指标测定。入组33例患者30例行RFA治疗，治疗过程中超声定位和评估RFA疗效，所有患者随后行保乳手术或乳房切除术，进行HE和NADH-黄递酶组织化学染色分析治疗效果。患者中位年龄56.5岁，中位肿瘤长径1.2cm，肿瘤距皮肤和胸壁的中位距离均为1.4cm，治疗时间为15分钟。30例患者中28例超声确定治疗范围内肿瘤完全坏死（93%），但病理组织学检查有2例患者治疗范围外有超声隐性浸润性癌的残留。除1例患者有轻微的皮肤烧伤外（3%），未见其他不良反应。作者认为RFA治疗临床T1期乳腺癌安全、有效，有望替代手术切除成为早期乳腺癌的局部治疗手段。

Burak等对10例T1期乳腺癌进行门诊局麻下行RFA治疗的研究，RFA治疗后1～3周再手术治疗，所有患者RFA治疗前及手术切除24小时内行乳腺MRI检查。平均治疗时间为13.3分钟，除乳房轻微淤斑外未见其他治疗相关的不良反应。10例乳腺癌中9例RFA治疗前MRI显示肿瘤增强（90%），该9例患者RFA治疗后8例MRI未见肿瘤增强（89%），所有患者均能显示射频消融区。1例患者行RFA后治疗区边缘仍有增强的患者病理证实射频消融区外有肿瘤残留。作者认为对于原发肿瘤较小的乳腺癌可于门诊局麻下进行RFA，RFA后MRI可以预测治疗的病理结果。

**（二）高强度聚焦超声治疗技术（high-frequency focused ultrasound，HIFU）**

HIFU的治疗原理为以超声波为治疗源，利用超声波具有的组织穿透性和可聚焦性等物理特征，将体外低能量超声波聚集在体内癌灶处，通过焦点区超声波产生的高能效应使靶区组织完全毁损，不损伤靶区外组织。理论上讲，HIFU治疗应属于无创治疗。HIFU破坏肿瘤细胞的机制包括高温效应、空化效应、机械效应、生化效应及破坏肿瘤滋养血管等。HIFU治疗的剂量学的核心——生物学焦域具有可变性、可视性、实时性和可控性。

王智彪等按照肿瘤外科治疗原则将乳腺癌块及癌块外2cm以内乳腺组织作为治疗靶区，HIFU靶区完全覆盖乳腺癌包块，并可完全杀灭靶区内肿瘤细胞。

当前，HIFU临床应用阶段关注的已不是损伤的有效性，而是准确性、损伤区的有效控制和正常组织的安全控制等问题，这就对治疗靶区的确定提出了更高的要求。Holland等的经典系列研究证实41%的乳腺癌组织浸润范围超出乳腺癌块外2cm，乳腺癌保乳手术可以依据切缘状况调整手术切除范围，确保肿瘤完全切除。HIFU无创保乳治疗必须于治疗前准确确定治疗靶区，以达到与手术治疗相同的局部控制率。

CT或MRI等解剖学影像并不能灵敏地检测出乳腺癌的微小浸润灶，由于FDG-PET显像反映的是全身各部位的代谢状况，可清晰的将代谢增高的肿瘤组织和周围正常的非肿瘤组织区分开来，通过探测乳腺肿瘤对显像剂吸收的多少，可从功能上早期反映这些微小病灶。与传统的解剖学影像相比，能准确地显示肿瘤的边界和局部浸润情况；然而PET等功能图像的缺点是空间分辨率低。PET-CT融合图像恰好利用了二者的优势，使其既具有

CT/MRI 图像的高空间分辨率，又具有功能图像的高灵敏性，从而在解剖肿瘤靶区基础上提出了生物学靶区的理论，即通过生物功能学影像及技术确定肿瘤靶区，包括传统的亚临床病灶及肿瘤内乏氧区、高增殖区等。通过乳腺癌 PET－CT 二维图像重建的个体化生物学靶区指导 HIFU 适形保乳治疗，可极大地提高 HIFU 治疗靶区的准确性，提高保乳治疗的局部控制率。

**（三）激光治疗**

激光治疗的原理是将激光的能量转化为热能，使肿瘤炭化坏死。Dowlatshahi 等应用激光消融治疗 T1 期乳腺癌，肿瘤完全坏死率为 67%（24/36），如果以 2500J/ml 为标准激光消融治疗，所有的肿瘤均可完全坏死，治疗后 1 周最外层区域可见急性炎症细胞和新生毛细血管，未见肿瘤。治疗后 4～8 周可见肉芽组织和纤维化。对比强化多普勒超声检查发现，治疗前肿瘤内及肿瘤周围有血流信号，而治疗后治疗区域无血流信号，术后病理证实血栓将炭化区血管堵塞。对其中 4 例患者在治疗前后分别进行了 PET 检查，所有 4 例患者治疗前对同位素有明显的摄取，治疗后有 3 例患者对同位素有微弱的摄取，1 例完全没有同位素的摄取。病理证实，前 3 例有肿瘤残留，但第 4 例未见肿瘤残留。与肿瘤不完全坏死相关的指标有早期病例激光能量不足、治疗时患者活动、操作视野不清及肿瘤大于 1cm。总体来讲，激光消融是治疗微小乳腺癌的有效方法。

目前，尚无证据表明乳腺癌微创治疗技术较手术切除有更好局部控制率和生存率，亦不能减少乳房放疗的使用；但切口小、非手术治疗为其优点。其对局部控制率和生存率的长期影响尚需进一步证实。无论采用何种微创治疗技术，都需要注意以下几个方面：① 应用影像学方法准确测定肿瘤大小，以选择微创治疗患者和决定是否施行辅助治疗；② 能够监测治疗效果，确保杀灭所有肿瘤；③ 能够及时发现肿瘤复发；④ 有较好的美容整形效果。

## 二、乳腺癌腋淋巴结转移灶的微创治疗

腋淋巴结状况是早期乳腺癌判断预后和指导制定辅助治疗方案的重要指标。传统上采用腋淋巴结清扫术，但该方法是乳腺癌术后并发症和延长住院时间的主要原因，目前国内外学者正在探寻避免对腋淋巴结无转移患者行腋淋巴结检测的方法，即前哨淋巴结活检术（sentinel lymph node biopsy，SLNB）。

**（一）腋淋巴结阴性患者的微创治疗——SLNB 替代腋清扫术**

乳腺癌 SLN 研究始自 1993 年并进展迅速。目前，SLNB 的检测包括蓝染料法、同位素法及二者联合应用。各研究者单独报道的 SLNB 的成功率大于 95%，假阴性率约 5%。1999 年 9 月～2003 年 7 月山东省肿瘤医院乳腺病中心使用蓝染料和/或 $^{99m}Tc$ 标记的硫胶体对连续收治的 440 例临床查体腋淋巴结阴性乳腺癌患者行 SLNB。共成功的确定了 440 患者中 429 例患者的 SLN，成功率 97.5%，腋淋巴结转移 182 例，共发现假阴性病例 39 例，准确率为 90.9%（390/429），假阴性率为 21.4%（39/182）。单纯蓝染料法的假阴性例数为 34 例，成功率、准确率和假阴性率分别为 96.6%（310/321）、89%（276/310）和 27.4%（34/l24）；联合使用蓝染料和 $^{99m}Tc$ 标记的硫胶体组者检测 SLNB119 例，腋淋巴结转移 58 例，SLN 假阴性率 5 例，联合法确定 SLN 的成功率、准确率和假阴性率分别为 100%（119/119）、95.8%（114/119）和 8.6%（5/58）。SLNB 的方法（单用染料法和联合法）对成功率和假阴性率有显著性影响，$P=0.04$。国外三组大的多中心研究结果显示 SLNB 的成功率与各研究单独报道者相似（分别为 87%、90%、91%），但假阴性率稍高（分别为 13.0%、8.3%、11.4%）。三组研究均显示 50 岁以上患者 SLNB 成功率显著降低，对影响

假阴性率的因素未达成一致。

到目前为止，还没有 SLNB 替代腋清扫术后腋窝治疗失败率的长期随访研究结果。Turner 等的一项研究结果提示这一失败率可能会很低，他们对 SLN 阴性患者的1 087枚非 SLN 淋巴进行研究，仅发现了 1 枚淋巴结有微小转移。Giuliano 等对 67 例仅行 SLNB 和 57 例因 SLN 阳性行腋清扫术的患者随访 39 个月发现，腋清扫组术后并发症发生率 35%，其中淋巴水肿 4 例，单纯 SLNB 组并发症发生率 3%，无淋巴水肿发生。Roumen 等进行的一项前瞻性研究中，对 100 例患者进行了 SLNB 替代 ALND 的研究（SLNB 证实为阴性），中位随访 24 个月，1 例于确诊 14 个月后腋窝复发，2 年后死于转移，无其他局部复发者。在其进行的问卷调查中，94 人回复了问卷，12 人有中度活动障碍，其中 2 人因为 SLNB 改变了生活和运动习惯。在 Burak 等的研究中，71%仅行 SLNB 的患者 4 天内上肢恢复正常，而 ALND 者仅有 7%。

Veronesi 等于 1998～1999 年进行的一项前瞻性随机研究中，516 例原发肿瘤≤2cm的乳腺癌患者随机进入 SLNB＋ALND 组（257 例）及 SLNB→ALND 组（SLN 阴性仅行 SLNB，167 例；SLN 阳性患者行 ALND，92 例）。中位随访 46 个月，SLNB 组患者疼痛和上肢肿胀的发生率低于 ALND 组，上肢活动性优于 ALND 组；与乳腺癌相关的 25 个事件中，15 件发生于 ALND 组，10 件发生于 SLNB 组（$P=0.26$），两组患者均未见腋窝复发者。作者认为对于原发肿瘤较小的乳腺癌，SLNB 是评价腋淋巴结转移的安全、准确的方法。

山东省肿瘤医院乳腺病中心 2001 年 12 月～2003 年 9 月开展 SLN 阴性乳腺癌患者免除腋清扫术的研究，已完成 108 例。SLN 转移 36 例，其中 32 例进行了 ALND，其余 4 例患者仅行 SLNB。SLN 阴性 72 例患者均行 SLNB 替代 ALND。SLNB 替代 ALND 者未发现明显术后并发症，中位随访 10 个月未见局部复发病例。

SLNB 最终推广应用于临床，还要求有术中准确确定 SLN 病理状况的技术支持。目前术中确定 SLN 病理状况的方法有印片细胞学检查和快速病理检查两种。术中印片细胞学是一种简单、便宜、快速、准确的方法。在 Zurrida 等的研究中，术中快速冰冻病理检查预测未转移 SLN 的准确性为 95.3%。在 Chao 等的研究中准确率为 91%（185/203），敏感性 68%。山东省肿瘤医院乳腺病中心术中快速冰冻病理检查的准确率为 97%。术中加强聚合体一步染色法（enhanced polymer one-step staining，EPOS）可进行快速免疫组化染色是解决该问题的有效方法。应用 EPOS 我们发现了 2 例冰冻病理检查为阴性的 SLN 存在转移，该结果与术后常规病理的结果吻合，说明 EPOS 能提高术中 SLN 病理诊断的准确性。

总之，大量的研究结果证实了 SLN 理论的正确性，即 SLN 为区域淋巴网接受原发肿瘤淋巴引流的第一站淋巴结，其组织学状况可以预示区域其他淋巴结的状况。尽管其对生存率和腋窝复发率的长期影响尚待观察，SLNB 正迅速替代腋淋巴结清扫术成为乳腺癌腋窝处理的标准方案。

**（二）腋淋巴结阳性患者的微创治疗**

如前所述，SLN 阳性患者腋窝仍需处理，包括腋淋巴结清扫术或全腋窝照射，如能应用腔镜技术对该部分患者施行腋清扫术，将进一步减少创伤，实现腋淋巴结阳性乳腺癌患者的保乳微创治疗。

近几年来，以日本和德国为代表的学者开始应用腔镜技术行腋淋巴结清扫术。腔镜技术进行腋淋巴结清扫术的方法有吸脂与腔镜联合法和单纯应用腔镜法两种，文献报道后者较多。Kamprath 等报道了 33 例采用不事先吸脂即进行内镜腋窝淋巴结切除术的研究。中位手术时间 74.9 分钟（30～130 分钟），随着治疗经验的增加，后 17 例患者所有的时间明显较前 16 例短。切除的淋巴结中位数为 14.5 个（2～28 个），术后 3 人出现皮下积液，其中 1 人需要进行抽吸积液。术后第 5 天，26 例（78.7%）患者的上肢活动不再受限，9 例（27.2%）患者上臂内侧感觉缺失，1 例患者出现了暂时性的翼状肩，1 例于术后第 9 周放疗期间出现腋窝脓肿。随访 4.6 个月，7 例患者仍有感觉缺失，但所有的患者最终均肩关节活动正常。其他研究者报道的结果与此类似。Malur 等报道了 100 例行腔镜腋淋巴结清扫术的研究结果：中位手术时间 75 分钟（3～130 分钟），术后第 5 天 89 人上肢活动不再受限；中位随访 14 个月，14 人仍有感觉缺失，未发现局部复发者。

总体来讲，使用腔镜可以安全有效地进行腋淋巴结清扫术。该操作创伤小，清除的腋淋巴结数目与常规腋淋巴结清扫术相仿，术后并发症类似，唯有手术时间较长是其显著缺点，目前还不能作为常规的腋窝治疗措施，但随着技术的改进和操作的熟练，腔镜技术替代常规腋淋巴结清扫术具有广阔的前景。

**（三）仅有 SLN 转移患者的微创治疗**

由于在乳腺癌高危人群开展钼靶片普查和全民健康教育的加强，淋巴结阴性乳腺癌在新发现乳腺癌中的比率不断提高。目前，在西班牙超过 50% 的乳腺癌于淋巴结转移前被确诊，预计这一数字在 10 年内还将进一步提高。在美国，目前新发乳腺癌患者中 61% 淋巴结阴性，30% 有淋巴结转移，9% 有远处转移。腋淋巴结转移 1～2 枚患者的比例也在不断增加，通过 SLN 研究发现，腋淋巴结转移的乳腺癌患者中，33%～74% 仅为 SLN 转移（山东省肿瘤医院乳腺病中心验证阶段 440 例患者资料 36.8%，替代阶段资料 62.5%），也就是说，SLNB 后对该部分患者进行 ALND 已无治疗价值。如何对仅有 SLN 转移的乳腺癌患者实施微创治疗，即 SLNB 替代 ALND，令人关注。

目前临床常用的乳腺癌诊断方法，如钼靶、超声、CT 及 MRI 等均不能满足临床对淋巴结诊断的要求，近年来 PET 或 PET 联合 SLNB 诊断腋淋巴结的研究已有报道。Adler 等报道 PET 诊断 50 例乳腺癌腋淋巴结的敏感性为 95%，阴性预测值为 95%，特异性为 66%，总准确性为 77%。Yang 等对 18 例乳腺癌患者 SLN 术中冰冻诊断和术前 PET 诊断的结果显示，SLN 和 PET 的假阴性分别为 1/6 和 3/6，敏感性分别为 83% 和 50%，特异性均为 100%，作者认为 SLN 术中冰冻诊断的准确性优于术前 PET 检查。Kelemen 等对 15 例原发肿瘤 0.5～5.0cm（中位 1.5cm）的乳腺癌患者的 SLNB 和术前 PET 检查的对比研究表明，SLNB 的假阴性和假阳性均为 0，而 PET 检查分别为 4/5 和 1/10，作者认为现有技术的 PET 扫描只能作为 SLNB 的辅助手段，而不能替代 SLNB。

PET－CT 融合图像既具有 CT/MR 图像的高空间分辨率，又具有 PET 功能图像的高灵敏性，有可能准确评估腋淋巴结的转移状况。山东省肿瘤医院乳腺病中心 2002 年 12 月起开展 PET－CT 联合 SLNB 用于早期乳腺癌微创治疗的前瞻性研究，以期明确：① PET－CT 未发现有淋巴结转移，不需要行 SLNB 等腋淋巴结创伤性诊断；② PET－CT 发现有 1～2 枚淋巴结转移时，能否通过 SLNB 或高能探头指导的腋淋巴结活检准确切除而避免 ALND。前期研究入组 30 例患者的结果显示，PET－CT 诊断原发肿瘤的敏感性及特异性分别是 89.47%（17/19）、66.67%（6/9）；以 SLNB 和/或 ALND 为金标准，PET－CT 判断腋窝淋巴结情况的敏感胜、特异性为 76.92%（10/13）、91.67%（11/12），由 PET－CT 诊断出的 10 例淋巴结有转移的患者，转移淋巴结数目与病理诊断数目的符合率仅为 10%（1/10）。由于 PFT－CT 在国内外开展的时间尚短，本研究仅采用 $^{18}$F－FDG 作为乳腺癌的示踪剂，其在乳腺癌微创治疗中价值尚需进一步的研究。

总之，随着现代科技的不断发展和肿瘤治疗理念的不断更新，以 HIFU、RFA 及微波、冷冻治疗技术等为代表的乳腺癌原发肿瘤的微创或无创治疗，以 SLNB 及腔镜技术替代常规腋淋巴结清扫术为代表的乳腺癌腋淋巴结转移灶的微创治疗将实现早期乳腺癌的微创乃至无创保乳手术。

（王永胜）

# 第 9 章 乳腺癌术后辅助内科治疗

乳腺癌是女性最常见的恶性肿瘤之一，在西方国家，其发病率占女性恶性肿瘤的第一位。在我国，近年来乳腺癌的发病率迅速上升，在许多大城市，其发病率占女性恶性肿瘤的第一位或第二位，死亡率占第四位或第五位。

令人感兴趣的是，美国、加拿大和英国的统计表明，近 10 年来，乳腺癌的死亡率均呈下降趋势。

研究表明，乳腺癌患者死亡率下降的原因与早期诊断以及综合治疗的进步有关，特别是乳腺癌术后辅助化疗和内分泌治疗大大提高了乳腺癌患者的长期生存率。

## 第一节 辅助化疗

### 一、淋巴结状态与辅助化疗方案的选择

#### （一）淋巴结阴性

对淋巴结阴性患者，应掌握适应证，根据预后指标判断，有针对性地对有高度复发危险性的患者进行术后辅助化疗。近年研究结果表明，腋淋巴结阴性患者术后 5 年生存率、复发率及死亡率分别为 70%～85%、25%～30%和 15%～30%；10 年分别为 75%、40%～45%和 25%～30%，即 70%的病例仅用手术治疗即可治愈，术后辅助化疗仅对 30%的患者可能受益。迄今提出的相关预后指标很多，比较肯定的有肿瘤大小、组织病理学、受体状态、DNA 倍体或含量及癌基因扩增等。一般认为，患者年龄小于 35 岁、肿瘤直径大于 2.0cm、核分级为Ⅲ级、脉管瘤栓、ER 阴性、Her-2 基因高表达及 S 期细胞比例明显增加的患者应考虑给予术后辅助化疗。

对复发风险很低的患者，应根据风险－受益分析来考虑是否用他莫昔芬（tomoxifen，TAM）治疗，包括对降低最初 10 年的复发率、保乳术后同侧乳腺癌复发、发生对侧乳腺癌以及内分泌治疗副作用进行综合考虑。

#### （二）淋巴结阳性

淋巴结阳性的患者，即使是内分泌反应肿瘤，其复发风险仍很高，且在肿瘤内存在内分泌耐药性克隆，故一般应考虑化疗。

无论绝经前或绝经后，化疗均能降低复发率和死亡率，但以绝经前患者更为显著。早在 20 世纪 70 年代初，Bonadonna 等对淋巴结阳性患者术后随机分为 CMF 化疗组及对照组，10 年后随访结果显示，化疗组优于对照组，无复发生存率（RFS）分别为 43.4%和 31.4%，总生存率（OS）分别为 55.1%和 41.3%，其中绝经前患者的 RFS 显著提高。EBCTCG 的最新研究也表明，化疗不但能延长绝经前患者的生存期，而且对绝经后患者亦有效。一组包括75 000例乳癌患者的 10 年随访资料表明，术后辅助化疗可使 50 岁以下患者的复发率和死

亡率分别降低37%和27%；50岁以上则分别为22%和14%。目前公认，对腋淋巴结阳性的绝经前患者，辅助化疗是首选治疗手段。

## 二、化疗药物与方案的选择

目前普遍采用的化疗方案是含蒽环类药物的AC（阿霉素＋环磷酰胺）或CAF（环磷酰胺＋阿霉素＋氟尿嘧啶）以及CMF（环磷酰胺＋氨甲蝶呤＋氟尿嘧啶）方案，NSABP B-15（national surgical adjuvant breast and bowel project-15）试验发现4周期AC方案的疗效与6周期CMF方案的疗效相等。EBCTCG对16组试验（14 000例）的分析表明，与CMF方案比较，使用蒽环类方案能使复发和死亡危险分别进一步降低11%与16%，5年和10年死亡率分别降低了3.5%（80.2%比76.7%）与4.6%（68%比63.4%）。INT 0102对2691例淋巴结阴性的高危病人评价了6周期CAF与CMF方案的疗效，结果表明CAF稍优于CMF，5年无病生存率（DFS）和总生存率（OS）分别为85%比82%（$P$=0.03）与93%比90%（$P$=0.03）。

近年来，紫杉醇和多西紫杉醇广泛应用于乳腺癌的术后治疗研究。CALGB9344（cancer and leukemia group B 9344）试验对淋巴结阳性病人先以AC方案化疗4周期，然后分两组，一组加4个周期紫杉醇，另一组则不用紫杉醇。随访18个月时两组疗效就有显著差异，常规化疗后加用紫杉醇无病生存率从86%提高到90%（$P$<0.01），总生存率从95%提高到97%（$P$<0.05）。多因素分析复发率降低22%，死亡率降低26%。然而，随访52个月时，生存率的差异不再显著。2003年发表了最终结果，在AC方案的基础上，加用紫杉醇能使复发率和死亡率分别降低17%与18%[4]。NSABP B-28试验对3 060例淋巴结阳性病人随机分为4周期AC或4周期AC加4周期紫杉醇，中位随访34个月，预期3年生存率分别为92%与90%，两组DFS均为81%。2003年美国ASCO会议上报道了中位随访64个月的结果，加或不加紫杉醇组病人的事件数分别为400与461个，风险比为0.83（0.73～0.95），$P$= 0.008；死亡数分别为243例与255例，风险比为0.94（0.78～1.12），$P$=0.46。

最近，欧洲协作组临床试验（ECTO）比较了早期乳腺癌手术后ADM（A）序贯CMF（A→CMF）、ADM＋TXL（紫杉醇）序贯CMF（AT→CMF）辅助化疗以及AT→CMF新辅助化疗的疗效。结果显示，与A→CMF方案相比，含有紫杉醇的AT→ CMF明显提高了患者的5年无进展生存率，而术前与术后辅助化疗的效果则无显著差异。BCIRG 001（breast cancer international research group 001）比较了TAC（75/50/50mg/m$^2$，q3wk×6）与FAC（500/50/500mg/m$^2$，q3wk×6）方案辅助治疗淋巴结阳性乳腺癌的疗效。其中745例随机分入TAC组，746例分入FAC组，对受体阳性病人在化疗后口服TAM 5年，中位随访时间33个月。结果表明，TAC方案能够显著提高淋巴结1～3枚阳性病人的DFS（使风险降低32%）和OS（风险降低54%）。2003年圣安东尼奥乳腺癌会议报道了BCIRG001试验中位随访55个月的结果，总的事件数为399个。其中，TAC和FAC组事件数分别为172与227个，TAC组病人的4年和5年DFS分别为80%与75%，而FAC方案则分别为71%与68%。TAC组病人4年和5年总生存率（OS）分别为89%与87%，FAC方案分别为85%与81%。在HER-2阳性和阴性病人，TAC和FAC的DFS风险比分别是0.61（0.42～0.90；$P$=0.011 8）与0.76（0.58～0.99；$P$=0.038 0）。这些结果表明，与FAC方案相比，含有多西紫杉醇TAC方案能显著提高DFS和OS，这一方案有可能成为淋巴结阳性的早期乳腺癌的最有效的辅助化疗方案之一。

目前一般认为，对 ER 阴性等高危患者，可以考虑在辅助治疗中使用含紫杉醇的联合化疗方案；对淋巴结转移为 1～3 个的患者，含 TXT 的方案优于不含 TXT 的方案。

## 三、剂量密度

在 2003 年的 St. Gallen 国际乳腺癌会议上，Piccart 教授指出，最近的研究结果已经动摇了“对淋巴结阳性的乳腺癌病人，术后辅助化疗应采用每 3 周为一个周期”的观点，其依据是 CALGB9741 的研究结果。该研究比较了剂量密度与常规化疗辅助治疗乳腺癌的结果，所用药物为阿霉素（A）60mg/m$^2$，环磷酰胺（C）600mg/m$^2$，紫杉醇（P）175mg/m$^2$。随机分为：①序贯给药组：A 每 3 周 1 次（q3wk）→P q3wk→C q3wk（共 33 周）；②序贯给药＋G-CSF：A q2wk→P q2wk→C q2wk（共 22 周）；③同时给药组：AC q3wk→P q3wk（共 21 周）；④同时给药＋G-CSF 组：AC q2wk→P q2wk（共 14 周）。中位随访 36 个月，入组的 2005 例中已有 315 例复发或死亡。在标准 AC 方案中加入紫杉醇时，与标准的 3 周给药方法相比，2 周剂量密度方案患者的无病生存率（DFS）（危险比＝0.74，$P$＝0.007 2）与总生存率（OS）（危险比＝0.69，$P$＝0.014）显著提高，4 年 DFS 和 OS 分别为 75%比 82%与 90%比 92%，复发率和死亡率分别降低 26%（$P$＝0.010）与 31%（$P$＝0.013），而每 3 周同时给药与序贯给药方案患者的 DFS 和 OS 无显著差异。以上结果提示剂量密度方案显著优于常规辅助治疗方案。

## 四、高剂量化疗联合骨髓或干细胞移植

20 世纪 90 年代后期，相继展开高剂量化疗加干细胞移植作为术后高危患者的辅助治疗。1999 年 Peters 报告了 874 例淋巴结转移≥10 个高危乳腺癌患者的研究，所有患者先经 CAF 方案联合化疗，然后随机接受高剂量化疗加干细胞移植或中剂量化疗加 G-CSF 支持。5 年无复发生存率分别为 61%和 60%；总生存率分别为 70%和 72%，均无显著性差别。美国 MD Anderson 肿瘤中心也报告了 78 例腋淋巴结转移≥10 个高危患者或腋淋巴结阳性≥4 个的局部晚期患者，行 8 个周期 CAF 方案联合化疗后随机分为高剂量化疗加干细胞移植组或观察组，中位随访 6 年，发现两组无复发生存和总生存均无显著性差异。最近一期的 JCO 上，MD Anderson 肿瘤中心报道了他们的长期随访结果，表明高剂量化疗仍未显示能够提高患者的长期生存率。另有一些作者的资料则显示高剂量化疗可能有助于提高高危乳腺癌患者的生存率。由于多数研究为阴性结果，因此不建议在临床试验范围外常规使用高剂量化疗联合干细胞移植治疗乳腺癌。

## 五、辅助化疗期限

早年 Bonadonna 等曾比较了 12 周期与 6 周期 CMF 方案的结果，其疗效相当。4 周期 AC 方案的疗效与 6 周期 CMF 方案相当，而 3 周期 FEC 的疗效低于 6 周期 FEC 的疗效。对于低危患者术后给予 6 周期 CMF 或 4 周期 AC 方案辅助化疗；高危患者给予 6 周期的含蒽环类或紫杉类方案辅助化疗。延长化疗时间或给予更多周期化疗并不能提高疗效，反而增加了化疗的不良反应和治疗费用。

# 第二节　辅助内分泌治疗

TAM 是辅助治疗应用最为广泛的内分泌药物。第一个证实 TAM 辅助治疗能提高患者

生存率的试验由 NATO（Nolvadex Adjuvant Trial Organization，NATO）于 1983 年发表。1 100余例淋巴结阳性或阴性患者在术后随机分为观察组及 TAM 治疗组（每日 20mg，共 2 年），中位随访 66 个月。结果表明，与对照组相比，TAM 能使复发率和死亡率分别降低 36%与 29%。

EBCTCG 于 1998 年发表了 55 组共37 000例随机临床试验的荟萃分析结果。口服 TAM 5 年能显著提高患者的 10 年无病生存率（DFS）和总生存率（OS）。对淋巴结阳性和阴性患者，能使绝对复发率和死亡率分别降低 15.2%与 10.9%以及 14.9%与 5.6%（$P<0.000\ 01$），并能使对侧乳腺癌发生风险降低一半。口服 TAM 2 年的疗效优于 1 年，5 年优于 2 年。

NSABP－14 试验进一步证实了口服 TAM 能提高 ER 阳性、淋巴结阴性患者的疗效，治疗组和对照组患者的 4 年 DFS 分别为 83%与 77%（P<0.000 01），而 NATO 试验则表明 TAM 能提高淋巴结阳性患者的 DFS 和 OS。

关于 TAM 的给药时间，EBCTCG 已经证实 5 年的效果明显优于 1 年和 2 年，但是否 5 年以上更好呢？在 NSABP－14 试验中，对无病生存 5 年的淋巴结阴性、ER 阳性患者，再随机分为继续使用 TAM 或安慰剂 5 年。结果显示，继续口服 TAM 并未增加疗效。然而，尚缺乏淋巴结阳性患者使用 TAM 5 年以上的临床试验结果，但目前一般认为 TAM 的最佳给药时间是连用 5 年。

化疗与 TAM 是序贯抑或同时给药为佳？过去，国内、国外医生对此意见不一。Albain 代表西南肿瘤协作组（SWOG）报告了美国一组乳腺癌大规模Ⅲ期前瞻性随机临床试验结果（Breast Cancer Intergroup Trial 0100）。该研究结果表明，序贯性而不是同时给予 CAF（环磷酰胺，阿霉素和氟尿嘧啶）加 TAM 治疗能显著提高乳腺癌病人的 DFS。该试验入组 1 477例：①361 例随机分入单用 TAM 组；②550 例分入 CAF 加 TAM 同时给药组；③566 例分入 CAF 化疗后再给 TAM 组（序贯组）。结果表明，序贯、同时、单用 TAM 组病人 8 年 DFS 分别为 67%、62%与 55%，OS 分别为 73%、71%与 67%。

虽然一些临床试验提示，对绝经前激素受体阳性的高危复发病例，卵巢切除能提高生存率，但由于手术的副作用以及对患者心理的影响，国外越来越多的患者选用药物性卵巢去势。常用的药物是脑垂体黄体生成素释放激素（LHRH）类似物戈舍瑞林，相对于手术和化疗而言，其疗效较好且毒性较低。

IBCSG（international breast cancer study group）试验Ⅷ结果提示对绝经前或围绝经期病人，如果淋巴结阴性，特别是 ER 阴性或弱阳性时，化疗的疗效较好。相反，如果淋巴结阴性，ER 阳性时，戈舍瑞林与加或不加化疗的疗效相似。

关于戈舍瑞林辅助临床试验，迄今有 ZEBRA（zoladex early breast cancer research association）等 5 组，结果显示：①对 ER 阳性患者，戈舍瑞林与 CMF 方案的疗效（DFS）相似；②戈舍瑞林加 TAM 的疗效优于单用 CMF 方案；③CAF 加戈舍瑞林加 TAM 的疗效优于 CAF 加戈舍瑞林；④CAF 与 CAF 加戈舍瑞林相比，趋势显示后者更有效，但无统计学差异（$P=0.06$）。

TAM 一直是乳腺癌术后辅助内分泌治疗的主要药物。近年来，新一代芳香化酶抑制剂如阿那曲唑、来曲唑等进入临床试验，试验结果对 TAM 的地位提出了挑战。ATAC（arimidex，tamoxifen alone or in combination）试验（共9 366例）比较了阿那曲唑与 TAM 用于乳腺癌辅助治疗的疗效。在中位随访 3 年时，两组患者的 DFS 分别为 89.4%与 87.4%；2003 年的 San Gallen 国际乳腺癌会议上报道了中位随访 47 个月的结果，DFS 分别为 86.9%与 84.5%。绝对差异从第一次分析时的 2%增加到第二次分析时的 2.4%，其中受体阳性患者的差异为 2.9%（89.0%比 86.1%）。中位随访 68 个月，与 TAM 相比，阿那曲唑可明显延长无病生存（阿那曲唑组事件数 575 个，TAM 组 651 个，$P=0.01$）和复发时间（402 比 498，$P=0.05$），而且显著减少了远处转移（324 比 375，$P=0.04$）和对侧乳腺癌的发生（35 比 59，$P=0.01$）。

意大利学者对 448 例乳腺癌患者在口服 TAM2～3 年后，随机分为两组，一组继续用 TAM 至 5 年，另一组则改服阿那曲唑 2～3 年。中位随访 3 年，两组临床事件数（局部复发、远处转移、第二原发癌以及各种原因引起的死亡）分别为 45 个与 17 个（$P<0.000\ 2$），提示序贯使用 TAM 和阿那曲唑的疗效优于单用 TAM。

M17 是一组多个国家参加的随机双盲安慰剂对照临床试验。5 187例绝经后早期乳腺癌术后病人，先口服 TAM5 年，然后随机分为两组，一组病人改服来曲唑，另一组病人服用安慰剂。中位随访时间 2.4 年，结果显示，两组乳腺癌事件数（局部区域复发、远处转移与新发乳腺癌）分别为 75 例与 132 例，4 年无病生存率分别为 93%与 87%（$P=0.000\ 077$）。这一结果表明，在给予标准 TAM 治疗 5 年后，再用来曲唑 5 年能进一步提高疗效。

国际乳腺组（BIG）1－98 试验是关于来曲唑作为绝经后早期乳腺癌辅助治疗与 TAM 单药或序贯用药对比的Ⅲ期临床试验，入组患者8 028例，随机分为 4 组：A 组 TAM；B 组来曲唑；C 组 TAM 2 年序贯来曲唑 3 年；D 组来曲唑 2 年序贯 TAM 3 年。经过 26 个月的中位随访，无病生存事件风险来曲唑组比 TAM 组降低 19%。当统计中去除非癌死亡时，其结果更加显著（21%）。

依西美坦的结构与天热雄烯二酮相似，是一种不可逆的芳香化酶抑制剂。最近一期的《新英格兰医学杂志》上发表了 IES 031 的研究结果。与 TAM 5 年标准治疗相比，在 TAM 治疗 2～3 年后改用依西美坦治疗可显著提高绝经后乳腺癌患者的无瘤生存率。IES 随机、双盲的对照试验共纳入4 742例绝经后受体阳性的乳腺癌患者，在手术后先用 TAM2～3 年（每日口服 20mg），然后随机分为两组，一组（2 362例）改用依西美坦治疗（每日口服 25mg），另一组（2 380例）继续接受 TAM 治疗 2～3 年。主要研究终点为无瘤生存期。中位随访 30.6 个月后，结果显示，依西美坦和 TAM 组事件数（局部复发或远处转移、对侧乳腺癌或死亡）分别为 183 与 266。与 TAM 组相比，依西美坦组未经校正的风险比为 0.68（$P<0.001$），表明在随机分组后 3 年时，患者的乳腺癌复发风险下降了 32%。两组无瘤生存率分别为 91.5%与 86.8%，表明依西美坦组患者绝对受益增加了 4.7%；以无乳腺癌生存进行分析，显示两组的风险比为 0.63（95% CI：0.51～0.77，$P=0.000\ 01$）；此外，依西美坦组无远处转移的生存率也高于 TAM（风险比 0.66，$P=0.000\ 4$）。共有 199 例患者死亡，其中依西美坦组 93 例，TAM 组 106 例。两组之间在总生存率上没有显著差异。依西美坦组的严重毒性反应罕见。依西美坦和 TAM 组分别有 9 例与 29 例发生对侧乳腺癌（$P=0.04$）。本研究随访时间较短，有待进一步随访观察以确定依西美坦的最终疗效。

上述结果对受体阳性的绝经后乳腺癌术后用 TAM 5 年的标准疗法提出了挑战，提示芳香化酶抑制剂可成为乳腺癌辅助治疗的有效药物。

## 第三节 Her－2 阳性病人的辅助治疗

Her－2 过度表达见于 20%～30%乳腺癌，Her－2 阳性提示对 CMF 方案和 TAM 耐药，病人预后差。对该组病人，应考虑使用含蒽环类药的联合方案化疗。

针对不同的病人，开展“个体化”治疗，是目前临床研究的热点。有关曲妥珠单抗作为辅助化疗的一系列试验正在进行，研究对象均为术后 Her－2 高表达患者，包括 4 项大型随机多中心临床试验，分别为：AC 化疗 3 个月后，曲妥珠单抗联合紫杉醇治疗（NSABP/US 小组）；AC－T 化疗 6 个月后，曲妥珠单抗单药治疗（US 小组）；在卡铂与紫杉类联合化疗前，用曲妥珠单抗单药治疗（BCIRG）；标准化疗 3 个月以上后，曲妥珠单抗单药治疗（HERA 试验）。以上多中心临床试验总病例数超过12 000例，初步结果提示对 Her－2 乳腺癌患者，加用曲妥珠单抗能够提高 DFS，但对部分患者也增加了心脏毒性。对其远期疗效尚待进一步随访观察。

辅助化疗和内分泌治疗的应用大大提高了乳腺癌的治疗效果。相信随着对乳腺癌研究的深入，新药的不断问世，新的治疗手段的合理应用，将会使更多的患者受益，从而提高乳腺癌患者的治愈率。

（徐兵河）

# 第 10 章 卵巢去势治疗乳腺癌

乳腺癌等少数几种恶性肿瘤的治疗与其他的实体瘤有所不同的是其对内分泌治疗具有一定的敏感性。早在 19 世纪 90 年代，Beatson 就报道了绝经前的乳腺癌患者在卵巢切除以后，其转移灶出现萎缩缓解的临床现象，这一重要现象的发现提示乳腺癌的发展与卵巢分泌的性激素有着密切的联系，是可以追溯到的人类最早的乳腺癌内分泌治疗成功的范例，开创了乳腺癌治疗的一个新的治疗模式，在人类乳腺癌治疗史上揭开了新的一页。在此基础上，20 世纪 50 年代，相继发现肾上腺切除、垂体和下丘脑的切除或者放射可以进一步使部分乳腺癌患者的病情得到缓解。而对绝经前患者的卵巢放射治疗去势与手术切除卵巢一样，成为当时的乳腺癌内分泌治疗的一部分。1966 年 Jensen 和 Gorski 等成功地分离到雌激素受体，使人类第一次认识到，为什么有的乳腺癌患者可以通过卵巢去势得以缓解，而有的则不能获得治疗的益处，其原因在于只有表达了雌激素受体的乳腺癌患者对内分泌治疗较为敏感，而不表达这种受体的乳腺癌多对内分泌治疗不敏感，从而为内分泌治疗提供了一个有力的指导，成为乳腺癌治疗史上的又一个重要的里程碑。

## 第一节 卵巢去势的方式及其优缺点

经典的卵巢去势的方式有手术切除和放射去势两种，前者是一种一劳永逸的方式，具有不可逆性，但需要手术来完成，对于未生育的或者畏惧手术的患者不能接受。放射去势无需忍受手术之苦，可以有效地抑制卵巢的功能，达到内分泌治疗的作用，但具有一定的局部放射治疗的副作用，但约有 7%左右的患者可以在放射去势后恢复月经，具有部分的可逆性。这两种方式在 20 世纪 50～60 年代较为常用，而放射去势由于上述原因目前已很少应用，手术去势对于 ER/PR 阳性的绝经前复发性乳腺癌的疗效确实而费用低，故目前仍能被少部分患者接受。

手术切除或者放射去势在复发性乳腺癌中的治疗早已被我们认识，而对其在早期乳腺癌中作为辅助治疗的疗效的认识却是 20 世纪 90 年代的事情。EBCTCG 针对 50 岁随机临床研究表明：在未接受化疗的患者中，接受去势治疗的患者的肿瘤复发率相对于未接受治疗者每年下降 25%（$P=0.000\ 5$），而死亡率每年下降 24%（$P=0.000\ 6$）[1]。故对于未绝经或者围绝经期的乳腺癌妇女，ER/PR 阳性者，手术切除或者放射去势可以提高患者的长期治疗效果，与乳腺癌的一些常规的手术后的一些辅助化疗可以达到相似的治疗效果。这一点已被国际乳腺癌治疗界所接受，并早在 2000 年就在美国国立癌症研究院专家委员会达成了共识(NIH Consensus Statement)[2]。鉴于手术切除去势及放射去势的所造成的卵巢功能的不可逆性及其自身的缺点，在这方面所能进行的研究并不多。

在 20 世纪 70 年代初，Schally/Guilleman 等分离鉴定出黄体生成素释放激素（LHRH)。

在成年人体内LHRH由下丘脑通过神经内分泌形式脉冲性分泌至垂体的门静脉系统，垂体前叶的分泌细胞的膜上的受体相结合，刺激其合成并分泌FSH和LH，后者作用于卵巢，刺激产生雌激素的合成和释放。实验研究证实脉冲性注射LHRH可以刺激FSH和LH的血浓度的提高，而持续性注射却可以抑制垂体前叶分泌FSH和LH，进一步的研究发现这其中的原因是LHRH受体的数量的下降，及所谓的受体下调节现象。那么对绝经前妇女注射LHRH的类似物，即通过对LHRH的氨基酸的个别的改变而获得的长效LHRH受体的激动剂，就可以干扰正常的下丘脑-垂体-卵巢轴的活动，抑制月经周期，导致药物性停经。这种药物去势的概念在乳腺癌治疗领域内从一出现就引起了关注，它可以完全避免手术、外放射治疗方式本身所带来的缺点，同时具有可逆性，即在给药的时候可以诱导停经，抑制体内的雌激素水平，而在停用药物后可以恢复正常的月经。这些优点也较容易被患者所接受。这类药物包括戈舍瑞林（goserelin）、布舍瑞林（buserelin）、亮丙瑞林（leuprorelin）、曲普瑞林（triptorelin）、那法瑞林（nafarelin）等，其中戈舍瑞林的商品名为诺雷德（zoladex），亮丙瑞林又称为抑那通（enatntone）。这些药物在乳腺癌中均可作为药物性去势的有效药物，但诺雷德的临床研究报道最为丰富。是否不同的药物之间存在临床治疗效果的差异目前尚不清楚。

## 第二节　药物性卵巢去势的作用及其特点

West等对7名绝经前女性志愿者进行长达6个月的长效的LHRH类似物诺雷德治疗观察，每月皮下注射一次3.6mg，在治疗的24小时后患者的循环血内就出现了短暂的促性腺激素的升高后，接着很快出现LH的持续性下降，而FSH的水平回复到正常范围[3]。在2周内体内雌激素浓度降到卵泡早期的雌激素水平，所有的志愿者均出现停经现象。而在停药后的80天内全部志愿者均恢复了月经周期。而在进展期乳腺癌的诺雷德的治疗过程中也同样观察到在开始治疗的7～10天内LH和FSH的水平升高，而这种短暂的升高状态逐渐下降，2～3周后降至绝经后水平，而雌激素随之相伴在短暂的升高后降至绝经后水平[4]。这样体内雌激素一过性升高，可导致进展复发性、激素敏感性乳腺癌患者出现原有病灶的短暂的增大和进展，这种现象称为肿瘤的闪烁现象（tumor flare），治疗过程中这种现象的出现不应认为是病情进展。

## 第三节　卵巢去势治疗复发性乳腺癌

LHRH所产生的药物性卵巢去势对乳腺癌的治疗作用是否与传统的卵巢去势相似？Tailor等针对转移性乳腺癌开展的前瞻性临床研究发现，对于ER或PR之一阳性的转移性乳腺癌，戈舍瑞林的客观有效率为31%，而手术去势为27%，治疗稳定的患者分别为28%和26%，戈舍瑞林相对于卵巢切除的死亡风险比为0.8（95%CI：0.53～1.2）[5]。但戈舍瑞林的肿瘤闪烁现象（16% *vs.* 3%）较为普遍。这个研究结果被其他的相似临床试验所证实，即戈舍瑞林治疗与手术去势/放射去势之间具有相似的无进展生存率和总生存率[6]。

虽然去势治疗（包括药物去势和经典的手术或者放射去势），可以使绝经前女性的循环血雌激素浓度降到绝经后水平，但毕竟在包括自然绝经后的女性体内仍有低浓度的雌激素存在，而这仍能对体内的激素敏感性乳腺癌细胞产生促生长作用。理论上仍需要其他的内分泌治疗方式来补充治疗。对于绝经后复发性乳腺癌，ER/PR之一阳性或者不详的患者，他莫昔芬可以作为一线的治疗用药，临床试验证实他莫昔芬对绝经后的复发性乳腺癌的疗效好于绝经前患者，故对于绝经前的相同状态的乳腺癌不作为首选用药。那么针对绝经前患者采用卵巢去势后，其体内内分泌环境已呈现出绝经后的状态，是否加用他莫昔芬可以增强疗效？

在复发性乳腺癌的治疗方面，单用药物去势与药物去势结合他莫昔芬治疗对比的Ⅲ期临床试验支持了联合治疗提高疗效的推断。Klijn 等对 4 个上述Ⅲ期临床试验进行的 meta 分析中共有 506 例绝经期进展期乳腺癌入组这 4 个试验，这组患者中 62%为 ER 阳性，38%为阴性或者状态不详，256 例接受了 LHRH 类似物的单药治疗，有 250 例被随机分配接受了 LHRH 类似物联合他莫昔芬的治疗，其中 21%的患者接受的 LHRH 类似物是布舍瑞林，余下的 79%接受的是戈舍瑞林的治疗[7]。结果表明联合治疗组的总生存率明显高于单纯的 LHRH 类似物诱导的药物性卵巢切除组（$P=0.02$），联合治疗可降低 22%死亡风险；联合治疗组的无进展生存率高于单药治疗组（$P=0.0003$），联合治疗可使疾病进展/死亡的风险降低 30%；单药治疗的客观缓解率为 30%，联合用药为 39%，具有统计学差异（$P=0.03$）；缓解维持时间同样是联合治疗组优于单药（中位生存时间前者 602 天，而后者为 350 天）。因此对于适合采用内分泌治疗的绝经前进展期乳腺癌患者，应考虑采用卵巢去势联合他莫昔芬的治疗。

与此相类似，新型芳香化酶抑制剂的出现使乳腺癌的内分泌治疗达到了一个新的阶段，但目前认为其应用范围是绝经后的激素敏感性乳腺癌患者。而对于绝经前的卵巢去势后的患者联合应用芳香化酶抑制剂是否提高疗效等问题的提出就不可避免了。其实这方面的研究很早就有报道，这方面的研究多集中在对循环血的雌激素水平的抑制上。Celio 等 21 例进展期乳腺癌患者被随机分组，其中 10 例接受 LHRH 类似物曲普瑞林每月一次治疗，另外 11 例接受第二代芳香化酶抑制剂兰他隆每周一次 500mg 治疗[8]。治疗 4 周后，曲普瑞林治疗组的雌激素相对于基线值下降了的 86.9%（95% CI：70.5%～94.2%），而联合用药组则下降到基线值的 97.3%（95% CI：94.1%～98.8%，$P=0.0422$），单药治疗组出现 3 例肿瘤缓解，而联合用药组出现 4 例缓解。Dowsett 等的研究进一步发现，第三代芳香化酶抑制剂 Vorozole 与戈舍瑞林合用相对于第二代芳香化酶抑制剂兰他隆与戈舍瑞林合用更有效地抑制周围血的雌激素浓度[9]。上述这些研究例数均较少，尚不能用于评价疗效。由于这方面尚无较大规模的前瞻性临床研究开展，就 LHRH 类似物与芳香化酶抑制剂合用在乳腺癌中应用的效果目前尚难定论。

## 第四节　术后辅助去势治疗

对绝经后的乳腺癌手术后的辅助内分泌治疗研究的较多，而对于绝经前的乳腺癌患者的辅助治疗的经典方案是先给予辅助化疗，再序贯给予内分泌辅助治疗（以他莫昔芬为典型代表）。对这类患者的单纯内分泌治疗能否达到化疗相同的效果呢？

早期的一些临床研究未能发现卵巢去势的优点，可能是因为这些试验样本量以及同时还包含了一部分雌激素受体阴性的患者。在 1996 年的早期乳腺癌临床试验协作组总结的 meta 分析中提出卵巢去势可以达到与术后化疗相同的疗效。

对于 ER/PR 阳性的绝经前乳腺癌患者，LHRH 类似物的辅助治疗治疗能否完全达到术后化疗的疗效？如果能达到，将使得这部分患者避免常规化疗所带来的毒副反应。诺雷德早期乳腺癌研究协作组开展的著名的 ZEBRA 试验就是为了回答这个问题而设计的。他们针对绝经前的淋巴结阳性的患者，对 ER 状态未作强行的要求，823 例患者随即接受 CMF 方案化疗，817 例患者随机接受了戈舍瑞林的治疗[10]。结果发现，ER 阳性的患者中，戈舍瑞林治疗组的 DFS 与 CMF 化疗组的相当（HR＝1.01，95％CI：0.84～1.20，$P$＝0.92），而在 ER 阴性的患者中，戈舍瑞林组的 DFS 差于 CMF 组（HR＝1.76；95％CI：1.27～2.44，$P$＝0.004 3）。对这些研究对象的回顾性研究发现在 36 个月时仍无月经者的 DFS 高于恢复月经者（HR＝0.65，95％ CI：0.48～0.87，$P$＝0.005）。这提示着辅助化疗的作用可能至少部分是通过抑制卵巢功能而实现的。

在进展性乳腺癌中，卵巢抑制加他莫昔芬治疗效果优于单用卵巢抑制治疗，那么在辅助治疗中是否也有相似的结论呢？意大利的乳腺癌辅助治疗协作组开展的 02 试验对绝经前和围绝经期的、雌激素受体阳性的早期乳腺癌患者随机分两组比较术后辅助化疗与卵巢抑制加他莫昔芬治疗的疗效[11]。120 例接受了 CMF 化疗；124 例接受了卵巢抑制和他莫昔芬的治疗，其中 6 例接受了卵巢切除，31 例接受了放射去势，87 例接受了戈舍瑞林的治疗。中位随访时间为 76 个月。两组的 DFS 和 OS 无统计学意义；但化疗组患者的白细胞降低、恶心、呕吐、脱发等副反应明显高于内分泌治疗组。奥地利的乳腺癌和结直肠癌研究组也开展了类似的但较大型的前瞻性随机对照试验，对1 034例激素敏感性绝经前乳腺癌随机分组接受 3 年的戈舍瑞林加 5 年他莫昔芬，或者接受 6 个疗程的标准 CMF 方案的辅助化疗[12]。中位随访时间为 60 个月，无复发生存率（RFS）在接受内分泌治疗组明显高于 CMF 化疗组（$P$＝0.037），内分泌治疗组的局部复发率明显低于化疗组（$P$＝0.015），但 OS 两组无差别。

绝经前雌激素受体阳性的患者在完成辅助化疗后加用卵巢去势治疗是否能进一步改善预后？Arriagada 等开展的大规模Ⅲ期临床研究入组了 926 例绝经前腋淋巴结阳性或者肿瘤分级在Ⅱ～Ⅲ级的乳腺癌患者，雌激素受体不限（ER 阳性占 93％），随即分组，一组为手术加 FAC 方案的化疗，另一组为手术加 FAC 方案化疗后加用卵巢去势，随访的中位时间为 9.5 年。发现辅助化疗后加用卵巢去势不能增强疗效，但在 ER 阳性亚组加用卵巢去势可以改善患者的 10 年无瘤生存率[13]。Davidson 等开展的另外大规模Ⅲ期临床将绝经前淋巴结阳性、雌激素受体阳性的患者随机分三组，分别为手术加 CAF 化疗，手术加 CAF 化疗加诺雷德治疗 5 年，手术加 CAF 化疗加诺雷德加他莫昔芬治疗 5 年，中位随访了 9.6 年，同样发现手术后辅助化疗后加用药物性卵巢去势并不能改善预后，但在手术后加用卵巢去势加他莫昔芬则可以改善患者的无瘤生存率（HR＝0.73；$P$＜0.01）[14]。因此在辅助化疗以后加用卵巢去势目前尚不宜推荐。

去势治疗，包括经典的手术和放射去势治疗，以及具有可逆性的药物去势治疗的疗效，无论在进展复发期乳腺癌还是早期乳腺癌的辅助治疗中，目前已被广泛的承认。对于绝经前激素敏感性乳腺癌的治疗方式的选择，应避免过度夸大化疗的效果，对适合内分泌治疗的患者应首选内分泌治疗。当然对于绝经前乳腺癌的内分泌治疗仍有许多问题需要进一步解决，如 LHRH 的拮抗剂在实践中不会产生短暂的雌激素提高的现象，其所产生的药物性卵巢去势对乳腺癌的治疗效果是否好于 LHRH 类似物，卵巢去势与芳香化酶抑制剂的联合用药尚需进一步的研究等。

（陆劲松　沈镇宙）

## 参考文献

1. Early Breast Cancer Trialists' Collaborative Group Ovarian ablation in early breast cancer：overview of the randomised trials. Early Breast Cancer Trialists' Collaborative Group. Lancet. 1996，348（9036）：

1189-1196.
2. Adjuvant therapy for breast cancer. NIH Consens Statement. 2000，17（4）：1-35.
3. West CP，Baird DT. Suppression of ovarian activity by Zoladex depot（ICI 118630），a long-acting luteinizing hormone releasing hormone agonist analogue. Clin Endocrinol（Oxf），1987，26（2）：213-220.
4. Williams MR，Walker KJ，Turkes A，Blamey RW，Nicholson RI. The use of an LH-RH agonist（ICI 118630，Zoladex）in advanced premenopausal breast cancer. Br J Cancer，1986，53：629-636.
5. Taylor CW，Green S，Dalton WS，et al. Multicenter randomized clinical trial of goserelin versus surgical ovariectomy in premenopausal patients with receptor-positive metastatic breast cancer：an intergroup study. J Clin Oncol，1998，16（3）：994-999.
6. Boccardo F，Rubagotti A，Perrotta A，et al. Ovarian ablation versus goserelin with or without tamoxifen in pre-perimenopausal patients with advanced breast cancer：results of a multicentric Italian study. Ann Oncol，1994，5（4）：337-342.
7. Klijn JG，Blamey RW，Boccardo F et al. Combined tamoxifen and luteinizing hormone-releasing hormone（LHRH）agonist versus LHRH agonist alone in premenopausal advanced breast cancer：a meta-analysis of four randomized trials. J Clin Oncol，2001，19（2）：343-353.
8. Celio L，Martinetti A，Ferrari L et al. Premenopausal breast cancer patients treated with a gonadotropin-releasing hormone analog alone or in combination with an aromatase inhibitor：a comparative endocrine study. Anticancer Res. 1999，19（3B）：2261-2268.
9. Dowsett M，Doody D，Miall S et al. Vorozole results in greater oestrogen suppression than formestane in postmenopausal women and when added to goserelin in premenopausal women with advanced breast cancer. Breast Cancer Res Treat，1999，56（1）：25-34.
10. Jonat W，Kaufmann M，Sauerbrei W et al. Goserelin versus cyclophosphamide，methotrexate，and fluorouracil as adjuvant therapy in premenopausal patients with node-positive breast cancer：The Zoladex Early Breast Cancer Research Association Study. J Clin Oncol，2002，20（24）：4628-4635.
11. Boccardo F，Rubagotti A，Amoroso D et al. Cyclophosphamide，methotrexate，and fluorouracil versus tamoxifen plus ovarian suppression as adjuvant treatment of estrogen receptor-positive pre-/perimenopausal breast cancer patients：results of the Italian Breast Cancer Adjuvant Study Group 02 randomized trial. J Clin Oncol，2000，18（14）：2718-2727.
12. Jakesz R，Hausmaninger H，Kubista E et al. Randomized adjuvant trial of tamoxifen and goserelin versus cyclophosphamide，methotrexate，and fluorouracil：evidence for the superiority of treatment with endocrine blockade in premenopausal patients with hormone-responsive breast cancer-Austrian Breast and Colorectal Cancer Study Group Trial 5. J Clin Oncol，2002，20（24）：4621-4627.
13. EBCTCG：Ovarian ablation in early breast cancer：Overview of the randomised trials. Early Breast Cancer Trialists' Collaborative Group. Lancet，1996，348：1189-1196.
14. Davidson NE，O'Neill AM，Vukow AM，et al：Chemoendocrine therapy for premenopausal women with axillary lymph node-positive，steroid hormone receptor-positive breast cancer：Results from INT 0101（E5188）. J Clin Oncol，2005，23：5973-5982.

# 第11章 乳腺癌的放射治疗

## 第一节 概述

众所周知，手术治疗是乳腺癌治疗的首选，其作为局部/区域治疗手段在乳腺癌的初始治疗中发挥重要作用。放射治疗也是一种局部/区域治疗手段，其分别在乳腺癌初始治疗、复发乳腺癌治疗及转移乳腺癌治疗中发挥着不同作用，是乳腺癌整体治疗策略的主要组成部分。

### 一、乳腺癌放射治疗的作用与模式

乳腺癌是最早应用放射线治疗的疾病，早在伦琴射线发现的第二年（1896 年）放射线就被应用于乳腺癌的治疗。初期，由于普通 X 线能量低，皮肤反应大，照射剂量难以提高，同时由于乳腺癌需要照射的面积和体积较大，难以达到均匀的剂量分布，进一步限制了照射剂量的提高，放射治疗的疗效并没有得到显现；而且当时过分地强调扩大手术范围在乳腺癌治疗中的作用，在很长一段时间内，放射治疗在乳腺癌治疗中并没有发挥应有的作用。随着$^{60}$Co 和医用电子直线加速器等具有高能辐射源的放射治疗设备的临床应用和放疗技术的发展，特别是高能电子束的应用，放射治疗才真正成为乳腺癌治疗的主要手段之一。保留乳房治疗模式的普及更使放射治疗成为乳腺癌的根治性治疗手段，放射治疗不但提高了保留乳房患者的局部/区域肿瘤控制率而且在提高患者远期生存率方面也发挥着主要作用。依据目的和作用，乳腺癌放射治疗可以分为根治性放疗、辅助放疗、姑息性放疗和减症放疗；依据实现的方式，乳腺癌放射治疗可以分为体外放疗、组织间插植放疗和放射性粒子植入治疗；依据照射技术不同，乳腺癌放射治疗分为常规放疗和三维适形调强放疗。在保留乳房术后放疗模式中依据照射范围的不同又分为全乳照射（whole breast irradiation，WBI）和部分乳房照射（partial breast irradiation，PBI）。

#### （一）术前放疗

理论上，乳腺癌术前放疗的优势在于：①放疗使瘤细胞活性降低，对减少肿瘤的医源性播散有益；②放疗使肿瘤体积缩小，消灭了瘤体周围的亚临床灶，有利于肿瘤的局部控制并最大程度地保留脏器功能；③无手术因素的影响，肿瘤血供未被破坏，有利于放疗效应的发挥；④对术前已固定的肿瘤，估计切除困难者，可望通过放疗提高切除率或根治性切除率；⑤便于观察放疗效果。

乳腺癌的术前放疗可能存在不足：①不利于组织学检查，影响术后放疗策略的制定及对预后的判断；②延迟切口愈合；③因病例选择不当时，肿瘤对放疗不敏感而延误手术。术前放疗的原则为：①应用于单纯手术局部复发率高或肿瘤部位对扩大切除有限制的癌肿，如局部晚期和炎性乳腺癌等；②射野应大于手术切除范围，包括可能存在的亚临床灶；③照射剂量应恰当，一般以不影响手术进行和术后愈合为前提，不同的分割方式照射剂量不同，但一般使用常规分割，照射剂量 4 500cGy；④放疗后手术间隔依据照射剂量分隔方式，一般不宜低于 2 周，也不宜超过 5 周；⑤合理选择放射源。

临床上，术前放疗多用于局部晚期乳腺癌的治疗。术前放疗尚需研究的问题是：①最佳适应证；②最佳放疗剂量；③放疗与手术的最佳间隔等；④术前化疗与术前放疗的结合。

### （二）术后放疗

术后放疗的目的在于补充手术切除的不足，降低局部复发。对术后有肉眼癌残留及组织学镜下切缘阳性者，只要情况允许，术后放疗为最佳适应证；对有潜在癌残留的病例，如组织学镜下切缘近端阳性或区域淋巴结未清扫，也应考虑术后补充放疗；乳腺癌保留乳房术后的全乳放疗可以降低局部复发并降低由于乳腺多中心病灶所致的乳腺复发，镜下切缘癌阳性者，瘤床缩野追加放疗以便彻底消灭亚临床瘤灶；乳腺癌根治术后伴腋淋巴结转移的病例，锁骨上和/或内乳区放疗试图消除潜在转移的癌细胞。

术后放疗的优势在于定位准确、指征相对明确等，其缺点是手术所致的局部区域血供差、氧效应低、短期内无法判断疗效等，同时，放疗还增加对侧乳腺及放疗区域第二原发癌的危险性。术后放疗的原则是：①术中应对术后放疗的必要性作出估计，以便为术后放疗做准备工作，如术中以银夹标记出放疗范围；②术后即刻依据病理学报告对放化疗的必要性和优先权予以评价，以便放疗能在合理的时间内进行；③严格掌握放疗靶区的范围、照射剂量及剂量分割，以尽量减少放疗并发症，并尽量杜绝严重并发症的发生。术后放疗的类型包括：①根治术术后放疗；②乳房单切术后放疗；③保留乳房术后放疗。

## 二、乳腺癌放射治疗进展

回顾历史，我们可以发现乳腺癌放射治疗发展变化始终没有停止过，但却也始终围绕着乳腺癌手术模式的发展变化以及人们对乳腺癌临床生物学行为的认识而发展变化，而且其发展变化与相关学科和技术的发展是密不可分的。在这一过程中，社会的发展及思想观念的变化也起到了推动作用。随着放疗设备的更新及相关学科的发展，近 20 年乳腺癌放疗发展较快，主要表现在：①放射治疗技术的发展，包括指导乳腺癌放疗的放射治疗计划系统的发展与完善，如三维治疗计划系统（3 - mentional treatment planning system，3D - TPS），半束切线照射技术的临床应用，电子线弧形旋转照射等，调强放疗在乳腺癌治疗中的应用更是乳腺癌放疗的飞跃性发展；②乳腺癌放射治疗模式的发展变化，如象限调强放疗即 PBI 的提出；③放射治疗与化疗及内分泌治疗关系的新发现，放射治疗与化疗序贯的相对明确；④与乳腺癌放射治疗相关的放射生物学和放射物理学研究进展。

## 三、乳腺癌放疗相关模式界定与应用

### （一）根治性放疗

所谓根治性放疗，即放射治疗作为主要的治疗选择，或单纯放射治疗即可达到控制或治愈肿瘤的目的，而且必须依据不同的肿瘤类型给予根治性照射剂量。根治性放疗在乳腺癌治疗中的应用主要包括下述几个方面：①早期乳腺癌的单纯根治性放疗；②早期乳腺癌保留乳房术后放射治疗；③初程治疗未放疗的单纯局部复发乳腺癌。

早期乳腺癌单纯根治性放疗目前基本不被接受，理由是：①随着手术模式的改进，局部肿瘤切除对乳腺美容效果的不利影响越来越小，保留乳房手术得到了广泛的认可；②早期的临床治疗经验显示，根治性放疗给接受治疗的大部分病人造成了乳房纤维化和上臂水肿等较为严重的并发症，而且放疗后局部肿瘤控制率远不及局部肿瘤切除加术后放疗者。但随着外照射调强放疗、插植调强放疗及放射性粒子植入调强放疗研究的深入，早期乳腺癌局限性靶区根治性放疗引起了肿瘤放疗学者的重视。对上皮来源的恶性肿瘤，根治性放疗剂量一般在60Gy以上，而乳腺癌保留乳房术后放射治疗剂量为60～65Gy，从这个意义上讲，这种放疗方式为根治性放疗，而且，对部分切缘阳性的病人，术后放疗达到了肿瘤控制的目的。在后述的乳腺癌局部复发的治疗原则中会提到，一部分局部复发的病人可以给予根治性放疗。

### （二）辅助放疗

所谓辅助放疗，是指相对于肿瘤的整体治疗而言，放射治疗处于辅助或补充状态，如乳腺癌术后辅助放疗。乳腺癌辅助放疗是针对亚临床灶，因此，其放射治疗的靶区应该包括肿瘤复发危险性较高的区域，如胸壁、锁骨上区、内乳区等，但相对于具体患者而言，则应当依据综合风险评估实行个性化的靶区确定。乳腺癌术后辅助放疗的照射总剂量一般控制在50Gy。辅助放疗包括术前辅助放疗和术后辅助放疗，如果借用新辅助化疗的概念，术前辅助放疗属于新辅助放疗的范畴。

### （三）姑息放疗

姑息放疗是指对已无治愈希望的乳腺癌病人的原发肿瘤和/或转移灶给予肿瘤累及野限量放疗的方法，以延缓肿瘤生长和/或改善肿瘤所引起的症状（如止痛、解除肿瘤压迫、溃疡性癌的处理以及安慰性治疗等）。某些情况下，虽然就肿瘤状态而言病人可以通过给予根治剂量放疗以达到治愈希望，但限于患者一般状况等因素（如高龄、严重的伴发症等），无法给予根治性放疗，也不得不考虑采用姑息性放疗。姑息性放疗在晚期乳腺癌的治疗中，有着相当重要的地位。对症放疗属于姑息性放疗的范畴，但与姑息性放疗不同的是，对症放疗不考虑放疗对患者生存的影响，而主要考虑通过放疗以减轻放疗症状并改善病人生活质量。姑息放疗在乳腺癌转移或复发的治疗中起到相当重要的作用。

## 四、放疗与化疗结合治疗乳腺癌

乳腺癌属于一种系统性疾病这一点已经被多数学者认可，因此，化疗是乳腺癌重要的组成部分之一。对初治病人，如果病人既需要放疗又需要化疗，则必须综合考虑各种因素，合理安排放疗和化疗的顺序。乳腺癌放化疗的基本顺序包括先化疗后放疗、先放疗后化疗和同步化放疗，虽然放化疗的顺序选择受许多方面的影响，但其基本的原则为：腋淋巴结转移者先化疗；肿瘤残存或切缘阳性者先放疗；对能够耐受的病人同步放化疗应该作为首选。同步放化疗不但可以同时兼顾系统和局部，而且部分化疗药物还具有放射增敏作用，因此，这种放化结合方式应该提倡，但左侧乳腺癌应用以蒽环类药物为主的化疗时则应该注意同步放化疗能够增加心脏的毒性，而且同步放化疗也是放射性肺炎和乳房纤维化增加的潜在因素。

## 五、乳腺癌放射治疗的剂量分割模式

放射治疗剂量分割的经典模式为1.8～2Gy/次、5次/周，目前乳腺癌的放疗多数采用这一模式。其他剂量分割模式包括低分割放疗、超分割放疗、加速超分割放疗、加速分割放疗。对术前放疗或晚期乳腺癌的单纯放疗可以采用超分割放疗或加速超分割放疗，PBI和组织间插植放疗可以采用加速分割放疗。对不同分割模式的评价主要着眼于其对局部肿瘤控制和乳腺美容效果及晚期放射反应上。

## 第二节 乳腺导管内癌的放射治疗

以往临床确诊的乳腺癌病例中，导管内癌（ductal carcinoma in situ，DCIS）所占比例很少，但近年来，随着乳腺 X 线照相技术的广泛应用及乳腺癌普查工作的广泛开展，临床发现 DCIS 的比例快速增加。随着 DCIS 所占比例的增加，其治疗模式也发生了明显的变化。很长时间以来，全乳房切除被认为是 DCIS 的标准治疗模式，而且不给予术后放疗，这一治疗模式主要基于 DCIS 的下列特点：①多灶性和多中心性。乳腺多灶性病变占 DCIS 的 35% 左右，但这一比例与肿瘤大小及是否伴有微小浸润密切相关，而且受病理标本检验技术的影响；②DCIS 单纯肿瘤切除活检术的肿瘤残存率较高，可达 57%～66%，因而，外科医生在活检时对切线是否有残留的评价是不可靠的；③DCIS极少有双侧乳腺同时发病，文献报道仅为 3.4%；④DCIS 极少发生腋窝淋巴结转移，文献报道转移率<1%，而且发生转移者都是伴有微小浸润者；⑤如果不给予治疗，DCIS 发展为浸润癌的几率高。由于 DCIS 具有多中心起源倾向，单纯肿瘤切除术后局部复发率高达 26%～75%。因此，以往认为 DCIS 治疗的最佳方案为全乳切除。

随着保留乳房治疗作为早期浸润性乳腺癌常规治疗选择被广泛认可，局部肿瘤切除加放射治疗的治疗模式也被引用于了 DCIS 的治疗。虽然没有随机分组对比研究的结果，但多数回顾性分析显示，局部肿瘤切除加放射治疗 DCIS 与全乳房切除治疗的局部肿瘤控制率及病人长期生存率基本相同。DCIS 保留乳房治疗后的局部肿瘤复发率为 7%～19%，这一结果是可以接受的。因此，DCIS 的治疗现多倾向于选择局部肿瘤切除加放射治疗，全乳房切除治疗已逐步被放弃。放射治疗可以明显降低 DCIS 保留乳房治疗病人的局部肿瘤复发率。

总结随机和非随机研究的结果，我们认为，对多数选择保留乳房治疗的 DCIS 病人，局部肿瘤切除术后放射治疗是必要的。以此为基础，结合医学模式的转变，局部肿瘤切除结合术后放疗的保留乳腺治疗模式应该代替全乳房切除术成为 DCIS 的主导治疗模式，而且应该探讨不需要放疗的特定病人所具备的临床生物学特性，以进一步完善这一模式。

## 第三节 乳腺癌保留乳房术后的放射治疗

一般认为，术后放疗是乳腺早期浸润癌保留乳房治疗的重要组成部分，70%～80%的保留乳房治疗的乳腺癌患者接受术后放疗。接受术后放疗的理由为：①降低局部肿瘤复发率；②提高患者生存率；③降低将来再次手术的可能；④预防乳房切除；⑤医生建议放疗；⑥放疗的并发症可以接受。临床随机分组研究已经证明，术后放疗降低了局部肿瘤复发率，从而使相当一部分人不必因局部肿瘤复发而失去乳房，而且保留乳房手术加术后放疗与乳房切除治疗病人的生存率相同。

浸润癌放射治疗的靶区选择必须严格掌握，即在尽可能降低局部肿瘤复发率的同时，避免或减少放射损伤和晚期放射并发症的发生。保留乳房术后放疗照射靶区确定的基本原则为：①病变位于乳房外象限的 T1、T2 期患者，若腋淋巴结阴性或仅 LⅠ 转移而且转移淋巴结数<4 枚，术后可以仅行全乳腺照射，而无需行内乳和锁骨上下区的照射；②病变位于内象限的Ⅰ、Ⅱ期患者，若无腋淋巴结转移，可以仅行全乳腺照射，无需行锁骨上下区和内乳区的照射；③有 LⅡ 和 LⅢ 淋巴结转移者，无论原发肿瘤位于何象限，保留乳房术后均

应行全乳腺及锁骨上下区的照射，如果病变位于内象限，而且腋窝淋巴结转移≥4个，则内乳区也应该列于照射靶区内，对腋淋巴结转移1～3个者，内乳区是否包括在照射靶区内则应该依据具体情况而定；④对临床评估腋淋巴结阴性、哨位淋巴结活检阴性而未行腋淋巴结清扫的患者，术后可以不行腋窝照射，若临床检查未见内乳淋巴结转移，锁骨上下区也可以不予照射。

## 一、乳腺的放射治疗

### （一）照射野

乳腺的放射治疗包括全乳腺照射和瘤床的补充照射，全乳腺照射使用的是乳腺切线野，瘤床补充照射使用瘤床追加野。

1. 乳腺切线野的范围：照射野的设计必须包括整个乳腺及乳腺组织下方和外侧的部分胸壁组织。如果需要设立锁骨上野，则切线野的上界在第一或第二肋间（Louis 角）与锁骨上野的下界相接；如果不需照射锁骨上下区淋巴结，不设立锁骨上野，则切线野的上界必须上移至锁骨头的上缘，以包括整个乳腺。如果内乳链不需照射而不需设内乳野时，则内切线野的下界位于胸中线或过中线 1cm；如果将内乳链照射包括在切线野内，则切线野的内界需过中线 3～4cm；如果单独设内乳野照射，则切线野的内界在旁开中线 5～6cm 与内乳野的外界相接。外切线野的下界必须在可触及的乳腺组织下 2cm，通常在腋中线。下界在乳腺下方皱褶下 2cm。

2. 切线野的定位方法：切线野的照射方式有等中心照射和源皮距照射两种方式，两者在定位技术上略有区别，但基本的定位方式有 CT 定位和模拟机定位两种方式。

3. 野内被照肺组织的校正：乳腺切线野内通常有部分肺组织被包括在内，常规设野时为 2～3cm。切线野内被照肺组织的多少是判断切线野设计是否合理的重要参考指标，也是影响患者治疗后生存质量的重要因素。因此，设计乳腺切线野时应当尽量减少受照肺组织。减少受照肺组织的途径主要包括以下几个方面：

（1）半束等中心照射：所谓半束照射，即利用独立准直器或半束挡块将射线束的一半完全挡住，用另一半射线束照射，入射线束的中轴面垂直通过照射野的一边。乳腺切线野的底边可以采用半束照射技术。半束照射时，照射野的一侧为来自射线中心轴面的垂直线束，其无偏射线，散射线也极少，形成一整齐的线面，半束照射野以外的正常组织可以不受任何照射，利用半束照射的这一特点可以减少对称野照射时射束底边的偏射线和散射线对受照肺组织容积效应的增加。

（2）适形放疗和调强放疗：现代医用直线加速器上所配置的多拉片准直器，也称多叶光栅（multileaf collimator，MCL），为适形放疗（3 - dimentional conformal radiotherapy，3DCRT）的实施奠定了基础。实施 MCL 适形放疗可以通过调整野内各个叶片的位置，使照射野底边的形状与胸廓形状适配，从而达到最大限度地保护肺组织和心脏。调强放疗（intensity-modulated radiotherapy，IMRT）可以进一步减少肺组织的受照剂量和容积。

（3）倾斜垫板技术：照射时在治疗床上放一倾斜垫板可以抬高患者的上胸部，减少切线野内受照肺组织的容积。应当注意的是，模拟机或 CT 定位时也垫一相同的垫板。目前临床上多使用商品化的乳腺托架，其倾斜角度可调，而且有利于患者体位的固定。如果不设锁骨上野，也可以通过调整准直器角度以减少肺组织的照射。

总之，在制定乳腺切线野放疗计划时必须充分估计受照肺组织的容积，根据患者的具体情况，使用合适能量的射线和设野，以最大限度地减少肺组织的受照容积和受照剂量。肺组织的受照容积和剂量可以通过 CT 定位结合 TPS 计划确定。利用 3DTPS 的剂量体积直方图（dose volume histogram，DVH）可以准确获得肺组织受照容积，及不同剂量水平的照射容积。

4. 瘤床追加野：乳腺癌保留乳腺手术加术后放疗者的乳腺切除标本组织学研究证实，65%～85%的局部乳腺复发是在原发肿瘤所在象限部位。同时，如果全乳照射的剂量>60Gy，则将严重影响美容效果。因此全乳放疗 45～50 Gy 后，宜常规对瘤床进行缩野追加放疗。虽然在切除后活检组织学证实切缘癌阴性的病例，缩野追加放疗的作用尚有争议，但各种资料提示适当高剂量的放疗，对降低局部复发率还是必需的。同时，由于小野追加放疗对美容效果的影响较小，因此，可以考虑免行瘤床追加放疗的指征仅限于：①患者年龄>40岁；②T1 期肿瘤；③无 EIC 或无单核细胞浸润；④组织学检查证实为切线癌阴性；⑤无肿瘤坏死且肿瘤细胞分化在Ⅰ、Ⅱ级者。

（1）电子线追加放疗技术：电子线追加放疗必须首先确定原发灶的位置。照射野应超过肿瘤边缘 2～3cm。照射时，患者上肢外展，手放在头上方，使乳房轮廓呈扁平状，然后身体旋转或机架旋转，使局部切除疤痕与床面平行，电子射线束与靶区表面垂直。准确地确定靶区对追加放疗技术是相当重要的，这需要由外科医生的协助，即术中应对瘤床范围行银夹标记。通常应对表皮、深部、内侧、外侧、头部、尾部 6 个部位进行标记，另外，B 超、CT 扫描可以精确地确定胸壁的厚度，对确定瘤床的范围可能有益。

（2）组织间插植放疗技术：组织间插植追加放疗应在外科医生协助下进行，在手术活检时即决定最佳治疗靶区，通常在肿瘤广泛切除或再切除或腋淋巴结清除时放置治疗管，一般放置两个平面（表面和深部），以充分覆盖肿瘤床。如果全乳切线照射后进行插植，应根据术中放置的银夹帮助确定放射野。下列情况组织间插植追加放疗为宜：①乳房较大，肿瘤位置较深（皮下 4cm 以上）；②采用电子线追加放疗所需剂量较大，肺组织受量较大者；③组织学证实切缘癌阳性而未行再切除或伴有其他预后较差的病理学特征者。上述情况采用组织间插植追加放疗可以使深部组织达到较高的剂量而减少肺组织及皮肤的受量。

（3）瘤床追加野的确定方法：乳腺保留乳房术后放疗中，瘤床追加野的确定准确与否，与局部肿瘤的控制及治疗后美容效果密切相关。目前临床上使用的瘤床追加野的确定方法有 7 种，但作为准确并被广泛接受的是术中银夹标记结合术后模拟机定位或 CT 定位。

CT 扫描确定法：乳房象限切除后的术腔 CT 值低，CT 扫描可以确定术腔的范围。具体方法为患者放疗体位仰卧 CT 检查床上，调整窗宽和窗位，以 4mm 层厚进行不间断扫描。确定术腔后，向各个方向外放 1.5cm 作为瘤床追加野的大小。这种方法是确定瘤床追加野较为常用的方法，但实际应用中发现这一方法也存在着局限性。因此，建议采取下列措施：①CT 定位争取在术后 3 周内进行；②CT 扫描时，断层线尽量与切口垂直；③4mm 层厚进行不间断扫描；④使窗位和窗宽相互匹配，以达到最佳分辨度；⑤尽量进行增强扫描。

依据银夹定位法：如果外科医生手术过程中在术腔的各个边界均放置银夹，术后在模拟定位机下或经 CT 扫描即可依据银夹的位置确定术腔范围及瘤床追加野的大小和部位。如果银夹放置准确，用这种方法确定瘤床追加野是最为准确可靠的。但也应该考虑到这种方法的弊端：与银夹交界面的组织照射过程中可能会受到较高剂量的照射，银夹对治疗后的美容效果也会有一定影响等。因此，对银夹放置的部位及数量应进行科学评价。

（二）放射源和放射剂量

切线野放射源可采用$^{60}Co$ γ线或4～6MV的X线，如果采用6MV以上X线照射，可能使乳腺皮肤表面剂量不足，对于乳房较大的病例，采用6～10MV X线比较有利。Chin等采用乳腺模型对各种能量的射线照射的剂量分布进行研究证明，用6MV或8MV光子照射，乳腺周边的高剂量区较小，同时皮肤表面的剂量减少，对内外切线野间距>22cm者，使用6MV或更低能量的X线，能够导致剂量分布的明显不均匀性，这会导致明显不良的美容效果。对这类患者应当首先选择10～18MV的较高能量的X线照射总量的50%，同时依据TPS计划选择合适的楔形板，用6～8MV的X线照射其余50%的剂量。对乳房大而悬垂的患者，常规体位易于造成剂量分布的不均匀性，可以采用固定器使患者保持侧卧照射或用热塑性膜板将乳房支撑和固定。对侧卧固定照射的患者，单侧使用15°楔形板照射会使剂量分布更为合理。但无特殊情况时，不主张对悬垂大乳房实行保留乳房治疗，因其放疗后易出现乳房纤维化，美容效果欠佳。

瘤床追加野电子线能量的选择应依据肿瘤距皮肤表面的深度而定，一般选择9～15MeV的电子线。具体到每一个患者应依据手术记录肿瘤的深度及CT扫描显示的术中所放银夹的位置和胸壁的厚度选择。原则上使90%的等剂量曲线局限于胸筋膜以上，以避免肺的过量照射。瘤床追加野的照射剂量为8～15 Gy，具体剂量选择应依据全乳切线野的照射剂量及切线野照射结束时乳腺皮肤的反应程度。目前，瘤床追加野照射的另一种方法，是在调强放疗过程中，将全乳和瘤床作为整体靶区设计，即SIB（simultaneous integrated boost）技术。

乳腺癌保留乳房治疗的全乳照射剂量宜给予DT 45～50 Gy/5～6周，每次1.8～2.0 Gy，每周5次。全乳照射时必须使用楔形板或补偿滤过器以使整个乳腺组织达到均匀的剂量分布，但不必常规使用填充物。因为T1、T2期局部肿瘤完全切除后，皮肤复发的危险性很小，使用填充物反而使皮肤受量过高而影响美容效果。如果单纯使用内乳野，应注意内乳野和切线野衔接处皮肤的剂量。在选择楔形板时应考虑其对健侧乳房受照剂量的影响，尽量减少内侧野楔形板的角度或使用动态楔形板。

## 二、区域淋巴结放疗

乳腺癌保留乳房术后区域淋巴结的放疗应该遵循下列原则（T1、T2期）：①外象限肿瘤无腋淋巴结转移者，区域淋巴结不予照射；②外象限肿瘤有腋淋巴结转移者，照射内乳和锁骨上区；③内象限肿瘤无腋淋巴结转移者，仅照射内乳区；④内象限肿瘤有腋淋巴结转移者，照射内乳区和锁骨上区。在坚持上述原则的同时，区域淋巴结照射的取舍必须依据原发肿瘤的部位、大小、病理类型及腋淋巴结的情况采取个性化的原则，同时应该听取外科医生的建议和患者的意愿。放疗医生应该了解个性化患者区域淋巴结放疗的目的，对无区域淋巴结转移、镜下区域淋巴结转移、临床淋巴结转移采取不同的策略。对临床检查阴性，仅组织学证实为区域淋巴结转移，给予45 Gy/4～5周即可使95%以上的淋巴结内肿瘤增殖得到控制。但对临床可以触及的转移淋巴结，则必须给予65～70 Gy/7～7.5周方能有效地控制病灶。

（一）内乳区放疗

1. 照射野：如果为垂直照射，内乳野的内界为胸中线；如果为斜角照射，内乳野的内界应该过中线1～2cm。内乳野的上界分两种情况，如果需设锁骨上野，则内乳野的上界与锁骨上野的下界相接，不需要照射锁骨上区时，内乳野的上界平锁骨头的上方。内乳野的外界为胸中线旁开 5cm，但必须保证不落在瘤床上，必要时对照射野的大小进行调整。有关内乳野的下界的设定存在争论，传统的方法认为，对所有需要照射内乳野的患者均应该将其下界设定在第 5 肋间，即剑突水平，但有的学者主张内乳野的下界在第 4 肋骨水平，即仅仅照射第 1～3 肋间，特别是病变位于左侧的患者。其理由为，内乳淋巴结的复发多数在第 1～3 肋间，而且左侧内乳的照射明显增加了心脏的放射性损伤。内乳野与锁骨上野及全乳切线野的衔接也是设野过程中必须重视的问题，可以通过不设内乳野而全乳切线野向健侧移位 3cm 或内乳野机架角转角使射束形成一定的角度与切线野相接。内乳野与锁骨上的衔接可以使用半束照射的方式或内乳野与锁骨上野合并为单一的倒“L”野。

2. 辐射源和照射剂量：虽然多数内乳淋巴结的深度＜3cm，但也有部分淋巴结的深度在 3cm 以上，甚至有的在 4cm 以上，因此，内乳淋巴结应该选择混合辐射源照射，为保护肺、心脏、纵隔和脊髓，并使剂量分布更加合理，通常主张先给予$^{60}$Co 或 4～6 MV X 线照射 10～12 Gy，即总照射剂量的 1/5～1/4。其余部分用 12～13 MeV 电子线照射，1.8 Gy/次，5 次/周，总剂量 48～50 Gy。内乳-锁骨上联合野照射时，锁骨上野应该加填充物，并适当增加 X 线的比例。

**（二）锁骨上/腋顶区放疗**

1. 照射野：锁骨上野的照射范围包括腋顶区和锁骨上区。锁骨上野的内界为过胸中线 1cm，向上延伸，沿胸锁乳突肌内缘走行，到环甲沟水平为上界。下界为第 1 或 2 肋间。外界为腋前反折水平的垂直线（相当于锁骨外 1/4 与内 3/4 的交界处的垂直线）。对同时需行全腋窝照射的患者，外界向外延伸超过腋前皮肤反折垂直向上，下界应位于第 2 肋骨水平。锁骨上野照射时应挡铅保护肱骨头，为保护脊髓，照射时可以向外成角 15°。

2. 辐射源和照射剂量：锁骨上野的剂量计算深度为 3cm，其辐射源的选择类似于内乳野，但可以适当提高$^{60}$Co 或 4～6 MV X 线照射剂量比例。4～6 MV X 线照射时应添加适当厚度的填充物。预防照射的照射剂量为 48～50 Gy，1.8～2 Gy/次，5 次/周。

**（三）腋窝放疗**

1. 照射野：当腋淋巴结转移为结外病变或未行腋淋巴结清扫或清扫腋淋巴结数＜4 个，而且病理证实转移率＞20%或腋窝淋巴结的转移数＞4 个，则具备了进行腋窝照射的相对指征。腋窝照射时，锁骨上野的下界应下移至第 2 肋骨水平，外界应外移至皮肤反折线的外侧。当锁骨上野$^{60}$Co 或 4～6 MV X 线照射剂量完成前，仅设立腋窝后野。在模拟机下定位，其内界包括肺组织 1.5～2cm，下界位于肱骨中上 1/3 交界处，平锁骨上野的下界，外界超腋后皮肤反折线，上界在锁骨上间隙，平喙突水平。腋窝照射剂量的计算以锁骨中点向下 2cm 处按腋窝中平面计算。当锁骨上野处$^{60}$Co 或 4～6 MV X 线照射剂量完成后，即应该加照腋窝前野，患者仍然采取俯卧位，野的边界同腋窝后野，可以通过机架角和准直器角旋转的方式以保证腋窝前野和腋窝后野的完全重复性。设立腋窝野时应该注意保护肱骨头。腋窝野照射采用 MLC 技术更为合理，可以更好地保护肺组织和肱骨头。

2. 照射剂量：腋窝野的照射剂量以锁骨中点向下约 2cm 处腋窝中平面计算，照射剂量为 46～50 Gy，每次 1.8～2 Gy，5 次/周，对淋巴结转移为结外病变或未行腹淋巴结清扫或已经证实有肿瘤残留者，可缩野追加照射 10～15 Gy。

## 三、乳腺癌保留乳房术后放疗剂量

乳腺癌保留乳房术后放射治疗推荐剂量如表 11-3-1。

表 11-3-1　乳腺癌保留乳房术后放射治疗推荐剂量（常规分割）

| |
|---|
| 全乳照射剂量 |
| 一般原则：45～50Gy |
| 大乳房或射野的边长＞22cm：45Gy |
| 已行化疗或准备行化疗者：45Gy |
| 乳腺瘤床的追加放疗 |
| 一般原则：原发灶的总剂量：60～65Gy |
| 插植放疗：15～20Gy/HDR 或 LDR |
| 电子线放疗 10～16Gy，每次 2.0Gy（90%剂量深度） |
| X 线放疗：10～16Gy，每次 2.0Gy |
| 组织学切缘癌阳性：原发灶的总剂量：65～70Gy |
| 插植放疗：18～25Gy |
| 电子线：15～20Gy |
| 内乳区放疗 |
| 电子线照射 32～34Gy＋光子照射 16Gy |
| 腋区放疗 |
| 如果需要放疗：给予 48～50 Gy（腋中平面） |
| 如果有结外侵犯：腋区下需追加至 55Gy |
| 对较大残存肿块：总剂量追加至 65Gy |
| 锁骨上区放疗： |
| 电子线照射＋光子照射总剂量 48～50 Gy |

## 四、保留乳房术后放射治疗的时机

在 T1、T2 及部分 T3 的保留乳房治疗中，手术、放疗和化疗的最佳顺序目前仍然不清楚，而且存在着较大的争议。保留乳房术后放疗和化疗的顺序要依据肿瘤转移的危险因素而定，转移危险性高者术后先化疗，转移危险性低者术后先放疗，特别是对那些局部复发危险性明显大于远处转移危险性的患者，术后先行放疗对降低局部肿瘤的复发率是非常必要的。对身体条件允许的患者，同时放化疗是较为可取的方法，但部分病人要适当降低药物剂量。

综合目前的文献报道，乳腺癌保留乳房术后放化疗的顺序尚无定论，应当依据每个人的具体情况采取个性化处理的原则。个性化处理的依据包括病期、切缘情况、腋窝淋巴结转移情况、癌基因表达及年龄等各种因素的综合。结合自己的临床经验，作者对放化疗的顺序选择提出如下原则：①提倡对放化疗顺序进行随机分组前瞻性研究。②对非前瞻性研究的患者，放化疗顺序选择应依据腋淋巴结转移情况等采取个性化对待的原则。对预期局部复发为主要预后不利因素者宜先给予放疗，这些因素包括：切缘近端阳性（≤1mm）或切缘阳性或切缘不详；术后组织学检查无腋窝淋巴结转移或 SLNB 结果 SLN 阴性；具备局部复发其他高危因素者。对预期远处转移为主要预后不利因素者宜先给予化疗，这些因素包括：局部肿瘤切除彻底，切缘阴性；腋窝淋巴结多个转移（≥4 个）或有结外侵犯者；临床怀疑已发生远处转移者；高度恶性的肿瘤。③化-放-化疗序贯进行的治疗模式可以作为尝试性选择，而且也是目前临床医生普遍接受的治疗选择，即术后先化疗 2 个周期再行放疗，放疗后再化疗 4 个周期，或放疗前后各化疗 2～3 个周期。④放化疗同步进行。对一般情况好而且局部复发和远地转移都是其预后不利因素的患者，放化疗同步进行应该是较为理想的选择。其优点是：化疗药物可以发挥放射增敏作用；缩短总的治疗时间；兼顾局部复发和远地转移两方面因素。但应当注意的是，同步放化疗能增加急性和晚期放射反应，而且对美容效果有潜在的影响。⑤放疗开始时间应尽量争取在术后 3 个月内完成，不应晚于术后 6 个月。

## 五、老年女性保留乳房术后放疗

随着老龄化社会的到来，老年女性乳腺癌患者（西方 70 岁以上，中国 65 岁以上）的治疗越来越受到重视。随着对老年女性乳腺癌生物学特性认识的深入，目前普遍倾向于对老年女性乳腺癌施行保守治疗或低侵袭性治疗。老年女性保留乳房术后放疗遵循下列原则：①对一部分经多因素分析认为是低复发危险性者可以放弃术后放疗；②特别应该注意心脏和肺的受照射容积的剂量；③对有较严重的慢性肺病和心脏疾患的患者应该选择适形和调强放疗，最大限度地减少心脏和肺的受照射容积和剂量；④可以适当减少全乳照射剂量，而适当增加瘤床追加野的照射剂量；⑤可以选择 PBI。

## 六、保留乳房术后放疗的模式选择

如上所述，乳腺癌保留乳房术后放射治疗的靶区选择包括瘤床、全乳、内乳、锁骨上和腋窝。有关内乳、锁骨上和腋窝照射的基本指征已在本章的有关部分予以阐述，当然，随着研究的深入以及正在进行的随机分组研究结果的公布，目前不确定的因素会逐步减少。此处所指放疗模式的选择主要是全乳照射和瘤床照射的选择。虽然目前大多数人仍然认为，放射治疗应该作为乳腺癌保留乳房术后治疗的常规选择，但可能有一部分患者不需要放射治疗，因此探讨究竟哪一部分患者不需要放射治疗是目前正在努力的一个方向，不过，目前的研究结果不支持我们对某些保留乳房治疗的患者放弃放射治疗。

乳腺癌保留乳房术后放射治疗靶区选择的另一个争议点是瘤床追加野照射的取舍，即哪些患者可以放弃瘤床追加野照射，遗憾的是目前有关这个问题的答案还相当不明确。通过文献回顾分析可以发现，多数随机分组研究结果支持全乳照射后给予瘤床追加野照射，也就是说，瘤床追加野照射可以进一步降低局部治疗的复发率。

PBI 替代全乳 WBI 也是目前研究的热点。PBI 的理论依据主要是乳腺癌保留乳房让术后乳房内复发的模式，即无论放疗如否，绝大多数复发都发生在瘤床所在的象限内。PBI 实现的方式包括插植放疗、IMRT、术中放疗等，但目前 PBI 仅限于临床研究。

# 第四节 可手术乳腺癌综合治疗中的放射治疗

放射治疗作为可手术乳腺癌综合治疗的一部分，有其特殊地位，包括：①有目的地使手术范围缩小，如根治术加内乳淋巴引流区的放疗替代扩大根治术；②手术范围不足的补充，如全乳切除加低、中位腋淋巴结清除术后，组织学证实中位淋巴结已有转移患者的腋区放疗；③根治性乳房切除术后有局部区域复发高危因素的预防，如改良根治术后，组织学证实有胸肌间淋巴结转移病例的胸壁照射；④ 医源性播散的预防（术前放疗）等；⑤内分泌治疗的手段，如预防性放射去势。从治疗策略上，分为术前放疗及术后放疗等，术中放疗的价值存在争议。

## 一、术前放疗

对于Ⅱ、Ⅲ期乳腺癌的术前放疗，主要应用于肿瘤体积较大以及可能存在的局部皮肤和胸肌受累者。临床研究报告显示，术前放疗可使 5 年无瘤生存率提高 10%左右，而使局部复发率降低10%左右，这可能是由于术前放疗使肿瘤体积缩小，并使癌细胞的活力降低，并可杀灭小的腋淋巴结转移灶，从而使TNM分期提前。从理论上讲，术前应用放疗优于术后应用，这是由于肿瘤血运丰富，易于发挥放疗效果，即使对肿瘤细胞不造成杀伤效果，也可抑制其代谢活性，从而避免或减少医源性播散的发生，符合肿瘤外科的无瘤原则。术前应用放疗的限制因素为缺乏组织学诊断，有一定的盲目性。术前放疗仅限应用于临床表现典型，并且与细针穿刺细胞学诊断相吻合者。术前放疗的弊端在于：①可能增加术后皮瓣坏死的发生率，可使皮瓣延迟愈合1～2周，可使总体治疗计划延期完成；②可影响术后的正确分期及组织学诊断；③可能影响乳腺癌的甾体激素受体测定；④可能影响哨位淋巴结对腋淋巴结转移几率的判断。而且放射治疗与外科治疗一样，同属局部治疗，不能解决治疗前可能已存在的隐匿性远处转移灶。因此，由于化疗药物的广泛应用，近年来术前放疗已有被术前化疗取代的趋势。

## 二、术后放疗

### （一）全乳切除术后放疗

对于Ⅰ、Ⅱ和ⅢA期乳腺癌采用全乳腺切除术加胸壁和区域淋巴结放疗的生存率与根治性乳房切除术相似。根据肿瘤的分期和放疗剂量的不同，可使局部的复发率控制在5%～10%。乳腺癌全乳切除术后，全胸壁放疗可用两种方法：一是采用$^{60}$Co和高能X线进行切线照射，二是采用相应能量的电子线（9～12 MeV）垂直照射或弧形照射，照射方式的选择必须依据肿瘤的部位、术后胸壁条件和胸部形状以及所要照射的靶区。切线野照射技术和保留乳房的放疗切线照射技术相似。在乳房切除术后全胸壁放疗中，应注意使皮肤和真皮达到足够的放疗剂量。这个问题可以用1/3的疗程加用填充物和1/3的疗程加用疤痕区填充物来解决。全胸壁照射50 Gy/5周，可以控制95%的亚临床灶。如果采用切线野照射，则上界与锁骨上野的下界相接，内界与内乳野外界相接，外界大约在腋中线，下界在相对应的对侧乳腺反折下1.5cm以上。如果不单独使用内乳野而内乳淋巴链又必须照射，则切线野内界必须过中线3cm。也可以采用电子线代替切线野照射，最简单的方法是用并列的射野照射，疗程中可以部分加填充物以减少肺的受量，增加皮肤表面的剂量。但这样可能存在胸壁外侧剂量不足的问题。也可以采用较复杂的电子线弧形照射技术，但弧形照射技术对皮肤表面剂量的估价较困难。

### （二）根治性切除术后放疗

1. *放射治疗指征*

依据以往治疗过的可手术乳腺癌根治或改良根治术后局部/区域复发的几率及模式，Fletcher总结了具有明显局部/区域复发危险性的乳腺癌人群，并提出了根治或改良根治术后放射治疗的指征如下：① 病变位于外象限、直径＜5cm、无腋淋巴结转移者不需术后放疗；② 病变位于中央区或内象限、直径＜2cm、组织学检查无腋淋巴结转移者仅术后照射内乳区；③ 腋淋巴结转移，但转移率＜20%，或病变位于中央区及内象限，直径＞2cm，照射内乳区、锁骨上区及腋顶区；④ 腋淋巴结转移＞20%者，无论原发肿瘤大小及病变位置如何均照射胸壁、内乳区、锁骨上及腋顶，如果腋窝清扫不完全或腋淋巴结＞2.5cm或结外受侵，则照射腋窝。肿瘤＞5cm及肿瘤侵及皮肤或肿瘤侵及血管及淋巴管也是照射腋窝的相对指征。

上述指征中，作者强调的是受累淋巴结的百分比，但因受累淋巴结数目在乳腺癌患者预后中的意义及腋淋巴结清扫方式的多样性，在术后处理腋淋巴结时，目前大多数临床医生依据的是腋淋巴结转移的数目而不是腋淋巴结的转移百分比。以此为基础，佛罗里达大学依据Fletcher提出的规则制定了修改后的乳腺癌术后放疗指征，见表11-4-1。

**表 11-4-1 佛罗里达大学制定的乳腺癌术后放疗范围**

| 原发肿瘤 | 腋淋巴结状况 | | | | |
|---|---|---|---|---|---|
| | 阴性 | 微小转移 | 1～3个阳性 | 4个阳性 | 广泛的腋窝病变 |
| T1 | - | - | PL | CW+PL | CW+PL+Ax |
| T2 | - | CW+PL* | PL，CW* | CW+PL | CW+PL+Ax |
| T1/T2伴不良组织学特征 | CW+PL | CW+PL* | PL，CW* | CW+PL | CW+PL+Ax |
| 近端阳性或切缘阳性 | CW | CW+PL | CW+PL | CW+PL | CW+PL+Ax |
| T3 | CW+PL | CW+PL | CW+PL | CW+PL | CW+PL+Ax |
| T4 | CW+PL | CW+PL | CW+PL | CW+PL | CW+PL+Ax |
| 临床上有皮肤受累的指征 | CW+PL+Ax | CW+PL+Ax | CW+PL+Ax | CW+PL+Ax | CW+PL+Ax |

注：CW：胸壁，PL：区域淋巴结，Ax：全腋窝放疗（包括腋后野）。

近几年，人们对内乳淋巴结照射的作用提出了异议。内乳淋巴结受累的几率与原发肿瘤的大小和腋淋巴结的状况相关，根治性乳腺癌切除术和扩大根治术的随机分组对比试验研究发现，腋窝淋巴结阴性的T1、T2期患者中，无论原发肿瘤位于内象限还是外象限，其内乳淋巴结转移几率均<10%。鉴于此，目前对上述患者不主张给予内乳淋巴结放疗，除非有广泛的血管或淋巴管受侵或具有恶性组织学特性。T3期或有腋窝淋巴结转移的患者，其内乳淋巴结转移率明显提高，视肿瘤位置的不同，转移率可达到20%～60%。基于各方面因素的考虑，特别是在扩大根治术中发现的内乳淋巴结的转移率，治疗后内乳淋巴结的复发率可以达到20%左右，但实际上临床上出现明显内乳淋巴结转移的几率仅为4%左右，其他文献报道的内乳淋巴结的复发率也不高。这种内乳淋巴结受累的几率与实际复发率之间的不一致性使一些学者得出结论认为，内乳淋巴结中的亚临床病灶并无实际意义，这也是是否要进行内乳淋巴结照射的争论的根源。有人认为，临床实际发现内乳淋巴结复发较低的另一个原因是，我们发现局部/区域复发的时机和手段受到局限，特别是对内乳淋巴结，往往不能作为第一失败部位发现，也就是说，临床发现的内乳淋巴结复发率并不能代表内乳淋巴结的实际转移率和复发率。有人认为，放疗的作用是杀灭术后残存的亚临床灶。因此，他们主张对T3或有腋淋巴结转移的高危T1、T2的患者术后照射内乳淋巴结。但那些认为放射治疗的作用是清除临床明显病灶的学者不主张照射内乳淋巴结。

有关单纯区域淋巴结放疗与区域淋巴结放疗加胸壁放疗孰优孰劣的看法各家不一，而且应依据具体情况而定。多数文献认为对低腋窝淋巴结转移率的患者，如腋淋巴片转移≤4枚者，区域淋巴结放疗可以降低局部肿瘤复发率，甚至有报道显示对这部分患者进行区域淋巴结放疗可以提高患者生存率，但对这类患者加上胸壁放疗是否有益处，目前仍无明确的答案。目前形成的共识是，对所有T3/T4的患者、近端或切缘阳性的患者、皮肤/胸壁受累者、腋淋巴结转移≥4枚者均应照射胸壁。

综上所述，目前对乳腺癌根治术后或改良根治术后放射治疗的指征仍然存有争议，但有一点是统一的，即对有局部/区域复发高危因素的患者应该给予术后放疗。乳腺癌根治术后或改良根治术后放疗的选择可以遵循如下原则：①Ⅰ、Ⅱ期乳腺癌，如果原发肿瘤位于乳房外侧半，组织学腋淋巴结阴性，则不予术后放疗；②Ⅰ、Ⅱ期乳腺癌，如果原发肿瘤位于乳房外侧半，组织学 L1 或 L2 淋巴结阳性，但阳性数＜4，而且 L3 淋巴结阴性，可以不予放疗，如果 L3 淋巴结阳性，则无论淋巴结阳性数多小均应该照射内乳区、腋顶和锁骨上区；③Ⅰ、Ⅱ期乳腺癌，如果原发肿瘤位于乳房外侧半，组织学腋淋巴结转移数＞4 枚，则应该照射内乳区、腋顶和锁骨上区；④Ⅰ、Ⅱ期乳腺癌，如果原发肿瘤位于乳房内下象限，腋淋巴结阴性，则不予照射，特别是对病变位于左侧者。如果肿瘤位于内上象限或中央区，则仅照射内乳区，对病变位于左侧乳房者，建议仅照射第 1、2、3 肋间。腋淋巴结阳性者，应同时照射内乳区和锁骨上下区，淋巴结转移数＞4 枚者，应加照腋窝野；⑤对Ⅲ期乳腺癌应常规行内乳区、锁骨上下区的术后放疗，如果腋下转移淋巴结较大（＞3cm）或 4 个以上淋巴结转移或肿瘤突破淋巴结包膜或肿瘤浸润至腋下组织，则建议进行全腋窝放疗；⑥对所有 T4 期的患者、近端或切缘阳性的患者、皮肤/胸壁受累者、腋淋巴结转移≥4 枚并肿瘤直径≥5cm 者均应照射胸壁。

2. 照射技术

（1）内乳淋巴链照射：内乳淋巴链位于胸骨旁第 1～6 肋间，约 85%位于第 1～3 肋间内，在胸骨旁 1～4cm，深 3～4cm。依据以上解剖特点，内乳淋巴链的照射野设计以包括相应的范围为宜，上界在第二肋间水平与锁骨上野相接，内界在胸骨中线，外界为旁开中线 5cm。有作者认为其下界可以放在第三肋间，而外界应旁开中线 6cm。内乳野可以与锁骨上野合并为一个倒 L 野，内乳野也可以包括在胸壁照射的切线野内，但此时必须将切线野扩至中线的对侧，而且必须依靠 CT 定位。内乳野合并到胸壁切线野时增加了肺组织的照射容积，而且病变在左侧时也有可能增加心脏的受照容积，同时，这种方法还可以增加对侧乳腺癌的发病率。因此，必须加以权衡。

内乳野照射可以选择电子线，也可以选择电子线结合 X 线照射，后者尤其适合特别肥胖的人，而且还可以使照射野内的皮肤得到部分保护。常规剂量分割时，总照射剂量 50 Gy（100%）或 90%的等剂量曲线处剂量 45Gy。减少心脏的照射是非常必要的，特别是放疗前或计划于放疗后接受 ADM 化疗的患者，可以仅照射第 1～3 肋间。电子线与 X 线混合照射时，可以按 4∶1～5∶1 的比例。

（2）腋顶和锁骨上淋巴结照射：锁骨上-腋顶野照射的范围包括胸肌下的腋顶淋巴结和锁骨上窝淋巴结，内界为胸骨切际处过中线 1cm，上界为环甲膜，外界为腋前线包括腋顶和锁骨上窝，下界的设定有争议，传统的做法是设在第二肋间，但也有学者主张将下界设在第一肋间。我们认为应该视情况而定，对胸肌下淋巴结清扫较好的患者可以将锁骨上-腋顶野的下界设在第一肋间，这样可以减少放射性肺纤维化的发生，但对胸肌下淋巴结清扫不完全的患者应将下界设在第二肋间。如果腋窝Ⅰ、Ⅱ、Ⅲ组淋巴结均进行了完善的清扫或Ⅰ、Ⅱ组淋巴结清扫后无腋窝照射的指征，外界可以设在喙突内缘，如果手术中留置银夹，外界应参照银夹的位置而定。锁骨上-腋顶野也应该选择电子线和 X 线混合照射，而且 X 线照射时应向外转角 15 度，以避开食管和脊髓。锁骨上野可以与内乳野合并为到 L 野。当照射腋窝时，应设腋后野以补充腋中平面的剂量。

（3）全腋窝-锁骨上野照射：当具备腋窝放疗的指征时，上述标准的腋顶-锁骨上野即需要改良，其上界和内界无需改变，但其外界和下界需外扩和下扩至包括整个腋窝。外界应跨过肩锁关节至肱骨头的内外 1/2 交界处，以求完全包括腋窝软组织。照射野的下界应该下延至第二肋骨或第二肋间水平。如果全腋窝-锁骨上野成角照射，则腋窝软组织及腋窝皮肤的受照射量可能会增加。在进行全腋窝-锁骨上野照射剂量的计算时应当考虑野内不同区域的不同深度，如腋窝深度可达5～8cm，锁骨上为0.5～1cm，胸锁乳突肌下为1～4cm。有的放疗医生喜欢在全腋窝-锁骨上野照射整个放疗过程中均使用X线，此时应当在锁骨下方至照射野下界之间添加组织补偿物，以提高胸壁的剂量。为了增加腋中和腋下的剂量，可以增加一个腋后野。腋后野的上界为锁骨上缘，下界为肱骨的中上1/3交接处或与前方胸壁野的上界交接，内界包括1cm的肺组织，外界包括腋窝软组织。腋后野的辐射源选用光子。

全腋窝-锁骨上野照射可以光子与电子线混合照射，即1/5～1/4的光子加4/5～3/4的电子线，当改用电子线照射时，将照射野的外界缩至肱骨头内侧。如果照射的目的为亚临床灶，则总照射剂量为45Gy，如果病理报告广泛的腋窝淋巴结外侵犯，则照射剂量为50Gy，如果腋窝病变肉眼残留，则照射剂量应通过局部补充野加照到60～68Gy。当追加腋后野时，应当累加前后野的剂量，确保每日照射剂量不超过1.8～2Gy。

(4) 胸壁照射野：胸壁皮肤和皮下组织为根治性乳房切除术后常见的复发部位，肌间淋巴结也是一个复发的危险因素，特别是当原发肿瘤位于乳房上象限或中央区或有广泛的腋淋巴结受侵时。胸壁照射是减少复发的重要途径，因此，对有胸壁放疗指征者，应积极地进行胸壁放疗。

胸壁照射野大小的确定一般以手术瘢痕为参照，上下界各在瘢痕边缘端外扩至少5cm，如果原发肿瘤特别靠近乳房边缘，可以考虑外扩2～3cm。但这种外扩范围是以标准手术切口为依据的，如果切口不规范，则应该依据各种与术后复发相关的因素综合考虑。胸壁野的范围也可以锁骨上野的范围结合解剖标志确定，即内界为内乳野的外界，不照内乳野时，内界为中线或过中线1cm，外界为腋中线，上界在第一肋间（腋顶-锁骨上野）或第二肋间（全腋-锁骨上野）与锁骨上野的下界相接，下界为对侧乳腺下缘水平下2cm。

胸壁野的照射可以通过电子束垂直照射、电子束弧形照射或X线对穿切线野照射实现。对复发危险主要集中在皮肤和皮下组织的患者而言，选择电子束照射是比较合理的，即便是内乳野需要照射时也可以选择电子束技术，因为这种技术简单，肺组织受照射量少，内乳野可以通过高能量的电子束单独设野照射。胸壁电子束照射时，可以选择弧形照射，也可以选择1～3个邻接野照射，每个野均按照所在部位的胸壁的厚度选择不同能量的电子束，并且使用组织补偿物，以使皮肤表面的剂量提高到90%以上。组织补偿物可以使用石蜡、组织等效物或猪皮等，而且必须保证接触面不留空隙。使用组织补偿物时应当注意，当照射剂量达到50 Gy或以上时，照射野内皮肤可以产生明显的红斑，有时可以出现水泡。对肌间淋巴结复发危险性较高的患者，可以选用高能电子束弧形照射或X线切线照射。当选用高能电子束弧形照射时，应当借助于CT扫描制定放疗计划，并进行适当的组织补偿，以避免肺组织接受过高的照射剂量。胸壁邻接电子线野之间及胸壁切线野与内乳野之间的剂量的不均匀性经常出现，这一点可以通过调整邻接照射野的间距、邻接关系及照射角度加以解决，也可以在照射过程中移动邻接线，以避免剂量“热点或冷点”的出现。胸壁切线野照射时应注意组织补偿物的使用。

3. *放射治疗的作用*

根治性乳房切除术后放疗的主要目的是根除局部/区域可能存在的病变，预防和降低复发。而衡量局部放疗效果的标准之一是放疗后无局部/区域复发的比例。一般认为，局部/区域复发与远处转移之间有密切的关系，因此，放疗后远处转移的比例及疾病相关生存率和总生存率也均应当作为衡量术后放疗疗效的参照。

综合早期和近期的随机和非随机的研究报告，我们可以看出，根治术后放疗能够降低局部/区域复发率是可以肯定的，一般可以降低15%～30%。虽然某些非随机研究显示，术后放疗可以改善患者生存率。但几乎所有的随机分组研究均显示，术后放疗没有明显地改善患者生存率，甚至有个别的报道显示其降低了患者生存率。术后放疗对生存率无明显影响，其原因可能与下列因素有关：①以往大多数学者采用的照射剂量偏低或照射范围不够或使用的照射技术不当使得内乳淋巴结及锁骨上区前哨站淋巴结照射剂量不足，影响了放疗的疗效。②学者们对放疗的指征掌握的不统一、不规范。③与乳腺癌的生物学行为有关。乳腺癌的远处转移可以分为两部分，一部分在初次治疗时已经存在，占转移的大多数，对这部分患者，手术或放射治疗对他们的远处转移不会产生任何影响；另一部分转移是在初次治疗后发生的，它可以来自隐匿的淋巴结转移灶，术后放疗可能会影响这部分患者的生存率。资料显示，对内象限的病变，内乳淋巴结是一个关键的部位，内乳淋巴结受侵时可能成为产生远处转移的一个发源地，因此，对有高危内乳淋巴结转移的内象限患者进行根治术后放疗有望提高患者的生存率。④有学者认为，放射治疗降低了患者的自身免疫力，使远处转移几率增加，从而降低了患者生存率，但这一点没有达成普遍的共识。⑤放射相关性疾病的增加导致死亡率上升，从而降低了生存率。对这一点的认识也存在着争议。

同所有的恶性肿瘤的治疗目的一样，乳腺癌的治疗目的也包括两个基本的方面，即改善患者生存质量和提高患者生存率，认识放疗在乳腺癌根治术后治疗中的作用也应该从这两点出发。降低局部/区域复发率是改善患者生存质量的一个重要方面。虽然大量随机分组临床研究已经证明，细胞毒性药物化疗可以明显降低绝经前妇女乳腺癌的远处转移率，但其对局部和区域复发率无明显影响，因此，对局部/区域复发危险性高的患者，无论是否接受过辅助化疗，均应进行术后放疗。

## 第五节　根治性手术后局部复发的放射治疗

局部/区域复发（local/regional recurrence，LRR）是指乳房、胸壁、切口和皮瓣等肿瘤原部位及腋窝、内乳和锁骨上等区域淋巴结的复发。虽然1997年前UICC的TNM分期中将锁骨上淋巴结转移界定为远处转移，但人们普遍将乳腺癌治疗后锁骨上区复发界定为局部复发，而且在最新的UICC TNM分期中又重新将其界定为N3。

### 一、发生率

大多数文献报道，LRR的发生率为10%～30%，而且其与原发肿瘤的分期、腋淋巴结的状况、手术方式及是否接受术后辅助治疗有关。腋淋巴结的复发率首先与首程治疗时的处置方式有关，未接受手术清扫或放射治疗的患者的腋淋巴结复发率为10%～30%，不完全淋巴结清扫的患者的腋淋巴结复发率为3%～19%，而且后者与标本中淋巴结的检出数相关，检出数为0时，复发率为13%～19%，检出数0～5枚时，复发率3%～7.8%，检出数>5枚时，复发率<3%。正规LI、LII清扫的患者，腋淋巴结的复发率为0.8%～3%。

### 二、复发模式

LRR可以是单发的，也可以是多发的，可以是单一模式的，也可以是复合模式的。大约50%的胸壁LRR表现为孤立病灶，而且绝大部分为皮内或皮下病变，偶尔也可以累及深部胸部结构。内乳淋巴结复发通常表现为胸骨旁无疼性皮下包块，伴或不伴皮肤受累。锁骨上淋巴结复发时锁骨上区可以触及无痛性包块，有时可以表现为因区域淋巴结复发导致的严重的上肢水肿或臂丛神经受损的表现。腋顶淋巴结复发的患者，查体时可在锁骨下区胸大肌的下方触及界限模糊的活动性包块。腋窝淋巴结复发可以表现为腋窝包块、上肢水肿、上肢活动受限或局部疼痛等。胸壁复发与区域淋巴结复发同时出现的情况占 7%～35%。有 10%～20%的患者出现 LRR 的同时伴有远处转移。

## 三、发生时间

乳腺癌治疗后复发的时间或治疗后无瘤生存间期与病期相关。Gilliland 等报道，Ⅰ、Ⅱ、Ⅲ期患者治疗后复发的中位时间分别为 6.2 年、4.3 年和 2.1 年。Donegan 和 Crowe 等对大宗的复发病例进行分析后发现，约 70%的 LRR 发生于初程治疗后的 3 年内。尽管大多数文献报道 80%～90%的 LRR 发生于初程治疗后的 6 年内，但也有文献报道 LRR 发生于初程治疗后更长的时间内。

## 四、局部复发的放射治疗

### （一）初次治疗时未接受放疗的患者

对初次治疗时未接受放疗的 LRR 患者，放疗结合局部肿瘤切除是其主要的治疗选择。尽管单纯局部肿瘤切除术后再复发的比例高达 67%～76%，但如果肿瘤完全切除辅以积极的较高剂量的放疗可以明显提高局部肿瘤控制率。局部肿瘤切除术后 2～3 周即可开始放射治疗。

1. 照射范围：LRR 照射范围的确定是一个复杂的问题，小野照射往往出现在野内或野边界复发，但照射野也并非越大越好，照射野的大小要视病变的部位、范围及治疗目的而定。如果该患者有积极治疗的价值，则照射范围应包括患侧胸壁及未清扫的第一、二站淋巴结，有时需要包括已清扫的腋窝。有以下情况时需要照射腋窝：腋窝清扫不完全或腋淋巴结直径≥2.5cm，临床检查腋淋巴结融合或有广泛的结外病变。内乳淋巴结的治疗是有争议的，如果选择治疗内乳淋巴结，则应尽量减少心脏和肺的照射剂量。对胸壁复发的患者，有时需要进行全胸壁照射，而全胸部照射技术的实施方案和技术则是全胸壁照射成功的关键。

胸壁复发的患者，其相邻胸壁及区域淋巴结极有可能存在亚临床灶，因此，如果放疗时照射野仅包括局部复发灶而未对相邻胸壁及区域淋巴结进行选择性的照射，则放疗后复发的主要模式为相邻胸壁和区域淋巴结的复发。临床上，发病时未受累的腋淋巴结和内乳链出现复发的几率较少。如果有潜在复发危险的相邻胸壁和区域淋巴结包括在放射野之内，则放疗失败的主要危险部位为原复发区。LRR 放射治疗的疗效与放疗前的手术情况有关。Mallinckrodt 及其他相关的研究显示，放疗前 LRR 的完全切除可以提高 LRR 的局部控制率，也就是说，LRR 完全切除及足量放射治疗后，肿瘤的局部控制率并不依赖于复发病灶的大小。但事实上，LRR 完全切除率仅为 30%～60%，而对术后肉眼残存的 LRR，经足量放疗至 65～75 Gy 后，局部肿瘤控制率仅为 50%左右。别外，LRR 放疗后的局部控制率还与复发的部位、大小有关，Halverson 和 Toonkel 以及其他相关的研究均显示，淋巴结复发及孤立的胸壁复发患者的预后明显好于胸壁多部位复发。LRR 治疗后的主要问题仍为局部肿瘤再次复发，即便是完全切除并给予足量放疗的患者，治疗后局部再复发率仍高达 25%～52%。

2. 照射剂量：对可能存在亚临床灶的部位，照射剂量为 50 Gy/5 周，2 Gy/次；对包括活检部位在内的手术区域补充照射 10 Gy，每次 2～2.5 Gy；肿瘤复发部位补充照射 15～25

Gy。技术条件成熟的单位可以采用插植放疗技术。

**（二）初次治疗时已接受放疗的患者**

初次治疗已经接受放疗的患者，区域复发后再次放射治疗往往不会取得满意的疗效，而且会导致严重的并发症，因此，应当尽量避免再次放疗，而选择热疗和化疗等，必要时对局部区域辅以低剂量的放疗或放疗的同时结合热疗。

1. *放疗结合热疗*：对热疗在 LRR 治疗中的作用的认识存在争议。一般认为，对未放疗过的患者，热疗结合放疗可以获得较高的局部肿瘤控制率和远期生存率。部分研究结果显示，与单纯放疗相比，热疗结合放疗能够提高局部肿瘤消退率和局部肿瘤控制率，但也有研究结果显示，两者无明显的区别。

2. *放疗结合化疗和内分泌治疗*：全身化疗使 LRR 完全消失的可能性并不大。虽然内分泌治疗对 LRR 有一定的疗效，但也不能单独作为 LRR 的治疗方法。只有当患者不适合手术治疗和放射治疗时，方可考虑单独应用全身化疗和内分泌治疗。对病变比较广泛的患者，放疗前化疗是必要的，有时化疗可以使一部分原计划姑息性放疗的患者成为根治性放疗的候选对象，但化疗前必须让主管的放射治疗医生详细了解 LRR 的大小和范围以便化疗后确定合理的照射野并制定合理的放射治疗计划，而且应避免因化疗而延误了放射治疗的时机。

LRR 治疗中，化疗/内分泌治疗与放射治疗的先后顺序关系是目前重点探讨的问题。放射治疗的同时给予化疗和/或内分泌治疗是目前治疗 LRR 的一个有希望的趋势。对从前未接受过系统治疗的患者，如果 ER 阳性或为绝经后妇女，则可在放疗的同时给予辅助内分泌治疗；如果患者 ER 阴性或绝经前妇女则可在放疗的同时给予化疗。放化疗同时进行时应避免给予 CAF 等含阿霉素类药物的化疗方案，而应给予 CF 或 CMF 方案。有些同时接受放化疗的患者难以连续完成全部疗程的放疗，遇到类似情况时，应依据情况调整治疗策略。化疗敏感的患者，放疗前应给予 2～3 周期的化疗，这样既有利于缩小肉眼肿瘤，又能利于放射治疗的顺利完成。

对 ER 或 PR 阳性的患者，一旦 LRR 诊断成立，内分泌治疗即应开始，而且可以和放疗或化疗同时进行。内分泌治疗可以口服 TAM 和甲羟孕酮及其同类药物，卵巢切除去势或放疗去势也可以作为一种选择，但必须慎重，因为对部分 LRR 的患者而言，维持较高的生活质量比取得姑息性的治疗效果更为重要。

有关单纯化疗对 LRR 的疗效的报告目前相对较少，虽然已经有了前瞻性研究报告，但均因病例数少而无法进行统计学处理。两个回顾性研究报告单纯化疗治疗 LRR 的肿瘤完全缓解率为 28%～48%。有研究显示，放疗结合化疗可以提高 LRR 的完全缓解率，但其他研究则未得出相同的结论。单纯内分泌治疗对 ER（+）的 LRR 患者有一定的疗效，但达到 CR 者极少。内分泌治疗结合化疗可以降低远处转移率，但对 LRR 的局部控制却无大的裨益。化疗和内分泌治疗是 ER（+）的 LRR 合并远处转移者的首选治疗方案。

综上所述，对无远处转移的，具备手术切除条件的 LRR，应将肿瘤完全切除或大部切除后给予足量的放疗，而且放疗的范围应进行合理的规划，以降低放疗后的局部再复发。热疗结合放疗可以发挥热增敏作用，从而提高 LRR 的局部控制率，同时也能降低照射剂量，减少并发症。对合并远处转移者，应首选给予全身化疗，ER（+）者可以同时给予内分泌治疗，化疗后视情况给予不同剂量和范围的放疗。LRR 治疗后失败的主要模式仍为再次局部复发。

（于金明　李建彬）

## 第六节 近距离放疗和保乳术后局部乳腺照射

近距离放射治疗在乳腺癌治疗中主要应用到以下两种情况，第一种是保乳手术进行外照射后的瘤床加量照射，第二种是对于某些符合适应证的保乳手术后患者，只进行局部乳腺放射治疗。实施技术包括多导管组织间插植技术（multicatheter-based interstitial APBI）、气囊导管近距离治疗技术（mammosite radiation therapy system）和术中放疗技术（intraoperative APBI，IORT）等，前两种技术为先植入施源管，然后导入放射源照射。

一、保乳手术后的瘤床加量照射

早期乳腺癌行保乳手术后，国内外目前普遍采用的治疗原则是常规外照射 50Gy，然后进行瘤床局部照射 10～20Gy。要进行瘤床加量照射的原因是手术后可能有微小残留灶，外照射 50Gy 不足以杀灭。Holland [1]等的病理学分析显示，原发灶直径≤2cm 的手术标本检测，17%在肿瘤外 1cm 有另外瘤灶；28%有原位癌；在病灶边界 2cm 内存在侵袭性癌的可能性为 14% 。EORTC 组织的 22881/10882 随机研究中，5569 例术后病理证实切缘阴性的保乳手术后患者接受全乳照射 50Gy，随后进行观察或瘤床局部加量 16Gy，有瘤床加量的 5 年局部失败率为 4.3%，没有加量的失败率为 7.3%（$P<0.001$）[2]。按照年龄等因素分层分析（表 11－6－1），对于年龄 60 岁以上患者，瘤床加量照射的益处相对较小，而其他因素如原发灶分期，有无导管内癌成分[3]，绝经与否等不影响瘤床加量照射的益处。

**表 11－6－1 EORTC 22881/10882 随机研究保乳术后瘤床加量照射对局部控制率的影响**

| 影响因素 | 瘤床未加量组局部复发率% | | 瘤床加量组局部复发率% | | 每年局部复发下降比率% | P 值 |
|---|---|---|---|---|---|---|
| 年龄（岁） | | | | | | |
| ≤40 | 46/228 | 19.5 | 22/221 | 10.2 | 54 | 0.002 |
| 41～50 | 61/665 | 9.5 | 38/669 | 5.8 | 38 | 0.02 |
| 51～60 | 43/943 | 4.2 | 25/860 | 3.4 | 36 | 0.07 |
| >60 | 32/821 | 4.0 | 24/911 | 2.5 | 32 | 0.14 |
| 绝经 | | | | | | |
| 前 | 106/999 | 10.3 | 61/1 004 | 6.8 | 40 | 0.001 |
| 后 | 76/1 648 | 4.6 | 45/1 649 | 2.8 | 41 | 0.004 |
| 原发灶 | | | | | | |
| T1 | 88/1 379 | 5.9 | 50/1 373 | 4.0 | 42 | 0.001 |
| T2 | 94/1 274 | 7.8 | 58/1 281 | 4.5 | 39 | 0.002 |
| 淋巴结 | | | | | | |
| N0 | 169/2 409 | 6.9 | 92/2 383 | 4.2 | 43 | 0.001 |
| N1～N2 | 9/182 | 5.6 | 11/209 | 5.7 | 0 | 0.89 |
| 导管原位癌 | | | | | | |
| 有 | 92/1 641 | 5.4 | 56/1 644 | 3.5 | 40 | 0.002 |
| 无 | 90/1 015 | 9.3 | 53/1 014 | 5.6 | 41 | 0.002 |
| 合计 | 182/2 657 | 7.3 | 109/2 661 | 4.3 | | 0.001 |

注：*：N1～N2 组结果因为病例数太少，结果可信度可能较低。

瘤床加量照射的实施技术包括近距离治疗技术和外照射技术，外照射技术应用的主要是电子线照射技术，随着计算机技术进步，三维适形（调强）放射治疗技术的应用逐渐增加。

在电子线照射技术得到广泛应用以前，后装治疗作为瘤床局部加量的主要方法，而电子线照射技术具有很多优点：摆位方便，可门诊治疗，费用低，物理师工作量低，而且治疗效果与近距离治疗一样好，因此现在大部分医疗单位都选择了电子线照射技术。但是近距离治疗仍然具有一些电子线所不具有的优点：降低皮肤剂量，中-低剂量率持续照射的放射学优势。对于 2 种治疗方式的选择，华盛顿大学医学院的标准是对以下患者考虑近距离治疗：① 大乳腺而且肿瘤位置比较深（在皮肤以下 4cm），如果采用电子线需要较高能量，皮肤剂量增加而且一部分肺组织受到照射；② 切缘有镜下微小转移灶，或者切缘不详没有进行再次手术，或具有其他病理学的高危因素患者；③ 对导管内癌患者建议使用后装治疗。随着计算机技术进步，三维适形技术及调强放射治疗技术也被应用到瘤床加量的治疗中。

治疗范围：局部肿瘤加量的范围以原发肿瘤瘤床为中心，外放 2cm 范围，而对于浸润性肿瘤包括广泛的导管内癌成分的病例则扩大到 3cm 范围[4]。具体的操作技术与局部乳腺照射相同。

治疗结果：Philip Poortmans 等对 The EORTC Trial 22881/10882 研究中对不同瘤床加量技术的结果进行比较，2213 例患者分别采用电子线照射（1635 例）、X-线切线照射（753 例）和组织间插植后装治疗（225 例），结果显示局部复发率分别为 4.7%、4.0%和 2.5%（$P>0.05$），5 年全乳纤维化的发生率分别为 47.2%、48.2%和 39.6%（$P=0.013$），瘤床局部纤维化发生率 65.6%、61.4%和 67.2%（$P>0.05$），各种治疗方式的疗效和并发症大体相当，近距离治疗的优势在于治疗疗程短和全乳并发症稍低[4]。

## 二、局部乳腺放射治疗（accelerated partial-breast irradiation，APBI）

乳腺癌保乳术后放疗的目的是防止局部复发，一般而言，大多数复发出现在原肿块切除区附近，而且无论切缘是否阳性，术后是否行放疗，复发的位置都主要位于原发灶所在的象限[6~8]。Vaidya 统计了 8 篇文献的 5 182 例保乳术后患者，失败的位置出现在原发灶同一象限的比例为 81%～100%，平均为 91%[5]。所以很多接受全乳照射的患者属于过度治疗，而并未获得额外的收益。据报道美国有 50%以上的早期乳癌患者接受了保乳手术，但是有 15%的患者放弃接受全乳放疗，其主要原因是由于路途遥远、工作繁忙或年老体弱等无法坚持6～7 周的放疗疗程，这对于保乳治疗的开展有一定的影响。而部分乳腺加速放疗可将疗程缩短到 5 天，方便快捷，降低了治疗费用，提高了患者的生存质量。由于放疗时间的缩短，对于术后需要化疗的患者，解决了二者在时间上的矛盾，从而增加了保乳术后患者放疗的比例。

### （一）患者的筛选标准

乳腺局部放疗的患者必须经严格选择，早期进行的临床试验由于没有进行病人的严格筛选，故局部复发率较高，17%～37%的患者在中位随访期 1.5～8 年中出现复发。出现局部高复发率的原因就是缺乏严格的病人筛选标准和系统的质量控制体系：例如手术切缘只有 56%证明是阴性；所有的病人均未行常规的腋窝淋巴结清扫；在许多病例中都未见详细的肿瘤组织病理学参数的记载等。所以，Vicini 等强调：严格选择病人是部分乳腺加速放疗技术成功的关键因素。目前已经有多个组织对于筛选标准进行了制定，以指导部分乳腺加速放疗技术的正确实施[10~14]。美国近距离治疗协会（American Brachytherapy Society，ABS）制定的筛选标准包括：患者年龄≥45 岁，浸润性导管癌，肿瘤≤3cm，手术切缘阴性（定义为在墨水标记的区域没有肿瘤细胞）以及无腋窝淋巴结转移。而美国乳腺外科医生协会（American Society of Breast Surgeons，ASBS）制定的标准与其相似，主要包括年龄≥50岁，浸润性导管癌或导管原位癌，肿瘤大小≤2cm，手术切缘在肿瘤外各个方向上 2mm 均阴性以及无腋窝淋巴结转移。根据文献报道，手术切缘阴性和肿瘤足够小是成功的关键因素，而 ABS 和 ASBS 采取的标准非常严格，临床的应用结果也非常好，而现在进行的临床研究在对以上标准进行扩大。GEC－ESTRO 就将肿瘤直径扩大到 3cm，并对腋窝有微小淋巴结转移灶的病例也入组。病理学的研究证明小叶癌和导管原位癌更容易出现多发病灶，所以在以往的研究中是不适合进行乳腺局部照射的，为了进一步探索，NSABP－39/RTOG－0419 研究将入组的范围扩大，包括腋窝淋巴结 1～3 个转移，以及病理中包含导管原位癌成分的患者。但是对于我们刚开始这一工作的单位，应该掌握比较严的标准，广泛的导管内癌成分（EIC）、腋窝淋巴结阳性、浸润性小叶癌以及年龄偏小应作为排除的标准。以下表 11－6－2是各组织的具体标准。

**表 11－6－2 不同组织对乳腺癌局部照射的患者入选标准**

| 组织 | 年龄（岁） | 肿瘤直径（cm） | 淋巴结 | 组织学 | 病理 | 切缘 |
|---|---|---|---|---|---|---|
| ABS | ≥45 | ≤3 | 阴性 | 浸润性导管癌 | 无广泛的导管内癌和淋巴管受侵 | 阴性 |
| ACBS | ≥50 | ≤2 | 阴性 | 浸润性导管癌或导管原位癌 | 同上 | 阴性（>2cm） |
| NSABP/RTOG | 未报 | ≤3 | 1～3 个阳性（无包膜外侵犯） | 浸润性小叶癌、浸润性导管癌或导管原位癌 | 广泛的导管内癌或淋巴管受侵可入选 | 阴性 |
| GEC－ESTRO | ≥40 | ≤3 | 仅 N1 微小转移 | 同上 | 无广泛的导管内癌和淋巴管受侵 | 阴性（>2cm） |

注：ABS：American Brachytherapy Society.
ASBS：American Society of Breast Surgeons.
NSABP/RTOG：National Surgical Adjuvant Breast and Bowel Project and Radiation Therapy Oncology Group.
GEC－ESTRO：Groupe Europeen de Curietherapie and European Society for Therapeutic Radiology and Oncology.

### （二）部分乳腺加速放疗的技术方法

部分乳腺加速放疗可以采用多种不同的治疗技术，包括多导管组织间插植技术（multicatheter-based interstitial APBI）、气囊导管近距离治疗技术（mammosite radiation therapy system）、三维适形（调强）照射技术（3D external beam APBI）和术中放疗技术（intraoperative APBI，IORT）等。

1. 多导管组织间插植技术

自从大多数学者认同早期乳腺癌的局部复发出现在瘤床附近开始，多导管组织间插植技术已经成为新近的热点。很多研究中心已经在Ⅰ、Ⅱ期临床试验中评价了其瘤床照射的可行性和有效率[15～16]。这些研究结果表明，在合适的早期乳腺癌患者中，接受多导管组织间插植治疗的患者与接受全乳照射的患者的局部肿瘤控制率几乎相等[15,17]。

多导管组织间插植技术可在术中或术后 4～6 周进行。术中植入导管可以直接准确地植入瘤床内，而有关的组织病理学参数例如切缘情况和肿瘤大小是未知的。若进行术后植入，则需要在手术中放置银夹以协助确定瘤床，其优点在于肿瘤的有关病理学参数已经明确。插植的原则是以手术切除后的术腔为中心，植入导管的数目根据靶区的大小和形状来决定，一般需要插入2～3排（15～20根）导管以保证正确的剂量分布，每根导管间距1～1.5cm，以避免冷点和热点，导管距离皮肤和胸壁都必须有1.5cm的间距。插植结束后将可弯曲的管腔留置在患者乳腺，患者的不适症状比较轻微，治疗的范围包括肿瘤切除腔外1～2cm。采用高剂量率（high dose rate，HDR）技术，单次剂量为3.4Gy，每日两次，共10次/5天，总剂量34Gy。

影像引导的导管插植：为了达到理想的剂量分布，导管插植分布的合理性非常重要，而插植的技术也在不断进步，目前主要有模板引导、B超和CT引导下插植[18~21]。

模板引导的插植技术：在治疗前通过B超可以看见术腔，用穿刺针吸出血浆等内容物，然后注入非离子显影剂（tohexol）使术腔能够在乳腺摄影时清晰显像。患者俯卧于立体定位床上，通过质地很硬的模板系统，将手术瘢痕区的乳腺组织固定于两侧模板之间，而增强显影的手术腔则位于中心位置，拍摄数字化乳腺影像，物理师和医师配合完成靶区勾画（通常是术腔），也可以利用手术所置银夹定位。需要照射的区域是包括术腔外放1.5～2.0cm，对于临近皮肤的区域则相应缩小。在计划系统设置插植管的数目和模板上相应的位置，同时计算出剂量分布，有时为了优化靶区剂量分布，可以在模板固定的插植孔以外或之间增加导管。局麻后即可开始插植。

B超引导下插植技术（图11－6－1，见彩页）：对于病灶临近体中线或体积很小的患者，模板技术实施比较困难，可以选择B超引导下插植，患者处于仰卧，用B超探测术腔并在皮肤上勾画出来，并相应扩大照射区域，然后按照1cm的间隙在皮肤标出导管插植位置，局麻后开始插植，插植的第一层导管往往选择临近胸大肌筋膜等较深的平面，同时用B超实时引导，然后逐层以1.0～1.5cm的间距向表面插植，这样不需要模板和注入造影剂，而且插植的过程是B超实时引导，当然治疗医师的技术熟练是成功的前提。

CT引导下插植（图11－6－2，见彩页）：在插植前对患者进行CT扫描，将影像传到计划系统，勾画靶区和制定治疗计划并优化，这样可以得到导管应该如何分布的插植方案。利用套管针进行插植，插植中间断进行CT扫描验证导管位置，导管空间分布原则同近距离治疗原则，通常2～3个插植平面可以达到剂量分布要求，每个导管需要1～3次CT扫描确认位置。该方法的优点是治疗计划和插植引导的影像都是CT扫描，在治疗前降低了乳腺形状、大小、导管位置的影像学表现的误差，而且能够立即反映出靶区体积是否被充分覆盖。

现在的治疗计划系统可以进行三维的剂量优化，患者在置管后进行CT扫描，在计划系统重建组织和导管的三维结构，制定治疗计划并进行优化，如果不能达到理想分布则计算出需要增加导管的位置。计划系统可以计算出需要植入导管的位置（图11－6－3，见彩页），最后的剂量分布应该满足处方剂量线（一般定义为100%剂量线）完全包括靶区。为了评价剂量分布的合理性，均匀指数（homogeneity index，HI）被引入到分析中，即HI＝（100%剂量线包括的体积－150%剂量线包括的体积）/100%剂量线包括的体积，HI大于0.85被认为是比较理想的治疗计划，临床应用的计划HI应该大于0.75，否则毛细血管扩张和脂肪坏死的发生率将明显增加[22~24]。

根据已公布的Ⅰ、Ⅱ期临床试验的研究结果，在中位随访期2～6.3年中，局部肿瘤控制率在92.3%～100%之间，这个结果是非常鼓舞人心的，因为0～1.5%的年复发率与全乳照射是相等的。例如，美国的William Beaumont医院的研究结果显示，199名早期乳腺癌患者单独应用多导管组织间插植技术进行术后放疗，局部肿瘤控制率为 97%，总生存率为 99%，而美容效果满意率为 90%[25]。Ⅲ期临床研究的初步结果也证实了该治疗技术的有效性和安全性[26~27]。

2. 球囊近距离治疗系统（mammosite）

球囊近距离治疗系统是一种气囊导管治疗装置，它简化了近距离治疗的过程，提高了靶区剂量分布的可重复性。它如同一根 Foley 尿管，由长约 15cm，直径 6mm 的双腔管构成，其中带有一根导管，用于 $Ir^{192}$ 源的置入。末梢有一特制的气囊，充气后可达 4～5cm，容量可达 30～70ml 盐水，其中有造影剂可供定位应用。肿瘤切除后，即可把气囊置入腔体，向气囊充气使其充满整个腔体。它可以使 100%的等剂量曲线的半径为 10mm。治疗通过中心单一高剂量率的放射源完成，治疗范围为气囊表面外 1cm 的圆周。应用 HDR 技术，单次剂量为 3.2～3.5Gy，每日两次，间隔 6 小时，共治疗 10 次/5 天，总剂量为 32～35Gy。完成治疗后，放出气囊内的气体，不需要附加手术即可取出气囊[20]。

此方法优点是简便易学，治疗计划简单可靠以及良好的可重复性。然而相对于多导管技术而言，其靶体积非常有限。此外在植入气囊装置时，肿瘤的组织病理学特征并不明确（如切缘情况、EIC、DCIS 等复发危险因素），因此当放置 mammosite 时就很难严格地执行筛选标准。同时，由于等剂量曲线容积的可变性有限，故往往会低估距离皮肤 10～15mm 内可能出现的危险，例如皮肤红斑、水肿甚至皮肤坏疽。最近公布的应用 mammosite 的 30 个随访数据表明，有 29%的患者出现皮肤纤维化，27%出现毛细血管扩张[28]。因此皮肤与球囊之间的软组织厚度最好在 7mm 以上以降低皮肤剂量，另外临近的肺组织受照射剂量过高也是限制球囊使用的一个因素。为了优化球囊的剂量分布，Astrahan 等人将导管内放射源的驻留位置从单一增加到多个，并对驻留位置和时间根据 PTV 的范围在计划系统进行优化，使剂量线的分布成为椭球形，降低皮肤和肺组织的剂量，而且提高了 PTV 的处方剂量覆盖率（图 11-6-4，见彩页）[29,30]。

3. 三维适形放疗技术

虽然 APBI 仍然多采用近距离治疗技术，但随着 CT、MRI 等影像学技术的日益普及，放射治疗已经进入精确定位、精确计划和精确放疗的“三精”时代，三维适形放疗技术也日趋成熟。这种技术对于医生和患者来说具有同样的吸引力，因为它减少了对患者的创伤，进一步提高了靶区剂量分布的均匀性，减少心肺损伤，改善美容效果，减少脂肪坏死等并发症的发生。

三维适形放疗技术是在保乳手术后 4 周内进行，病人放入固定的气垫中，模拟机下标记体位及激光线，并行 CT 扫描。医生在 CT 片上绘出 CTV（根据外科手术标出的腔隙外扩 1～2cm），将 CT 传输到 TPS 工作站进行优化，100%的等剂量曲线包括 CTV，95%的等剂量曲线包括 PTV（图 11-6-5，图 11-6-6，见彩页）。考虑到呼吸动度和摆位因素，一般 CTV 到 PTV 外放 1cm 距离。单次剂量为 3.4～3.85Gy，每日照射两次，每次间隔 6 小时以上，共进行 10 次，总剂量为 34～38.5Gy，在 5 天内完成。

这种治疗技术的优点是靶体积剂量更加均匀，不需要插入侵犯性的导管针，而且 3D-CRT 设备比较普及，易于开展。缺点是由于呼吸动度及每次摆位不确定因素，所以乳房照射的体积比近距离治疗的要大。因为目前的临床报道的观察时间尚短，疗效有待进一步验证确定[31~33]。

4. 术中放疗（intraoperative radiotherapy，IORT）

术中放疗是在手术彻底切除肿瘤后进行的一次高剂量照射，同传统的术后全乳照射相比，IORT 在肿瘤切除和对瘤床周围可能残存的肿瘤细胞进行照射之间没有任何的时间间隔，同时可保护周围的解剖结构，随着手术结束后开始放疗，摆位和治疗时间可以在 1 个小时内结束，这样手术和放疗同时结束，对患者的生活影响最小，疗程也是最短。在欧洲肿瘤协会（意大利米兰）2001 年的报道中，对术中放疗的可行性进行了初步的研究，结果表明靶区的剂量可以达到 10～22Gy，而皮肤表面的剂量很小[34]，这就引起了人们对于瘤床术中照射的兴趣。现在，IORT 在欧洲已经成为 APBI 的研究焦点。

以往的术中放疗临床上实施起来比较麻烦，因为需要将手术中的患者推到加速器的机房中进行放疗，或者将加速器机房改造成一个无菌手术室，所以开展的单位很少。随着新的治疗设备的出现，移动性较以往大大增强，均可以很轻松地移动到现有的常规手术室中，因此临床应用也逐渐增加。现今 IORT 应用的设备主要有三种：Novac7（图 11－6－7，见彩页）、Mobetron 和 Intrabeam（图 11－6－8，见彩页）系统[5,35,36]。Novac7 是一个可移动的直线电子加速器，有一个可以旋转的机头，可释放 4～12MeV 能量的电子线，有 4～10cm 不同直径的线束腔筒。在肿瘤被切除术后，快速病理回报结果证实切缘阴性，然后根据瘤床大小确定需要放疗的区域，一般为肿块临近 2～4cm 的组织，选择合适大小的线束筒，直接对准需要照射的区域，并将皮肤尽量拉开远离照射区。Mobetron 为核通公司的电子线照射设备，能量为 4～12MeV，照射实施与 Novac7 相近。Intrabeam 系统由一个 X 线管构成，通过 12V 电池供电，从放射源释放出 50kV 的低能 X 线。Intrabeam 的放射源为点源，在点源外可装置不同尺寸的球形施源器，因为能量低，射线在施源器外均匀地迅速衰减，邻近正常组织不需要特殊保护，操作人员的防护也非常简单。Intrabeam 质量和体积都非常小，使用最为方便，具体操作流程见图 11－6－9（见彩页）。

**表 11－6－3　乳腺术中局部放疗的三种设备**

| 设备 | 射线类型 | 剂量率 | 重量 |
|---|---|---|---|
| Intrabeam | 50kV X 线 | 在 25～30 分钟内，距离施源器 1cm 处剂量为 5Gy，0.5cm 处剂量为 10Gy，临近施源器表面处剂量为 20Gy | 1.8kg（不包括固定架） |
| Mobetron | 4～12MeV 电子线 | 20Gy/3～5 分钟 | 1275kg |
| Novac7 | 4～12MeV 电子线 | 20Gy/3～5 分钟 | 650kg |

对于乳腺局部照射剂量的选择，单次术中放疗一般为 20Gy 左右，因为根据 L－Q 公式计算，α/β 值为 10Gy 时，单次照射 20Gy 的等效生物剂量为常规分割照射 60Gy 左右，这正是临床上用以控制亚临床病灶的剂量。在肿瘤切除的时候，切缘至少 10mm 阴性，CTV 局限于肿瘤所在的象限内。为了使胸壁受照射的剂量达到最小，可以在胸壁和被照射乳腺组织之间置入不同直径的铝片。同时为了尽可能地减少皮肤受照射的体质，可将皮肤牵拉至射野外。Mobetron 和 Novac7 在 2 分钟之内完成放射治疗，而 Intrabeam 需要照射 20 分钟左右。

在米兰的试验中[34]，Novac7 被用到术中局部乳腺放疗，10 例患者接受了 10Gy 的术中放疗作为预防性局部加量照射，随后进行了全乳照射 44Gy；另有 7 例患者接受了 15Gy 的术中放疗，随后进行了全乳照射 40Gy；其余 84 例患者接受了单纯的术中放疗，剂量分别为 17Gy、19Gy 和 21Gy。在 8 个月的随访时间中，只有 1 例患者在接受了 10Gy 的术中照射和随后全乳照射后，出现了严重的皮肤纤维化；另 1 例患者在接受了 15Gy 的术中加量放疗后 3 个月出现骨转移，没有出现急性放疗反应如皮肤红斑等的报道。在一个国际联合的研究中，185 例患者接受了 Intrabeam 的术中放疗，其中 22 例为局部乳腺照射，163 例在术后接受全乳照射，中位随访 22 月，出现了 2 例复发，1 例在术后 2 个月出现了乳腺多病灶弥散的复发，另 1 例 42 个月时在原发灶的不同象限出现了局部复发[37]。受以上研究结果的鼓舞，一个随机对照临床研究正在进行中，探讨单次术中放疗替代全乳照射后的瘤床电子线外照射加量。[38,39]

术中照射的问题在于放射治疗时确切的肿瘤病理学特征不是非常明确，而治疗体积并不能与有复发危险的乳腺组织完全吻合，昂贵的设备费用也限制了它的发展。Jayant S Vaidya，等组织的国际系列临床研究"targit trial"对术中放疗临床疗效和并发症的验证有助于我们对这一技术的认识和推广。

虽然已有的局部乳腺照射在临床研究结果证明了其安全性，但是在广泛普及该技术以前，更多的Ⅲ期临床随机研究和长期随访的结果是必须的，开展相关研究应该从低度恶性、切缘阴性等局部复发率低的病例开始，目前保乳手术后的常规治疗还是包括全乳照射和瘤床加量照射。

（袁智勇）

## 参考文献


1. Holland R，Veling SHJ，Matrunac M，et al. Histologic multifocality of Tis，T1～2 breast carcinomas：implications for clinical trials on breast conserving therapy. Cancer，1985：56979-56991.
2. Bartelink H，Horiot JC，Poortmans P，et al. Recurrence rates after treatment of breast cancer with standard radiotherapy with or without additional radiation. NEJM，2001，345：1378-1387.
3. Bijker，N，Meijnen，P，Peterse JL，et al. Breast-Conserving Treatment With or Without Radiotherapy in Ductal Carcinoma-In-Situ：Ten-Year Results of European Organisation for Research and Treatment of Cancer Randomized Phase III Trial 10853—A Study by the EORTC Breast Cancer Cooperative Group and EORTC Radiotherapy Group. J Clin Oncol，2006，24：3381-3387.
4. Philip Poortmans，Harry Bartelinkb，Jean-Claude Horiotc，et al. The influence of the boost technique on local control in breast conserving treatment in the EORTC "boost versus no boost" randomised trial. Radiotherapy and Oncology，2004，72：25-33.
5. Vaidya JS，Tobias JS，Baum M，et al. Intraoperative radiotherapy for breast cancer Lancet Oncol，2004，5：165-173.
6. McCulloch PG，MacIntyre A. Effects of surgery on the generation of lymphokine-activated killer cells in patients with breast cancer. Br J Surg，1993，80：1005-1007.
7. Clark RM，Wilkinson RH，Mahoney LJ，et al. Breast cancer：a 21 year experience with conservative surgery and radiation. Int J Radiat Oncol Biol Phys，1982，8：967-979.
8. Clark RM，McCulloch PB，Levine MN，et al. Randomized clinical trial to assess the effectiveness of breast irradiation following lumpectomy and axillary dissection for node-negative breast cancer. J Natl Cancer Inst，1992，84：683-689.
9. Ribeiro GG，Magee B，Swindell R，et al. The Christie Hospital breast conservation trial：an update at 8 years from inception. Clin Oncol，1993，5：278-283.
10. Arthur D，Vicini F，Kuske RR，et al：Accelerated partial breast irradiation：an updated report from the American Brachytherapy Society. Brachytherapy，2002，1（4）：184-190.
11. Arthur DW，Vicini FA，Kuske RR，et al. Accelerated partial breast irradiation：an updated report from the American Brachytherapy Society. Brachytherapy，2003，2：124-130.
12. American Society of Breast Surgeons：consensus statement for accelerated partial breast irradiation.

http://www.breastsurgeons.org/apbi.shtml (accessed March 22, 2006).
13. Radiation Therapy Oncology Group RTOG 0319. A phase I-II trial to evaluate three dimensional conformal radiation therapy (3DCRT) con. ned to the region of the lumpectomy cavity for stage I and II breast carcinoma. http://www.rtog.org/members/protocols/0319/ 0319.pdf (accessed March 22, 2006).
14. Polgár C, Strnad V, Major T. Brachytherapy for partial breast irradiation: the European experience. Semin Radiat Oncol, 2005, 15: 116-122.
15. Ott OJ, Potter R, Hammer J, et al. Accelerated partial breast irradiation with iridium-192 multicatheter PDR/HDR brachytherapy. Preliminary results of the German-Austrian multicenter trial. Strahlenther Onkol, 2004, 180 (10): 642-649.
16. Strnad V, Ott O, Potter R, et al. Interstitial brachytherapy alone after breast conserving surgery: interim results of a German-Austrian multicenter phase II trial. Brachytherapy, 2004, 3 (3): 115-119.
17. King TA, Bolton JS, Kuske RR, et al. Long-term results of wide-field brachytherapy as the sole method of radiation therapy after segmental mastectomy for T (is, 1, 2) breast cancer. Am J Surg, 2000, 180 (4): 299-304.
18. Cuttino LW, Arthur DW, Todor D, Tong S. CT-guided multicatheter insertion technique for partial breast brachytherapy: reliable target coverage and dose homogeneity. Brachytherapy, 2005, 4: 10-17.
19. Kuske RR Jr. Breast brachytherapy. Hematol Oncol Clin North Am 1999; 13: 543-558.
20. Arthur DW, Vicini FA. MammoSite RTS: the reporting of initial experiences and how to interpret. Ann Surg Oncol, 2004, 11: 723-724.
21. Patel RR, Das RK. Image-guided breast brachytherapy: an alternative towhole-breast radiotherapy. Lancet Oncol, 2006, 7: 407-415.
22. Roston AY, El-Sayed ME. Fat necrosis of the breast: an unusual complication of lumpectomy and radiotherapy in breast cancer. Clin Radiol, 1987, 38: 31.
23. Clarke D, Curtis JL, Martinez A, et al. Fat necrosis of the breast simulating recurrent carcinoma after primary radiotherapy in the management of early stage breast carcinoma. Cancer, 1983, 52: 442-445.
24. Wazer DE, Lowther D, Boyle T, et al. Clinically evident fat necrosis in women treated with high-dose-rate brachytherapy alone for early-stage breast cancer. Int J Radiat Oncol Biol Phys, 2001, 50: 107-111.
25. Vicini FA, Kestin L, Chen P, et al. Limited-field radiation therapy in the management of early-stage breast cancer. J Natl Cancer Inst, 2003, 95 (16): 1205-1210.
26. Polgar C, Sulyok Z, Fodor J, et al. Sole brachytherapy of the tumor bed after conservative surgery for T1 breast cancer: five-year results of a phase I-II study and initial findings of a randomized phase III trial. J Surg Oncol, 2002, 80: 121-128.
27. Polgar C, Fodor J, Major T, et al. Radiotherapy confined to the tumor bed following breast conserving surgery current status, controversies, and future projects. Strahlenther Onkol, 2002, 178: 597-606.
28. Keisch M, Vicini F, Kuske RR, et al: Initial clinical experience with the MammoSite breast brachytherapy applicator in women with early-stage breast cancer treated with breast-conserving therapy. Int J Radiat Oncol Biol Phys, 2003, 55 (2): 289-293.
29. Astrahan MA, Jozsef G, Streeter OE et al. Optimization of MammoSite therapy. Int. J. Radiation Oncology Biol. Phys., 2004, 58: 220-232.
30. Kirk M, His WC, Dickler A, et al. Surface optimization technique for mammosite breast brachytherapy applicator. Int. J. Radiation Oncology Biol. Phys., 2005, 62 (2): 366-372.
31. Baglan KL, Sharpe MB, Jaffray D, et al: Accelerated partial breast irradiation using 3D conformal radiation therapy (3D-CRT). Int J Radiat Oncol Biol Phys, 2003, 55 (2): 302-311.
32. Vicini FA, Remouchamps V, Wallace M, et al: Ongoing clinical experience utilizing 3D conformal external beam radiotherapy to deliver partial-breast irradiation in patients with early-stage breast cancer

treated with breast-conserving therapy. Int J Radiat Oncol Biol Phys，2003，57 (5)：1247-1253.

33. Formenti SC，Rosenstein B，Skinner KA，et al. T1 stage breast cancer：adjuvant hypofractionated conformal radiation therapy to tumor bed in selected postmenopausal breast cancer patients—pilot feasibility study. Radiology，2002，222 (1)：171-178.

34. Veronesi U，Orecchia R，Luini A，et al. A preliminary report of intraoperative radiotherapy (IORT) in limited-stage breast cancers that are conservatively treated. Eur J Cancer，2001，37：2178-2183.

35. Veronesi U，Orecchia R，Luini A，et al. A preliminary report of intraoperative radiotherapy (IORT) in limited-stage breast cancers that are conservatively treated. Eur J Cancer，2001，37 (17)：2178-2183.

36. Vaidya JS，Baum M，Tobias JS，et al. The novel technique of delivering targeted intraoperative radiotherapy (Targit) for early breast cancer. Eur J Surg Oncol，2002，28 (4)：447-454.

37. Vaidya JS，Wilson AJ，Houghton J，et al. Cosmetic outcome aftertargeted intraoperative radiotherapy (Targit) for early breast cancer. Breast Cancer Res Treat，2003，82 (suppl 1)：1039.

38. Vaidya JS，Joseph D，Hilaris BS，et al. Targeted intraoperative Radiotherapy for breast cancer：an international Trial. Proceedings of the 21st European Society for Therapeutic Radiology and Oncology. Prague，2002，21：abstr 135.

39. Vaidya JS，Baum M，Tobias JS，Houghton J. Protocol 99PRT/47 targeted intraoperative radiotherapy (Targit) for breast cancer. http:// www. thelancet. com /info/ info. isa? n1＝authorinfo&n2＝Protocol＋review&uid＝9920，accessed Jan 2004.

# 第 12 章 乳腺癌的新辅助化疗

## 第一节 新辅助化疗的概念

自20世纪70～80年代，大量的临床试验证实化疗能明显提高乳腺癌病人的生存率、改善病人的生存质量，化疗因此成为浸润性乳腺癌的主要疗法之一，手术后辅助化疗（adjuvant chemotherapy）为多采用的手段。新辅助化疗（neoadjuvant chemotherapy）是指在手术或加放疗的局部治疗前，以全身化疗为乳腺癌的第一步治疗，然后再行局部治疗。局部治疗后继续完成拟订的化疗。新辅助化疗是相对乳腺癌术后的辅助化疗而得名。与其同义的词有"术前化疗（preoperative chemotherapy）"、"初始化疗（primary chemotherapy）"、"诱导化疗（induction chemotherapy）"。尽管目前仍通用新辅助化疗一词，但于2001年，法、德、意、英、美等国乳腺癌专家在临床研讨中，认为neoadjuvant chemotherapy一词不当，因为术前化疗不但可使乳腺癌肿块缩小或消失从而改变手术术式的选择，而且是乳腺肿瘤很好的体内药敏试验，neoadjuvant一词仍把此疗法置于手术、放疗后的次要地位，故应废弃而用primary systemic treatment合理，后者既可显示出此疗法在乳腺癌综合治疗中安排的顺次，也能反映出其在乳腺癌治疗中的作用和价值。本文内容中仍采用惯用的新辅助化疗一词。

## 第二节 新辅助化疗的发展

新辅助化疗的发展可以概括为下述三个阶段。

一、20世纪70年代，新辅助化疗临床首先用于不可手术的局部晚期乳腺癌（locally advanced breast cancer，LABC）和炎性乳腺癌（IBC）。此类病人局部病变为T3、T4或腋淋巴结转移较重，手术切除困难或属不可切除的。早年曾采用诸多方法如根治术、扩大根治术、手术加放疗或放疗后手术等，但无论如何加强局部治疗，终未能明显提高疗效。由于乳腺癌对化疗药物比较敏感，从70年代后期开始对LABC先用化疗使肿瘤缩小易于手术切除；一些不可切除的经化疗后也变为可切除，手术后继之完成化疗。将其公式化为：诱导化疗——手术或加放疗——巩固化疗的"三明治疗法"。80年代后期到90年代初，大量关于LABC新辅助化疗的文献报道其疗效明显优于单纯采用局部治疗。具有代表性的是Maloisel等报道了对临床无远处转移的IBC采用诱导化疗的"三明治"疗法，原不可手术的变为可手术的，患者5年生存率达40%；而单以局部治疗的5年生存率不到10%[1]。新辅助化疗达到了最初的目的，即使不可手术的LABC达到可手术切除，逐成为LABC和炎性乳腺癌的规范化治疗。

二、80年代后期，对肿瘤最大径（T）>5cm的可手术的乳腺癌，经新辅助化疗后肿瘤明显缩小，降低临床分期，提高了保乳手术的成功率。

三、乳腺癌具有易于发生血行播散的生物学特性，即使是“早期”癌，常已存在有周身的亚临床转移。20 世纪 70 年代，以 Fisher 为代表的提出了“乳腺癌为一全身性疾病”的新概念，认为“乳腺癌从发生起便是全身性的。早期乳腺癌手术切除范围的大小对病人预后影响不大”。于是，人们注重并逐渐加强了乳腺癌的全身治疗（主要是化疗或加内分泌治疗）。在新辅助化疗对 LABC 治疗获得显著成绩的鼓舞下，90 年代，进一步将新辅助化疗的适应证扩展用于肿瘤最大径（T）＞1～2cm 或腋淋巴结有转移的可手术的乳腺癌，期望能改善病人的远期疗效，且作为体内化疗药物敏感试验方法。新辅助化疗适应于拟行化疗的肿瘤为任何大小的浸润性乳腺癌。

## 第三节　乳腺癌新辅助化疗

综合全球较大的新辅助化疗与术后辅助化疗对照的随机试验（NSABP B18、ECTO、EOORTC、ABCSG 和 S6 等）的文献资料并结合我们的体会，目前对新辅助化疗的价值和意义可概括为：

一、经 3～4 周期的联合化疗后，有 50%～70%的乳腺癌肿块可缩小 50%以上。病理达 CR 的介于 6%～19%。对 LABC 的病例来说，新辅助化疗不但使手术易于切除，更使不可切除的变为可切除，显著地提高了对肿瘤局部的治疗效果。且通过全身化疗使已存在有周身亚临床转移灶得以控制，病人的生存率才得以提高。在迄今发表的临床试验结果中，影响较大的 NSABP B 18 入组病例为 1523 例可手术乳腺癌[2]。随访 5 年，虽然从病人总的生存率看，术前化疗组未见优于术后化疗组，但在术前化疗组中，原发肿瘤对化疗反应好的（CR，PR）及淋巴结转为阴性的生存率有明显提高。这寓意新辅助化疗可提高某些乳腺癌病人的生存率。因该试验病例中包含有 T1～3N0～2（即Ⅰ～Ⅲ期）病例，换言之，其中有相当数量病人属于单采用手术或加放疗的局部疗法即可治愈而不需全身治疗的早期和较早期病例，而可手术乳腺癌术前化疗的对象应是那些已存在有周身微小转移或复发、转移高危险的病例。本试验纳入的病例分期跨度较大，可能会影响到整体疗效的分析，故还不能因为目前的这一结果就认为新辅助化疗的远期效果未能优于术后辅助化疗。根据著者一项“可手术乳腺癌术前化疗与术后辅助化疗的对照研究”结果初步显示，在 LABC 病人中，采用短程、密集联合新辅助化疗组的 5 年、10 年生存率较术后辅助化疗组有明显提高；新辅助化疗组Ⅱ期病人的远期疗效也有改善[3]。由于各家临床试验设计（包括病例选择、化疗方案、用药周期等）不一，因此对各家的结果很难进行综合对比。究竟新辅助化疗的远期效果是否优于术后辅助化疗，仍需期待经多中心协作、更大样本病例、长期随访的结果来评估。

二、肿瘤体积大的可手术乳腺癌，经新辅助化疗后肿瘤明显缩小，降低临床分期，为原本应行乳房切除的病例能成功地施行保乳手术创造了条件，使更多的病人得到保乳治疗的机会。综合报道的资料表明经 4 个周期的化疗后，有 50%～70%的乳腺癌缩小到可实施保乳手术。Bonadonna 等报道，在乳腺癌肿块大于 5cm 的病人中，新辅助化疗后有 73%的病例采用了保乳手术治疗[4]。

三、与术后辅助化疗相比，采用新辅助化疗可观察到化疗前后肿瘤的大小、病理学及生物学指标的变化，可以直观地了解到具体肿瘤对所给的化疗药物、方案是否敏感、有效。这是最为可靠且难得的一体内药敏试验。对某些化疗药物不敏感的，可及时调整、更换有效化疗药物，为制定高效化疗方案提供可信依据，从而最大可能地提高化疗效果。与之相比，术后辅助化疗，因无可观察的病灶评估疗效，多凭经验拟定化疗方案，带有一定的盲目性，难以达到理想的个体化治疗效果。

四、乳腺癌易于发生血行播散。在初诊的病人中有半数以上已存在有周身的微小转移。文献记载，有75%淋巴结阳性和25%～30%淋巴结阴性乳腺癌，单纯手术后10年内肿瘤复发、转移。显然，其转移是发生在原发肿瘤切除前。近年的研究显示在早期乳腺癌患者骨髓内可检出瘤细胞，进一步证实了肿瘤在早期就可能发生血行播散。从理论上讲，对尚无临床征象的微转移（亚临床转移）尽早积极治疗，遏制其发展，对提高远期疗效具有重要意义。据此，以全身化疗为乳腺癌综合疗法第一步治疗较手术后才开始化疗更为合理。早年，在动物模型的研究中证实：原发肿瘤切除后，转移灶内的肿瘤细胞的倍增时间缩短，肿瘤增长迅速；同时，耐药细胞数也大大增加。术前化疗可防止肿瘤细胞的增殖及耐药细胞的产生。

恶性肿瘤内可产生血管生成抑制因子，在一定程度上能抑制肿瘤的发展。新近研究显示：肿瘤切除后，因血管生成抑制因子减少，可促使转移灶的形成。新辅助化疗可防止因血管生成抑制因子减少而加速肿瘤的发展、转移。

五、新辅助化疗为评估新药效果，区别对化疗药物敏感或抗药的某些相关生物学因子提供了良好的试验模型，对最终实现个体化的治疗无疑具有重要意义。

## 第四节　适应证

迄今为止，新辅助化疗为LABC病人的一常规疗法。LABC可概括为TNM分期中Ⅲ期病例。在原国际TNM分期中，将锁骨上淋巴结有转移者列为M1（Ⅳ期）。因考虑到如无其他部位远处转移，仅有锁骨上淋巴结转移者，可经放疗（锁骨上区包括在乳腺癌区域淋巴结放疗区内）局部得以控制，故也列为LABC。新近，美国癌症联合会已将锁骨上淋巴结有转移者修定为N3，如无他处远隔转移则为ⅢC期，并于2003年始正式施用。

原发肿瘤大的可手术的浸润性乳腺癌，如其他保乳条件均具备者，可通过新辅助化疗，在肿瘤消失或明显缩小后，再采用保乳手术的综合治疗。有报道显示，化疗使肿瘤缩小后再行保乳手术的局部复发率较高。Jos等认为化疗后临床检查肿块缩小是因为肿瘤密度的降低，而并不绝对反映肿瘤缩小的程度[5]。乳房内复发主要原因是手术切缘较高的假阴性率所致。故在临床实践中对此应当有所考虑。

对乳腺癌肿块大或腋淋巴结有转移，或有任何其他复发、转移的高危的可手术乳腺癌，新辅助化疗可作为辅助化疗的一个选择。

需提及的是，无确切病理组织学诊断时，不应盲目实施新辅助化疗，以避免将非浸润性癌误以为浸润性乳腺癌而将良性病变误行化疗；也不应对无明确复发、转移高危因素的早期乳腺癌千篇一律地给予新辅助化疗，以免延误手术治疗以及给病人带来不必要的化疗毒、副反应。

## 第五节　新辅助化疗前的准备

一、常规全身系统检查，了解有无远处转移（尤其是肺、肝、骨等）。

二、评估病人的体力情况（performance status）；血常规，肝、肾功能化验；主要器官（如心、肺等）功能状态，综合分析病人对化疗的耐受能力及有无化疗的禁忌证。

三、确切的病理学（组织学）诊断，获得与乳腺癌相关的某些必要的生物学信息如ER、PgR、C-erbB-2 等。活检的方法很多，推荐用空心针活检（core biopsy）。在原发肿瘤至少 3 个不同部位取材，所获得的组织对确定病变性质、区分浸润性或非浸润性癌具有很高的准确性，与细针穿刺细胞学检查相比，所取的组织量足够以后进行多项生物学研究用。而对新辅助化疗后疗效达病理 CR 的病人，最初的空心针活检获得的组织则是乳腺癌肿瘤组织的唯一来源。基于这一原因，有主张空心针活检所取的标本应妥善在肿瘤库存储至少10 年。

新辅助化疗后，肿瘤的形态学变化可能很大甚至肿瘤消失，所以治疗前除作乳腺癌的组织学分型外，尚应包括核分级、ER、PgR 测定。其他指标如 C-erbB-2、Ki-67 等可作为临床选择或研究检测。

四、治疗前后病灶（包括原发肿瘤及腋淋巴结转移癌）大小的检测。临床主要靠触诊检查治疗前和每化疗周期末肿瘤大小的变化。但触诊方法有过高评估疗效之弊。当临床检查处于模棱两可或要确认肿瘤进展时，影像学检查（CT、超声）非常有用。有作者推荐联合用影像学检查的结果评估能较准确反映客观疗效，尤其对临床 CR 病例，因影像学检查结果与病理学检查的符合率高。在临床研究中，除体检方法（手摸尺测）外，同时有影像学测定的结果评估疗效，则更有说服力。但治疗前，影像学的基线检查非常重要。触诊检查对腋窝淋巴结受累情况的估计比较困难，影像检查可能有所帮助。其他如乳房 MRI、正电子 X 线断层（positron emission tomography），目前仅用临床试验。

五、随新辅助化疗后疗效为 CR 病例的增多，原发肿瘤的定位已成为外科治疗值得引起重视的问题。当化疗后肿瘤明显缩小以至于消失时，手术前肿瘤的定位则会变得非常困难。治疗前要充分考虑到这一可能，可在影像（如 X 线）导向下将金属丝插入并留置在病灶中央或在肿瘤所在体表纹身标记。

六、新辅助化疗后，腋淋巴结病理学检查结果对判定病人预后具有肯定价值。但目前还不能确定在新辅助化疗前是否应行前哨淋巴结活检。

## 第六节 新辅助化疗方案

一、所有用于乳腺癌术后辅助化疗和治疗转移性乳腺癌的化疗药物和方案都可作为新辅助化疗方案用。大量的临床随机试验证明，含蒽环类的药物联合化疗效果优于 CMF 方案，尤其对 C-erbB-2 阳性者。根据辅助化疗试验结果，对淋巴结阳性乳腺癌，4 周期的 AC 方案化疗效果不够理想，而越来越多的资料显示加用或序贯用紫杉类药物优于 AC；新辅助化疗用于可手术乳腺癌时，能增加原发肿瘤的临床 CR、病理 CR 和保乳手术的成功率。

二、新辅助化疗的用法概括有：① 常规法：药物剂量和用药间隔时间同常规化疗；② 剂量强化法：加大化疗药物剂量；③ 时间强化法：化疗药物的剂量同常规，化疗的间隔时间缩短；④ 剂量-时间强化法：将剂量强化和时间强化联合应用；⑤ 序贯法，如 AC→P 化疗，即先用 AC 4 周期后序贯用 P（paclitaxel）4 周期；⑥ 有报道采用持续用药法，如持续静滴 5-Fu和表阿霉素疗法，据称临床疗效 CR 可达 60%；⑦ 近年来有将全程化疗在术前完成。

目前多用常规法，通常用 3～4 周期，有效率介于 50%～70%。优点是病人对化疗的耐受性好。如果经 3～4 周期化疗肿瘤仍无反应，则可更换非交叉抗药的第二化疗方案或尽早手术（可手术者）。在用第二化疗方案期间，应密切监视肿瘤的反应，以免肿瘤明显进展成不可手术。

强化化疗主要用于LABC和炎性乳腺癌。Cance等报道，用剂量和时间强化新辅助化疗综合疗法治疗LABC 62例中，13例为炎性乳腺癌，3例为Ⅵ期（锁骨上转移）。新辅助化疗用doxorubicin 90mg/m²，48小时，每2.5周1次[6]，4周期后手术。手术后2～3周开始剂量和时间强化的CMF方案化疗。剂量逐步升到：CTX 1200mg/m²，MTX 900mg/m²，5-Fu 1200mg/m²。所有病人同时应用G-CSF支持治疗。化疗结束后放疗。上述全部治疗在32～35周完成。50岁以上和年轻病人ER（＋）和/或PgR（＋）者用tamoxifen，20毫克/日，连续5年。结果显示：① 新辅助化疗效果：临床和乳房X线检查达CR的占22％，PR62％，MR14％。45％病人的乳腺癌分期降级。无肿瘤进展者。②在49例非炎性乳腺癌中，有22例（45％）成功施行保乳手术。③ 术后原发肿瘤病理CR15％；腋淋巴结阴性者占34％。④ 中位随访70月。局部复发率14％。全组5年总生存率76％。在保乳病例中，5年生存率高达96％。

对LABC，尤其是炎性乳腺癌，如病例选择得当，辅以G-CSF支持新辅助化疗的综合疗法，可能取得非常满意的效果。

三、紫杉醇类（taxanes）药物的问世，为乳腺癌的新辅助化疗开拓了新的前景。目前，紫杉类用于早期乳腺癌新辅助化疗两个最大的临床试验是NSABP B27和ECTO。NSABP B27试验入组的2411例为T1c-T3N0-1M0乳腺癌[7]，分三组新辅助化疗：AC方案组，4周期；AC方案4周期后继T（多烯紫杉醇）4周期组；AC方案4周期，术后T（多烯紫杉醇）4周期组。初步的结果为AC-T组与AC组临床总有效率分别是90.7％和85.8％（$P<0.001$）；临床CR分别为63.6％和40.1％（$P<0.001$）；病理CR分别为26.1％和13.7％（$P<0.001$）。这一结果显示，AC序贯T新辅助化疗可显著提高乳腺癌临床和病理的有效率。

ECTO试验是以紫杉类用于早期乳腺癌新辅助化疗与术后辅助化疗对照研究[8]。1 350例随机分三组治疗：A组，手术→术后阿霉素化疗4周期，继CMF化疗4周期；B组，手术→术后阿霉素＋紫杉醇4周期；C组，术前化疗阿霉素＋紫杉醇4周期，继CMF方案4周期后手术。所有ER（＋）或PgR（＋）病人服他莫昔芬5年。C组新辅助化疗总有效率81％，临床CR52％，病理CR22％。术前化疗组和术后化疗组保乳手术率分别为68％和34％。

上述两大试验的近期观察说明，联合或序贯应用紫杉类药物确可提高乳腺癌新辅助化疗的有效率和保乳手术的成功率。

另一个较小样本的Aberdeen临床试验随访3年的结果显示紫杉类可改善LABC病人的生存率[9]。本试验选择LABC或原发肿瘤＞4cm的167例原发性乳腺癌为研究对象。先给4周期CVAP方案联合化疗，达到CR或PR的再随机进入：CVAP或多烯紫杉醇组，各用4个周期。其他病例给4周期的多烯紫杉醇。结果为：多烯紫杉醇组的临床有效率为94％（对照组66％），病理CR34％（对照组18％）。多烯紫杉醇组的3年生存率为97％，对照组84％。多烯紫杉醇组3年无病生存率为90％，对照组77％。这一结果既证实紫杉醇类药对乳腺癌有显著疗效，也说明努力提高肿瘤对化疗的反应（如增加新辅助化疗周期，及时更换有效化疗药物等）是提高新辅助化疗效果的关键。著者曾对13例Ⅱ、Ⅲ期乳腺癌用多烯紫杉醇单药新辅助化疗，剂量100mg/m²，21天1周期，共3周期。结果显示总有效率84.6％，临床CR38％。从临床实践体会到，乳腺癌行单药新辅助化疗时，多烯紫杉醇是疗效最佳的化疗药。

四、近年来，在长春碱类中，抗细胞有丝分裂特异性较强、直接作用于微管蛋白/微管动态平衡的诺维本（vinorelbine）用于乳腺癌的新辅助化疗的报道越来越多。VanPraagh 等对 89 例Ⅱ、Ⅲ期乳腺癌病人采用诺维本联合 EM 新辅助化疗[10]。诺维本 25mg/m$^2$，表柔比星 35mg/m$^2$ 和甲氨蝶呤 20mg/m$^2$，第 1 和第 8 天用，28 天为 1 周期，共 6 周期。结果显示临床总有效率达 90%（CR28%，PR62%），病理 CR14%。保乳手术 87%。中位随访 86 月（39～100 月），复发 13 例，死于转移 5 例，中位无病生存 100 月（8.4 年）。这一结果显示诺维本联合蒽环类药物对乳腺癌确有类似紫杉醇类的疗效，且药价没有那么昂贵，故在乳腺癌新辅助化疗中，同样是一很好的选择。

五、化疗药物的剂量与疗效并不呈线形关系。也就是说，大剂量的化疗药并非总能产生很好的杀伤肿瘤细胞的效果，反而可能会增加药物的毒、副反应。按常规周期化疗，肿瘤细胞会有更多的时间从每次化疗的间隔期间恢复、生长而耐药。如以一个有大剂量效果的低剂量药化疗，可以缩短给药时间，即密集化疗可能杀伤、清除更多敏感的肿瘤细胞并克服细胞的耐药。基于这样的理论，有用单药如紫杉类两周 1 次或一周 1 次化疗。Estevez 等对 56 例Ⅱ、Ⅲ期乳腺癌病人用多烯紫杉醇单药每周 1 次[11]，剂量为 40mg/m$^2$，连用 6 周，第 8 周始用第 2 周期。对原发肿瘤的效果为总有效率 68%，临床 CR29%，PR39%，病理 CR16%。血液系统的不良反应轻、少。这一结果显示，每周 1 次多烯紫杉醇在乳腺癌的新辅助化疗中的有效率与每三周 1 次相当，且病人的耐受性较后者好。对某些因身体情况需尽可能地减少、降低药物毒副反应，不适宜三周 1 次化疗的病人，每周 1 次多烯紫杉醇非常实用。

辽宁省肿瘤医院乳腺科于 1986 年 12 月～1990 年 12 月对 503 例可手术的Ⅱ、Ⅲ期乳腺癌分两组即术前化疗与术后辅助化疗组行前瞻性对照研究[3]。术前化疗组采用 CMF 方案行短程密集化疗，用法：CTX500mg/m$^2$，MTX40mg/m$^2$，5－Fu500mg/m$^2$，iv，每周 1 次，连用 4 周。术前化疗后休 2 周行手术。两组病人手术后 2 周内开始化疗，均用 CMF 方案，第 1、8 天用，剂量同前，28 天为 1 周期。全程化疗定为 6 个周期。术前化疗组每 2 次计为 1 周期。结果显示，术前化疗组总有效率为 68.9%，无病变进展者。随访 5 年，术前化疗组Ⅲ期病人的总生存率和无病生存率分别为 59.2%和 54.9%，均明显高于术后辅助化疗组（28.3%和 20.8%）（$P<0.05$）；10 年术前化疗组Ⅱ、Ⅲ病人总生存率和无病生存率均高于术后辅助化疗组（$P<0.05$）。这一好的结果可能与前述的密集化疗可杀伤更多敏感的肿瘤细胞并克服细胞的耐药有关。

## 第七节　与新辅助化疗相关的生物学因素

化疗效果与某些乳腺癌相关的生物学因子的关系的研究对预测治疗效果、选择有效化疗药物、制定个体化方案具有重要意义。这已成为目前乳腺癌新辅助化疗研究中最为活跃的部分。近年来有关这方面的文献报道不少，但存在的问题是各家样本的数量都小，研究的方法（如病例选择、化疗方案、检测的指标和方法等）各异，难以综合评价。现就研究较多的几个方面介绍如下，供参考。

### 一、肿瘤细胞的增殖情况对预测化疗效果的价值说法不一

Euler 报道一组 156 例 LABC 新辅助化疗的多中心随机试验[12]，治疗前行空心针活检，

采用EC方案新辅助化疗，疗效pOR75.8%、pCR6%。在若干指标（ER、Her-2、p53、Ki67）中，只有Ki67高是临床反应最好的预测指标。Aas等对94例LABC治疗，采用阿霉素14mg/m$^2$每周1次新辅助化疗16周[13]。治疗前局部切除病灶，疗效PR38%、SD52%、PD10%。单因素分析，细胞增殖率高与肿瘤对阿霉素抗药明显相关；经随访，Ki67低者生存率高；进一步分析显示，细胞增殖率高和Ki67高表达与p53突变相关。

## 二、Her-2表达与化疗效果

Penault-Llorea等对115例乳腺癌含蒽环类新辅助化疗[14]。治疗前后空心针活检检测组织学分级、ER、PR、Her-2、Ki67和p53。结果：Her-2（+）者达pCR的比例是Her-2（-）者的4.54倍（$P<0.005$）。认为Her-2过表达是预测蒽环类化疗效果的独立因素。但Zhang等[15]报道的97例Ⅰ-Ⅲ期乳腺癌采用FAC新辅助化疗4～6周期的结果显示，cOR78%、影像OR64%、pCR15%。在影像评估中，Her-2（+）和Her-2（-）者OR分别为80%和57%（$P>0.05$），未发现疗效与Her-2表达有明显关系。

## 三、化疗效果与p53表达关系

Bottini[16]报道143例可手术乳腺癌行新辅助化疗，分CMF联合化疗和表柔比星单药化疗两组，2～6周期（平均3周期），检测的指标有p53、bcl-2、cerbB-2、ER、PR、Pg-170。结果显示：表柔比星组的p53阳性表达和阴性表达者CR分别为9.4%和25.5%（$P<0.02$）。多因素分析显示，p53是预测蒽环类药疗效的独立指标，bcl-2与疗效无关。Anelli等[17]研究的结果也与此相似。73例LABC采用PA（紫杉醇175mg/m$^2$+表柔比星60mg/m$^2$）新辅助化疗3周期。化疗前切取活检测定p53和DNA。结果为：OR83.5%，pCR15.1%。临床CR25例中，p53（+）者2例（$P=0.004$）。pCR11例中，p53（+）者1例（$P=0.099$）。显示p53阴性表达的乳腺癌，采用PA方案化疗获得有效率的几率高。上述均表明p53表达情况对蒽环类化疗效果具有一定的预测价值。

## 四、化疗效果与细胞凋亡的关系

Davis等[18]对30例乳腺癌新辅助化疗治疗前及治疗后24、48小时分别行空心针活检，动态检测细胞凋亡变化。化疗方案用AT（多烯紫杉醇+表柔比星或紫杉醇）。新辅助化疗结束后评估疗效。结果显示，化疗后肿瘤的病理学反应与化疗诱导肿瘤细胞凋亡程度直接相关；且化疗反应好的，化疗后48小时细胞凋亡呈高水平。这一研究提示提高化疗诱导的细胞凋亡水平，可提高肿瘤对化疗的反应；深入探究根据化疗诱导出现凋亡高峰来调整化疗间期，可能进一步提高化疗效果。

## 五、化疗效果与ER情况的关系

ER情况是乳腺癌选择内分泌治疗的依据，对预测病人的无病生存及总生存有重要意义。从以往的文献中未能看出化疗效果与ER情况有何关系。但在ECTO试验[18]最初报道中显示，乳腺癌对化疗的反应与ER情况有关。单因素分析，在ER（-）病人中，疗效达pCR者为45%，而ER（+）者，pCR为10%（$P=0.001$）。同样，PgR（-）和PgR（+）者pCR分别是36%和13%（$P=0.001$）。所有新辅助化疗期间，病人未接受他莫昔芬治疗。经多因素分析，进一步显示仅ER与淋巴结情况与肿瘤对化疗反应的pCR相关。

## 第八节 新辅助化疗病人术后的化、放疗

### 一、化疗

一般而言，如新辅助化疗尚未完成预定的全程化疗者，术后应继续完成。炎性乳腺癌的术后化疗是综合治疗中不可缺少的部分，但在术前应加强化疗，以使肿瘤获得最大限度的化疗反应。对可手术的乳腺癌，如新辅助化疗能完成预定全程化疗，术后原发肿瘤和腋淋巴结均达病理 CR 者，可不再化疗；对未达到 CR 的，是否需要术后化疗，以及新辅助化疗＋术后化疗的效果是否优于全程化疗在术前完成等问题，可能在不久将来从 NSABP B27 及 ECTO 等研究的结果中获得信息。

### 二、术后放疗

对 LABC 病人放疗是综合治疗中一重要部分。术后胸壁照射以及加或不加区域淋巴结区照射的适应证应以肿瘤最初的大小及腋淋巴结的转移情况而定。对行保乳手术者，即使原发肿瘤对化疗反应达病理 CR，仍应行乳房照射。需强调的是，虽然放疗对肿瘤局部有很好的疗效，但有足够的资料证实单一放疗对局部区域肿瘤的控制是不够的。新近 Ring 等报道早期乳腺癌经新辅助化疗后，原发肿瘤临床疗效为 CR 的病例，局部治疗分手术及单纯放疗两组对照观察[19]。虽然两组病人 5 年和 10 年生存率无明显差异，但单纯放疗组局部复发率高。从总的来看，普遍认为还不能单以放疗替代外科手术。

新辅助化疗旨在以术前化疗作为一体内化疗药物敏感性试验，力争使每位接受新辅助化疗者受益。最重要的是为病人选择最大可能使肿瘤达到病理 CR 的个体化治疗方案。新辅助化疗是评估预测临床、病理因子最为理想的方法。在新辅助化疗前、中、后可使用现代的技术如免疫组化、荧光原位杂交、DNA 微阵（microarrays）、RNA 微阵、proteomics 等检测肿瘤。

任何一新的抗肿瘤特异的生物学靶治疗需要在对肿瘤初始治疗中探索。无疑，新辅助治疗提供了良好的验证疗效，并可作为临床评价其利、弊的可靠指标，以指导有效的抗乳腺癌新药的开发。

（张　斌）

## 参考文献

1. Maloisel F, Dufour P, Bergerat P, et al. Results of initial doxorubicin, 5-fluorouracil, and cyclophosphamide combination chemotherapy for inflammatory carcinoma of the breast. Cancer, 1990, 65: 851-855.

2. Fisher B, Bryant J, Wolmark N, et al. Effect of pre-operative chemotherapy on the outcome of women with operable breast cancer. J Clin Oncol, 1998, 16: 2672-2685.

3. 张斌，蔡玉娥，张齐 等. 新辅助化疗用于可手术乳腺癌的 10 年疗效. 中国肿瘤临床，2002，29（3）：157-159.

4. Bonadonna G, Valagussa P, Brambilla C, et al. Primary chemotherapy in operable breast cancer: Eight-year experience at the Milan Cancer Institute. J Clin Oncol, 1998, 16: 93-100.

5. Jos A. van der Hage, Cornelis JH, van de Velde, et al. Preoperative chemotherapy in primary operable

breast cancer: Results from the European organization for research and treatment of cancer trial 10902. J Clin Oncol, 2001, 19: 4224-4237.

6. Cance WG, Carey LA, Calvo BF, et al. Long-term outcome of neoadjuvant therapy for locally advanced breast carcinoma: effective clinical downstaging allows breast preservation and predicts outstanding local control and survival. Ann Surg, 2002, 236 (3): 295-302.
7. Bear HD, Anderson S, Brown A, et al. The effect on tumor response of adding sequential preoperative docetaxel to preoperative doxorubicin and cyclophosphamide: preliminary results from National Surgical Adjuvant Breast and Bowel Project Protocol B-27. J Clin Oncol, 2003, 21 (22): 4165-4174.
8. Gianni L, Baselga J, Eiermann W, et al. First report of the European Cooperative Trial in Operable breast cancer (ECTO): effects of primary systemic therapy (PST) on local-reginal disease. Proc Am Soc Clin Oncol, 2002, 21: abstract 132.
9. Hutcheon AW, Heys SD, Miller ID, et al. Improvement in survival in patients receiving primary chemotherapy with docetaxel for breast cancer: a randomized controlled trial. Breast Cancer Res Treat, 2001, 69 (3): 298.
10. Van Praagh I, Cure H, Leduc B, et al. Efficacy of a primary chemotherapy regimen combining vinorelbine, epirubicin, and methotrexate (VEM) as neoadjuvant treatment in 89 patients with operable breast cancer. Oncologist, 2002, 7 (5): 418-423.
11. Estevez LG, Cuevas JM, Anton A, et al. Weekly docetaxel as neoadjuvant chemotherapy for stage II and III breast cancer: efficacy and correlation with biological markers in a phase II, multicenter study. Clin Cancer Res, 2003, 9 (2): 686-692.
12. Euler U, Tulusan A. H. An attempt to identify biological markers predicting response to primary chemotherapy with epirubicin/cyclophosphamid in locally advanced breast cancer. ASCO, 2003.
13. Aas T, Geisler S, Eide GE, et al. Predictive value of tumour cell proliferation in locally advanced breast cancer treated with neoadjuvant chemotherapy. Eur J Cancer, 2003, 39 (4): 438-446.
14. Penault-Llorca F, Cayre A, Bouchet Mishellany F, et al. Induction chemotherapy for breast carcinoma: predictive markers and relation with outcome. Int J Oncol, 2003, 22 (6): 1319-1325.
15. Zhang F, Yang Y, Smith T, et al. Correlation between Her-2 expression and response to neoadjuvant chemotherapy with 5-fluorouracil, doxorubicin, and cyclophosphamide in patients with breast carcinoma. Cancer, 2003, 97 (7): 1758-1765.
16. Bottini A, Berruti A, Bersiga A, et al. p53 but not bcl-2 immunostaining is predictive of poor clinical complete response to primary chemotherapy in breast cancer patients. Clinical Cancer Res, 2000, 6: 2751-2758.
17. Anelli A, Brentani RR, Gadelha AP, et al. Correlation of p53 status with outcome of neoadjuvant chemotherapy using paclitaxel and doxorubicin in stage IIIB breast cancer. Ann Oncol, 2003, 14 (3): 428-432.
18. Davis DW, Buchholz TA, Hess KR, et al. Automated quantification of apoptosis after neoadjuvant chemotherapy for breast cancer: early assessment predicts clinical response. Clin Cancer Res, 2003, 9 (3): 955-960.
19. Ring A, Webb A, Ashley S, et al. Is surgery necessary after complete clinical remission following neoadjuvant chemotherapy for early breast cancer? J Clin Oncol, 2003, 21 (24): 4540-4545.

# 第 13 章 乳腺癌的内分泌治疗

乳腺癌是危害妇女健康的主要恶性肿瘤。美国的患病率高达 1/9，在中国北京、上海等大城市，乳腺癌已成为女性恶性肿瘤的第一位。

乳腺癌主要的全身治疗有化疗、内分泌治疗和生物治疗。化疗新药品种不断研制成功，治疗效果明显提高，如 CMF 和 CAF 联合化疗在乳腺癌术后辅助治疗取得比较好的疗效，使乳腺癌术后无病生存期和总生存期明显延长。而复发转移乳腺癌的治疗也随化疗新药的问世取得较大进步，如去甲长春花碱（NVB）、紫杉醇（paclitaxel）、泰素帝（taxotere）、希罗达、健泽等使复发转移乳腺癌得到缓解，生存时间延长，而且在辅助治疗方面也有很多正在进行的临床试验，有的已经取得较好的效果。

具有百年历史的乳腺癌内分泌治疗，是肿瘤的内分泌治疗中研究得最成熟和最有成效的。乳腺癌内分泌治疗的特点：①只要病人选择得当，疗效不比化疗差。②治疗毒副反应较轻较少，有利于巩固治疗。③病人的生活质量比较高。

乳腺癌内分泌治疗的机理为：①阻断雌激素合成，降低雌激素水平；绝经前采用卵巢去势，绝经后采用芳香化酶抑制剂或失活剂。②部分阻断雌激素受体活性的 TAM 和法乐通和全部阻断雌激素受体活性的 ICI 182780。③其他机制的大剂量孕激素、雌激素、雄激素。

## 第一节 常用的乳腺癌内分泌治疗方法

卵巢切除术曾是内分泌治疗的主要手段，目前仍作为绝经前乳腺癌术后辅助治疗和复发转移的治疗手段之一。因手术本身的风险及内分泌治疗新药发展，肾上腺切除和垂体切除术已很少使用。常用的乳腺癌内分泌药物有雌/雄激素类、抗雌激素类、芳香化酶抑制剂、孕激素类和 LH-RH 类似物。

### 一、抗雌激素类

作用原理是通过竞争性与雌激素受体结合，阻断体内雌激素对乳腺癌细胞的刺激作用。

1. 他莫昔芬（tamoxifen，TAM，三苯氧胺）

TAM 是目前最常用的非甾体类抗雌激素药。TAM 主要有以下作用：

（1）复发转移乳腺癌的内分泌治疗。

（2）乳腺癌术后辅助治疗。1998 年发表了一项关于辅助治疗的权威报告，该研究总结 37 000例乳腺癌 TAM 辅助治疗结果：乳腺癌术后辅助 TAM 治疗可以明显降低乳腺癌复发率和死亡率；TAM 服用 5 年的效果优于用药 1 年和 2 年；TAM 对绝经前后病人都有效；ER 阳性或 ER 不明者效果较好；对侧乳腺癌发生率明显下降；子宫内膜癌风险增加。所以 ER 阳性或 ER 不明的乳腺癌术后，推荐使用 TAM 作为标准的辅助治疗。

（3）用于高危健康妇女预防乳腺癌的发生。1998 年美国向全球公布 NSABP-P1 的乳腺癌预防计划的研究结果，该研究观察13 388例美国有患乳腺癌风险的健康妇女，随机分为TAM 20mg或安慰剂5年。研究开始55个月后结果提前公布，乳腺癌预防计划研究结果表明：TAM降低乳腺癌发生率49%；降低骨折和缺血性心脏病的风险。子宫内膜癌风险增加，但与原发及对侧乳腺癌相比，绝对例数少且所发子宫内膜癌病期早，预后好。由此得出结论：TAM降低50岁以上乳腺癌发生率，副反应较少。降低35～50岁妇女乳腺癌、骨折发生率，副作用相对较大，但利大于弊。因此，美国FDA已与1998年批准TAM可以用于高危妇女预防乳腺癌。

## 二、孕激素

孕激素通过改变体内内分泌环境，经负反馈作用抑制垂体产生LH和ACTH，或通过孕激素受体作用乳腺癌细胞。孕激素作为一线药物治疗复发转移乳腺癌，其疗效与TAM相似，且对TAM治疗失败的病人也有较高的有效率，对软组织和骨转移效果较好，而对内脏转移疗效相对较差。孕激素疗效与激素受体也有较强的关系，ER和PR均阳性者有效率可达50%，ER阴性者也会有20%～30%的有效率。常用的药品和用法：甲孕酮（MPA，安宫黄体酮）500mg 2次/日 和甲地孕酮（MA）40mg 4次/日。长期服用孕激素类药物可引起阴道流血、水钠潴留、库欣综合征、过度肥胖以及血糖升高等。

大剂量孕激素除了用于复发转移乳腺癌解救治疗，还可以用于其他晚期肿瘤，如肝癌、肺癌、胰腺癌的治疗；也可以用于改善肿瘤和AIDS病人的一般情况，治疗恶病质；与肿瘤化疗合用可以增加疗效，减轻化疗副反应。

## 三、LH－RH类似物

卵巢分泌雌激素受垂体产生的卵泡刺激素（FSH）和黄体生成素（LH）调控，后者的产生又受下丘脑的促黄体激素释放素（RH）控制。人工合成的LH－RH激动剂或拮抗剂能通过与LH受体结合，负反馈抑制垂体产生FSH和LH。这类产品主要用于绝经前妇女，其代表药为诺雷德（zoladex），治疗绝经前复发转移乳腺癌的效果与卵巢切除术相当，却无需手术，加用TAM能进一步提高疗效。另有一项研究证明，在绝经前受体阳性患者，术后单用诺雷德的疗效与标准的CMF化疗效果相当。

## 四、芳香化酶抑制剂

绝经后妇女的雌激素主要来自卵巢以外的组织，由雄稀二酮及睾酮经芳香化而成为雌激素，而芳香化酶是这一环节所必需的。芳香化酶抑制剂就是通过抑制该酶的活性，阻断雌激素的合成，达到抑制乳腺癌细胞生长和治疗肿瘤的目的。

### （一）氨鲁米特（氨基导眠能，AG）

AG是最传统的芳香化酶抑制剂，作为一种抗惊厥药物于50年代问世，进一步研究发现AG能抑制肾上腺所有类固醇激素合成，起到“药物性肾上腺切除”的作用。1981年Santen报道一项比较双侧肾上腺切除和AG加氢化可的松对绝经后转移性乳腺癌疗效随机试验结果，有效率分别为43%和53%，两组缓解时间和生存期相似，认为AG加氢化可的松可以代替肾上腺切除术。

由于AG非特异性阻断肾上腺功能，从而导致较多的不良反应，如头晕、嗜睡、疲倦、皮疹（严重者出现剥脱性皮炎）、恶心、食欲下降，少见的不良反应、甲状腺功能低下、体位性低血压和白细胞减少。为此科学家研制开发第二、第三代高选择性的芳香化酶抑制剂，疗效更好，不良反应却明显减轻，成为当前乳腺内分泌药物研究的热点。

**（二）兰他隆（lentaron，formestane）**

兰他隆是第二代选择性芳香化酶抑制剂，不影响体内的 LH、FSH 和 TSH，所以使用时不需加氢化可的松。

欧洲完成的临床研究，比较了兰他隆和 MA 治疗 TAM 失败的复发转移乳腺癌，结果两组客观缓解率，临床获益率和缓解期均无差异，而在不良反应方面，兰他隆有更好的耐受。

在一项比较兰他隆与 TAM 用于复发转移乳腺癌一线治疗的研究中，348 例可评价疗效的病人，兰他隆用量 250mg，1 次/2 周，TAM 30mg 1 次/天，客观缓解率、中位缓解期和总缓解期均无差异。兰他隆的主要不良反应有恶心（6.7%）、头痛（1.3%）、头晕（1.8%）和嗜睡（2.3%）。这些不良反应低于目前常用的二线内分泌药物（如甲地孕酮 MA、AG），且没有发现孕激素导致的高血压、血栓和 AG 导致的肾上腺功能抑制等有危险的不良反应。然而由于兰他隆肌肉注射会引起局部疼痛、炎症和硬结，尽管这些反应并不严重，但长期注射还是有诸多不便，况且每 2 周注射 1 次，也不如其他口服剂型方便，因此芳香化酶抑制剂又发展到第三代。

**（三）瑞宁德（arimidex，anatrozole）**

瑞宁德作为第三代高选择性芳香化酶抑制剂。

在 TAM 失败的 764 例复发转移乳腺癌的临床Ⅲ期试验中，比较瑞宁德 1 毫克/日、10 毫克/日和 MA 40mg 4 次/日，结果显示：①瑞宁德治疗组 2 年生存率比甲地孕酮提高 22%（56.1% *vs.* 46.3%），生存期延长 4.2 个月（26.7/22.5 月）；②瑞宁德 1mg 与 10mg 治疗效果无差异；③瑞宁德治疗后 SD 持续 24 周以上患者，2 年生存率与 CR＋PR 患者相似（85% *vs.* 86%），而明显高于 SD 不足 24 个月者（35%），由此提出临床研究中“临床获益”（clinical benefit）的概念；④瑞宁德比 MA 的耐受性更好，水肿、体重增加的发生率更低，很少有病人因治疗出现的不良反应而停药。

北美协作组完成的一项随机双盲多中心研究，共 353 例绝经后复发转移乳腺癌一线治疗，结果证明瑞宁德作为复发转移乳腺癌一线治疗效果优于 TAM（表 13-1-1）。

**表 13-1-1 瑞宁德与 TAM 作为复发转移乳腺癌一线治疗效果**

| | 剂量 | CR＋PR | 临床获益（CR＋PR＋SD＞24 周） | TTP |
|---|---|---|---|---|
| arimidex | 1mg/日 | 21% | 59% | 11.1 月 |
| TAM | 20mg/日 | 17% | 46% | 5.6 月 |
| | *P* 值 | ＞0.05 | ＜0.01 | ＜0.01 |

**（四）来曲唑（letrozole 或 femara）**

来曲唑一种第三代高选择性芳香化酶抑制剂。

双盲随机对照的Ⅲ期临床研究，比较 letrozole 与 MA 治疗 TAM 失败的复发转移乳腺癌，共 551 例研究结果表明 letrozole 2.5mg 组在有效率、缓解时间、临床获益时间、生存期方面均显著优于 MA 160mg 组，不良反应较 MA 轻。

另一组国际多中心Ⅱ期临床研究，比较 letrozole 与 AG 用于治疗 TAM 失败的复发转移乳腺癌，共入选 555 ER/PR 阳性或不明，研究结果表明 letrozole 2.5mg 在缓解时间、总生存期方面优于 AG，毒性较 AG 低。

在一项有中国学者参与的国际Ⅲ期临床研究（P025），比较 letrozole 和 TAM 作为晚期乳腺癌的一线疗效，共入选900例，其中2/3 ER和/或PR阳性，1/3患者受体状况不明。letrozole 2.5mg 1次/日和TAM 20mg 1次/日治疗，疗效显示letrozole作为复发转移乳腺癌一线治疗效果优于TAM（表13－1－2）。

**表13－1－2 letrozole和TAM作为复发转移乳腺癌一线治疗效果**

| | 剂量 | CR＋PR | 临床获益 | TTP | TTF |
|---|---|---|---|---|---|
| letrozole | 2.5mg/天 | 30％ | 49％ | 9.4月 | 9.1月 |
| TAM | 20mg/天 | 20％ | 38％ | 6.0月 | 5.7月 |
| *P*值 | | ＜0.01 | ＜0.01 | ＜0.01 | ＜0.01 |

另一项由16个国家55个研究中心参与，共300例ER或/和PR阳性的局部晚期乳腺癌（T2～4 N0～2 M0），结果证明letrozole疗效优于TAM（表13－1－3）。

**表13－1－3 letrozole和TAM治疗局部晚期乳腺癌效果比较**

| | | | CR＋PR | | | |
|---|---|---|---|---|---|---|
| | 剂量 | 例数 | 临床评价 | B超评价 | X线评价 | 保留乳房手术 |
| letrozole | 2.5mg/天 | 154 | 55％ | 35％ | 34％ | 45％ |
| TAM | 20mg/天 | 170 | 36％ | 25％ | 17％ | 35％ |
| | *P*值 | ＜0.001 | ＜0.05 | ＜0.001 | ＜0.05 | |

**（五）exemestane（aromasin）**

exemestane是一种芳香化酶失活剂，适用于绝经后妇女，因其作用机制不同，所以对其他芳香化酶抑制剂治疗失败的病人也有效。

exemestane每天25mg，治疗137例既往TAM治疗失败乳腺癌，结果CR 2.9％，PR 20.4％，SD＞24周24％，客观缓解率（CR＋PR）23％，中位缓解期69.4周；临床获益率（CR＋PR＋SD＞24周）47％，持续时间59.1周。exemestane治疗241例其他芳香化酶抑制剂（AG/anastrozole/letrozole/vorozole）治疗失败的复发转移乳腺癌，结果客观缓解率为6.6％，缓解期58.4周；临床获益率24.3％，维持37周。

双盲随机多中心临床Ⅲ期研究，比较exemestane 25mg/d与MA 40mg 4次/天治疗769例TAM失败的复发转移乳腺癌，两组的客观缓解率和临床获益率相当，但exemestane治疗组TTP、TTF和总生存期均显著优于MA治疗组（*P*＜0.05），证明Exemestane在治疗复发转移乳腺癌比MA效果更好。

## 第二节 合理使用内分泌治疗

乳腺癌的内分泌治疗，无论是在术后预防复发转移的辅助治疗，还是复发转移后的解救治疗都有十分重要的地位。

### 一、辅助内分泌治疗

1. 辅助内分泌治疗的决定因素是肿瘤组织的激素受体状况。患者ER阳性时，无论年龄、月经状况和肿瘤大小，乳腺癌术后辅助 TAM 治疗都可以降低复发转移风险。白人妇女雌激素受体受体率较高，故受体未测即可以按阳性处理，特别是绝经后患者。部分 ER 阴性而 PR 阳性患者也可能从辅助内分泌治疗获益。

2. 服 TAM 5 年的效果优于 1 年和 2 年，目前认为合适的服药时间为 5 年，5 年以后再延长是否能进一步提高疗效的临床试验正在进行。

3. TAM 可以降低对侧乳腺癌、同侧保留乳房再发生乳腺癌的风险。

4. ER 阳性患者，TAM 和化疗序贯应用比单用 TAM 更有效，尤其是绝经前患者。

5. 绝经前患者卵巢去势治疗虽然在美国并不常用，但卵巢去势和化疗一样，都可以降低绝经前患者复发转移风险。卵巢去势术加化疗是否能提高疗效尚不肯定。

6. ER 阴性患者不推荐使用辅助 TAM 治疗，因为 TAM 既不能预防 ER 阴性乳腺癌的复发转移，也不能预防 ER 阴性乳腺癌的发生。

7. TAM 治疗增加患子宫内膜癌的风险，但与预防复发转移和对侧乳腺癌的效果相比较，TAM 利远大于弊。

8. 白人妇女年龄超过 70 岁，受体阳性可能性增大，激素治疗效果好，化疗也可能有效，但毒性难以承受，所以可以推荐使用辅助内分泌治疗。但在中国，老年患者的受体阳性率并不随年龄增加而增高，所以最好还是明确 ER 阳性后再选用辅助内分泌治疗。

9. TAM 至今仍是乳腺癌标准的术后辅助治疗。但因其长期使用会增加血栓栓塞、子宫内膜改变、甚至子宫内膜癌的风险，使其应用受到限制。而阿那曲唑、来曲唑、依西美坦等第三代芳香化酶抑制剂的疗效优于 TAM。目前已有研究证明芳香化酶抑制剂辅助治疗疗效优于 TAM。2001 年 12 月 San Antonio 第 24 届乳腺癌会议上报告 ATAC 试验的结果，比较阿那曲唑与 TAM 的辅助治疗，该试验入组 9 300 多例患者，初步结论果显示阿那曲唑较 TAM 改善了绝经后、ER 阳性早期乳腺癌患者的无病生存（$P=0.012$），降低了对侧乳腺癌的发生率（$P=0.006$），且不良反应较 TAM 少。

## 二、复发转移内分泌解救治疗

复发转移乳腺癌的解救治疗是否选择内分泌治疗，要考虑患者受体、年龄、月经状态以及疾病进展是否缓慢。一般认为进展缓慢的复发转移乳腺癌有以下特点：原发肿瘤 ER 阳性，术后 2 年以后复发转移，转移部位在软组织和/或骨，单发的肺转移病灶或不危及生命的肝转移，肿瘤负荷不大。原则上进展迅速的病人选择化疗，而进展缓慢的考虑使用内分泌治疗。但我们认为，在复发转移乳腺癌选择内分泌治疗时，应该考虑以下几点：

1. 复发转移乳腺癌的治疗原则应该是控制疾病和保证生活质量，所以要尽量避免不必要的强烈化疗；

2. 在化疗无效或肿瘤未得到控制的化疗间隙，病人不能耐受连续化疗时应选用内分泌治疗；

3. 在疾病相对缓慢阶段可以多采用序贯的内分泌治疗；

4. 内分泌治疗起效相对较慢，所以治疗应该连续；

5. 治疗后疾病持续稳定应视为临床获益，因为持续稳定 6 月以上的病人生存期与 CR+PR 相同；

6. 按时评价疗效，一旦治疗无效时要及时更改治疗。

因此，结合国际上的治疗经验，我们推荐以下辅助内分泌治疗和复发转移内分泌治疗的原则（图 13-2-1）。

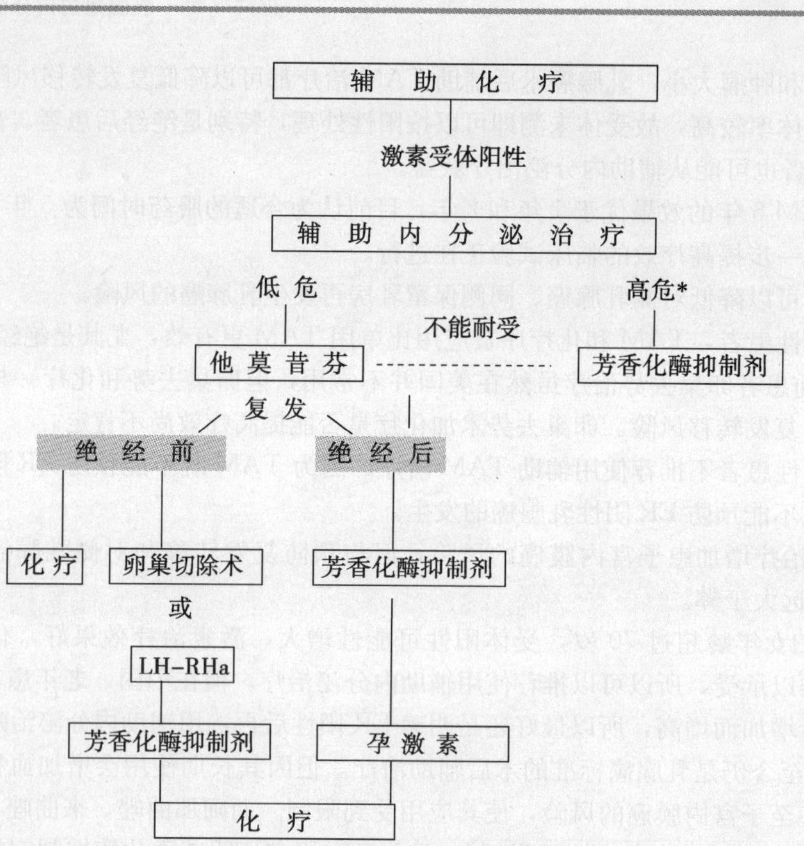


**图 13-2-1 乳腺癌内分泌治疗原则**

* 高危因素：T > 5.0cm LNM > 3 Her-2（+）。

人类基因组计划研究给新的抗肿瘤药物设计、肿瘤分类和治疗带来巨大的影响，人类在攻克乳腺癌的方向又迈进一大步：化疗可以延长生存，提高治愈率；新的靶向治疗药物也陆续进入临床应用；新一代的乳腺癌内分泌药物，如选择性雌激素受体调节剂和新的芳香化酶抑制剂向更有效、更安全和更加个体化的方向发展。

（江泽飞 宋三泰）

# 第14章 乳腺原位癌

随着社会文化的发展和医学水平的提高，乳腺原位癌的发现必将逐渐增多。过去，因其检出率低，所以对其生物学特性和诊疗方法的研究均欠深入，现随其临床逐渐常见，应给予必要的重视。

乳腺原位癌（carcinoma in situ of the breast）是指乳腺导管或小叶内上皮细胞异常增生，但未超出周围基底膜的病变，但这种病变是否确实已发展为癌，还是仍属于癌前病变阶段的增生，至今仍未定论。1932年Broders提出原位癌的概念，认为已属于癌的范畴，但只有发展到穿透基底膜成为浸润性癌才有可能发生转移。而不少研究表明，原位癌中有相当部分始终保持“原位”而不进展为浸润性癌，以至于2003年WHO发表的乳腺肿瘤病理学分类中将原位癌列为“癌前病变”。根据不同的组织学起源，乳腺原位癌分为导管原位癌（导管内癌，ductal carcinoma in situ，DCIS）和小叶原位癌（lobular carcinoma in situ，LCIS）。DCIS起源于中小导管，LCIS起源于小叶和终末导管，两者的组织形态学表现和生物学行为明显不同。

## 第一节 导管内癌

乳腺导管内癌为Gillis在1960年首先描述[1]，其组织学定义在很长时间内未达成一致，在较早文献中包含有浸润性癌。现在DCIS定义为乳腺导管上皮细胞的恶性增生，且局限于导管的基底膜内，未侵犯间质。虽然超微结构研究表明某些DCIS的基底薄层有不同程度的崩解、破坏，但大多数学者认为DCIS唯一可靠的诊断应是光镜下的观察[1,2,3]。随着研究的深入，人们对DCIS的认识有了很大的提高：基于分子生物学、细胞基因学和临床研究人们认为，DCIS并非孤立性病变而是疾病的谱系[4,5]；虽同为DCIS，但其生物学行为并不相同，有着明显的异质性[6]；现有的分类已不能完全反映DCIS的生物学特性。

### 一、发病情况

1980年以前在所有乳腺活检标本中DCIS不足1%；在新诊断的乳腺癌中仅占3%～6%；在非浸润性癌中占25%[7,8]。随着对乳腺原位癌认识的逐步深入和影像学筛选的广泛应用，使DCIS的检出率有了很大提高。1979～1986年间50岁以上女性中DCIS的检出率增加了2倍，50岁以下女性中DCIS的检出率增加了1倍。1973～1992年间，DCIS年龄调整发病率增加了5倍，尤其自1983年影像学筛选应用于乳腺普查以来DCIS检出率增加地最为明显[9]。目前，在美国DCIS占新诊断乳腺癌的15%～20%，较小叶原位癌多，约为6∶1，这主要因为DCIS有特殊的影像学变化[10]。另外，目前发现的DCIS病变较小，常不可触及或无症状。最近发表的文献总结了6 609例不可触及肿块的乳腺病变，其中DCIS占所有乳腺恶性病变的30%[11]，同时尸检也表明16%无症状的女性患有DCIS[12]。天津市肿瘤医院

1988年至1998年间共住院诊治DCIS 123例，占同期诊治乳腺癌病人的2.1%，其检出率呈逐年上升趋势，2005年占同期诊治乳腺癌病人的2.9%。

DCIS发病年龄以50岁妇女多见，也有报道发生在幼女，在男性乳腺癌中占5%，男性发病年龄高于女性[13]。

## 二、临床表现

### （一）发病年龄与临床分期

据天津市肿瘤医院对123例DCIS分析，DCIS发病年龄为30～87岁，中位年龄为44岁，与一般类型乳腺癌确诊年龄无差别。全部患者均为女性，其中0期35例，Ⅰ期24例，Ⅱ期53例，Ⅲ期11例。

### （二）原发癌表现

1. 未触及肿块

35例（28.5%）临床未及肿块，其中8例（22.9%）有疼痛、不适，23例（65.7%）以乳头溢液为首发症状，3例（8.6%）以乳头糜烂为首发症状。

2. 触及肿块

88例（71.5%）临床可触及肿块，肿块可位于乳腺任何象限，与皮肤无粘连，多数与周围组织界限不清，病变大小为0.5～9cm（中位2.5cm）。10例（11.4%）伴有乳头糜烂，26例（29.5%）伴有乳头溢液。

### （三）症状与体征

临床除可触及肿块外，13例（10.6%）还表现为乳头糜烂，31例（25.2%）伴有乳腺疼痛、不适。49例（39.8%）表现乳头溢液，其中34例（69.4%）为血性溢液。55%的病人针吸细胞学可查到癌细胞。51.1%的病人经X线检查可确诊为癌。7例（5.7%）患双侧乳腺癌。

## 三、生物学特性

### （一）异质性

国内外研究发现DCIS有明显的异质性，虽同为DCIS但其生物学特性却各不相同，在形态学方面：粉刺型DCIS核分级高，易伴有隐匿性浸润，常出现钙化，病变较大；实性、筛状DCIS核分级较低，病变较小；低乳头型DCIS倾向于在乳腺内广泛生长，病变范围最广，可能与乳头溢液、佩吉特病有关[6]。天津肿瘤医院资料显示：有的DCIS生长较慢，有的则生长迅速；病变大小也差别较大，有的在临床上触摸不到肿物，有的则达十几厘米。DCIS的异质性也表现在生物学标志物在不同亚型DCIS中的表达不一致：粉刺型DCIS通常ER、PR阳性率较低，c-erbB-2、p53等阳性率较高，细胞增殖活性较高和异倍体多见，显示其恶性程度较高；非粉刺型DCIS则与之相反[14-17]。

天津市肿瘤医院资料表明：粉刺型DCIS比其他各亚型较常出现钙化，有较高的核分级；筛状型DCIS比低乳头型较常伴发癌旁病变（癌旁病变包括囊性增生病、腺病、导管上皮增生、乳头状瘤病等）；DCIS癌细胞核的形态和分化不一致，核分级与小叶内末梢导管是否受累相关，而组织学亚型则与此无关[18]。

### （二）DCIS发展的自然史

目前一致认为所有浸润性癌绝大多数由DCIS发展而来，但并非所有的DCIS都进展为浸润性癌。10年内如果DCIS未经任何治疗，有30%～50%的危险性发展为浸润性癌，这些浸润性癌实质上都是导管起源的，不仅与 DCIS 位于同一侧乳腺，且在同一象限[11,19,20]。DCIS 的自然史可能与病变大小、组织学类型有关。病变范围大的粉刺型 DCIS 局部复发和隐匿性浸润的危险性高。

**（三）多中心发生**

关于 DCIS 多中心发生的频率文献报道不一，为 9%～47%[21]。这与对多中心的定义不同和组织学的检查范围等因素有关。但目前认为 DCIS 较浸润性癌易呈多中心性。多中心的发生与病灶的大小和组织学类型有关。Lagios 等发现 24 例直径大于或等于 2.5cm 的病变 52%为多中心性，29 例直径小于 2.5cm 的病变仅 14%为多中心性[22]。71%～86%低乳头型 DCIS 可呈多中心，而仅 20%～42%其他类型 DCIS 呈多中心性[23]。DCIS 的多中心性影响了保守治疗的效果并增加了局部复发的危险性。

天津市肿瘤医院采用全乳腺次连续切片研究 42 例 DCIS 多中心发生的频率，发现仅 2 例有多中心性，频率为 5%，其病变范围分别为 3cm、5cm，组织学类型为实性、粉刺型，核分级分别为Ⅰ级、Ⅲ级。虽然由于病例数较少未发现多中心发生的频率与病灶大小、核分级和组织学类型的相关性，但是研究表明我国女性 DCIS 多中心发生的频率较低，这为临床采用保乳手术治疗 DCIS 的可行性提供了重要的参考数据。

**（四）腋窝淋巴结转移与隐匿性浸润**

文献报道发生 DCIS 的腋窝淋巴结转移率为 1%～2%，是由于隐匿性浸润所致。天津市肿瘤医院研究表明 123 例 DCIS 中有 2 例发现腋窝淋巴结转移，转移率为 1.6%，1 例经全乳腺连续大切片检查发现有浸润性癌；另 1 例经连续切片虽未找到浸润性癌，但可见多处淋巴管癌栓，提示有未发现的浸润性癌存在。因此认为 DCIS 腋窝淋巴结转移是由于隐匿性浸润所致，且由于 DCIS 腋窝淋巴结转移率低，所以除非高度怀疑有淋巴结转移外，其外科治疗方式应以较保守方式为宜。

隐匿性浸润是指在乳腺内存在有未被活检发现的浸润性癌。它是 DCIS 淋巴结转移的主要原因。隐匿性浸润与病灶的大小和组织学类型有关。当病变直径小于 2.5cm 时，隐匿性浸润发生的几率极小；大于 4.5cm 时隐匿性浸润发生的几率可达 40%；大于 5.5cm 时隐匿性浸润发生的几率可达 50%。粉刺型 DCIS 隐匿性浸润发生的几率为 40%～60%，非粉刺型 DCIS 隐匿性浸润发生的几率为 20%～30%[6,22]。我们研究中发生隐匿性浸润的 2 例 DCIS 其病变范围分别为 5cm、5.5cm，组织学类型为粉刺型，核分级均为Ⅲ级。

**（五）C-erbB-2、p53 和 PCNA 的表达与 DCIS 的关系**

1. C-erbB-2 基因蛋白的表达与 DCIS 的关系

天津市肿瘤医院研究结果表明 C-erbB-2 的表达随着导管上皮增生和异型程度的加重而同步递增，至 DCIS 达到高峰，在浸润性癌则出现下降趋势，这表明 C-erbB-2 是在乳腺癌发生中最早出现的癌基因之一。C-erbB-2 在 DCIS 的阳性率为 50.7%，其与 DCIS 组织学亚型的关系表明，粉刺型中 C-erbB-2 表达较非粉刺型高，其中筛状型较低。C-erbB-2 与小叶内末梢导管受累和坏死均无关，而与核分级呈正相关，核分级高者 C-erbB-2 的表达亦较高，同时 C-erbB-2 表达强度也有随核分级升高而增强的趋势。C-erbB-2 在核分级Ⅰ级 DCIS 与重度增生、核分级Ⅲ级 DCIS 与浸润性癌中的表达无显著性差别，在核分级Ⅰ级 DCIS 与浸润性癌中则有显著性差别。以上表明粉刺型 DCIS 或核分级较高者的生物学特性与其他亚型 DCIS 不同，可能预后较差，且 C-erbB-2 可成为评估 DCIS 恶性程度与预后的指标之一。

2. p53 基因蛋白的表达与 DCIS 的关系

天津市肿瘤医院研究结果表明在乳腺癌中 p53 蛋白在 DCIS 阶段存在，并且这种异常蛋白在乳腺癌进展阶段能完全保存，提示 p53 基因的变化是乳腺癌进展中的早期事件。p53 在 DCIS 的阳性率为 28.4%，其表达与 DCIS 组织学亚型、小叶内末梢导管受累和坏死均无关，而与核分级呈正相关，核分级高的 DCIS 病变 p53 蛋白表达亦高，p53 蛋白表达强度也有随核分级升高而增强的趋势。同时研究结果表明 p53 在核分级Ⅲ级 DCIS 与浸润性癌中的表达无显著性差别。以上表明核分级较高的 DCIS 可能比分级低者预后差，且 p53 可成为评估 DCIS 恶性程度与预后的指标之一。

3. PCNA 的表达与 DCIS 的关系

天津市肿瘤医院研究显示，DCIS 中 43.9% 呈 PCNA 高表达，其中粉刺型比非粉刺型有较高的 PCNA 指数。PCNA 高表达与核分级呈正相关，核分级高者有较高的 PCNA 指数，但 PCNA 表达强度与核分级的高低无明显关系。PCNA 高表达与小叶内末梢导管是否受累、有无坏死均无关。PCNA 在核分级Ⅰ级 DCIS 中的表达较浸润性癌低，而在核分级Ⅲ级 DCIS 与浸润性癌中无差别。以上说明粉刺型 DCIS 或核分级高的 DCIS 预后较差，且 PCNA 可成为评估 DCIS 恶性程度与预后的指标之一。

## 四、组织学分型

目前国内外 DCIS 的分型主要是基于组织学的分型，国内按照根据癌细胞的排列和组织结构分为 5 型即粉刺型、实性型、低乳头型、筛状型、管状型，若在同一病例中同时存在两种或两种以上类型时，则按在所有切片中占优势者来分类[24]。国外多采用 Bellamy 推荐的结构性分类方法，主要分为四型：微乳头型、筛状型、实体型、粉刺型，但对于粉刺型的定义不同于国内，认为在受累导管的横切面的区域内，坏死区的面积大于 50%，且周围为实体性恶性细胞时才归类于粉刺型[23]。这种结构性分类在实践应用中最大的困难在于经常有混合型 DCIS 存在，由于缺乏明确的标准，有人认为在病变中只要有粉刺样结构就不再诊断为混合型 DCIS（应为粉刺型），而其他人则认为应按最占优势的结构分类。诊断混合型 DCIS 时要对不同类型 DCIS 百分数进行评估，因此结构性分类变得复杂且不实用。

Holland 提出在同一病变中细胞的组织学形态有很大的不一致性，然而细胞核的特点较一致，而且采用细胞核为主的分型方法将使观察者之间的一致性有所提高，可有较高的实用价值[25]。因此提出可根据细胞核的大小和形状的不同将 DCIS 分为三个亚型：Ⅰ级核的形状和大小差别很小，异型轻；Ⅲ级细胞核的大小和形状差别很大；Ⅱ级介于两者之间。并将细胞核的大小量化，其与相邻的淋巴细胞相比，Ⅰ级者为小淋巴细胞的 1～3 倍，Ⅱ级者为3～5 倍，Ⅲ级者大于 5 倍。然而在实际应用中发现往往在同一张病理切片中淋巴细胞却较少与癌细胞一起被观察到，容易使观察者产生较大的不一致，这些问题极大地限制了该分型方法的应用。

1994 年 Poller 提出根据细胞形态和 C－erbB－2 蛋白的表达情况可将 DCIS 分为：单纯粉刺型、DCIS 伴坏死型和 DCIS 无坏死型。其中若在同一病例中同时存在粉刺型或 DCIS 伴坏死这两种类型时，则按在所有切片中占优势者分类[26]。

目前国外应用最多的是 Silverstein 提出的 Van Nuys 分类法：首先按是否有高级别核分级筛选出最活跃的病变，其他非高级别病变则按有无粉刺样坏死分为另外两型[27]。Van Nuys 分类法是从 Nottingham 分类法发展而来的。后者根据粉刺性坏死的范围把 DCIS 分为三组，其目的是为了定义预后最差型 DCIS——单纯粉刺型（病变中大部分为粉刺样结构）。而 Van Nuys 分类增加了核分级，是由于普遍认为高级别核分级的病人较低级别核分级者预后差，且粉刺性坏死易辨认，其出现代表预后较差。在大多数分类中最困难的是核分级，尤其是中度核分级，而 Van Nuys 分类只需区分高级别核分级即可，有其一定的优点。

天津市肿瘤医院也对 DCIS 的分型进行了初步探索，研究显示：粉刺型 DCIS 比非粉刺型 C－erbB－2 和 PCNA 的表达高，核分级也较高，显示出有较高的恶性度，但 p53 表达和小叶内末梢导管是否受累方面在上述两型中无差别。研究还表明，DCIS 核分级的高低与 C－erbB－2、p53 和 PCNA 的表达有显著相关性，且 C－erbB－2 和 p53 表达强度随核分级的升高有增强的趋势；C－erbB－2 和 PCNA 在核分级Ⅰ级 DCIS 中的表达较浸润性癌低，而 C－erbB－2、p53、PCNA 在核分级Ⅲ级 DCIS 与浸润性癌中表达无显著性差别，C－erbB－2在核分级Ⅰ级 DCIS 与重度增生组中的表达也无显著性差别；虽然 DCIS 组织学亚型与小叶末梢导管是否受累无关，但高核分级（Ⅲ级）的 DCIS 较核分级低（Ⅰ级）者易累及小叶内末梢导管，提示此类 DCIS 较易在乳腺内沿导管广泛蔓延；经全乳腺次连续切片对 42 例 DCIS 的观察亦显示，核分级较高的 DCIS 病变范围较大，其中高核分级（Ⅲ级）的 4 例病变范围皆大于 5cm，而 74%（17/23）低核分级（Ⅰ级）的病变范围小于 5cm。上述结果表明核分级比传统的 DCIS 亚型更能真实反映 DCIS 的生物学特性，并可作为其新的组织学亚型分型的主要依据。并根据多年的病理诊断经验将细胞核的大小量化，如细胞核的大小是以癌旁正常导管上皮细胞的胞核作为参照，这不同于其他分型中提出的以红细胞或淋巴细胞为参照，因为在实际病理诊断中癌旁正常导管上皮细胞和癌细胞往往在同一张病理切片可以观察到，而红细胞或淋巴细胞却较少与癌细胞一起被看到，因此以癌旁正常导管上皮细胞的胞核为参照避免了观察者因主客观因素而造成的误差，可在观察者之间取得了较好的一致性。

全组 123 例 DCIS 经随访 3～14 年，7 例非乳腺癌死亡，2 例因乳腺癌死亡，其余均健在。2 例因乳腺癌死亡病例，核分级均为Ⅲ级。本组病例较多采用改良根治术，有 9 例经保乳手术治疗，其中 3 例仅行区段切除术，术后未给予任何辅助治疗。在 9 例保乳手术治疗者中，除 1 例核分级Ⅲ级者 10 年死于本病外，其余低核分级 DCIS 病人均 7 年以上健在。因此我们认为按核分级的高低将 DCIS 分为Ⅰ、Ⅱ、Ⅲ级三个亚型，在临床实际工作中具有较高的实用价值[18,28]。

国内外虽然有以上几种 DCIS 的分型方法的建议，但由于对分型要素如导管内坏死、结构图像、胞核特点等的判断标准不一，迄今仍未达成统一的分型方案；并且观察者在使用这几种分类时对同一病变的分型有较高的不一致性，研究表明采用以上分型方法观察者之间的不一致性可达 34.4%，更主要的是这些分型方法只是理论上的研究，而缺乏大宗病例长期随访结果的验证，以上这些都限制了它们在实际工作中的应用[29]。

综上所述现有的分型均选择性地应用了导管内坏死、癌细胞的胞核特点、癌细胞排列的极向等特点。其中多数都依靠核分级和/或坏死，而结构已排在其次，甚至没有考虑。但在自然界中，生物体的结构与功能是相联系的，每种结构都决定着其特有的生物学特性。DCIS 也不例外，因此进行分型时要充分考虑结构的特点。另外，在癌细胞的发生发展过程中，基因改变先于形态学变化，单纯镜下观察组织结构已不能完全反映 DCIS 的生物学特性。因此在研究 DCIS 的新分型时，不仅要借助于免疫组化、流式细胞学、图像分析等手段，更需要采用基因芯片等高通量的方法研究 DCIS 的全基因表达谱，然后将各种检测结果与长期临床随访结果结合起来综合考虑，提出能真正地反映 DCIS 的生物学特性，具有较高的临床应用价值，且应用时简单、快捷，在不同观察者之间有较高的一致性的新分子分型。

## 五、诊断

虽大多数 DCIS 可有肿块、乳头溢液、佩吉特病、无症状的影像学表现等临床症状，但最终的诊断应依靠病理学。为了作出正确的诊断应多处取材、多作切片，发现导管上皮增生尤其是不典型增生时应连续切片以排除DCIS。

一些因素决定应行乳腺组织活检，其中最常见的是临床触及肿块或未能触及肿块的影像学异常病变。

**（一）钼靶X线摄像**

DCIS的X线表现多样，但最常见的X线征象是微细钙化伴或不伴软组织块影。在影像学发现的DCIS中75％的病例仅表现为钙化，10％表现为软组织异常，12％两者都有[30]。非粉刺型DCIS的钙化为细胞分泌的钙盐沉积于细胞间隐窝，形态不规则，粗糙。X线上常为成簇、细小、不规则钙化，常被描述为细粒状模糊钙化，仔细观察常可发现其形态多样。粉刺型DCIS的钙化位于扩张的导管内，边缘不规则，类似颗粒状钙化，但钙化大且形状如线状、分支状等。因其位于导管内，有时钙化可波及一段或一个区域乳腺组织。与导管形态一致的钙化是诊断乳腺癌最可靠的征象之一[31]。其他DCIS X线征象有单一导管扩张、导管扩张不对称、密度不对称、圆形或模糊非钙化性肿块。

**（二）乳腺彩超**

乳腺超声检查由于采用了7.5MHz以上高频探头，提高了对病灶的分辨能力，超声不受乳腺致密程度的影响，可较准确显示病灶内及病灶周围的血运状况，对囊实性病变鉴别诊断符合率高，是当前诊断乳腺癌的另一重要手段。DCIS的超声声像图表现为位于导管内的不规则肿块，管状低回声信号。对其他各种软组织病变的诊断能力也高于钼靶片。另外，B超检查由于采用了彩色多普勒技术而使其对乳腺癌的诊断价值有了明显提高，其影像特性不仅提高了识别肿块性病灶内部结构的准确性，其对病灶内部及周围血运信号的显示也可为乳腺良恶性病变的诊断提供重要依据。一般而言，B超在显示致密腺体内的病灶和病灶内外血运情况方面比钼靶机更具优势，但在显示微小钙化灶方面，则钼靶机明显为优。而DCIS在影像检查中，又恰恰多因微小钙化而被发现。因此，在目前各种对DCIS的影像检查方法中，仍以钼靶X线摄片最具诊断价值。对致密型腺体或年轻患者，结合应用B超检查，可提高检出率或诊断准确性。

**（三）磁共振检查**

磁共振（MRI）因其独特的成像机制，对乳腺不仅可以分层分析，同时还具有较强的空间分辨率和时间分辨率，比其他方法能更清晰地显示肿瘤大小、边界和浸润程度，并对多中心和多病灶病变的敏感性较高，腺体致密与否对MRI也无影响。因此，MRI常用于指导活检时确定病灶部位和在保乳手术前检查有无多灶或多中心癌灶及其范围。但一般平扫并未显示比X线或超声等方法为优，须采用增强法方能充分发挥其优势。许多研究表明，增强MRI诊断乳腺癌的特异性为37％～98％，但敏感度极高，可达94％～100％。因此，临床可适当选用MRI诊断乳腺癌，尤其适合检测DCIS的多中心或多灶性。Sloan-Kettering癌症中心的Morris医师分析207例保乳术后应用MRI对患乳复查情况，提示其中27例有异常需活检，结果有11例为癌复发，另16例为良性病灶；11例癌中6例为DCIS。尤其值得提出的是，11例中有9例临床未触及任何病灶，X线也未见异常，其中浸润性癌的体积平均仅0.8cm。此项研究认为，MRI可以检出保乳术后临床和X线尚不能发现的隐性早期复发癌。另外，已有将MRI试用于乳腺癌筛查的报道。在2003年美国临床肿瘤学会（ASCO）第39届年会上，Kriege等报告应用钼靶机和MRI两种方法对1 848名有家族性和遗传性危险的高危妇女进行筛查，结果两者的敏感度分别为36％和71％，后者明显为高，总共检出30例乳腺癌，其中6例为DCIS。尽管MRI检查有其优势，但其设备及检查费用昂贵，同时增强法检查需经血管注入造影剂，属创伤性手段，因此，目前仅限于选择性使用，不适合作为常规检诊方法。

**（四）乳导管内视镜检查**

乳腺导管内视镜技术的临床应用使得部分 DCIS 可以在直视下进行诊断成为可能。DCIS 的主要临床表现之一是自发性乳头溢液，尤其在早期 DCIS 尚未形成肿块时，常常是唯一症状。过去对该症状的检查主要靠溢液涂片细胞学和 X 线摄片间接影像学诊断。而该阶段的 DCIS 在内视镜直视下便可发现导管壁增粗变硬，上皮不规则隆起，或多发性小结节状新生物，表面有出血或凝血块，病变较固定，再加上准确的活检，常可明确诊断。临床应用结果表明，该项技术诊断早期 DCIS 有较高符合率，但仪器价格昂贵影响了它的推广。

**（五）活检**

对不同临床表现的 DCIS 应分别选用不同的活检诊断方法。在我国，因尚未开展大规模 X 线普查，DCIS 仍多因肿块而被发现。例如天津医科大学肿瘤医院 1958～1992 年收治的 235 例 DCIS 中，即有 171 例（72.5%）是因肿块而确诊。对有肿块者，钼靶和 B 超检查均有较高阳性率，针吸或切除活检也有明确目标。但在发达国家或地区，由于钼靶普查的开展，80%的 DCIS 是仅仅表现影像异常，只有少数可触及肿块，对该类型患者多需采用 X 线摄片定位活检。

目前较普遍应用的活检方法有细针针吸细胞学检查（fine needle aspiration，FNA）、空芯针活检（core biopsy，CB）和影像学定位的活检。FNA 为细胞学检查，可以判断细胞的良恶性，但无法行组织结构的观察，不能确定有无间质的浸润，所以无法肯定 DCIS。即使术中冰冻病理诊断所取为大块组织，也因取材的局限性而不能成为诊断 DCIS 的可靠方法。天津医科大学肿瘤医院 171 例冰冻诊断 DCIS 中，再经石蜡切片诊断，其中只有 80 例（46.8%）最终确诊为 DCIS，何况针吸检查只是“点滴”细胞材料。CB 法的应用，在近几年有了戏剧性的增加，对肿块型病灶可直接活检，也可以与影像立体定位相结合进行活检。该方法创伤微小，定位准确，操作方便，可取得直径约 2mm 的较大组织条块供病理检查。有研究显示，采用 11 号针即可较可靠地诊断 DCIS，基本排除浸润性成分。立体定位真空辅助活检针（mamotone）利用针管套芯内负压技术，可在同一部位取得更多组织，利于病理诊断。同时所取得的组织块还可供检测 ER、PR 及 Her-2 等重要的生物学指标，尽管这些指标对 DCIS 的价值还有待研究。如果上述微创方法未能确诊，则可用 X 线拍片金属丝定位切除活检。

对于大多数仅有影像学异常的病例需要立体定位穿刺组织活检（stereotactic needle core biopsy，SNCB）或立体定位切取活检才能确诊。当微小钙化灶较淡、乳房小、病灶位于乳腺深部或靠近胸壁均难行立体定位。有明显出血倾向体质者为 SNCB 的禁忌证。虽然 1992 年第 2 届费城导管原位癌共识会议上推荐 SNCB 作为首选的 DCIS 诊断程序，并可使 DCIS 术前诊断率提高至 95%以上，同样由于标本原因，有 16%～20%SNCB 诊断为 DCIS 的患者最后病理报告为浸润性癌[32]。

## 六、鉴别诊断

1. 导管上皮实性增生　实性细胞团内可见少许腺样结构形成，中央无坏死；而实性 DCIS 在实性细胞团中央可见小圆筛孔，中央癌细胞可见坏死。

2. 导管癌早浸　导管内癌少量癌细胞突破基底膜向导管周围间质呈生芽状浸润，有时导管分支的斜切面与生芽状浸润近似，应注意鉴别。

3. 小叶原位癌　癌细胞大小形态较一致。导管内癌的癌细胞大小不一，异型明显，并不累及全部小叶内导管。

4. 腺样囊性癌　具有双相性组织形态：一种是由大小基本一致的癌细胞组成的不规则的实性细胞巢，巢内的腔隙大小不等，还可形成小叶状、小梁状或团索状，个别囊腔扩张、衬覆扁平和立方上皮，癌细胞胞浆淡红，胞核圆形、卵圆形，囊腔内充满黏液物质，阿辛兰染色强阳性，PAS 反应阴性；另一种组织形态是由立方状或柱状细胞围成腺管样结构。筛状 DCIS 的癌细胞偏大，互呈铺砖样排列，癌细胞充满扩张的管腔内。

5. 导管上皮筛状增生　导管内细胞形成复杂的腺样结构，腔隙呈匍匐状而且形态不规则；筛状 DCIS 多形成圆形、椭圆形的腔。

6. 乳头状瘤病　细胞异型轻，部分细胞仍有一定极性，肌上皮细胞存在，乳头内可见纤维脉管束，无坏死的典型的筛状结构。

## 七、治疗

由 DCIS 的定义可知癌细胞尚未突破基底膜，因此癌细胞不能进入血管或淋巴管而造成转移。从乳腺癌进展的角度来看，除隐匿性浸润外，DCIS 应属局部性病变，而非全身性病变。对于 DCIS 的治疗一般只需切除病变组织，而无需进行全身治疗，故 DCIS 治疗的主要目的是为阻止浸润性癌的发生。治疗方式有全乳腺切除术、局部切除术和局部切除术加放疗，一般不行根治术。对局部治疗的争议主要是切除范围的大小和术后是否放疗，目的是减少复发危险。全身治疗则正在研究术后长期服用他莫昔芬可否降低复发率。

### （一）全乳腺切除术

全乳腺切除术的理论根据是：① DCIS 呈多中心性和发展为浸润性癌的危险性较高；②DCIS可有隐匿性浸润；③ 残存组织学正常的乳腺组织有肿瘤性转化的潜能。许多学者称 DCIS 为“外科疾病”，意指切除干净即可基本治愈。因此，为求切除的彻底性，最初均采用全乳房切除术，理由是该病常见多灶性或多中心性生长，其所占比例甚至可达 40%以上。另外，还可能存在常规病理检查难以发现的隐匿性浸润。全乳房切除疗效颇佳，国外综合分析大组报告显示，术后局部复发率仅 1%，死亡率约1.3%～1.7%[33]。我国多为小组零散报道，天津医科大学肿瘤医院 1958～1992 年收治 DCIS 235 例，其中 224 例行全乳房切除，疗效与国外相似（表 14-1-1），死亡率稍高，考虑是常规病理检查未能发现的隐匿浸润灶所致。我国尚未开展钼靶机摄影的普查，临床所见 DCIS 多已有肿块等表现，较早期的隐性 DCIS 较少，加之在非专科或中级医院中影像检查、病理诊断以及放疗等设备或技术的不足，再有患者甚至医务人员对疾病的认识不够深入等原因，对 DCIS 的手术治疗仍多为全乳切除。针对该术式损伤较大的补救措施是可考虑行术后乳房再造。

**表 14-1-1　DCIS 全乳切除局部复发及死亡率**

| 作者 | 病例数 | 局部复发率（%） | 死亡率（%） |
|---|---|---|---|
| Swain | 723 | 5.0 | 1.3 |
| Fowble et al | 1 061 | 1.0 | 1.7 |
| Barth et al | 1 342 | 1.1 | 1.3 |
| 方志沂 等 | 224 | 1.0 | 3.5 |

### (二)局部广泛切除术

局部广泛切除术治疗 DCIS 的结果显示其局部复发率一般较高(10%～63%),大多数复发是在原切检区域。表 14－1－2 显示一系列局部广泛切除术的 DCIS 患者资料。对于行局部广泛切除术的 DCIS 患者应严格筛选:应选取肿瘤较小、病变局限(无多中心或弥漫性钙化)、组织学分级低、无临床症状和要求较好的美容效果等的病例;对于有较高复发危险因素的病人应慎用此术,如粉刺型 DCIS、病变较大或核分级较高者。

**表 14－1－2 DCIS 单纯局切术后局部复发情况**

| 作者 | 年代 | 病例数 | 随访时间(月) | 局部复发 总数(%) | 局部复发 浸润性癌(%) |
|---|---|---|---|---|---|
| Price | 1990 | 35 | 108 | 22 (63) | 12 (55) |
| Lagios | 1989 | 79 | 44 | 8 (10) | 4 (50) |
| Lagios | 1997 | 79 | 124 | 15 (19) | 8 (56) |
| Fisher | 1993 | 391 | 43 | 64 (16.4) | 32 (50) |
| Silverstein | 1996 | 195 | 79 | 32 (16) | 14 (44) |
| Schreer | 1996 | 102 | 56 | 24 (24) | 10 (42) |
| Eusebi | 1994 | 80 | 210 | 16 (20) | 11 (69) |
| Arnesson | 1997 | 169 | 80 | 27 (16) | 10 (36) |

理论上,未发生浸润的原位癌经完全切除即可治愈。一些学者也在研究哪些 DCIS 是这种最简单疗法的适应证,这方面的领导人物是 Lagios,他领导的小组从 20 世纪 70 年代开始采用该方法治疗 DCIS 并取得了不错的成绩,79 例 DCIS 经广泛切除后,5 年和 10 年的局部复发率分别为 12%和 16%,无 1 例远处转移或癌相关死亡,与局部切除加放疗疗效相仿[34]。但他选择病人的条件比较严格,均为:X 线发现的病灶<2.5cm,平均只有 0.7cm,临床未能触及,术后保证 X 线检查无钙化残留。所以,该组试验取得了迄今为止最低局部复发率的疗效。另有几组报告,局部复发率均高于上组(表14－1－2)。但无论如何,起码对一些早期 DCIS,仅行局部切除可能是适合的。例如 Lagios 的研究显示,只有体积大于 4.5cm 以上的 DCIS 才检出有隐匿性浸润存在;在复发的病例中,原为高核分级者占 33%,而低核分级者只有 2%。可见对经过严格选择的病例,例如低核分级、无粉刺结构、癌灶较小及手术切缘可达阴性者,也可考虑采用单纯局部广泛切除,切缘至少应距肿瘤边缘 1.0cm。

Silverstein 提出了用于对 DCIS 进行评估并指导治疗的综合评价指数- Van Nuys 预后指数(VNPI)[35]。VNPI 将 DCIS 按肿瘤大小、手术切缘和病理分类三方面综合考虑,每一方面评分有 1 分至 3 分,三方面的总分由最低的 3 分(最佳)至 9 分(最差),见表 14－1－3。当 VNPI 为 8～9 分(高危组)时行全乳腺切除术,VNPI 为 3～4 分(低危组)时行局部广泛切除术,而 5～7 分时可采用局部广泛切除术合并放射治疗或其他治疗。Silverstein 对 333 例 DCIS 研究发现 VNPI 为 3～4 分时行局部广泛切除术,中位随访 79 个月,局部复发率仅为 2%[35]。Mascarel 采用 VNPI 对 367 例 DCIS 指导治疗发现低危组局部复发率为 9%[36]。天津肿瘤医院一组 123 例 DCIS 中 3 例仅行区段切除术,术后未给予任何辅助治疗,随访 8～12 年,患者均健在,核分级均为Ⅰ级。由此可见经严格筛选的 DCIS 患者行局部广泛切除术可获得较满意的效果。根据目前正在进行的 RTOG 9804 和 ECOG E－5194 实验结果将来会制定出严格的DCIS局部广泛切除术的适应证。

表14-1-3 VNPI评分标准

| | |
|---|---|
| 肿瘤大小 | |
| 1分 | 病变直径≤15mm |
| 2分 | 病变直径16～40mm |
| 3分 | 病变直径>40mm |
| 切缘宽度（包括再切除后） | |
| 1分 | ≥10mm |
| 2分 | 1～9mm |
| 3分 | <1mm |
| 病理分类 | |
| 1分 | 核分级Ⅰ～Ⅱ级不伴粉刺型坏死 |
| 2分 | 核分级Ⅰ～Ⅱ级不伴粉刺型坏死 |
| 3分 | 核分级Ⅲ级无论是否伴有粉刺型坏死 |

### （三）局部广泛切除术合并放射治疗

发达国家自20世纪80年代开展以钼靶机乳房摄影为主要手段的乳腺癌普查以后，早期DCIS迅速增多，对其治疗方法的研究也随之加强。随着保乳手术治疗中早期浸润性乳腺癌的经验逐渐成熟，应用保乳术治疗DCIS的研究也已经开始，并已初见结果。同样由于对可能会有残留病灶的担心，便寄希望于术后加放疗，以消灭或抑制残余癌灶。该方面的研究也已经有多中心的联合试验，并且已有不少报道（表14-1-4），结果显示平均5年局部复发率约10%，明显高于全乳切除术的1%。但复发后半数可再经手术治愈，10年死于乳腺癌者约2%，与全乳切除的1%死亡率相差不多，这些统计结果支持不少患者选择保乳手术。在诸多试验中，最具代表性的是美国国立外科辅助乳腺与大肠项目（NSABP）B-17前瞻性随机试验，818例DCIS中399例行局部广泛切除术治疗加放疗，43个月后与不加放疗相比局部复发明显减少（7.0% *vs.* 16.4%）。而且8年后随访，放疗组的局部复发率仍明显为低，包括非浸润性复发（$P=0.007$）和浸润性复发（$P<0.001$），表明放疗能降低手术侧乳房的复发危险，远期效果也支持局部切除加放疗在适合病例可取代全乳房切除作为DCIS的一线治疗方案。

最新的三组前瞻性随机临床试验证明放疗可减少DCIS局部广泛切除术后的局部复发（表14-1-4）。NSABP B-17前瞻性将818例DCIS随机分为局部切除和局部切除合并放疗两组，经过12年随访，合并放疗组局部复发明显减少，复发率由32%降至16%[37]。EORTC 10853的设计和结果与NSABP B-17一致，经过4年随访，合并放疗组局部复发也明显减少，复发率由17%降至11%，由于比NSABP B-17随访时间短，因此前者复发率较低[38]。EORTC 10853实验还表明当局部广泛切除术后切缘状况与放疗对局部复发的作用有关：切缘阴性时，辅助放疗组与单纯切除组局部复发率分别为12%和14%，放疗不能明显减少局部复发；当切缘阳性时，辅助放疗组与单纯切除组局部复发率分别为32%和16%，放疗可明显减少局部复发。UKCCCR试验也表明放疗可减少广泛切除术后的局部复发[39]。

有血管胶原病史、既往乳腺或胸壁放疗史以及妊娠期的DCIS患者不适宜采用局部广泛切除术合并放射治疗。

表 14-1-4　导管内癌局切加放疗的前瞻性随机临床试验

| 实验名称 | 病例数 | 随访时间（年） | 局部复发率（%） | | |
|---|---|---|---|---|---|
| | | | L | L+RT | L+RT+T |
| NSABP-17 | 818 | 5 | 16 | 7 | — |
| | | 8 | 27 | 12 | — |
| | | 12 | 32 | 16 | — |
| EORTC10853 | 1 010 | 4 | 17 | 11 | — |
| NSABP-24 | 1 804 | 5 | — | 9 | 6 |
| | | 7 | — | 11 | 8 |
| UKCCCR | 1 701 | 5 | 14 | 6 | NOT 15<br>T 13 |

注：L=局部广泛切除术；

L+RT=局部广泛切除术合并放射治疗；

L+RT+T=局部广泛切除术合并放射治疗和他莫昔芬；

T=他莫昔芬；

NOT=未服用他莫昔芬。

### （四）内分泌治疗

大量文献表明，内分泌治疗可使雌激素阳性的浸润性乳腺癌局部复发率下降，同时也使对侧乳腺癌发生率下降。他莫昔芬（TAM）是乳腺癌内分泌治疗最常用的药物，但目前关于 TAM 应用于 DCIS 患者的价值尚待更多的试验进行更深入的研究。

NSABP B-24 试验将1 804例 DCIS 病人随机分为局切＋放疗和局切＋放疗＋TAM 口服 5 年两组。随访 7 年显示 TAM 组无病生存率为 83%，未用 TAM 组无病生存率为 77.1%；同侧乳腺癌累积发生率 TAM 组为 7.7%，对照组为 11.1%；对侧乳腺癌累积发生率分别为 2.3%和 4.9%；若将两侧乳腺癌合并计算，则 TAM 组较对照组下降 39%。但在该试验 7 年随访结果中，应用 TAM 并不能提高患者总生存率，两组总生存率均为 95%[37]。NSABP B-24 试验还证实无论切缘状况如何，TAM 均可降低浸润性癌的复发率。试验通过分析 628 例 DCIS 雌激素受体状态与 TAM 治疗的关系发现 TAM 仅对雌激素受体阳性病人有效[40]。研究也表明 TAM 在使 DCIS 病人获益同时可增加子宫内膜癌、深静脉血栓和肺动脉栓塞的危险，这使 TAM 总的获益程度有所降低。另外 TAM 不能降低同侧 DCIS 的复发，且 X 线诊断的 DCIS 多为粉刺型，该型 DCIS 多为 ER（-）表达，对 TAM 治疗无反应。

UKCCCR 试验也研究了 TAM 在 DCIS 治疗中的作用，经中位随访 53 个月，TAM 组和对照组同侧乳腺癌发生率分别为 13%和 15%，对侧乳腺癌发生率分别为 1%和 3%。两组病人总生存率和复发率未见明显差别，即 DCIS 病人服用 TAM 并未受益[39]。其与 NSABP B-24 试验结果不同可能是由于该实验组未包括切缘阳性和老年病人。

### （五）腋淋巴结清除和前哨淋巴结活检

由于 DCIS 发生腋窝淋巴结转移率较低，为 1%～2%，所以腋淋巴结清扫对于 DCIS 患者并非必需。目前认为对于“高危”病例如病变范围较大、核分级高、临床触及肿大淋巴结或粉刺型 DCIS 等应谨慎对待，这是因为这些病变可能发生隐匿性浸润，并导致腋窝淋巴结转移。

前哨淋巴结活检用于DCIS治疗，目前多数持否定态度。这主要是因为对前哨淋巴结活检用于DCIS的准确度值得商榷和DCIS腋窝淋巴结转移的临床意义不大。少数人认为对于“高危”病例应采用前哨淋巴结活检。

**（六）对侧乳腺的处理**

一侧DCIS患者的对侧乳腺癌的发生率较低，Kestin等报道，经钼靶检查发现的172例共177个乳腺DCIS病灶，其中31个病灶未放疗，146个病灶进行术后放疗，前者中位随访时间5.9年，后者7.2年，11例随后发生对侧乳腺癌，5、10年累积发生率为5.1%和8.3%[41]。几乎所有资料均表明对侧发生浸润性癌的比例较低，且远期治愈率在95%以上。天津肿瘤医院资料显示DCIS对侧乳腺癌的发生率为5.7%，经手术后均健在，因此认为对于对侧乳腺应密切观察，尚不需采用干预性预防措施。

**（七）DCIS局部复发的治疗**

目前认为DCIS局部复发后的补救性治疗仍有较好的效果。如果复发仍为DCIS可根据首次治疗的情况选择局部再切除、切除联合放疗或全乳腺切除等方式。如复发为浸润性癌，应按浸润性癌处理并给予辅助治疗，其预后与早期乳腺癌相似。目前多数人采用全乳腺切除术为首选方案。

## 八、局部复发的影响因素

文献报道与局部复发有关的因素较多，这些因素主要集中在临床、病理和生物学行为方面：如切缘状况、组织学亚型、核分级、肿瘤大小、年龄和月经状态、家族史、钙化灶的切除、生物学因素和临床表现等。一般认为切缘阳性、粉刺型DCIS、核分级较高、肿瘤体积较大、钙化灶切除不彻底、临床可触及肿物或伴有血性溢液、ER（-）、C-erbB-2、p53和PCNA（+）者均易复发。而家族史和年龄与局部复发的关系尚有争论。

NSABP-17试验评估了9个病理学指标与局部复发的关系，单因素分析发现粉刺性坏死、组织学类型、淋巴浸润和病变范围与局部复发密切相关，多因素分析时仅发现粉刺性坏死与复发相关[42]。EORTC 10853试验经多因素分析表明年龄、发现方式、组织学类型、切缘状态和是否辅助放疗均与局部复发相关[43]。NSABP B-24试验表明年龄、切缘状态、粉刺性坏死和原发癌临床表现与复发有关[37,44]。

防止DCIS进展为浸润性癌是治疗的关键，但术后一旦局部复发，约50%为浸润性。因此，尽量减少复发非常重要。目前认为影响局部复发的因素主要有如下几种。

**（一）手术切缘**

为达到最好的美容效果，在保证切缘干净的同时，应争取少切除组织。但切缘最小达到多少能有效减少复发至今仍有争议。单纯肿块切除后切缘阳性或切缘过小均可增加局部复发的危险。Van Nuys报道切缘少于1mm局部复发率为58%，低于10mm为20%，高于10mm为3%。Solin也报道，切缘阳性或近切缘与切缘阴性相比，局部复发率分别为29%和7%。Chan观察近切缘组（≤1mm）和清楚切缘组（>1mm）的结果表明，近切缘与清楚切缘组有高度显著差异（$P<0.001$）；而且近切缘小于1mm时，即使辅以放疗和TAM治疗也不能降低其局部复发率，故目前大多认为安全切缘至少为10mm[45]。

**（二）肿瘤大小**

DCIS体积越大，发生隐性浸润的可能性越大。Lagios的研究表明，直径>2.5cm者，其侵袭表现明显高于<2.5cm者，当然其发生局部复发和淋巴转移等危险也随之增大。但经X线检出的DCIS大多无临床体征，肿瘤大小或累及范围需通过X线和病理检查来估计，这

使得诊断和治疗都有一定困难。我国 DCIS 确诊时 70%以上已有肿块，其大小可作为评估预后的参考。

**（三）组织学**

DCIS 可分为粉刺型和非粉刺型。粉刺型 DCIS 通常瘤体较大，易于浸润生长，增殖较快，具有高级核，非整倍高的增殖率和蛋白过表达，因而表现更趋恶性，行保乳术后较非粉刺型更易复发。Solin 等报道一组经 10 年随访的两种 DCIS 的实际局部复发率没有区别，但高级核粉刺型局部复发间隔时间为 3.1 年，低核分级为 6.5 年。NSABP－17 研究中，坏死存在的患者比无坏死或轻度坏死的患者，单纯肿物切除后也有较高的局部失败率。

**（四）核分级**

DCIS 核分级高低与无复发生存率和总的生存率之间有显著的相关性。分化差的（高级核）DCIS 较低中级分化的侵袭复发率高[46]。研究还显示，高级核的非整倍率比低级核者高。我国研究也表明，高级核的 DCIS 中常见 c－erbB－2 过度表达，p53 和 PCNA 表达也高，具有较高的恶性度[18]。

**（五）年龄、家族史、绝经状态等因素对 DCIS 术后局部复发的影响尚无定论，且不同病例组常见相互矛盾的结果，这些方面尚在继续研究中**

如何利用众多预后因素综合分析评估 DCIS 术后局部复发风险，Silverstein 提出的 Van Nuys 预后指标（Van Nuys prognostic index，VNPI）评估系统，根据三项预后因素（组织病理、肿瘤大小、切缘距离）的综合分析预测局部复发的危险（表 14－1－3）该系统中每项因素分为 1～3 分，三项因素分数的总和为危险度指数，总分 8～9 者考虑行全乳切除，5～7 分者可行局部切除加放疗，3～4 分者方可行局部广泛切除。该评估方法是在总结既往一些客观经验的基础上提出的，但是否适合临床推广应用，其科学性和实用性尚须进一步验证。

## 九、预后

DCIS 的预后一般较好，据天津市肿瘤医院 123 例总结，经随访 3～14 年，7 例非乳腺癌死亡，2 例因乳腺癌死亡，其余均健在。一般认为预后与病变大小、组织学类型、核分级、ER、PR 等因素有关：体积大且可触及的 DCIS 与不可触及的病变比较，前者局部复发和隐匿性浸润的危险性较高，常为多中心性，且预后较差；粉刺型 DCIS 较非粉刺型 DCIS 核分级高、易局部复发、常呈多中心、隐匿性浸润的几率较高，故预后较差；ER、PR 阳性患者预后较阴性者较好；细胞核分级越高其复发的危险性越大，预后越差。

# 第二节　小叶原位癌

小叶原位癌（lobular carcinoma in situ，LCIS）是指癌细胞局限于小叶内末梢导管基底膜内的非浸润性乳腺癌。1919 年 Ewing 在其著作《肿瘤性疾病》中即已对该病的病理学特征作了描述；1941 年 Foote 和 Stewart 明确提出“小叶原位癌”这一名称，并对其不易由临床发现及多中心性等临床病理特点作了较详细的阐述。虽然本病确有部分会发生浸润，但绝大部分不发生转移，甚至有些 LCIS 在患者绝经后会自行消失，因此有些学者对其命名为“癌”提出不同看法。著名乳腺病专家 Haagensen 即指出，该病只是一系列发生于乳腺终末导管小叶单位的上皮增生过程，仅是一种预示浸润性乳腺癌发生危险性增加的病变，不应冠以“癌”的命名，可称为小叶增生物（lobular neoplasia）。2003 年 WHO 发表的“乳腺肿瘤病理学分类”中便将其列入癌前病变范畴。虽然有上述分歧，但因其发生浸润性癌的危险性和多年的临床及病理工作沿革，迄今仍称其为LCIS。

## 一、流行病学

LCIS少见，在我国罕见，至今中外文献报道累积仅千余例。其常无临床体征，只是在其他疾病行乳房切除的标本中顺便被偶然检出，因此其在自然人群中的真实发病率尚不明了。但本病在西方国家比在东方国家明显多见，在前者占全部乳腺癌的0.5%～12.3%，而在我国王德延报告4 396例乳腺癌中LCIS占0.21%，阚秀总结625例中占0.2%，天津医科大学肿瘤医院1973～1998年25年间收治乳腺癌10 855例，其中仅见14例LCIS，占0.13%[47]。东西方国家发现该病的比例相差10多倍。

多中心发生是LCIS一大特点，甚至可高达70%。天津医科大学肿瘤医院报告的14例LCIS经全乳腺大切片观察，6例（42.9%）为单侧双原发灶或与其他类型乳腺癌同时发生的多原发灶。因此过去多采用全乳治疗，以免留后患。而且本病有50%左右累犯双侧乳腺。因此有人建议当一侧患有该病时，应行对侧乳腺对称部位活检。

## 二、病理

肉眼检查下，LCIS不形成肿块型病灶，而是像良性增生性病变，如果病变范围较广，则在切面上可见众多细小颗粒状结构，此乃病变的小叶。

镜下观察可见LCIS发生于末梢导管，腺泡和小叶内小导管中充满癌细胞，细胞小而圆，核深染，无核仁，胞质较少，胞浆内常见小空泡，有时呈印戒样，因含黏液而发红或AB－PAS染色阳性。另一种瘤细胞较大，胞浆丰富，呈多形性，也有较大的多形性细胞核，内有核仁，分布于前组细胞的周围。Haagenson等称前者为A型细胞，后者为B型细胞。B型细胞有时像导管内癌细胞，因此当LCIS完全由B细胞组成时，不易与DCIS鉴别。

分子生物学研究显示LCIS具低恶性倾向的生物特性。ER、PR绝大多数为阳性，几乎全部表达bcl－2，DNA倍体普遍为2倍体，DNA含量也属正常增殖范围，C－erbB－2和p53很少阳性，常见粘合分子E－钙粘素缺失，细胞增殖率低。

## 三、临床表现与诊断

本病多见于绝经前的中年妇女，检出时年龄多在43～47岁，临床无特殊症状或体征，少数有轻度疼痛或乳头溢液，有时可有局部增厚。多数病例是因其他乳房疾病手术后标本病理检查中偶然发现。

钼靶X线摄片对诊断LCIS有一定价值，约40%的LCIS可在X线片上出现簇状微小钙化点，但并非是在病灶内，而是分布于病灶周围的正常小叶中，据此可进行活检。准确可靠的诊断仍需病理检查。Page提出的诊断标准较被接受：①小叶内为单一的有明显特征的小圆形瘤细胞；②小叶内的末梢导管均充满瘤细胞，无空余管腔；③小叶内的末梢导管至少有半数变形或膨胀。另外，确诊为LCIS时，还需仔细检查有无浸润发生。在切检为LCIS的病例，再行全乳切除后，病理检查可发现4%～6%已有浸润发生。快速冰冻病理检查常漏诊。Rosen回顾分析59例石蜡切片最终确诊的LCIS，仅11例（18.6%）是经冰冻切片确诊，其余均被误诊为良性病变。镜下形态学表现与LCIS容易混淆的病变有小叶不典型增生、导管癌侵犯小叶以及分化较好的导管内癌等，须注意鉴别。

## 四、自然病程

LCIS进度缓慢，不发生远处转移，有些甚至在病人断经后可自行消退。但不少长期随访结果表明，确有部分 LCIS 在确诊若干年后，会在同侧甚至对侧乳房内发生浸润性癌（表 14-2-1），而且双侧乳房发生癌的危险度相似。对此现象的分析有两种观点，一是认为原切检后对侧乳房内已存在 LCIS，最终进展成了浸润性癌；一是认为并非如此，而是乳房内又发生了浸润性癌，其依据是新发生的多为浸润性导管癌，而不是由 LCIS 进展而来的小叶性浸润癌，LCIS 而只是一种预示可能会发生浸润性乳腺癌的高危因素。

表 14-2-1　LCIS 的浸润性癌发生率

| 作者 | 例数 | 随访时间（年） | 浸润性癌发生率（%） | 相对危险 |
|---|---|---|---|---|
| Rosen 等 | 99 | 24.0 | 34.5 | 9.0 |
| Page 等 | 44 | 18.0 | 23.0 | 9.0 |
| Wheelen 等 | 32 | 17.5 | 12.5 | — |
| Haagensen 等 | 287 | 16.3 | 18.0 | 6.9 |
| Andensen 等 | 47 | 15.0 | 26.4 | 12.0 |

## 五、治疗

由于对 LCIS 的自然病史还不清楚，所以对其采取哪种治疗手段最为适当仍在探索中。鉴于 LCIS 只是高危因素的认知，目前多主张切检确诊后可密切观察，不必大动干戈行乳房切除。LCIS 患者发生浸润性乳腺癌的危险每年增加 1%，与一侧已患乳腺癌患者发生对侧乳腺癌的危险度相似。NSABP B-17 试验前瞻性随访 182 例 LCIS，单纯活检后 5 年，双侧乳房仅 3.3%发生了浸润性癌，这一结果也支持上述观点。因此，一般建议每 4～6 个月做一次触诊检查，每年拍乳腺 X 线片一次，一旦发现再治不迟。但毕竟 LCIS 乳房有部分会发生浸润性癌，确诊 15 年后甚至会有 1/4～1/3 患者发生了真正的乳腺癌（表 14-2-1）。如此高的发病率使部分 LCIS 患者惴惴不安。对这些不愿冒风险密切观察乳腺癌发生的患者，可行预防性双侧乳房切除，愿意者可行乳房再造，但如此近乎残酷的治疗越来越少人接受。化疗和放疗对 LCIS 无肯定价值。他莫昔芬是否对 LCIS 的进展有预防作用，NSABP P-1 试验经过 6 年随访得到肯定结果，他莫昔芬使 LCIS 患者发生乳腺癌的危险度减低了 56%，同时也减少了 50%非浸润癌的发生率。但他莫昔芬的毒副作用也不容忽视，因此，应在患者也充分理解和权衡内分泌预防疗法的利弊后决定是否选用。

（于　泳　方志沂）

## 参考文献


1. Gillis DA，Dockerty，MB，Clagett OT. Preinvasive intraductal carcinoma of breast. Surg Gynecol Obstet，1960，110：555-562.
2. Schuh ME，Nemoto T，Penetrante RB，et al. Intraductal carcinoma：analysis of presentation，pathologic findings and outcome of disease. Arch Surg，1986，121：1303-1307.
3. Fisher ER，Sass R，Fisher B，et al. Pathologic findings from the National Adjuvant Breast Project (Protocol 6)，I：intraductal carcinoma (DCIS). Cancer，1986，57：197-208.
4. Micale MA，Visscher DW，Gulino SE，et al. Chromosomal aneuploidy in proliferative breast disease. Hum Pathol，1994，25：29-35.

5. Stratton MR，Collins N，Lakhani SR，et al. Loss of heterozygosity in ductal carcinoma in situ of breast. J Pathol，1995，175：195-201.
6. Pathefsky As，Schwartz GF，Finkelstein SD，et al. Heterogeneity of intraductal carcinoma of the breast. Cancer，1989，63：731-741.
7. Smart CR，Myers Mrt，Gloeckler MA. Implications from SEER data on breast cancer management. Cancer，1978，41：787.
8. Rosner D，Bedwani RN，Vana J，et al. Noninvasive breast carcinoma：results of a national survey by the American college of surgeons. Ann Surg，1980，192：139.
9. Ernster VL，Barclay J，Kerlikowske K，et al. Incidence of and treatment for ductal carcinoma in situ of the breast. JAMA，1996，275：913.
10. Ringberg A，Andersson I，Aspegren K，et al. Breast carcinoma in situ in 167 women-incidence，mode of presentation，therapy，and follow-up. Eur J Surg Oncol，1991，17：466.
11. Frykberg ER，Bland KI. In situ breast carcinoma. Adv Surg，1993，26：29.
12. Neilsen M，Jensen J，Andersen JA，Precancerous and cancerous breast lesions during lifetime and at autopsy：a study of 83 women. Cancer，1984，54：612.
13. Heller KS，Rosen PP，Schottonfeld D，et al. Male breast cancer：a clinicopathologic study of 97 cases. Ann Surg，1978，188：60.
14. Poller DN，Snead DR，Roberts EC，et al. Oestrogen receptor expression in ductal carcinoma in situ of breast：Relationship to flow cytometric analysis of DNA and expression of the C-erbB-2 oncoprotein. Br J Cancer，1993，68：156.
15. Leal CB，Schmitt FC，Bento M，et al. Ductal carcinoma in situ of breast：Histologic categorization and its relationship to ploidy and immunohistochemical expression of hormone receptors，p53 and C-erbB-2 protein. Cancer，1995，75：2123.
16. Schimmel penning H，Eeiksson ET，Pallis L，et al. Immunohistochemical C-erbB-2 protooncogene expression and nuclear DNA content in human mammary carcinoma in situ. Am J Clin Pathol，1992，97：S48.
17. Prabha B，Rajan，David J，et al. p53 protein expression in ductal carcinoma in situ（DCIS）of the breast. Breast Cancer Research And Treatment，1997，42：283-290.
18. 于泳，傅西林，方志沂等．乳腺导管内癌全乳腺切片病理组织学及免疫组化研究．中国肿瘤临床，2001，28：354-357.
19. Millis RR，Thynne GSJ. In situ intraduct carcinoma of breast：a long-term follow-up study. Br J Surg，1975，62：957-962.
20. Eusebi V，Feudale E，Foschini MP，et al. Long-term follow-up of in situ carcinoma of the breast. Semin Diagn Pathol，1994，11：223-235.
21. Morrow M，Schnitt SJ，Harris JR. Ductal carcinoma in situ. in Diseases of the Breast，Eds，Harris JR，Lippman MR，Morrow M，and Hellman S，Lippincott-Raven Publishers，Philadelphia，1996，355.
22. Logios MD，Philip R，Westdahl MD，et al. Ductal carcinoma in situ：Relationship of extent of noninvasive disease to the frequency of occult invasion，multicentricity，lymph node metastases，and short-term treatment failures. Cancer，1982，50：1309-1314.
23. Bellamy COC，McDonald C，Salter DM，et al. Noninvasive ductal carcinoma of the breast：the relevance of histologic categorization. Hum Pathol，1993，24：16.
24. 傅西林等．病理学检查．见：全国肿瘤防治办公室、中国抗癌协会合编．中国常见恶性肿瘤诊治规范第八分册——乳腺癌，北京：北京医科大学中国协和医科大学联合出版社，1990，50-63.
25. Holland R，Peters JL，Millis RR，et al. Ductal carcinoma in situ：a proposal for a new classification.

Semin Diagn Pathol，1994，11：167-180.

26. Poller DN，Sliverstein MJ，Galea M，et al. Ductal carcinoma in situ of the breast：a proposal for a new simplified histological classification association between cellular proliferation and C-erbB-2 protein expression. Mod Pathol，1994，7：257-262.
27. Sliverstein MJ，Poller DN，Waisman JR，et al. Prognostic classification of breast ductal carcinoma in situ. Lancet，1995，345：1154-1157.
28. 于泳，方志沂，刘君. 123 例乳腺导管内癌临床特点与远期疗效. 天津医科大学学报，2003，9：180-182.
29. Douglas-Jones AG，Gupta SK，Attanoos RL，et al. A critical appraisal of six modern classification of ductal carcinoma in situ of the breast（DCIS）：Corelation with grade of associated invasive carcinoma. Histopathology，1996，29：397-409.
30. Stomp PC，Frederick R，Margolin. Ductal carcinoma in situ：the mammographer's perspective. AJR，1994，162：585-591.
31. Paredes ES. 导管内癌：乳腺 X 线检查及临床的若干方面. 国外医学临床放射学分册，1996，305.
32. Buebank F. Stereotactic breast biopsy of atypical ductal hyperplasia and carcinoma in situ lesions：Improved accuracy with directional，vacuum-assisted biopsy. Radiology，1997，202：843-847.
33. Fowble BL. Intraductal noninvasive breast cancer：a comparsion of three local treatments. Oncology，1989，3：51.
34. Lagios MD. Lagios experience：In Silverstein MJ，ed. Ductal carcinoma in situ of the breast. Baltimore，Md：Wilkins，1997. 363-364.
35. Silverstein MJ，Lagio MD，Craig PH，et al. A Prognostic index for ductal carcinoma in situ of the breast. Cancer，1996，77：2267-2274.
36. de Mascarel I，Bonichon F，MacGrogan G，et al. Application of the Van Nuys prognostic index in a retrospective series of 367 ductal carcinoma in situ of the breast exmined by serial macroscopic sectioning：Fractional considerations. Breast Cancer Res Treat，2000，61：151-159.
37. Fisher B，Land S，Mamounas E，Dignam J，et al. Prevention of invasive breast carcer in women with ductal carcinoma in situ：an update of the Nation Surgical Adjuvant Breast and Bowel Project experience. Semin Oncol，2001，28：400-418.
38. Julien JP，Bijker N，Fentiman IS，et al. Radiotherapy in breast-conserving treatment for ductal carcinoma in situ：first results of the EORTC randomised phase III trial 10853. Lancet，2000，355：528-533.
39. Houghton J，George WD，Cuzik J，et al. Radiotherapy and tamoxifen in women with completely excised ductal carcinoma in situ of the breast in UK，Australia，and New Zealand：randomized controlled trial. Lancet，2003，362：95-102.
40. Allred DC，Bryant J，Land S，et al. Estrogen receptor expression as a predictive marker of the effctiveness of tamoxifen in the treatment of DCIS：Findings from NSABP Protocol B-24. Breast Cancer Res Treat，2002，76：s36.
41. Kestin LL，Goldstein NS，Martinez AA，et al. Mammographically detected DCIS treated with conservative surgery with or without radiation therapy：patterns of failure and 10-year results. Ann Surg，2000，231（2）：235-245.
42. Fisher，ER，Dignam J，Tan-chiu E，et al. Pathologic findings from the the Nation Surgical Adjuvant Breast Project（NSABP）eight-year update of protocol B-17. Cancer，1999，86：429-438.
43. Bijker N，Peterse JL，Duchateau L，et al. Risk factors for recurrence and metastasis after breast-conserving therapy for ductal carcinoma-in-situ：analysis of European Organization for Research and Treatment of Cancer Trial 10853. J Clin Oncol，2001，19：2263-2271.

44. Fisher B, Dignam J, Wolmark N, et al. Tamoxifen in treatment of intraductal breast cancer: National Surgical Adjuvant Breast and Bowel Project B-24 randomised controlled trial. Lancet, 1999, 353: 1993-2000.

45. Chan KC, Knox WF, Sinha G, et al. Extent of excision margin width required in breast conserving surgery for ductal carcinoma in situ. Cancer, 2001, 91 (1): 9-16.

46. Ruiz A, Almenar S, Cerda M, et al. Ductal carcinoma in situ of the breast: a comparative analysis of histology, nuclear area, ploidy, and neovascularization provides differentiation between low- and high-grade tumors. Breast J, 2002, 8 (3): 139-144.

47. 牛昀主编. 乳腺肿瘤病理诊断学. 天津：天津科学技术出版社，2006：97.

# 第15章 乳腺癌术后自体组织乳房重建

## 第一节 概述

治疗癌症的目的已经从传统的重点切除肿瘤，转变为在控制肿瘤的同时，保持或恢复病人体形和精神的完整性，提供给病人尽可能好的生活质量。由于乳腺癌的早期发现、早期诊断、早期治疗，治愈率明显提高，越来越多的患者在切除乳房后长期生存。由于手术切除一侧或双侧乳房，造成身体可见部分的缺失，给患者的身心造成了严重的创伤。如何弥补这一缺陷，提高乳腺癌患者手术后的生存质量，使患者不仅有健康的身体还要有健康的心理。乳腺癌根治术后乳房重建术既彻底切除了肿瘤又重新塑造了新乳房，弥补了手术造成的形体缺陷和由此而带来的心理创伤。

自体组织乳房重建是指应用自身其他部位（通常是腹部、背部，极少应用臀部）的皮肤、皮下组织、脂肪或携带部分肌肉组织，塑造出一个与健侧乳房的大小、位置相同，外观自然、持久的新乳房。

乳腺癌根治术后乳房重建术经历数十年的临床验证，取得了较满意的效果。我国虽然开展此项技术较晚，但是近年来随着医生和患者思想观念的逐步转变以及患者对生存质量有了更高的要求，乳房重建术已经引起人们的关注。随着医疗技术的进步和广大妇女对乳房重要性的认识，乳房重建手术越来越受到广大医生和患者的欢迎，并将不断发展。

## 第二节 病例的选择

### 一、适应证

1. 患者有乳腺癌术后乳房重建的要求，心理状态稳定并对重建手术及其实际后果充分理解。

2. 临床Ⅰ、Ⅱ期或者由于肿瘤的位置、大小不适合做保乳手术或坚决不同意做保乳手术的患者。如果Ⅲ期患者坚决要求Ⅰ期乳房重建，可以先行术前化疗待肿瘤缩小后再考虑此手术，并向患者及其家属讲清术后可能会出现的情况。

3. 患者一般情况好，无严重的心、肺功能不全、高血压、糖尿病等，无长期吸烟史，能够耐受较长时间手术。

4. 瘢痕体质的患者术前要讲清楚术后可能出现的情况，术后要做妥善处理。

5. 延期乳房重建的患者，通常在完成乳腺癌术后大部分的治疗，包括化疗、放疗、免疫治疗等，随访6～12个月。曾行胸壁放疗的患者则需要放疗后1年以上再行延期乳房重建。

## 二、禁忌证

1. 患者有乳腺癌术后乳房重建要求，但是心理状态不稳定，对于乳房重建手术失败没有足够的心理准备。

2. 局部肿瘤大于5cm或同侧腋下可触及多个肿大淋巴结，术中冰冻活检证实为转移，病期较晚，手术后可能在短期内局部复发或远处转移的患者。

3. 患者体质较差或伴有其他疾病，不能耐受较长时间手术和术后伤口不易愈合的患者，例如：心、肺功能不全、高血压、糖尿病、自身免疫性疾病、吸烟、过度肥胖等。

4. 严重瘢痕体质的患者，术后影响乳房重建的效果。

5. 体重超过正常体重的25%，乳房过于肥大、下垂，且拒绝行对侧乳房整形的患者，不适合做乳房重建，因为重建乳房的外形很难与健侧达到对称。

6. 延期乳房重建的患者，已经检查出有局部复发或远处转移。

# 第三节　乳房重建的时机

根据重建时间不同可以分为：即刻乳房重建（immediate breast reconstruction，也称Ⅰ期乳房重建）和延迟乳房重建（delayed breast reconstruction，也称Ⅱ期乳房重建）。即刻乳房重建是指在完成乳腺癌手术后即刻进行乳房重建术，也就是一次手术同时完成了乳腺癌根治术和乳房重建术。延迟乳房重建是指在乳腺癌手术后的任何时间，通常是在完成乳腺癌的全部治疗后数月至数年，需要放射治疗的患者要在放射治疗后1年以上进行的乳房重建。患者可以根据个人条件选择乳房重建的时间。

## 一、即刻乳房重建的优缺点

### （一）优点

1. 乳腺癌手术和乳房重建术同时完成，患者从麻醉清醒后没有乳房缺失的感觉和经历，减少了患者因乳房切除带来的形体缺陷和心理创伤，提高了患者术后的生存质量。

2. 即刻乳房重建手术后并发症少，重建乳房形态好于延期重建。

3. 两个手术同时完成，患者可以节省部分手术费用和时间，而且减少了二次手术的风险和痛苦。

4. 不影响手术后的任何治疗。

### （二）缺点

1. 即刻乳房重建的患者没有经受缺失乳房的痛苦感觉，对手术的实际后果没有充分心理准备，对重建乳房的外观形态要求比较高，容易产生不满情绪。

2. 乳腺癌根治术和乳房重建术一次完成，患者需要耐受较长时间的手术。

3. 对复发的检出需要借助B超、MRI等辅助检查。

## 二、延期延迟乳房重建的优缺点

### （一）优点

1. 患者有足够乳房重建的思想准备，可以自己选择乳房重建的时间、方式、地点。

2. 可以在完成乳腺癌的全部治疗之后，有足够时间观察预后。

3. 第二次手术时间短，患者体力恢复快。

（二）缺点

1. 延期乳房重建需要再次手术的费用、时间，并且需要承担二次手术的风险和痛苦。

2. 延期乳房重建皮瓣坏死发生率高于即刻乳房重建。

3. 延期乳房重建的外观不如即刻乳房重建，患者满意度低。

患者可以根据自己的条件选择不同的时机行乳房重建术。通过以上比较不难看出即刻乳房重建明显优于延期乳房重建，是目前医生和患者最欢迎的方法。

（张学慧）

## 第四节 自体组织乳房重建的方法

### 一、横行腹直肌肌皮瓣乳房重建

腹直肌肌皮瓣乳房重建是采用腹部皮肤和脂肪，连同一侧或双侧腹直肌转移至乳房切除的部位，重新塑造一个新乳房。1982 年 Hartrampf 首次报道应用下腹部横行腹直肌肌皮瓣（transverse rectus abdominis myocutaneous，TRAM）进行乳房重建，目前，腹直肌肌皮瓣乳房重建已经成为自体组织乳房重建术的基本方法之一。其优点是：组织量大，适合于不同大小的乳房，重建乳房形态自然。术中不需要变换体位，供区伤口隐蔽。因为利用了一侧或双侧腹壁上动静脉为蒂，不需要吻合血管。

（一）应用解剖

1. 腹直肌的解剖

腹直肌（rectus abdominis）位于前正中线两侧，居腹直肌鞘内，为上宽下窄的长带状肌，由 3～4 个腱划（多数位于脐上）将腹直肌分为 4～5 个肌腹，是发生过程中肌节愈合的遗痕。腱划与腹直肌鞘前层愈合紧密，但不与鞘的后层粘连。

腹直肌鞘（sheeth of rectus abdominis）由腹部三层阔肌的腱膜包被腹直肌而形成，其中腹内斜肌腱膜分为前后两片，分别包被于腹直肌的前后面，即前片与腹外斜肌腱膜构成腹直肌前层，后片与腹横肌腱膜构成腹直肌鞘后层。后层的上份还有腹横肌的肌质部参加，但后层并不完整，在脐下 4～5cm 处缺如，形成一个弧形游离缘，叫做弓状线（半环线）。弓状线以下部分腹直肌后面直接与腹横筋膜相贴。三层腹直肌的腱膜在弓状线下方均从腹直肌前面跨过参与腹直肌前鞘的形成。

2. 腹直肌的血液供应

腹直肌肌皮瓣含有粗大的腹壁上、下血管保证血供，血管纵贯肌皮瓣的全长，皮下有丰富的脂肪及血管网。

腹壁上动脉：腹壁上动脉为胸廓内动脉的延续，经剑突与肋弓间下达腹直肌，在腹直肌后方穿入肌质内，在脐附近与腹壁下动脉的分支吻合。腹壁上静脉与腹壁上动脉相伴行，有两条伴行静脉的占 97.1%，一条伴行静脉的占 2.9%。

腹壁下动脉：腹壁下动脉起源于髂外动脉，起点在腹股沟韧带上方，向上内斜行进入腹直肌，腹壁下静脉与动脉相伴行。

（二）适应证与禁忌证

1. 适应证

（1）患者有乳癌术后乳房重建要求，心理状态稳定并对重建手术及其实际后果充分理解。

（2）不同术式的乳腺癌术后其胸壁塌陷，应用外戴假体效果不满意，又不愿意接受乳房假体植入者。

（3）临床Ⅰ、Ⅱ期或者由于肿瘤的位置、大小不适合做保乳手术或坚决不同意做保乳手术的患者。如果Ⅲ期患者坚决要求Ⅰ期乳房重建，可以先行术前化疗待肿瘤缩小后再考虑此手术。

（4）患者一般情况好，无严重的心、肺功能不全，高血压、糖尿病等，无长期吸烟史，能够耐受较长时间手术的患者。

（5）胸壁曾行放射治疗，应用乳房假体重建将会增加纤维囊挛缩可能性的病人。

（6）对于乳房较大、根治术后胸壁组织缺损较多、既往腹部手术史的患者可选择双蒂TRAM乳房重建。

2. 禁忌证

（1）乳腺癌手术后，有生育要求的患者。

（2）没有足够腹壁组织的患者，术后效果可能不理想。

（3）肋缘下和旁正中切口手术史可能损伤腹壁上动静脉，是带蒂腹直肌肌皮瓣的禁忌证。

（4）严重的心血管疾病、慢性肺部疾病、严重的高血压、病理性肥胖、糖尿病、自身免疫性疾病以及吸烟等有可能增加并发症的危险。

**（三）手术方法**

1. 术前设计

根据健侧乳房的大小以及既往手术史，选择对侧和/或双侧腹直肌为蒂。腹部切口为横梭形，两侧不超过髂前上棘，上方位于脐上1cm，下缘以能直接拉拢缝合为度。根据乳房皮肤切除的范围和重建乳房所需组织量的多少决定腹部横梭形切口的长与宽，如果腹部有瘢痕尽量避开瘢痕部位。腹部切口长为22～32cm、宽为8～12cm。

2. 手术步骤

（1）切取TRAM皮瓣　沿术前设计的腹部切口依次切开皮肤及皮下至腹直肌前鞘表面。自切口上缘在腹直肌前鞘浅层向上分离至剑突，形成与胸部创面相通的皮下隧道。于切口下缘切开对侧或双侧腹直肌前鞘，寻找腹壁下动静脉，予以结扎切断。如果需要，也可保留一定长度后再结扎切断，以备显微血管吻合之用。于皮瓣下缘横行切断腹直肌。由肌皮瓣的患侧自外向内分离至腹白线，越过中线后切开腹直肌鞘。纵行切开切口上缘上方的腹直肌前鞘，从腹直肌深面与腹直肌后鞘之间解剖腹直肌蒂达肋缘。在解剖肌肉的过程中，可用全部或部分腹直肌。我们认为乳房重建的目的是形成安全可靠的TRAM瓣，为了确保重建组织的成活，以应用全部一侧腹直肌为好。同时，为了确保在分离腹直肌蒂时，不损伤腹直肌，可以保留腱划处的腹直肌前鞘于肌肉表面。将肌皮瓣通过皮下隧道送至乳房缺损部位，缝合固定数针。

（2）腹壁修复　患者取屈膝屈髋位。将纵行切开的腹直肌前鞘间断缝合，应用对侧部分腹直肌前鞘或腹疝修补网片修复腹直肌鞘缺损处。腹壁下拉，在原脐部位做一和脐相同大小的圆形切口，将脐拉出逐层缝合。逐层关腹，并于切口两侧各放置一次性医用引流管一根接负压。

（3）塑造新乳房　观察肌皮瓣的颜色及测量皮瓣的温度，如果肌皮瓣的颜色轻微发紫或皮瓣的温度变凉应做保温处理，例如：升高手术间的温度、温水棉垫外敷。确定肌皮瓣血运无异常后，根据对侧乳房的大小、形态和部位，修整肌皮瓣，切除多余的皮肤和脂肪，将肌皮瓣与胸壁稍固定数针，塑造新乳房，注意腋窝和锁骨下区凹陷处的修整。调整手术床，置病人于半坐位，观看重建乳房是否与健侧对称，如不满意再进行修整。缝合皮肤，并于腋下和/或重建乳房内侧各放置一次性医用引流管一根接负压。

**（四）横行腹直肌肌皮瓣乳房重建的优缺点**

1. *优点*

横行腹直肌肌皮瓣提供的组织量大，可以应用于各种乳腺癌术后，且重建乳房形态自然持久，兼有腹壁整形和胸部保护的效果，特别适合于中年腹壁松弛的患者。更重要的是，TRAM乳房重建在治疗乳腺癌的同时，减少了乳房切除带来的形体缺陷和心理创伤，提高了患者的生活质量。

2. *缺点*

由于切取了单侧或双侧腹直肌，可能导致腹壁疝的发生。尽管有文献报道TRAM乳房重建后可以生育，但对有生育要求的患者，应慎重考虑。

**（五）术后并发症的预防及处理**

1. *皮瓣坏死*：TRAM乳房重建的皮瓣坏死率文献报道可高达26%。由于切取腹直肌肌皮瓣需要分离腹直肌前鞘，前鞘在腱划处与腹直肌粘连紧密，因此在分离过程中应仔细操作，保留腱划处的腹直肌前鞘于肌肉表面，避免损伤腹直肌的微小血管，以确保腹直肌的血运。

2. *血肿*：术中充分止血，术后保持引流通畅，有助于防止血肿形成。

3. *术后感染*：乳腺癌术后乳房重建的手术时间长，创面大，术后发生感染的可能性较高，需应用抗生素预防感染。

4. *脂肪坏死*：术中精细操作，动作轻柔，术后避免重建乳房受压，可减少脂肪坏死的发生率。

5. *腹壁疝*：TRAM乳房重建由于切取了一侧或双侧腹直肌，因此手术后可能造成腹壁薄弱，甚至腹壁疝。术中应用腹疝修补网片修补腹直肌鞘缺损处，术后保持屈膝屈髋位，1周后下床活动，可降低腹壁疝的发生。

6. *腹部切口脂肪液化*：术前设计合理，避免边缘缝合过紧，术后保持屈膝屈髋位，并应用腹带减少腹壁张力，可降低腹部切口脂肪液化的发生。

7. *瘢痕增生*：对于已知瘢痕体质的患者术前应向其充分交代瘢痕增生的可能性，术后应尽早开始放疗或应用其他药物治疗，可能减轻瘢痕增生。

（肖春花　尹　健　张学慧）

## 二、腹壁下动脉穿支皮瓣乳房重建

1989年Koshima等首次报告腹壁下动脉穿支（deep inferior epigastric perforator，DIEP）皮瓣的应用。1994年Allen和Blondeel分别报道应用DIEP皮瓣进行自体组织乳房重建。DIEP皮瓣是以腹壁下血管为血管蒂，以其在脐周的主要血管分支为滋养血管的下腹部皮瓣。作为游离TRAM皮瓣的一项改良与完善，DIEP皮瓣不携带腹直肌及其前鞘，避免了腹部并发症的发生。虽然在我国DIEP皮瓣在乳腺癌根治术后乳房重建的临床应用上已有报道，但大宗报道不多。我们相信作为一种新的乳房重建方法，它将逐步被接受。

**（一）应用解剖**

腹壁下动脉于腹股沟韧带上方自髂外动脉发出后，在腹直肌后部上行，并在脐上一个腱划水平开始以螺旋微动脉形式与腹壁上动脉形成血管吻合。腹壁下动脉通常有两条伴行静脉。腹壁下动脉肌皮穿支穿出腹直肌前鞘点常垂直排列成两排，分别距腹中线 2.3cm 及 4.9cm，其直接皮肤供应区为脐至剑突下 1/3 区和脐至耻骨联合的上 2/3 区。在腹壁浅筋膜层内腹壁下动脉肌皮穿支与腹壁浅动脉之间有良好的血管吻合，1 支较大的穿支动脉（>0.5mm）即可满足整个皮瓣的血液灌注。每侧腹壁有5～7 支较大穿支，脐周最多。这说明腹壁下动静脉是中下腹部横行腹直肌肌皮瓣的直接供应动脉和回流静脉，以腹壁下动静脉为蒂的 DIEP 皮瓣游离移植与传统的以腹壁上动静脉为蒂的 TRAM 皮瓣带蒂转移相比，无论是动脉供血，还是静脉回流，都更直接有效。

**（二）适应证与禁忌证**

1. 适应证

（1）适合 TRAM 乳房重建的患者都可以选择 DIEP。

（2）乳腺癌术后有生育要求，不适合行 TRAM 乳房重建的患者。

（3）肋缘下和旁正中切口手术史可能损伤腹壁上动静脉，不适合行 TRAM 乳房重建的患者。

2. 禁忌证

（1）没有足够腹壁组织的患者，术后效果可能不理想。

（2）进行性或严重的全身疾病（如严重的心血管疾病、高血压、慢性肺部疾病）不能耐受手术的患者。

（3）病理性肥胖、糖尿病、自身免疫性疾病以及吸烟等有可能增加并发症的危险。

（4）放疗者受区慎行血管吻合的游离皮瓣移植。

**（三）手术方法**

1. 术前设计

皮瓣设计为两侧对称的横梭形或倒梯形，两侧最远端至左右两侧髂嵴，上端平脐或略高出脐水平 2～3cm，下端一般高出阴阜 2～3cm。尽量使皮瓣组织量与健侧乳房体积相当，同时照顾供区使其能够直接拉拢缝合。

2. 手术步骤（解剖血管时可戴眼镜式放大镜）

（1）切取 DIEP 皮瓣　患者取仰卧位。按术前设计切开皮肤，在切口下缘脂肪层内寻找 1 根粗大的腹壁浅静脉分支，向下方解剖，使血管蒂尽量长以备血管吻合之用。切开皮下组织至肌膜表面，沿腹外斜肌腱膜和腹直肌前鞘表面由外向内掀起皮瓣，寻找自腹直肌前鞘穿出的腹壁下血管的穿支。

DIEP 乳房重建的难点在于穿支的解剖和选择。我们选择穿支主要依据以下几点：① 对于面积不大的皮瓣，往往一个大穿支（>0.5mm）就足以灌注整个皮瓣，大面积的皮瓣可寻找 2～3 个穿支血管；② 较大的腹壁下血管穿支一般位于脐周；③ 皮瓣 Ⅳ 区的血供通常不是由穿支的数目决定的，而是和穿支离中线的距离有关。所以如果要利用整块皮瓣，需尽量解剖出距中线较近的穿支。但是由于腹壁下深动脉的外侧分支稍大，穿支在肌肉中的行径稍短，所以更易解剖。如果下腹部有足够的皮下组织而 Ⅳ 区可以舍弃时，则可以利用外侧穿支，但是必须避免使用皮瓣边缘的穿支。

确认需要应用的腹壁下血管穿支后，在其穿出点周围 0.5cm 处环行剪开腹直肌前鞘，并将其固定于皮瓣上以防止撕脱，钝性分离穿支血管周围肌纤维，结扎小的血管分支，直至腹壁下血管主干，注意保留腹直肌纤维和进入肌肉的神经的完整性。沿腹壁下血管走行纵行切开腹直肌前鞘，钝性分开腹直肌，仔细在腹直肌内或腹直肌后方纵行解剖腹壁下血管主干，结扎其肌肉内的分支及与腹壁上动静脉的交通支，注意保护腹直肌内的肋间神经运动支，直至腹壁下血管至腹直肌外缘处。继续向外下方分离解剖腹壁下血管主干至腹股沟韧带深面，形成一侧腹壁下血管蒂，一般长约 8～10cm。当一侧血管蒂剥离完毕，即可以掀起皮瓣的另一侧并电凝切断其他穿支，注意保留脐部。检查皮瓣血运良好后，缝扎腹壁下血管近端，切下皮瓣。

(2) 皮瓣转移及乳房塑形　将皮瓣移植到胸部受区，固定数针。将腹壁下动静脉分别与胸廓内动静脉或胸背动静脉相吻合。检查皮瓣血运良好后行乳房塑形，力求形成与健侧对称的乳房下皱襞，尽可能使乳房丰满突出并能自然下垂。观察皮瓣血运，如有静脉回流障碍，则将腹壁浅静脉与头静脉的分支相吻合。对于皮瓣远端血运不良部分，应该果断切除。乳房塑形过程中可取半坐位以便进行调整保持与对侧乳房形态的对称。

(3) 关闭供区　患者取屈膝屈髋位。在无张力状态下原位缝合腹直肌前鞘，自供区切口上缘向上做潜行分离，以减少切口缝合时的张力。将腹壁下拉，于适当位置做弧形切口，将脐拉出缝合固定。逐层缝合腹壁切口，双侧放置引流管接负压。

**(四) 腹壁下动脉穿支皮瓣乳房重建的优缺点**

1. 优点

DIEP 皮瓣既保留了 TRAM 皮瓣血运丰富、组织量大的特点，同时还具有以下优点：

(1) 切取 DIEP 皮瓣时可以完整保留腹直肌前鞘和腹直肌以及进入肌肉的运动神经，在保证皮瓣血运良好的同时，又能保证供区腹直肌功能的完好无损，供区腹壁疝、腹壁膨出、腹壁薄弱等并发症明显减少，腹壁和脐形态对称。

(2) 不需要使用腹疝修补网片。

(3) 血管蒂较长，对受区血管的选择有很大的灵活性，可选择胸背动、静脉或第 3 肋软骨下的胸廓内动、静脉，血管蒂位置在皮瓣的中间，更便于乳房塑形。

(4) 以腹壁下动静脉为蒂的 DIEP 皮瓣明显减少了传统的以腹壁上动静脉为蒂的 TRAM 皮瓣所不可避免的Ⅳ区血运差、剑突饱满的问题，较少发生脂肪变性硬结。

(5) 术后疼痛较轻，康复快，住院时间短。

2. 缺点

DIEP 皮瓣乳房重建的缺点为皮瓣解剖难度大，手术时间长。由于完全不携带腹直肌，分离血管时易损伤穿支血管，增加了皮瓣失败的几率，皮瓣成活与否是全或无的结果，因此要求手术医生具有良好的显微外科技术基础。

**(五) 术后并发症的预防及处理**

术后置患者于仰卧位，屈膝、屈髋并抬高上身，密切观察皮瓣的血运变化情况。应给予肝素、低分子右旋糖酐等药物抗凝，改善微循环。如出现血管危象，可给予保守治疗，如体位调节、保暖、应用抗痉挛和抗凝药物，同时应做好再次手术探查的准备。如半小时后病情持续恶化或处理后 1～2 小时病情虽未见继续恶化，但未见明显好转者，应及时手术探查。

在我们的手术中，特别注重了对腹直肌肌肉、前鞘和进入腹直肌的神经的保护，关闭供区时，强调原位对合切开的腹直肌肌肉和前鞘。目前还没有任何患者在术后出现腹部的并发症。

术中充分止血，术后保持引流通畅，有助于防止血肿形成。

## 三、背阔肌肌皮瓣乳房重建

1896 年，Tansini 首次报道利用背阔肌肌皮瓣（latissimuds dorsi myocutaneous flap）修复乳腺癌根治术后的胸壁缺损，这是背阔肌肌皮瓣乳房重建的雏形。1976 年，Olivani 将其用于乳房重建。其优点是血供可靠，操作简便，针对不同的乳腺癌切除方法，皮瓣可以灵活设计，缺点是增加供区手术瘢痕，可能需要联合应用乳房假体导致包膜挛缩、破裂等问题。随着内镜技术的推广应用，乳腺癌切除范围的缩小，乳房皮肤缺损较少的患者，可以在内窥镜辅助下切取背阔肌肌瓣，减少供区的手术瘢痕。另一方面，为了避免使用乳房假体，部分学者设计应用扩大背阔肌肌皮瓣（extensive latissimuds dorsi myocutaneous flap）。在皮瓣的两侧加带较大的皮下脂肪和肌瓣翼，以增加肌皮瓣的体积，这种方法适合于中小体积的乳房重建者（图 15-4-1，见彩页）。目前背阔肌肌皮瓣已成为乳房重建的常用方法之一，特别是对乳房部分切除术后畸形的矫正成为首选方法。

**（一）应用解剖**

1. 背阔肌的解剖

背阔肌位于肩胛骨下方，呈扁平的三角形。肌腹扁平宽大，腱膜起始于第 7～12 胸椎和全部腰椎的棘突、骶正中嵴及髂嵴后部，并以 4 个肌齿起自下 4 对肋骨的外面。肌纤维斜向外上方走行聚合，以扁腱止于邻近肱骨小结节嵴的结节间沟底，构成腋窝后壁。起始部的上方部分被斜方肌覆盖。

2. 背阔肌的功能

背阔肌的功能主要是使肩关节内收、内旋和后伸、肩胛骨下降。多数学者认为它的功能可由胸大肌（内收、内旋）、大圆肌（内收、后伸）、肩胛下肌（内旋）、喙肱肌（内收）、前锯肌及大、小菱形肌（稳定肩胛骨）等完全代偿，故此背阔肌切取后功能影响甚微。

3. 背阔肌的运动神经分布及分区

背阔肌受胸背神经支配。胸背神经属运动神经，来自颈 6～8，在肩胛下动脉起点近侧 3～4cm 处由臂丛神经后束分出，向外向下与胸背动、静脉伴行。神经可切取的长度为 95mm，横径为 2.1mm。胸背神经随血管的分支而分支，在近肩胛骨下角入肌肉，分为内、外侧支，外侧支在距背阔肌前缘 3～4cm 向下行走，内侧支与肌肉上缘平行向内走行，胸背神经的分支与胸背血管的分支相伴随，外侧支较内侧支粗大。

4. 背阔肌的血液供应及分区

背阔肌内的主要血管来源于胸背血管。胸背动脉为肩胛下动脉的直接延续，在肩胛骨下角稍上方入肌，血管入肌后分为内、外两支。胸背动脉多伴行一支胸背静脉，如有两支伴行静脉的均在接近肩胛下静脉时合为一支。静脉注入点比动脉起点高。胸背动脉进入背阔肌后分成内、外侧支并逐级分支，分支间有广泛吻合。血管与神经分支相伴行，血管分支点一般低于神经分支点。胸背血管和神经主要分布于背阔肌外侧 2/3，内侧 1/3 的血管、神经分支与肋间血管、神经分支间亦有广泛的吻合。

5. 背阔肌周围脂肪分区

Delay 将背阔肌周围可利用的脂肪组织分为 5 个区。Ⅰ区是位于皮瓣的皮肤部分与背阔肌之间的组织（fatty zone under th skin paddle）。任何形式的背阔肌肌皮瓣都包含这部分脂肪组织，由肌皮穿支血管供血。Ⅱ区是去除皮肤部分的背阔肌肌瓣表面的脂肪组织（fatty zone on the LD surface），和Ⅰ区一样由肌皮、肌脂肪穿支血管供应。该部分面积大，可利用的脂肪组织看似菲薄，累积组织量也很可观。假定一侧背阔肌的面积为 450cm$^2$，肌肉表面有 0.5cm 厚的脂肪，脂肪总量可达 225ml。Ⅲ区为肩胛脂肪区（scapular fatty zone）。位于背阔肌的上内侧缘，作为肌瓣的延续，可以折叠使用，增加肌皮瓣的体积。该部分沿背阔肌内上缘向头侧走行，由发自背阔肌的小穿支血管供应。Ⅳ区为背阔肌前缘的脂肪区（anterior fatty zone），位于背阔肌外侧缘的前方3～4cm，由背阔肌发出的小穿支血管供血。

V 区为髂骨上脂肪区（supra-iliac fatty zone），位于髂嵴上方，也被称作 love-handle，是背阔肌下缘的延续，由背阔肌的肌脂肪穿支血管供血。该部分位于皮瓣最远端，背阔肌在此移行为腱膜部分，因此，该区血供最为脆弱。

**（二）适应证与禁忌证**

1. 适应证

背阔肌肌皮瓣乳房重建适合于下列情况：

（1）小乳房或中等大小的乳房。

（2）不适合应用腹部皮瓣进行乳房重建者。

（3）TRAM 乳房重建失败者。

（4）既往 TRAM 乳房重建患者对侧乳腺癌需要乳房重建。

（5）由于背阔肌的解剖恒定，血运可靠，糖尿病或吸烟等因素对皮瓣的影响较小。

（6）适用于改良根治术、保乳术以及乳腺良性肿瘤切除术后。

2. 禁忌证

（1）术前应对背阔肌的形态和功能进行评估。由于胸背动脉和神经的位置很接近，失神经常表明血管受损，其表现为肌肉萎缩变薄，不适合行背阔肌肌皮瓣乳房重建。

（2）转移背阔肌肌皮瓣对患肢功能的影响很小，但如果患者是滑雪、拳击、举重运动员则可能受到影响。对于需要依赖轮椅行动的患者，转移背阔肌肌皮瓣可能会影响患肢转动轮椅。

（3）后外侧开胸术瘢痕高度提示肌肉内血供受损，因此是背阔肌肌皮瓣乳房重建的禁忌。

**（三）手术方法**

1. 术前设计

患者取站立位或坐位，双手叉腰，标记胸背动、静脉的体表投影点。该点位于腋窝下方 2.5cm，与背阔肌前缘后方 1.5～2.5cm 垂直线的交叉处。以该点为轴心，根据该点与乳房切口的距离以及乳房切口的范围设计背部切口。宽度不宜超过 8cm，否则会增加皮缘缝合张力。

2. 手术步骤

患者取患侧朝上的侧卧位，患侧上肢可用支架固定或由助手协助放在适当位置，可以灵活掌握。

（1）背阔肌肌皮瓣乳房重建

乳腺癌术后按照术前设计切开皮肤、皮下组织至背阔肌筋膜。背阔肌靠近腋窝处，肌肉肥厚，界限清楚；而靠下方则肌肉较薄，界限不清。故切取背阔肌肌皮瓣时，应先在腋后皱襞寻找肌肉外侧缘，然后自上而下钝性分离背阔肌与前锯肌间隙，该间隙为疏松结缔组织，分离较容易，出血少。由背阔肌前缘向下切断该肌肉部分起点。在背阔肌筋膜表面，潜行分离皮瓣上方和后方，按所需肌肉的多少切断背阔肌的起点，采用由远及近的皮瓣切取方法，在肌肉深层分离，将肌皮瓣掀起。采用透光的方法，检查胸背血管的走行，保留其周围的部分肌腱，切断背阔肌大部分止点。将肌皮瓣经皮下隧道转移到胸前区，暂时固定。

隧道要够大，即使肌肉有些肿胀也不致压迫血管蒂。同时注意勿使其蒂部有锐性成角和张力。由于背阔肌与肋骨之间有丰富的血管相连，所以一旦肌瓣游离后即应仔细止血，防止术后形成血肿。放置负压引流管，拉拢缝合。

调整患者体位于平卧位。将背阔肌置于乳房缺损部位。根据对侧乳房的大小、位置进行皮瓣塑形，使与健侧对称。将其与胸壁固定数针，放置负压引流，关闭切口。

(2) 扩大背阔肌肌皮瓣乳房重建

由于背阔肌肌皮瓣提供的组织量有限，常不能满足乳房重建的需要，这时可以选择扩大背阔肌肌皮瓣乳房重建。扩大背阔肌肌皮瓣除携带背阔肌以外，还需携带背阔肌表面的脂肪组织，甚至包括肩胛脂肪区和背阔肌前缘的脂肪区。

按照术前设计的背阔肌切口，切开皮肤后，保留皮下 0.5cm 厚的脂肪层及真皮下血管网，防止供区皮肤坏死。潜行分离肌皮瓣，手术操作同传统的背阔肌肌皮瓣乳房重建。调整患者体位于半坐位，进行皮瓣塑形，使与健侧对称，放置引流管，缝合皮肤切口。皮下乳腺切除者，应去除皮瓣所有表皮；保留皮肤的乳腺根治术后仅保留相当于乳头乳晕部位的皮肤皮瓣；改良根治术后则根据需要去除多余的表皮。

扩大背阔肌肌皮瓣乳房重建术后重建乳房的体积随着肌肉的萎缩有所缩小，因此重建乳房较健侧略大为宜。伤口包扎时防止蒂部受压。

**（四）术后并发症的预防及处理**

室温保持在 25～26℃。温度过高会增加全身和皮瓣组织的耗氧量，过低会使皮瓣血管痉挛。

术后平卧位，勿使蒂部扭转或受压。术后第二天可改半坐位。

术后主要并发症是供区血肿、血清肿和供区皮瓣部分坏死。术中仔细止血，术后胸背部用胸带加压包扎，保持负压引流通畅是预防的关键，术后引流量较多，引流管放置时间一般 7 天以上，待每天引流液 10ml 左右时方可拔除。血清肿发生后，常需多次穿刺抽吸或重新放置引流管。和传统的背阔肌肌皮瓣联合乳房假体进行乳房重建相比，扩大背阔肌肌皮瓣乳房重建减少了与乳房假体有关的并发症，但因供区分离范围较广，相对增加了供区血肿、血清肿以及供区部分坏死可能性。

皮瓣血运的观察是术后护理的重点。包括皮瓣的色泽、温度、肿胀程度、毛细血管充盈时间及渗血情况。若发现皮瓣色泽发绀、肿胀明显或有深红色血性液体渗出，毛细血管充盈反应加快（少于 1s）或不退色，应考虑静脉回流障碍。如发现皮瓣呈苍白色，温度低于邻近正常皮肤 2℃以上，毛细血管充盈时间延长（超过 5s）或不充盈，考虑动脉供血不足，应及时检查皮瓣蒂部，发现受压或扭转，立刻调整体位，并对症处理。

（尹　健　张学慧）

# 第五节　乳头乳晕重建

## 一、乳头乳晕重建的方法

根据对侧乳头乳晕的位置、大小，在新乳房上画一圆形为新乳晕区，将圆形横行分为三份，中间一份采用转移局部皮瓣的方法重建乳头，通过改变中 1/3 的宽度调节乳头的大小和高度。上、下 1/3 去掉表皮，采用皮片移植的方法重建乳晕。用一个 10ml 的塑料空针的外套，截取后半部分使其高出新乳头 1cm，将其套在新乳头上，起到支撑和保护乳头的作用。

## 二、乳头乳晕重建术后外观评价标准

良：重建乳头乳晕与健侧大小基本相等，位置对称。患者非常满意。

中：重建乳头乳晕的大小、位置与健侧相差不多，着装后双乳无差别。患者比较满意。

差：双侧乳头乳晕明显不对称，乳头乳晕大小与对侧不等或部分坏死。着装后双乳差别明显。患者不满意。

## 三、即刻乳头乳晕重建的适应证与禁忌证

1. 适应证

（1）乳房重建术后观察皮瓣颜色无改变，指压法检测无异常。

（2）测量皮瓣温度和邻近正常皮肤温度相同。

（3）观察重建乳房的位置、大小与健侧对称不需要再次修整。

（4）乳房重建术后患者的情况允许行乳头乳晕重建。

2. 禁忌证

（1）乳房重建术后皮瓣颜色有改变，如微红或发紫。

（2）如果皮瓣温度低于邻近皮肤正常温度则不宜行即刻乳头乳晕重建。

（3）对重建乳房形态不十分满意，需要二次修整的患者。

（4）手术时间过长，患者的情况已经不允许再延长手术时间。

## 四、即刻乳头乳晕重建的优缺点

1. 优点

（1）患者麻醉清醒后重建的新乳房、乳头乳晕已经完成。

（2）乳晕皮肤可以从剩余皮瓣获取，不需要切取身体其他部位的皮肤。

（3）不需要二次乳头乳晕重建的手术时间和费用。

2. 缺点

转移皮瓣没有经过肿胀、吸收和消退的过程。患者在麻醉状态，重建乳头乳晕大小、位置不精确。

## 五、延期乳头乳晕重建的优缺点

1. 优点

（1）重建乳房已经成活，且肿胀期已经消退，增加重建乳头乳晕的成活率。

（2）患者可以和医生共同探讨新乳头乳晕的大小、位置，患者满意程度高。

（3）患者可以自己选择乳头乳晕重建的时间，可以在完成全部治疗之后，不需要住院。

2. 缺点

（1）需要再次手术的时间和费用，并增加二次手术的痛苦。

（2）乳晕区的皮肤还需要从身体其他部位切取。

# 第六节　重建乳房的修整

乳腺癌根治术后自体组织乳房重建，是通过转移带蒂肌皮瓣或游离皮瓣重新塑造一个新乳房。手术中根据健侧乳房的大小、形态和位置，切除多余的皮肤、脂肪组织，尽可能塑造出与健侧乳房形态相似的新乳房。尽管如此，乳房重建手术 3 个月后，经过转移或移植皮瓣的自我吸收水肿消退，重建乳房的形态可能有所改变，需要再次进行修整。为了达到理想的外形，在第一次手术后再次进行修整是完全必要的。通常在完成化疗、放疗等必要的治疗后进行。乳腺癌根治术后自体组织乳房重建术后修整包括：

一、重建乳房的体积与健侧不对称 我们的经验是，TRAM乳房重建后，当患者体重变化时，重建乳房也会随之增大或缩小。重建乳房增大时，可以通过局部吸脂或手术切除的方法加以纠正。如果因为转移皮瓣局部坏死，重建乳房变小，可行坏死组织清除，伤口愈合后假体植入，增加重建乳房的体积。

二、重建乳房的位置与健侧不对称 由于重建乳房缺乏正常乳房的筋膜和韧带，术后短期内患者需保持卧位，可能导致重建乳房偏外侧，上肢下垂时有压迫或摩擦感。由于重力的原因，可能导致重建乳房略有下移。这些不尽如人意的地方可以通过二次手术修整得到改善。

三、延期乳头乳晕重建对于因各种原因未能完成即刻乳头乳晕重建的患者，可以在转移皮瓣完全成活后的任何时候重建乳头乳晕。

（张学慧）

# 第 16 章　乳腺癌的预后因素

## 第一节　前言

乳腺癌是复杂的全身性疾病，其预后差异很大。通过对各种预后指标的研究来进一步认识该疾病，对指导其合理治疗有重要意义。随着分子生物学的发展，新的检测方法及预后指标层出不穷，有关的文献报道亦很多，对所有预后因子难作逐一赘述，本章仅介绍已经具有和将来很有可能具有临床重要性及实用性的预后因素。

在文献报道的诸多影响预后的因子中，如何判断出其中重要的部分，并应用其指导临床工作，这对于临床医师是十分重要的。显然我们需要一些标准对预后指标进行判断。Bill McGuire[1]定义了理想的预后指标应具有以下条件：① 该因子应具有明确的生物学意义；② 分清楚该研究是试验性的、明确的还是肯定性的；③ 应该有足够大的研究样本；④ 患者人群必须定义明确而无偏移；⑤ 必须在方法学上能够予以证实；⑥ 要有确定的临床截止值；⑦ 研究方法应为可重复性的，便于推广。之后人们又将这些准则进一步发展，认为在预后因子研究的设计和结果的报道上也应有指南予以规范。Altman 和 Lyman[2]描述的对预后因子的研究更像是现代药物的研发过程：预后因子Ⅰ期研究是探索性的，寻找某一指标与该疾病之间的关系；Ⅱ期研究也具有一些探索性质，但开始尝试通过该指标判断预后和对治疗的反应，同时进一步完善研究方法学；Ⅲ期研究则是肯定性的，判断该指标成为有效预后因子的可能。因此，面对文献报道的众多预后指标，我们需要应用循证的方法对其作出判断，将其分级分类，客观分析（表 16-1-1）。

表 16-1-1　应用循证医学原则推荐的预后指标分级原则

| 分级 | 推荐证据类型 |
|---|---|
| Ⅰ | 证据来自多个设计良好的对照研究的 meta一分析：随机试验具有较低的假阳性和假阴性率 |
| Ⅱ | 证据来自至少一个设计良好的对照研究：随机试验具有较低的假阳性和/或假阴性率 |
| Ⅲ | 证据来自设计良好的准试验性研究，例如非随机单组对照研究、队列研究、time 研究或匹配病例对照研究 |
| Ⅳ | 证据来自设计良好的非试验性研究，例如比较性、关联描述和病例研究 |
| Ⅴ | 证据来自病例报道和临床实例 |
| **分类** | **证据分类级别** |
| A | 具有Ⅰ级证据或证据来自多个Ⅱ、Ⅲ或Ⅳ级研究的连贯一致的发现 |
| B | 具有Ⅱ、Ⅲ或Ⅳ级证据，且通常研究结果连贯一致 |
| C | 具有Ⅱ、Ⅲ或Ⅳ级证据，且研究结果不连贯一致 |
| D | 有很少或没有系统的证据 |
| NG | 无分级 |

美国病理学家协会（College of American Pathologists，CAP）总结了当前美国应用的具有证据支持的预后因子，将其进行了分类[3]（表 16－1－2）。

**表 16－1－2　乳腺癌预后因素**

| 预后因子 | 正在临床应用? | 美国病理学家协会评价分级[a] | 证据分级[b] | |
|---|---|---|---|---|
| | | | 预后 | 预测 |
| 淋巴结状况 | 是 | Ⅰ | A | — |
| 前哨淋巴结切除术 | 增加 | Ⅰ | — | — |
| 肿瘤大小 | 是 | Ⅰ | A | — |
| 组织学与核分级 | 是 | Ⅰ | A | — |
| 组织学类型 | 是 | Ⅰ | A | — |
| 增殖： | | | | |
| 有丝分裂计数 | 是 | Ⅰ | B | — |
| MIB－1 | | Ⅱ | B | — |
| S 期细胞百分数 | | Ⅱ | A | — |
| 细胞周期素 CyclinE | | 未评估 | A | — |
| 激素受体： | | | | |
| 雌激素受体 | 是 | Ⅰ | — | A |
| 孕激素受体 | | Ⅰ | — | B |
| uPA/PAI－1 | 是 | 未评估 | A | C |
| 生长因子： | | | | |
| 表皮生长因子受体 | Ⅲ | C | C | |
| c－erB－2（Her－2/neu） | 是 | Ⅱ | — | A |
| p53 | | Ⅱ | C | — |
| 淋巴管或血管浸润 | | Ⅱ | — | — |
| 其他： | | Ⅲ | C，D | — |
| 肿瘤血管生成 | | | | |
| 转移生长因子－α | | | | |
| bcl－2 | | | | |
| pS2 | | | | |
| 组织蛋白酶 D | | | | |

注：a. Ⅰ——证实有价值和临床实用性的因子；Ⅱ——被广泛研究但其临床实用性尚待证实的因子；Ⅲ——其他未充分研究证实由预后价值的因子。

b. 定义参见表 16－1－1。

目前临床实践中原发乳腺癌标准的预后因素如下：

——腋淋巴结情况；

——肿瘤大小；

——组织学分型；

——组织学及核分级；

——肿瘤增殖率指标；

——雌激素和孕激素受体状况（主要用于评价对激素治疗的反应）；

——Her－2基因的扩增与过度表达（主要用于评价对herceptin治疗的反应）。其中Her－2基因虽可作为预后指标用来指导临床实践，但其证据分级属于Ⅱ级，关于其结果还需要大规模随机对照研究加以证实。ER/PR和Her－2除了作为预后指标外，还是重要的预测指标。预后指标和预测指标是有区别的，预后指标反映的是患者的转归，而预测指标则反映肿瘤或其宿主对于特定治疗有无反应。

## 第二节　常用的预后因素

淋巴结情况、肿瘤的大小、组织病理学分型及分级、激素受体状况以及肿瘤细胞增殖率的一些指标是当前已确立的乳腺癌预后指标。

### 一、腋淋巴结情况

腋淋巴结有无转移被视为乳腺癌最重要的预后因素之一。患者的生存期、局部复发和/或远处转移时间以及治疗结果都与腋淋巴结转移的数目有关。天津医科大学附属肿瘤医院腋淋巴结阴性者10年存活率为68%，1～3个阳性者为40.6%，4～7个阳性者为30.4%，8个以上阳性者仅为13.2%，显示阳性淋巴结的数目越多，其预后越差。

常规腋淋巴结清除在提供淋巴结转移数目信息的同时，还可以显示淋巴结转移水平的高低。腋淋巴结转移的位置与预后也有关，转移的水平越高，预后越差：仅有第Ⅰ水平淋巴结转移时，5年生存率为65.2%，第Ⅱ水平有淋巴结转移时为44.9%，第Ⅲ水平有淋巴结转移时仅为28.4%[4]。腋淋巴结转移的数目与水平，由于腋淋巴结还存在一部分跳跃式转移的情况，二者谁能够更好地反映预后尚有争论。目前普遍认为，淋巴结转移数目的信息对于预后评估更有作用，而转移的水平则与手术范围关系密切，因此应详细记录每一水平转移淋巴结数和清除的淋巴结总数，以作为评价腋淋巴结状态预后指标。天津医科大学附属肿瘤医院在淋巴结的检查和取材时将其分为五组：外侧组淋巴结位于胸小肌外侧，即第Ⅰ水平；后组淋巴结位于胸小肌后，即第Ⅱ水平；锁下组位于胸小肌内侧，即第Ⅲ水平；腋尖淋巴结（apex axillary node）为腋静脉入口周围的淋巴结和软组织，作为最高水平的腋淋巴结；肌间淋巴结（Rotter's node）位于胸大、小肌之间。腋尖淋巴结和肌间淋巴结于术中标记，单独送检病理，其余淋巴结由病理医生分组、解剖，行常规组织病理检查。天津医科大学肿瘤医院总结了1988年1月～1992年12月期间收治的女性原发乳腺癌2 021例，其中1 502例行全腋清除术且资料完整。1 502例中，淋巴结阳性者814例，其中只有腋尖淋巴结转移者4例，只有第Ⅲ水平转移者3例，该7例中淋巴结转移数均为为1个，10年生存率为100%。在充分控制区域淋巴结转移癌的前提下，腋淋巴结清除的范围至少应到第Ⅱ水平，切除淋巴结数目不得少于10个。

为了减少常规腋清除手术的并发症，同时提供相同的预后信息，乳腺癌前哨淋巴结活检（sentinel lymph node biopsy，SLNB）在临床正逐步开展。前哨淋巴结活检的方法包括三种：放射性核素作为示踪剂，γ计数器探测定位；蓝色染料作为示踪剂，显像后解剖蓝染淋巴管和淋巴结；同时运用放射性核素和蓝色染料作为示踪剂，两种方法结合应用。由于检测到的前哨淋巴结数目有限（通常为1～2个，个别者3个），对这些淋巴结进行更为详尽的病理检查有了可能。通过对前哨淋巴结作连续切片、免疫组化染色以及分子生物学检测（如RT－PCR检测）等方法，提高了微转移癌的检出率，从而能够对原淋巴结阴性患者重新分期。通常将淋巴结转移灶直径小于2mm者定义为微转移灶，淋巴结微转移癌的临床意义目前尚无定论。一些回顾性研究发现具有孤立前哨淋巴结微转移癌的患者预后与淋巴结阴性者无差别，而其他一些研究则认为有淋巴结微转移癌的患者预后差。SLNB能否作为证据分级中的A类证据来指导临床，还需等待目前正在进行的3个前瞻性临床研究，分别为NSABP B-31，美国外科医师学会肿瘤分会（ACOSOG）主持的ACSOG Z10和ACSOG Z11。总之，SLNB作为新技术可以帮助我们对早期乳腺癌作出适度的治疗[5]。

## 二、肿瘤大小

继淋巴结情况之后，肿瘤大小也是乳腺癌一个重要的预后因素，特别是对于淋巴结阴性的患者更有预后意义。许多研究分析了肿瘤大小与生存期的关系，表明肿瘤复发率随肿瘤体积增大而增加。肿块小于2cm的未经系统治疗患者，随访30年，其远处转移率为25%，肿块为2～2.9cm者增加至35%，肿块3～3.9cm者为45%，肿块4～4.9cm者大于50%。但对于非常大的肿瘤（大于5cm），其预后要略好于直径3～4.9cm者，可能是因为这些生长很大而无淋巴结转移的肿瘤发生远处转移的能力要低一些。

综合考虑了肿瘤大小和淋巴结情况后，更利于我们了解乳腺癌的自然病程（表16-2-1，表16-2-2）。为了明确界定哪些患者可以不需化疗就可治愈，一些研究将重点放在那些淋巴结阴性且肿瘤较小的患者中。Sloan-Kettering纪念癌症中心得到的结果表明原发肿瘤小于1cm的患者20年复发率为12%。NSABP得到的结果表明肿瘤小于1cm患者的远处转移率约为10%。甚至在那些具有较好预后因素的患者中（淋巴结阴性、绝经后、ER表达），许多研究都表明辅助性化疗能够使其获益。最近NSABP回顾性分析了10 000多例患者，其中1 259例肿瘤小于1cm，结果显示化疗可以提高其生存率。

**表16-2-1　不同肿瘤大小淋巴结阳性患者的5年生存率**

| 肿瘤大小（cm） | 淋巴结情况 | | |
|---|---|---|---|
| | 阴性 | 1～3个阳性 | ≥4个阳性 |
| <2 | 96.3 | 87.4 | 66.0 |
| 2～5 | 89.4 | 79.9 | 58.7 |
| >5 | 82.2 | 73.0 | 45.5 |

肿瘤大小的评估对于乳腺癌的治疗非常重要，它属于预后指标证据分级中的A类证据。对于一定肿瘤大小的患者，如小于1cm者等，为了更加准确判断预后，其他一些因素就应予以考虑评估。

**表16-2-2　不同肿瘤大小淋巴结阴性患者的5年生存率**

| 肿瘤大小（cm） | 例数 | 5年生存率（%） |
|---|---|---|
| <0.5 | 269 | 99.2 |
| 0.5～0.9 | 791 | 98.3 |
| 1.0～1.9 | 4 668 | 92.3 |
| 2.0～2.9 | 4 010 | 90.6 |
| 3.0～3.9 | 2 072 | 86.2 |
| 4.0～4.9 | 845 | 84.6 |
| >5.0 | 809 | 82.2 |

## 三、肿瘤的组织学及核分级

原发乳腺癌肿瘤细胞的组织学与核分级已证实与预后有明显的关系。但由于在分级评估过程中存在着一些主观的成分，所以乳腺癌分级的可重复性还不够理想，即在不同观察者之间存在不一致性。目前存在着多种分级方法，这也影响了其作为有效预后指标的应用。但在单一机构中由富有经验的病理医生作出的分级结果对预后具有很好的指导意义。当前最为广泛应用的乳腺癌分级方法有两种：Scarff-Bloom-Richardson（SBR）分级法和 Fisher 核分级法，并且对其不断改进。

SBR 分级法主要依据为：① 组织结构的分化程度，也就是根据整个切片内腺管的形成而打分，1 分即腺管的量大于 75%，2 分腺管的量为 10%～75%，3 分为少于 10%；② 核的多型性，根据整个切片内核的异型情况而定，1 分为核规则或形态正常，3 分为核显著不规则或变形，2 分为介于两者之间；③ 核分裂，即在 400 倍高倍视野下观察，如果每个高倍视野下分裂象为 1 个或以下为 1 分，2 个为 2 分，3 个以上为 3 分。根据以上的标准对每个切片作评价，三者相加之积分 3～5 分为Ⅰ级（分化好），6～7 分为Ⅱ级（中度分化），8～9 分为Ⅲ级（分化差）。之后 Elston 和 Ellis 将 SBR 分级法作了改进，即改良 SBR 分级法（MSBR），也叫 Nottingham 分级法（NCHG）。

Fisher 核分级法评价核分级，同时也根据腺管的形成有无进行分级。核分级包括核大小和形状、核仁、染色质以及有丝分裂细胞数。随访了 8 年，核分级好的患者生存率为 86%，而最差分级者仅为 64%。可见通过指南规范而重复性理想的标准分级系统可以作为有效的预后评价指标。

一些研究还分析了其他的组织学特征，如有无广泛的导管内癌成分、淋巴管或血管浸润、肿瘤坏死、肿瘤间质中淋巴细胞浸润等，这些因素与临床预后有关，但作为评价预后的因素尚需循证医学证据证实。

目前作为最广泛应用的 MSBR（即 NCHG）本身就是 Nottingham 预后指标系统的一部分。美国病理学家协会（CAP）推荐所有浸润性乳腺癌（髓样癌除外）都要进行分级。而 NCHG 分级法是一个很好的选择，最新的文献也证实了 NCHG 可以作为一个独立的预后因素。基于循证医学研究的基础，组织学分级和 NCHG 属于预后指标证据分级中的 A 类证据。

## 四、病理组织学分型

乳腺癌的组织学类型也是影响预后的重要因素之一，不同的组织学类型预后不同。天津医科大学附属肿瘤医院乳腺病理科对各种病理分型的预后做了总结，非浸润性癌预后最好，早期浸润性癌次之，浸润性特殊型癌尚可，浸润性非特殊型癌则差，其 10 年生存率依次为 83.8%、78.0%、62.8%、39.5%。特殊型癌中，小管癌、髓样癌伴大量淋巴细胞浸润、黏液癌及乳头状癌患者 10 年生存率均较高，依次为 100%、69.4%、67.5% 及 63.6%。非特殊型癌中，以浸润性小叶癌及硬癌的预后为最差，其 10 年生存率仅为 34.7%及 35.9%（详见表 16-2-3）。乳腺癌的组织学类型亦推荐作为预后指标证据分级中的 A 类证据。

表 16-2-3 不同病理组织学分型患者的 10 年生存率

| 病理组织学分型 | 乳腺癌中所占比例（%） | 10 年生存率（%） |
| --- | --- | --- |
| 乳腺非浸润性癌 | | |
| 导管内癌 | 3.66 | 83.7 |
| 小叶原位癌 | 0.21 | 100 |
| 乳头佩吉特病 | 1.43 | |
| 乳腺早期浸润性癌 | | |
| 导管癌早期浸润 | 1.68 | 80.0 |
| 小叶癌早期浸润 | 0.39 | 77.7 |
| 乳腺浸润性特殊型癌 | | |
| 乳头状癌 | 1.18 | 63.6 |
| 髓样癌伴淋巴细胞浸润 | 3.66 | 69.4 |
| 小管癌（高分化腺癌） | 0.59 | 100 |
| 腺样囊性癌 | 0.48 | 56.2 |
| 黏液腺癌 | 2.82 | 67.5 |
| 鳞状细胞癌 | 0.25 | 66.7 |
| 乳腺浸润性非特殊型癌 | | |
| 浸润性小叶癌 | 2.14 | 34.7 |
| 浸润性导管癌 | 11.01 | 52.3 |
| 硬癌 | 6.39 | 35.9 |
| 髓样癌 | 9.87 | 44.1 |
| 单纯癌 | 49.2 | 36.1 |
| 腺癌 | 3.69 | 56.0 |
| 大汗腺癌 | 0.96 | 40.7 |

注：病理组织学分型采用 1999 年中国抗癌协会编《新编常见恶性肿瘤诊治规范》乳腺癌分册中的乳腺癌组织学分类（简称《新规范》分类）。

## 五、肿瘤增殖率指标

癌细胞具有分裂和复制的能力是肿瘤不断生长的基础。现有许多指标可以用来评估肿瘤细胞增殖率：有丝分裂指数（MI），胸腺嘧啶标记指数（TLI），S 期细胞百分数（SPF）的流式细胞分析，BrdU Index，免疫组化法应用抗体标记的各种细胞周期特异性抗原（如 Ki-67/MIB-1，Ki-S5，Ki-S11），增殖细胞核抗原（PCNA），拓扑异构酶Ⅱα（Ki-S1），各种细胞周期素（cyclins）和分裂激素（mitosin）。其中 MI、SPF 和 Ki-67/MIB-1 最具代表性，而最近对 cyclins 的预后意义的研究逐渐开展[6~9]。

### （一）有丝分裂指数（mitotic index，MI）

光学显微镜下对常规组织切片中的有丝分裂计数是最早的评价预测肿瘤生物学行为的一种方法。通常指每高倍视野中有丝分裂相的数量。研究已表明 MI 能为我们提供有价值的预后信息。高有丝分裂计数患者的复发率将增加 1.5 至 3 倍。Nottingham 预后指标和多因素预后指标系统中都包括有丝分裂指数作为一项预后因素。尽管有丝分裂指数的可重复性还有待提高，其计数方法以及高或低 MI 的定义仍有待统一，但其仍是一个评价肿瘤细胞增殖率简单而又实用的方法。

**（二）胸腺嘧啶标记指数（thymidine labeling index）**

胸腺嘧啶是 DNA 合成的原料。将氚标记的胸腺嘧啶与新鲜肿瘤组织混合孵育，之后再放射自显影，计算胸腺嘧啶标记的细胞百分比，即为胸腺嘧啶标记指数。该指数可以反映出进入细胞周期 M 期及 S 期的细胞量。文献报道一致认为胸腺嘧啶标记指数是患者能否长期无瘤生存的预后指标，且不受肿瘤的临床病理学性质的影响。高 TLI 患者复发的相对危险度大约是低 TLI 者的 2 倍。但 TLI 检测法尚未推广作为常规，主要由于其只能应用于新鲜标本，且操作烦琐。

**（三）S 期细胞百分数（S-phase fraction，SPF）**

S 期细胞百分数是标本中处于细胞周期 S 期细胞的比例。通常应用流式细胞分析仪测定 SPF，并且在新鲜标本和石蜡标本中均能对其测定，因此可以较广泛地应用。

流式细胞分析作为测定肿瘤细胞肿瘤增殖指数的一种简单的方法，除了可以测定 S 期细胞所占比例外，还能测量细胞的 DNA 含量。肿瘤细胞如果具有和正常细胞相同的 DNA 含量，称之为二倍体，如其 DNA 含量多于或少于正常细胞，即为异倍体。DNA 倍体也可用于乳腺癌预后的评估。文献报道乳腺癌中各种类型的异倍体 DNA 的发生率为 44%～92%。以二倍体 DNA 为主的肿瘤倾向于低度恶性，且 ER 和 PR 多为阳性；异倍体为主的肿瘤多表现为分级较高而激素受体阴性。关于 DNA 倍体的预后意义，目前认为它尚不能单独作为一个强的肿瘤增殖率指标，需联合 S 期细胞百分数进行评估。

作为预后指标，已有足够证据证实 S 期细胞百分数与预后密切相关。无论有无淋巴结转移，SPF 越高，预后越差。低 SPF 患者 5 年生存率可达 90%，而在高 SPF 者中为 70%。因此有人认为 SPF≥10%者应予重视，需全身辅助化疗，SPF＜10%者可不予化疗，定期随访。在一项针对淋巴结阴性患者的前瞻性临床试验中（intergroup trial 0102），评价了肿瘤大小、受体状态和 SPF 指标，对具有低度危险性的淋巴结阴性患者（肿瘤＜2cm，受体阳性，低 SPF）不予辅助化疗，结果表明虽未经辅助化疗，这部分患者预后很好，进而验证了这些指标的预后意义。

此外，高 SPF 亦与其他一些负性预后指标紧密相关。Wenger 等对127 000例患者进行分析，报道了 SPF 与 DNA 倍体、激素受体状态、阳性淋巴结数目、肿瘤大小以及年龄有关。

但是，将 SPF 作为判断预后的指标应用于临床尚受一些条件限制，主要是缺乏统一标准和质量控制。另外费用和设备均限制了其临床的广泛应用。

**（四）Ki－67/MIB－1**

Ki－67 是一种表达在细胞周期 $G_1$、S、M、$G_2$ 期的核蛋白，被认为是整个细胞周期中衡量生长增殖分数的一个较准确指标，并且应用最多。由 Ki－67 抗体检测到的这些蛋白的功能尚未完全知晓，但我们知道该基因（MKI67）位于染色体 10q25 上。最初的抗体只能用于检测新鲜的或冰冻的标本，新型的抗体 MIB－1（一种新的抗 Ki－67 重组体的抗体）可用于检测石蜡切片标本。肿瘤细胞增殖率的高低是需要精确区分的，其评估通常是定量的而非半定量，因此需要计数细胞核有 Ki－67 或 MIB－1 染色的细胞比例。

Ki－67/MIB－1 已被多项研究证实具有预后价值，由这种方法检测到的高细胞增殖率提示临床预后差。Brown 等研究了 673 例患者，平均随访 52 个月，通过多因分析发现高 Ki－

67 提示更短的 DFS。高 Ki-67 还与肿瘤大小、淋巴结受累、组织学类型和脉管侵犯等不良预后因素正相关，与激素受体状况负相关。该检测方法还具有价格低廉、易于操作以及对 S、$G_2$ 和 M 期细胞有相对特异性等优点。但如将 Ki-67/MIB-1 常规地应用于临床还需要更深入研究。

总之，肿瘤增殖分数是十分有用的预后指标。SPF 用于冰冻标本被证实为最有效的技术之一，可以作为预后指标证据分级中的 A 类证据。MI 和 Ki-67/MIB-1 尚未完全得以证实，但由于其可以应用于石蜡标本，因此推荐作为预后指标证据分级中的 B 类证据。

肿瘤增殖率指标也可能是非常有用的评价化疗反应的指标，因为大多数化疗药物都以 DNA 复制为靶目标的。Remvikos 等报道了高 SPF 患者对新辅助化疗的肿瘤反应性高。但在另一个以淋巴结阴性患者为对象的研究中，高 SPF 对 CMF 方案的辅助化疗未证明有预测价值。而在最近的两个随机性前瞻研究中，肿瘤增殖率指标又被证实在淋巴结阴性患者中有预测辅助化疗反应的作用。因此，肿瘤增殖率指标预测化疗反应的作用尚有争议，为证据分级中的 C 类证据。

**（五）其他肿瘤增殖率指标：细胞周期素（cyclins）**

每一个细胞周期都由相应的细胞周期素和细胞周期素依赖激酶复合物调控。最新的报道认为细胞周期素或许在预后评估中发挥作用。在一项最近的研究中，256 例原发乳腺癌患者中 Westen blot 分析有 Cyclin E 高水平表达者预后显著较差。但是该研究中的部分患者接受了辅助化疗，未经化疗的结果还不清楚。在另外一个对淋巴结阴性者的研究中，Cyclin E/B 在忽略了 Ki-67 之后可以作为独立的预后指标。因而细胞周期素的过表达会增加远处转移的可能，但患者的生存与肿瘤增殖率联系更为紧密。目前关于细胞周期素临床应用的研究证据还很有限，细胞周期素还只能作为一个重要的生物学因子，需要更多的证据来确定它的预后意义。

## 六、雌激素和孕激素受体状况

雌激素受体（ER）和孕激素受体（PR）在乳腺癌临床应用中的意义已经得到充分证实。其主要作用是决定着哪些患者需要内分泌治疗，而对预后的判断作用则相对前者要弱一些[10]。

20 世纪 60 年代末至 70 年代初，许多研究者发现了 ER 状况对乳腺癌的激素治疗效果有预测意义。其中最具代表性的是 1971 年 Elwood Jensen 和 William McGuire 的研究，他们指出雌激素与 ER 结合为复合体后可以转向核内，引起基因的转录，刺激 DNA 形成新的蛋白合成，使细胞增殖，其中包括 PR 的合成。PR 是在雌激素作用下完成的，PR 的存在也说明雌激素及 ER 作用机制的完全。ER、PR 调节正常乳腺细胞的生长、分化。之后大量设计良好的对照研究证实了这一时期的观察结果。随后 30 多年的研究中得出结论，ER 阳性患者中有 50%～60%可以从一线的激素治疗中获益，而在 ER 阴性患者中只有 5%～10%（其受益很可能是由于检测的假阴性造成的）；ER 阳性者对二线的药物治疗及其他内分泌治疗措施的临床获益率仍可以达到 20%～30%，而 ER 阴性患者几乎对二线的治疗无效。

晚期乳腺癌患者转移灶受体的状态与原发灶并非总是保持一致，约 10%～20%的患者原发灶 ER 阳性而转移灶 ER 阴性。因此在其治疗中转移灶受体的状态更有意义。而真正 ER 阴性的原发肿瘤其转移灶中很少有 ER 表达。

ER 水平的高低与治疗反应率也有关（表 16-2-4）。而内分泌治疗需要通过哪些有功能的 ER 发挥作用，如何解释部分 ER 阳性患者对治疗无效，需要另一个指标来对其评估，而不是仅仅检测 ER 的水平高低。由于 PR 的合成受 ER 的调控，因此 PR 表达可能作为更加敏感的指标，一些大型的临床研究结果支持这一观点（表 16-2-4～表 16-2-6）。尽管 ER 与 PR 相互联系，但 PR 并不能独立于 ER 而提供独立的信息。

有一小部分肿瘤 ER 阴性而 PR 阳性，约占所有乳腺癌的 5%。这种现象可能是由于 ER 结果的假阴性或是存在独立于 ER 的 PR 表达途径。但是这部分肿瘤对激素治疗的反应率与 ER 阳性肿瘤并无太大不同，也有一些证据认为它们的预后稍差。

**表 16-2-4　雌激素受体水平与晚期乳腺癌内分泌治疗临床获益的关系**

| ER 水平（fmol/mg） | 例数 | 反应率 |
|---|---|---|
| <3.0 | 22 | 5% |
| 3.0～10.0 | 76 | 18% |
| 10.1～30.0 | 219 | 37% |
| 30.1～300.0 | 63 | 78% |
| >300.0 | 35 | 77% |
| 总数 | 415 | |

**表 16-2-5　孕激素受体水平与晚期乳腺癌内分泌治疗临床获益的关系**

| PR 水平 | 例数 | 反应率 | 治疗失败时间 |
|---|---|---|---|
| 阴性 | 69 | 46% | 5 月 |
| 中 | 78 | 55% | 7 月 |
| 高 | 57 | 70% | 10 月 |
| 总数 | 204 | | |

**表 16-2-6　ER 水平与辅助性应用他莫昔芬 5 年后复发及死亡率降低的关系**

| | 减少复发率 | 减少死亡率 |
|---|---|---|
| ER+（10～100fmol/mg） | 36%（±8） | 27%（±10） |
| ER++（>100fmol/mg） | 49%（±10） | 45%（±12） |

雌激素受体除了在临床上作为判断内分泌治疗效果的预测指标外，还可以作为判断预后的指标。ER 阳性的患者，手术后不接受任何的全身治疗，其 5 年复发率比相应的 ER 阴性患者低 5%～10%。ER 是一个时间依赖性的指标，随着随访时间的延长，其判断预后的重要性逐渐减弱。ER 更像是显示增殖率的指标，而不是判断潜在转移可能的指标。ER 本身作为一个预后因子，它还与其他一些预后因子相联系：ER 阳性的肿瘤更多见于老年人，组织学上分化更好，分裂细胞的比例更低，且多为二倍体，乳腺癌相关基因的突变、缺失或扩增更少见，例如 Tp53，Her-2/neu 或表皮生长因子受体等。ER 的表达与种族亦有关，白人和亚洲人 ER 阳性表达高于黑人和拉丁美洲人。男性乳腺癌的 ER 阳性表达高于女性，钼靶检查发现的乳腺癌 ER 阳性表达高于临床发现者。绝经后激素替代治疗的应用也会增加乳腺癌中 ER 阳性表达。ER 状况也可以初步预测远处转移的部位，其原理仍不清楚，ER 阳性者更容易最先发生骨骼、软组织和生殖性器官转移，而 ER 阴性者更多见脑转移和肝转移。

综上所述，由于 ER 与更多好的生物学因素相联系，从而也可以解释为何 ER 阳性者预后好。

PR 作为判断预后指标的作用尚不明了，一部分证据支持，一部分反对。与 ER 不同，PR 阳性更多见于年轻或绝经前妇女，可能是由于更多雌激素刺激的结果。PR 目前仍是一个较弱的预后因子，主要是由于缺乏更广泛的研究。

现在已经知道 ER 有两个基因：ERα（基因符号 ESR1）位于染色体 6q25，ERβ（基因符号 ESR2）位于染色体 14q22－24。肿瘤细胞发生反应是两个 ER 蛋白体及其异构体、辅活化物和辅抑制物共同介导的信号传导途径联合相互作用的结果。大部分研究工作均关注于 ERα，尽管临床检测手段早已可以检测两个蛋白。ERβ 特异性的作用目前知道得很少，还有更细致的工作要做。

总之，ER 是预后指标证据分级中的 B 类证据指标和预测内分泌治疗反应的 A 类预测证据指标。以后对其研究将集中在和其他因子（如 Her－2、EGFR 等）协同作用途径的研究。

## 七、生长因子受体

Erb－B（Her）受体家族属于Ⅰ型生长因子受体，其包括 4 个跨膜酪氨酸激酶：Erb－B1（Her－1）、Erb－B2（Her－2）、Erb－B3（Her－3）和 Erb－B4（Her－4）。Erb－B1、Erb－B3 和 Erb－B4 的膜外结构可以与一组特异性配体相互作用，而 Erb－B2 受体尚未发现相应的配体。但是，Erb－B2 可以被其他任一 Erb－B 受体配体反应所激活。当配体与 Erb－B1、Erb－B3 或 Erb－B4 结合后，Erb－B2 优先变为一个异二聚体复合物，随后其中的 Erb－B2 激酶就可以调节受体内摄并延长细胞内信号转导[11,12]。

### （一）表皮生长因子受体（epidermal growth factor receptor，EGFR）

EGFR 是Ⅰ型跨膜酪氨酸激酶生长因子受体，定位于细胞膜，编码分子量 170kb，是一个跨膜糖蛋白。其在许多人类实体肿瘤中有表达或过度表达，其异常表达促进了肿瘤的形成和发展。EGFR 基因又称 Erb－B1 或 HER－1 基因，定位于 7p11～13，产生 5.8～10kb 的 mRNA，其蛋白产物即 EGFR。EGFR 的膜外部分与各种配体结合后，激活 EGFR 的酪氨酸激酶功能，EGFR 膜内部分的酪氨酸残基磷酸化，介导细胞内信号传导，调节细胞增殖。

EGFR 在正常导管上皮和其他正常组织中表达低，而 35%～60%的人类乳腺癌细胞有表达。一些研究对 EGFR 的预后意义进行了分析，多数研究均显示 EGFR 高表达组的预后明显差于低表达组，单因素分析表明 DFS 和总生存期亦低。一些报道认为 EGFR 与激素受体的表达负相关，受体阴性，EGFR 阳性。由于缺乏多因素的综合研究，因此 EGFR 尚属于预后指标证据分级中的 C 类证据指标。

针对 EGFR 的靶向生物治疗的临床试验正在进行中。一些单克隆抗体和小分子化合物已经研发出来，并在转移的乳腺癌女性中进行临床前期研究。这些靶向药物单独或联合内分泌治疗应用如果被证实有效，则很有可能成为乳腺癌治疗的一个新突破。

### （二）Her－2/neu

原癌基因 Erb－B2（Her－2/neu，c－erb－B2）定位于染色体 17q21，转录 4.8 kbm RNA，翻译成 185 kb 的糖蛋白（即 P185，其为 185 kb 的跨膜酪氨酸激酶生长因子受体）。在 10%～34%的乳腺癌中有 Erb－B2 基因的扩增和 Erb－B2 蛋白的过度表达，而在正常的乳腺细胞中 Erb－B2 蛋白为低表达。目前发现在高分化的导管原位癌中更多见 Erb－B2 的高表达。

在淋巴结有转移的乳腺癌和晚期乳腺癌中，Her－2 的过度表达提示预后差，这已为许多研究所证实。最近的研究表明 Her－2 在淋巴结阴性的乳腺癌患者中亦有重要的预后意义。Her－2 基因的扩增可以通过 DNA 印迹法或荧光原位分子杂交（FISH）检测。

一些研究报道 Her－2 过度表达提示对 CMF 方案化疗不敏感，而对含蒽环类药物的化疗效果更好。1994 年，Muss 等首次报道了 Her－2 基因扩增或蛋白过度表达的患者对含有 doxorubicin 化疗方案效果好；NSABP B－11 研究也证实，对于 Her－2 阳性组患者，含 doxorubicin 的化疗能提高 DFS 和 OS，其中 DFS 具有统计学意义。

最近的研究又报道 Her－2 过度表达的患者对内分泌治疗反应差，特别是对三苯氧胺容易产生耐药。而另外的一些研究却并不支持以上结果。不同研究结果产生偏差的主要原因是 Her－2 的检测缺乏统一的标准。最新的研究认为只有当肿瘤中 Her－2 和 AIB1 均高表达时，才会对三苯氧胺产生耐药，这就提示在 ER 和 EGFR－Her－2 两个耐药途径中间彼此存在着干扰。临床结果可以通过大规模的随机对照研究去证实。

目前，Her－2 仍主要作为评价对单克隆抗体治疗（曲妥珠单抗，trastuzumad）反应的指标，是预后指标证据分级中 A 类预测证据指标。

## 八、纤维蛋白溶酶原激活因子和抑制因子

在乳腺癌众多生物学标记物中，uPA 系统中的分子标记物可能是仅次于激素受体而被广泛深入研究的了，是一个极具前景的预后/预测指标。uPA（尿激酶型纤维蛋白溶酶原激活因子）是一种丝氨酸蛋白激酶，能使纤维蛋白酶原转化为纤维蛋白溶解酶，从而降解细胞外基质中各种成分，因此被认为促进乳腺癌以及其他癌症的生长、浸润和转移[13]。

uPA 系统中还包括尿激酶受体、uPAR 及其抑制物、PAI－1 及 PAI－2。uPAR 是一种糖基化的细胞表面蛋白，由三个结构域组成，存在于肿瘤间质的巨噬细胞和肿瘤细胞中，在血浆和肿瘤的提取液中，其以可溶性的 suPAR 形式或一至两个结构域组成的片断存在。PAI－1 和 PAI－2 是纤维蛋白溶酶原激活抑制因子。PAI－1 是主要的抑制因子，调控 uPA 可 tPA 的活性，其存在着多种构象，因此其不同的抗原表位比较容易为相应抗体检测到。PAI－2 在正常的血浆中检测不到，妊娠后水平增加，在肿瘤提取液和癌症患者的血浆中可以检测得到。

许多研究在测定 uPA 和 PAI－1 时需要新鲜的冰冻标本，而就像激素受体检测发展过程一样，uPA 和 PAI－1 的检测需要标准化。IHC 方法检测的结果基本上与 ELISA 方法一致，但后者更为准确。欧洲癌症研究和治疗组织（EORTC）下属的协调机构（受体及生物标记研究组）已经对 uPA 和 PAI－1 的测定进行了质控和标准化的研究，指出“在不同条件下，其结果显示为一条严格的可重复曲线，表明这是一项重复性好且可靠的指标”，但在多中心的研究中需使用相同的 ELISA 试剂盒。

大多数回顾性分析 uPA 系统预后意义的研究应用了 ELISA 方法，尽管具体的方法不尽相同，但多数结果表明 uPA 和/或 PAI－1 高水平表达者 DFS 和 OS 降低。集合分析了 17 个不同研究中8 377例乳腺癌患者证实了以上结果[14]。

德国 Chemo N0 研究组开展了一项前瞻性随机研究，选取肿瘤 1～5cm，淋巴结阴性患者，验证高水平 uPA 或 PAI－1 的预后价值，并判断这种高危患者能否从 CMF 方案化疗中获益。低危患者（uPA＜3ng/mg，PAI－1＜14 ng/mg）予以观察，高危患者随机分为观察组和 6 周期 CMF 化疗组。中间临时结果分析低危组 3 年复发率为 7％，高危观察组为 15％。CMF 化疗可降低 40％的复发率（没有统计学意义）。考虑到高危患者的不良预后，在研究患者人数在 689 例时（原计划 900 例）终止了研究，建议其行辅助化疗。因此 uPA 和 PAI－

1 指标对于淋巴结阴性患者更有意义。

uPA 和 PAI-1 共同作为预后指标证据分级中的 A 类证据指标，同时建议其检测应使用标准的 ELISA 试剂盒（如美国的 Diagnostica 等）。

还有一些研究进一步分析了 uPA 等的预测价值，观察其对某种治疗有无反应。Foekens 等研究 235 例乳腺癌复发患者，均为他莫昔芬初治，发现 uPA 高表达者对他莫昔芬治疗反应差。Pierga 等研究了 PAI-1 与 FAC 或 FEC 新辅助化疗的关系，虽然得到了阴性结果，但由于样本太小（n=29）而缺乏说服力。2002 年 Harbeck 等发表文章，回顾性分析 3 424 例乳腺癌患者，发现 uPA 和/或 PAI-1 高水平表达者从辅助性化疗中获益更大。由 EORTC 资助的一项最新研究将进一步探讨 uPA、PAI-1 和 Her-2/neu 的预后和预测价值，将使用蒽环类药物化疗的患者分为联合与不联合紫杉类化疗两组来研究。因此，关于 uPA 等预测意义的证据尚在探索中，在证据分级中仍属于 C 类证据指标。

## 九、调节细胞周期和细胞死亡的指标

### （一）抑癌基因 p53

p53 基因定位于 17p13，编码 53kd 的核磷酸蛋白，其在细胞周期的调控中发挥重要作用。Lee 和 Bernstein 指出野生型 p53 是“基因组的保护者”，可阻止 DNA 发生损伤的细胞增殖。p53 是一种核转录控制因子，可以上调抑制生长和/或侵袭的基因。功能性 p53 蛋白表达的缺失或磷酸化将减少生长抑制基因的表达。p53 基因的变异是许多恶性肿瘤中常见的基因改变，大约在 1/3 的乳腺癌中有 p53 基因突变[15]。

p53 基因的过度表达和/或突变的检测方法有 IHC 和 SSCP，最常用的是 IHC。野生型 p53 蛋白半衰期短，不能被 IHC 检测到，而突变型 p53 的半衰期长，较稳定，可用 IHC 检测到。

p53 的预后价值由于受很多因素的影响而存在争议，多数学者认为 p53 基因突变或蛋白过度表达与患者较低的 DFS 和 OS 相关。目前，p53 还只是作为预后指标证据分级中的 C 类证据指标。

p53 的预测价值同样不能肯定。一些研究认为 p53 可以预测对 CMF 方案化疗的反应，但并不是所有研究都得到这样的结果。Thor 等报道了 p53 和 c-erb-B2 过度表达者在大剂量 CAF 方案化疗后生存期提高。总之，由于缺乏统一的较好的评估 p53 的方法学、其预测结果存在矛盾或预测性不强以及存在着许多其他更有用的预后/预测标记物，因此在临床中应用 p53 的研究兴趣逐渐减少了。

### （二）Bcl-2 家族

一系列 Bcl-2 家族成员，如 Bcl-2、BAX、BAD 和 Bcl-2L1（也叫做 Bcl-XS 和 Bcl-XL），形成异源二聚体或同型二聚体，协同发挥抑制细胞凋亡作用。Bcl-2 是一种线粒体膜蛋白，可以阻断一些细胞的凋亡。

在乳腺癌中，Bcl-2 的表达受 ER 调控。Bcl-2 也作为乳腺癌患者预后较好的一种标记物。Daidone 等领导了一项大的回顾分析，包括5 000例不同类型的患者。研究发现对于无全身治疗的早期乳腺癌患者 Bcl-2 的预后价值为弱阳性，而经多变量分析后则没有预后意义。而对接受内分泌治疗或化疗的患者，约 1/3 的研究表明 Bcl-2 过度表达提示预后较好，尽管联系很微弱，但却十分重要。对放射治疗后的患者，Bcl-2 低水平表达和/或 BAX（Bcl-2 的前细胞凋亡拮抗物）高水平表达提示更长的局部无病生存时间。

与 Bcl-2 相比，Bcl-2 家族其他成员的预后/预测作用所知就更少了。考虑到该家族基因和蛋白表达的复杂性，可能是它们之间彼此的比例，而非绝对水平的高低，决定了其预后作用，这还有待研究。由于这些基因还在研究中，所以仍属于预后指标证据分级中的 C 类证据指标[16]。

## 十、其他预后因子

还有很多生物学标记物正在研究中，评估其将来应用于临床的可能性。这些标记物有：①与增殖有关的一些因子，如增殖细胞核抗原（proliferating cell nuclear antigen，PCNA）和核分裂激素（mitosin）等；②雌激素调节蛋白，如 pS2 和一系列热休克蛋白（heat shock protein，HSP）等；③与侵袭有关的因子，如组织蛋白酶 D（Cathepsin D）等；④与血管生成有关的因子，如 VEGF、b－FGF 等，以及抑制因子，如血管抑制素（angiostatin）、内皮抑素（endostatin）、白介素 12（IL－12）、血小板反应素－1（thrombospondin－1，TSP－1）、血小板因子 4（PF－4）及金属蛋白酶抑制因子（TIMP－1）等。此外还有众多其他的癌基因及抑癌基因，它们对乳腺癌的预后价值尚待研究。目前，关于以上标记物的研究和综述很多，但要将其应用于临床还有一段路要走。

# 第三节　小结

许多乳腺癌的预后和预测指标一部分已应用于临床，对于寻找和确定新的预后/预测指标我们仍抱着极大的热情。有一点值得指出，预后/预测指标应符合已故的 William L. McGuire 医生于 20 世纪 90 年代初提出的严格的标准，才能应用于临床实践。目前国内外越来越多地采用证据分级（levels of evidence）来衡量某预后指标的价值。已经确立的预后指标有：腋淋巴结状况、肿瘤大小、组织学病理学分型、组织学分级及核分级、肿瘤增殖率指标以及雌激素和孕激素受体状况。而一些分子和生物学标记物，如 p53、Cathepsin D 及血管生成因子等，虽已为大家公认为乳腺癌的预后因素，但仍需结合更为严密的分析方法，并在前瞻性的临床试验中加以验证。

（孙敬岩　只向成）

## 参考文献

1. McGuire WL. Breast cancer prognostic factors：evaluation guidelines. J Natl Cancer Inst，1991，83：154-155.
2. Altman DG，Lyman GH. Methodological challenges in the evaluation of prognostic factors in breast cancer. Breast Cancer Res Treat，1998，52：289-303.
3. Hammond ME，Fitzgibbons PL，Compton CC，et al. College of American Pathologists Conference XXXV：solid tumor prognostic factors-which，how and so what? Summary Document and recommendations for implementation. Cancer Committee and Conference Participants. Arch Pathol Lab Med，2000，124：958-965.
4. Giuseppe Canavese，Alessandra Catturich，Carlo Vecchio，et. al. Prognostic role of lymph-node level involvement in patients undergoing axillary dissection for breast cancer. Eur J Surg Oncol，1998，Apr，24（2）：104-109.
5. Masakuni Noguchi. Current Surgical Oncology in Breast Cancer. Kanazawa Japan：Maeda Shoten Co. Ltd，2001：199-247.

6. Clark GM. Interpreting and integrating risk factors for patients with primary breast cancer. J Natl Cancer Inst Monogr，2001：17-21.
7. Hayes DF，Trock B，Harris AL. Assessing the clinical impact of prognostic factors：when is "statistically significant" clinically useful? Breast Cancer Res Treat，1998，52：305-319.
8. Wenger CR，Beardslee S，Owens MA，et al. DNA ploidy，S-phase，and steroid receptors in more than 127 000 breast cancer patients. Beast Cancer Res Treat，1993，28：9-20.
9. Galea MH，Blamey RW，Elston CE，Ellis IO. The Nottingham Prognostic Index in primary breast cancer. Breast Cancer Res Treat，1992，22：207-219.
10. Crowe JP Jr，Gordon NH，Hubay CA，et al. Estrogen receptor determination and long term survival of patients with carcinoma of the breast. Surg Gynecol Obstet，1991，173：273-278.
11. Baselga J. New therapeutic agents targeting the epidermal growth factoe receptor. J Clin Oncol，2000，18：54s-59s.
12. Mendelsohn J，Baselga J. The EGF receptor family as targets for cancer therapy. Oncogene，2000，19：6550-6565.
13. Stephens RW，Brunner N，Janiche F，et al. The urokinase plasminogen activator system as a target for prognostic studies in breast cancer. Breast cancer Res Treat，1998，52：99-111.
14. Look MP，van Putten WL，Duffy MJ，et al. Pooled analysis of prognostic impact of urokinase-type plasminogen activator and its inhibitor PAI-1 in 8377 breast cancer patients. J Natl Cancer Inst，2002，94：116-128.
15. Elledge RM，Allred DC. Prognostic and predictive value of p53 and p21 in breast cancer. Breast cancer Res Treat，1998，52：79-98.
16. Krajewski S，Krajewska M，Turner BC，et al. Prognostic significance of apoptosis regulators in breast cancer. Endocr Relat Cancer，1999，6：29-40.

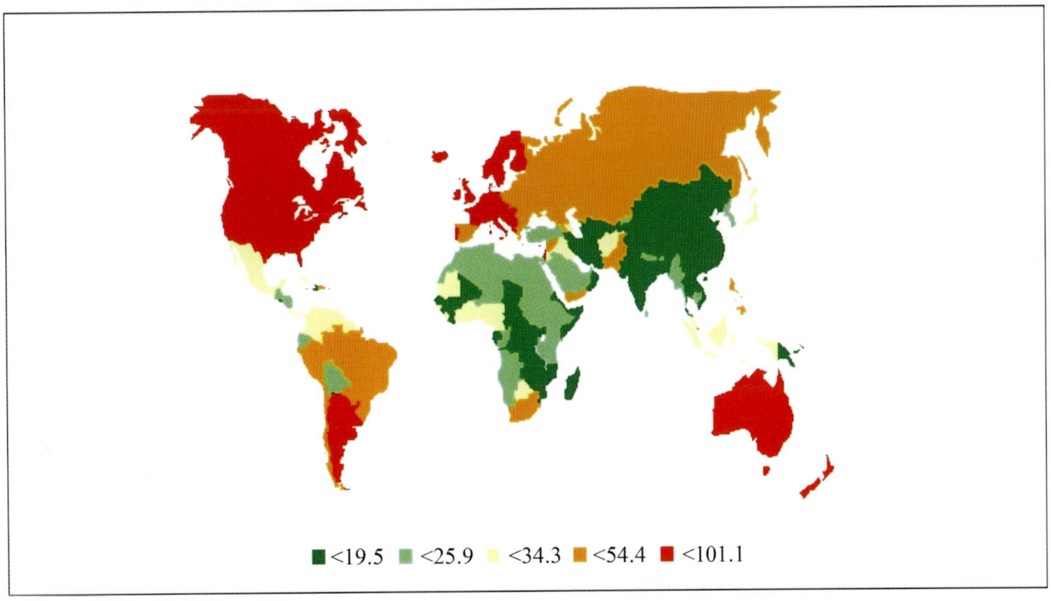


图 1-1-1　全球女性乳腺癌发病 ASR 分布

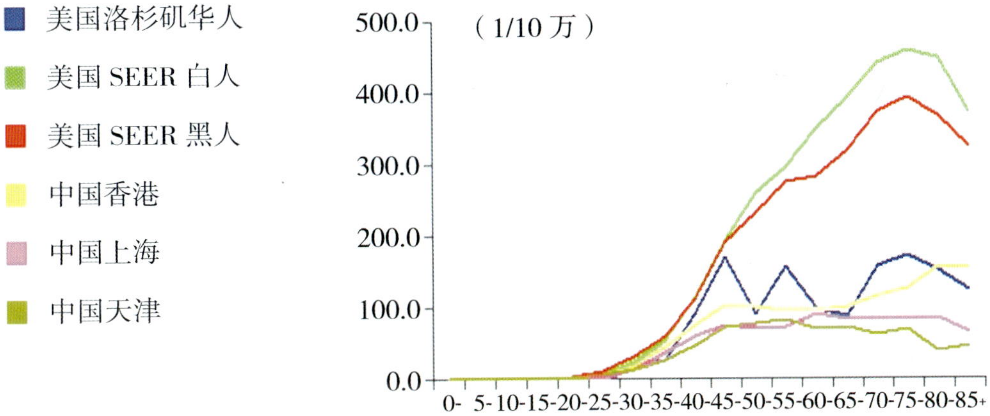


图 1-1-2　女性乳腺癌年龄别发病率

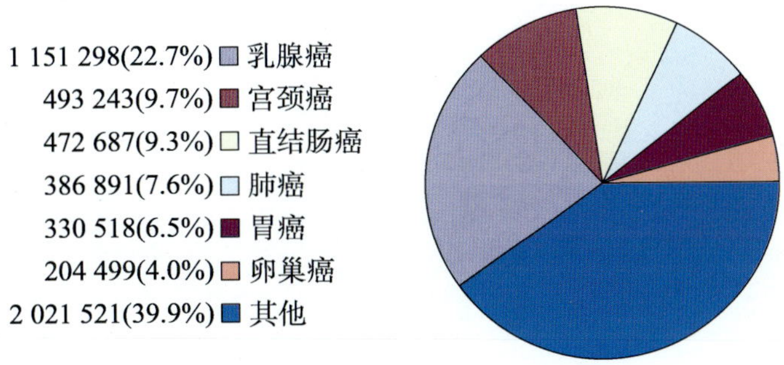


图 1-1-3　全球女性恶性肿瘤发病构成图（总例数=5 050 557）

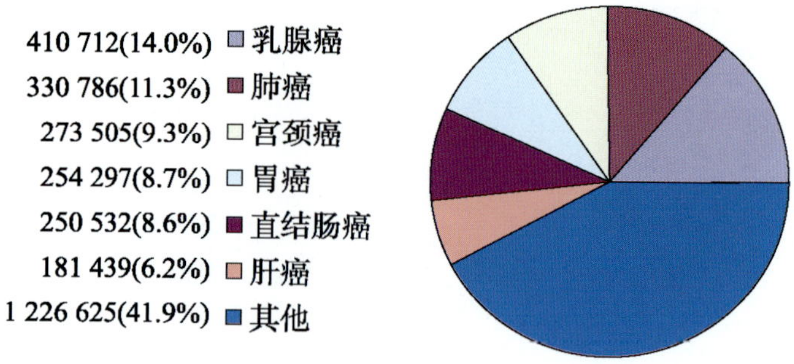


图 1-1-4　全球女性恶性肿瘤死亡构成图（总例数=2 927 892）

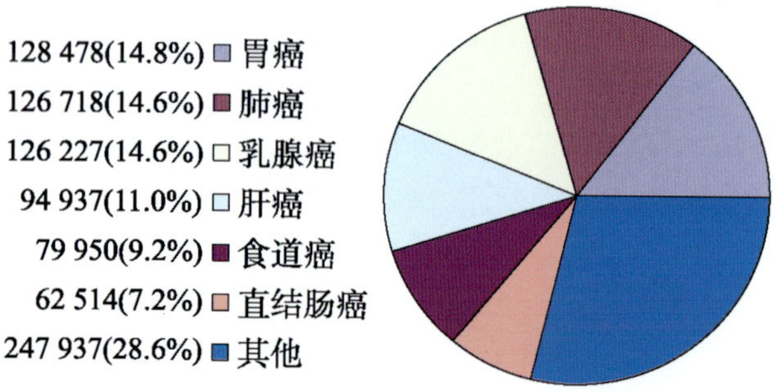


图 1-1-5　中国女性恶性肿瘤发病构成图（总例数=866 761）

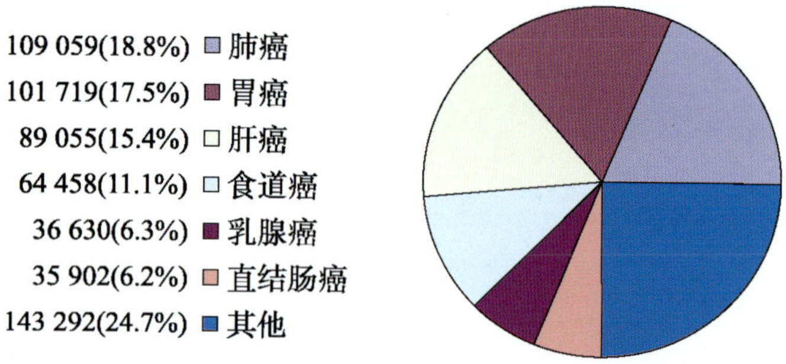


图 1-1-6　中国女性恶性肿瘤死亡构成图（总例数=580 115）

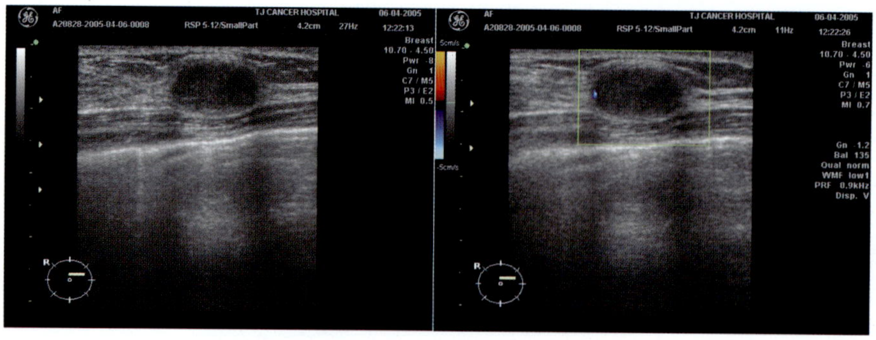


图 4-3-9　腺纤维瘤

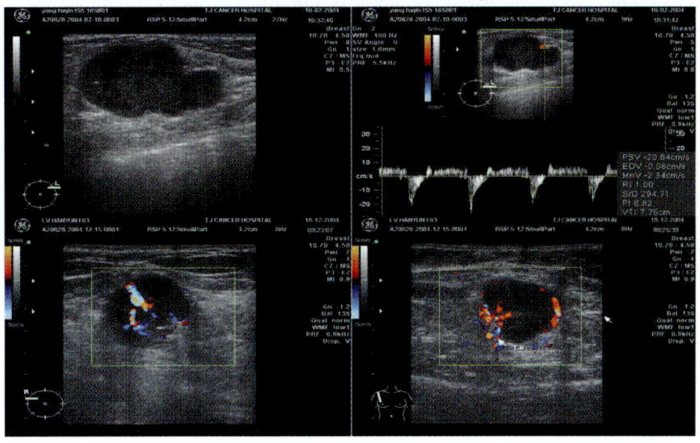

图 4－3－17　髓样癌

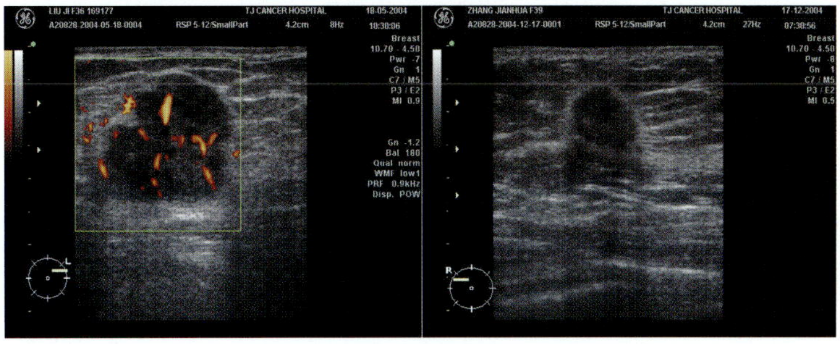

图 4－3－18　单纯癌　中间型

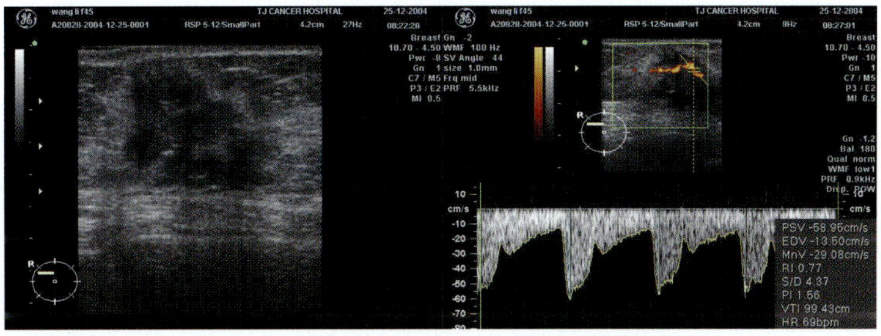

图 4－3－19　单纯癌　弥漫浸润型

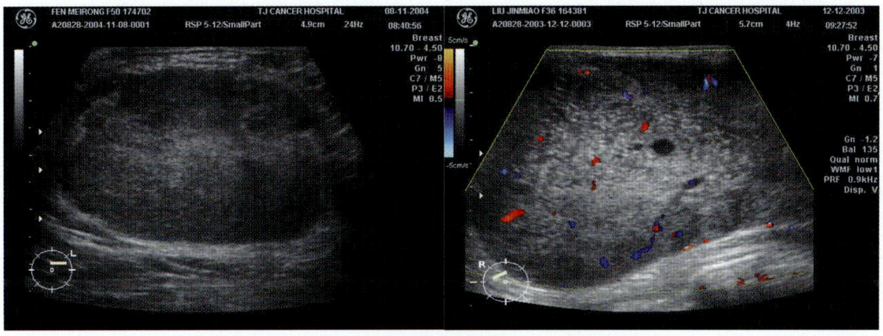

图 4－3－21　叶状囊肉瘤（低度恶性）

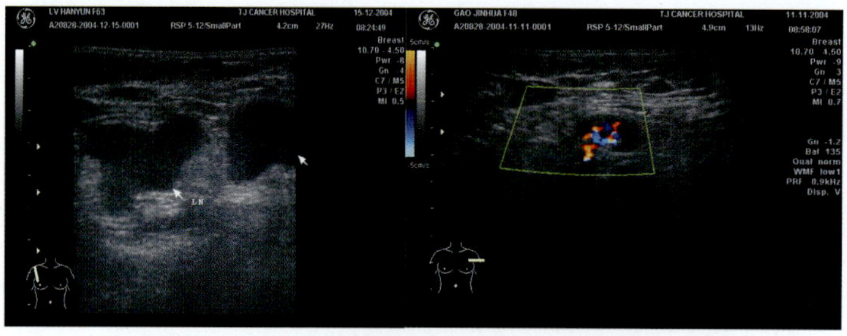

**图 4-3-23　乳腺癌 腋下多发转移淋巴结**

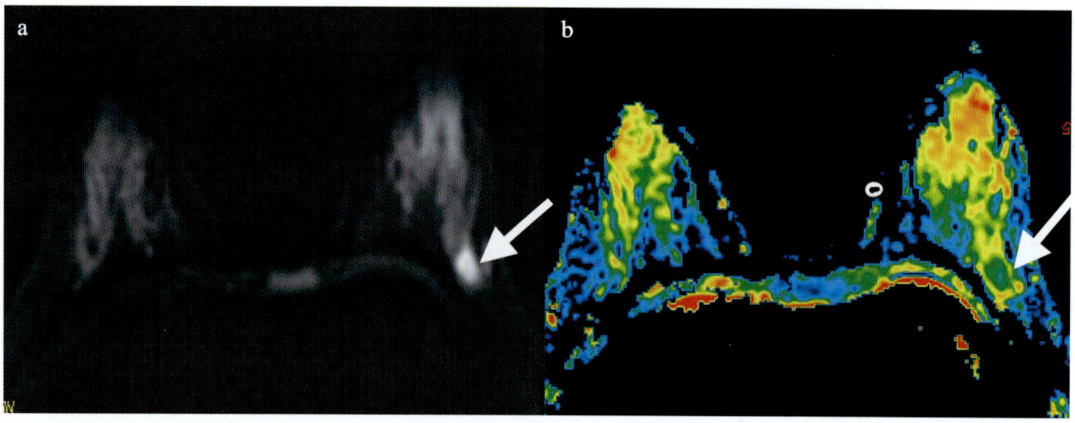


**图 4-4-16　左侧乳腺癌在 DWI 及 ADC 图表现**

a. DWI，显示左乳腺外侧病变呈明显高信号；b. ADC 图，显示病变呈低信号。

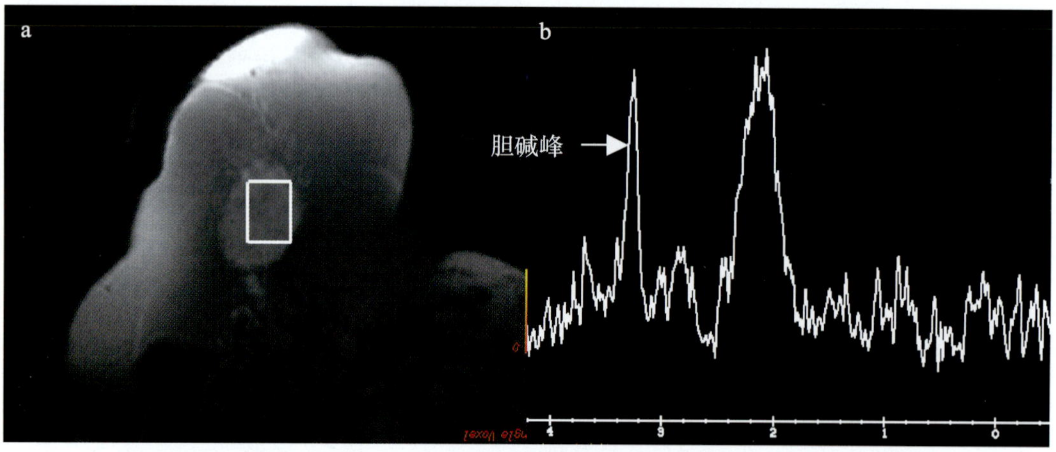


**图 4-4-17　右侧乳腺癌 MRS 表现**

a. MRS 病变定位像；b. MRS，显示在 3.2ppm 处探测到明显的胆碱化合物峰。

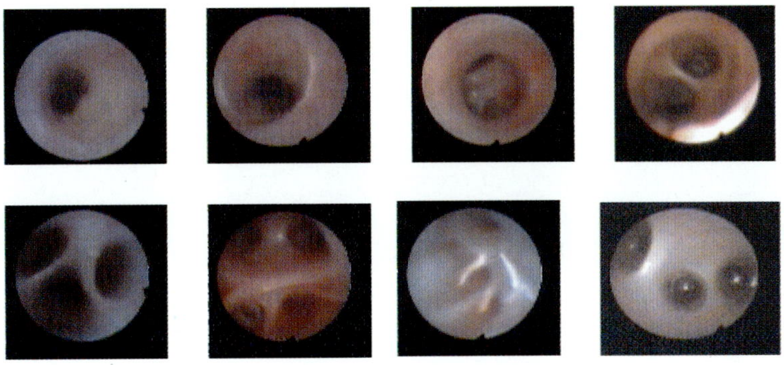

图 4-5-1　正常乳管

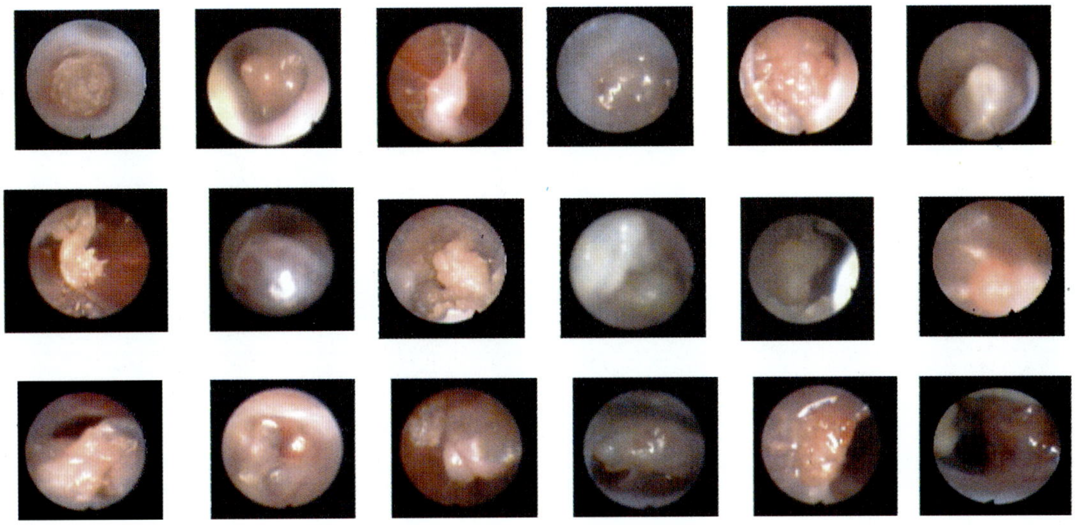

图 4-5-2　乳管内乳头状瘤

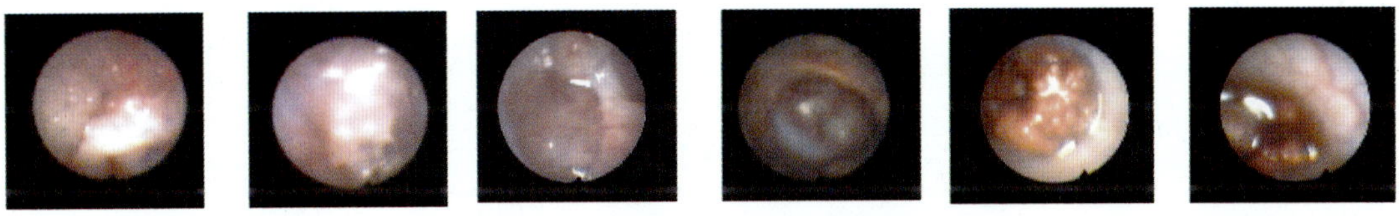

图 4-5-3　乳管内隆起性恶性肿瘤

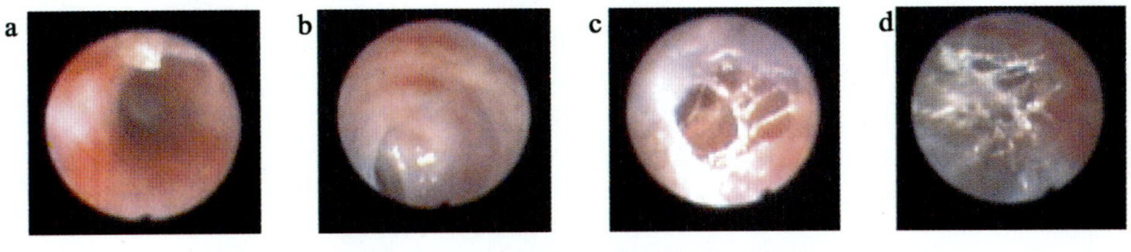


图 4-5-4　乳管内非隆起性病变

a. 乳管周边易出血，管壁粗糙，弹性稍差，明显的炎性改变；b. 毛细血管附着于管壁，可见扩张的血管；c. 管腔内大量炎性降解产物阻塞管腔，经冲洗可脱落流出；d. 管腔内可见白色纤维网状结构。

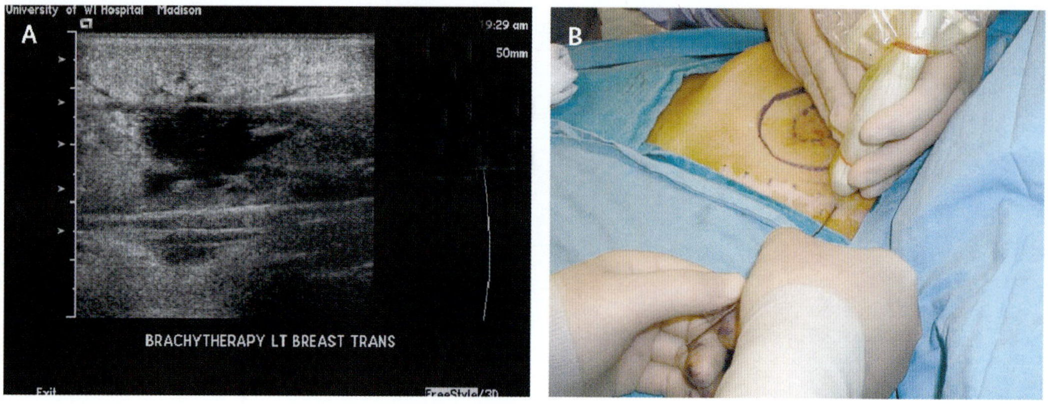


**图 11-6-1　B 超引导下插植技术**

A. 在术腔的表面和深面各有一根导管；B. B 超实时引导的较深平面插植。

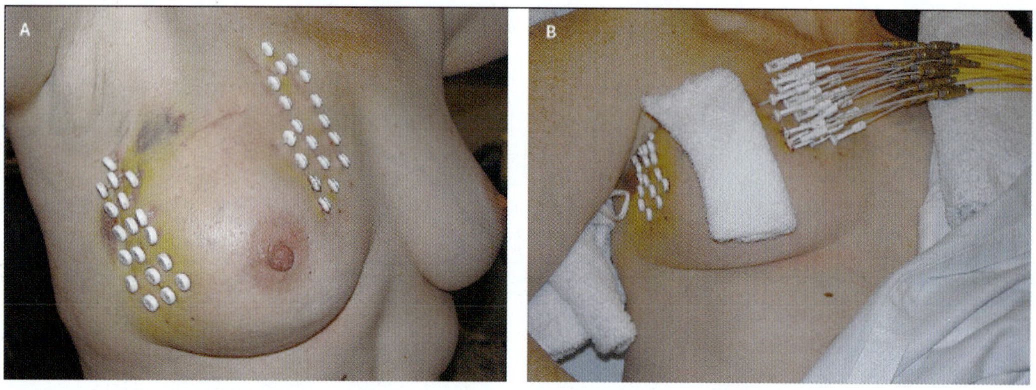


**图 11-6-2　影像引导下插植后导管分布图**

A. 穿刺针的分布；B. 更换聚乙烯导管后的分布图。

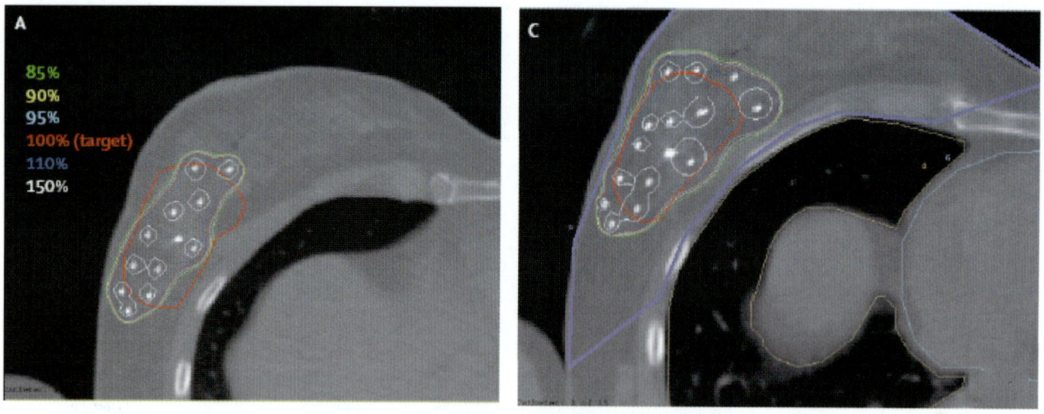


**图 11-6-3　治疗计划调整导管插植**

A. 置管后剂量分布结果（剂量线未完全包括靶区）；C. 治疗计划优化后剂量分布结果（增加置管，剂量线完全包括靶区）。

注：图 11-6-1～图 11-6-3 引自 Patell RR，Das RK. Image-guided breast brachytherapy：an alternative towhole-breast radiotherapy. Lancet Oncol，2006，7：407-415.

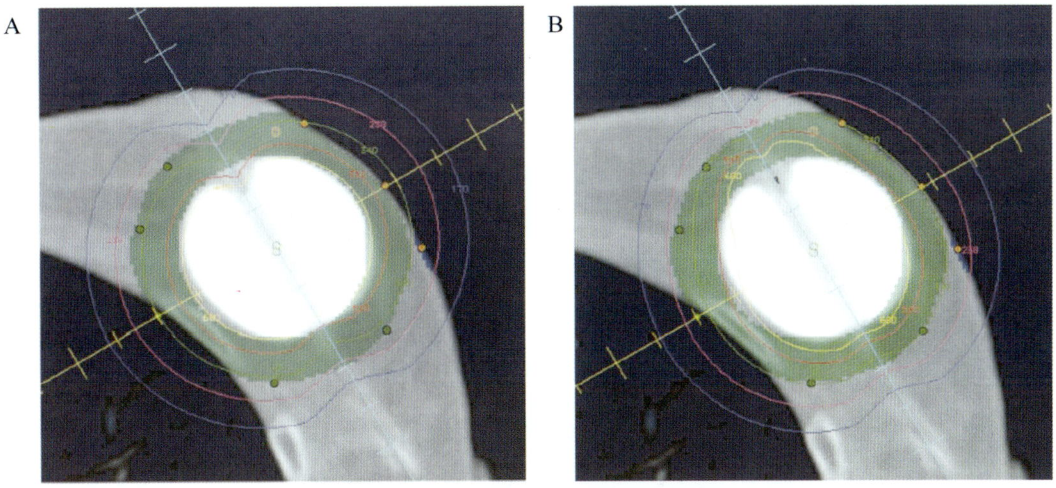


**图 11-6-4　气囊近距离治疗的源驻留技术调整后优化剂量（A：调整前，B：调整后）**

注：图 11-6-4 引自 Astrahan MA，Jozsef G，Streeter OE，et al. Optimization of mammosite therapy. Int. J. Radiation Oncology Biol. Phys，2004，58：220-232.

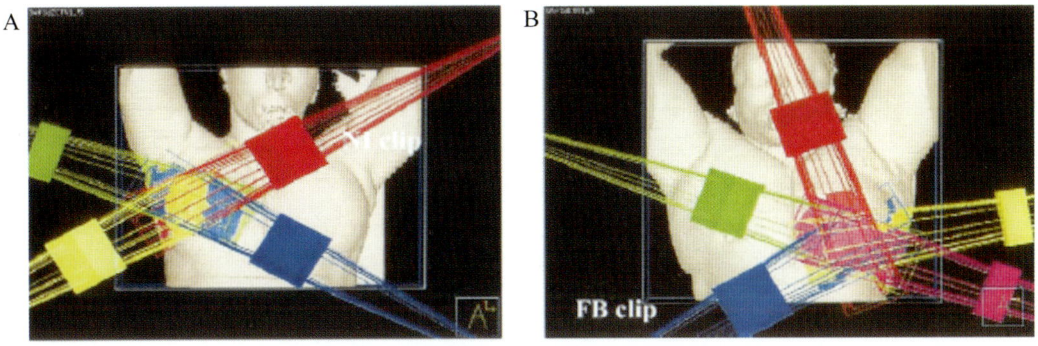


**图 11-6-5　A. 右侧乳腺常用的 4 野适形放射治疗；B. 左侧乳腺常用的 5 野适形放射治疗**

注：图 11-6-5 引自 Baglan KL，Sharpe MB，Jaffray D，et al. Accelerated partial breast irradiation using 3D conformal radiation therapy（3D-CRT）. Int. J. Radiat Oncol Biol Phys，2003，55（2）：302-311.

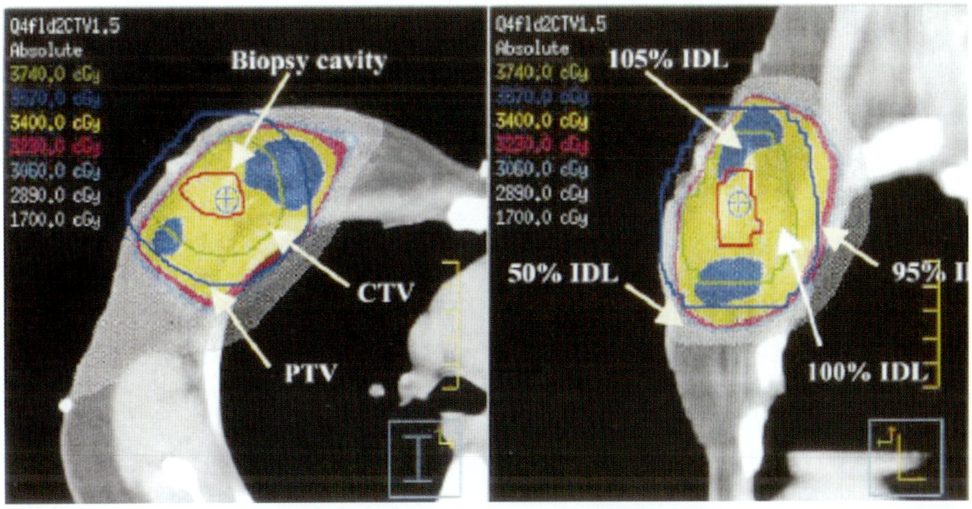


**图 11-6-6　三维适形放射治疗的剂量分布示意图（横断面、矢状面）**

注：图 11-6-6 引自 Baglan KL，Sharpe MB，Jaffray D，et al. Accelerated partial breast irradiation using 3D conformal radiation therapy（3D-CRT）. Int. J. Radiat Oncol Biol Phys，2003，55（2）：302-311.

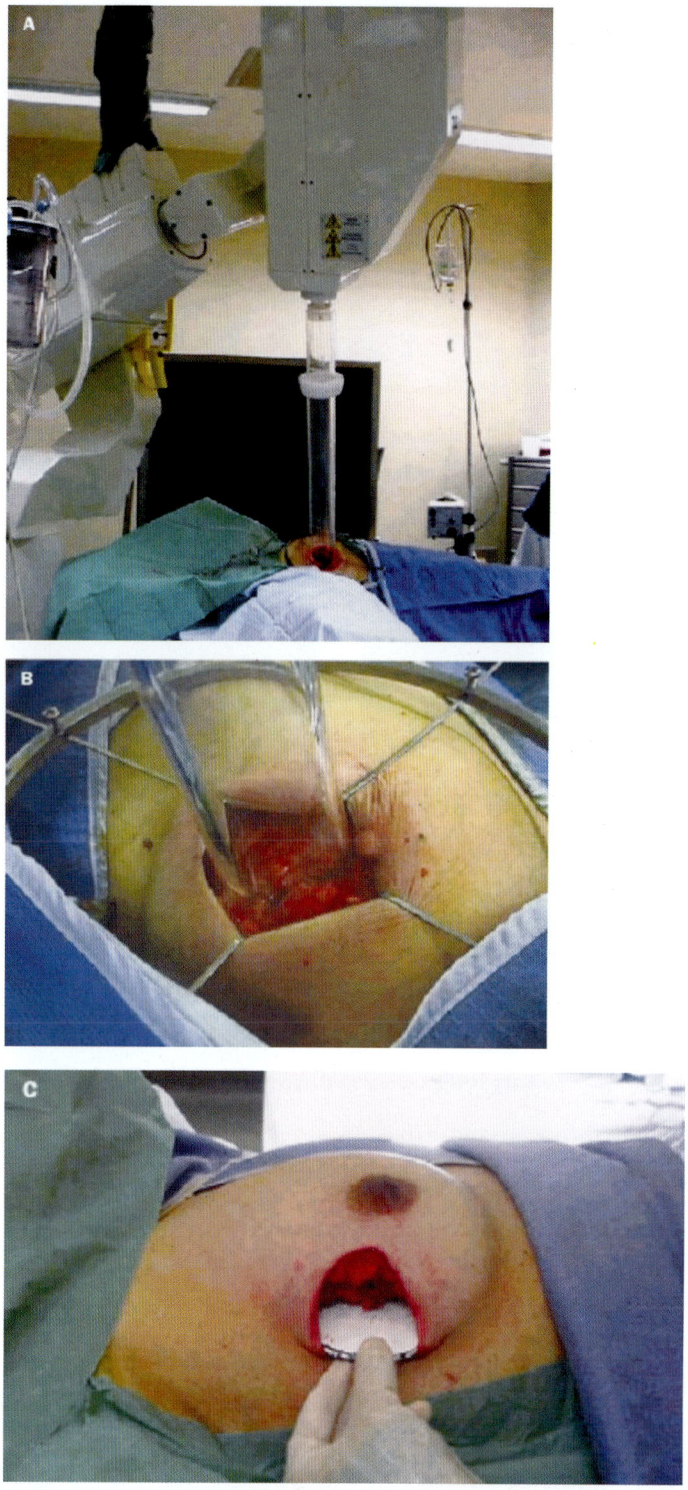


**图 11-6-7　Novac 系统**

A. Novac 系统示意图；B. 可移动的直线加速器直接位于伤口上方，利用固定于机头的圆形有机材料限光筒直接导入到手术切口区域；C. 在乳腺伤口的胸大肌筋膜和乳腺组织间放置一个铅板屏蔽以保护肺组织。

注：图 11-6-7 引自 Veronesi U，Orecchiab R，Luinia A，et al. A preliminary report of intraoperative radiotherapy（IORT）in limited-stage breast cancers that are conservatively treated. European Journal of Cancer，2001，37：2178-2183.

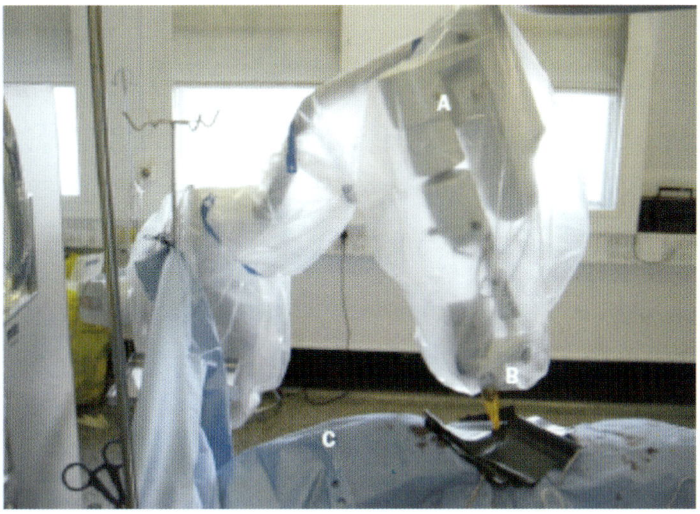


**图 11-6-8 Intrabeam 照射示意图**

注：图 11-6-8 引自 Tobias JS，Vaidyay M，Keshtgarz M，et al. Breast-conserving surgery with intraoperative radiotherapy：The right approach for the 21st century? Clinial Oncology，2006，18：220-228.

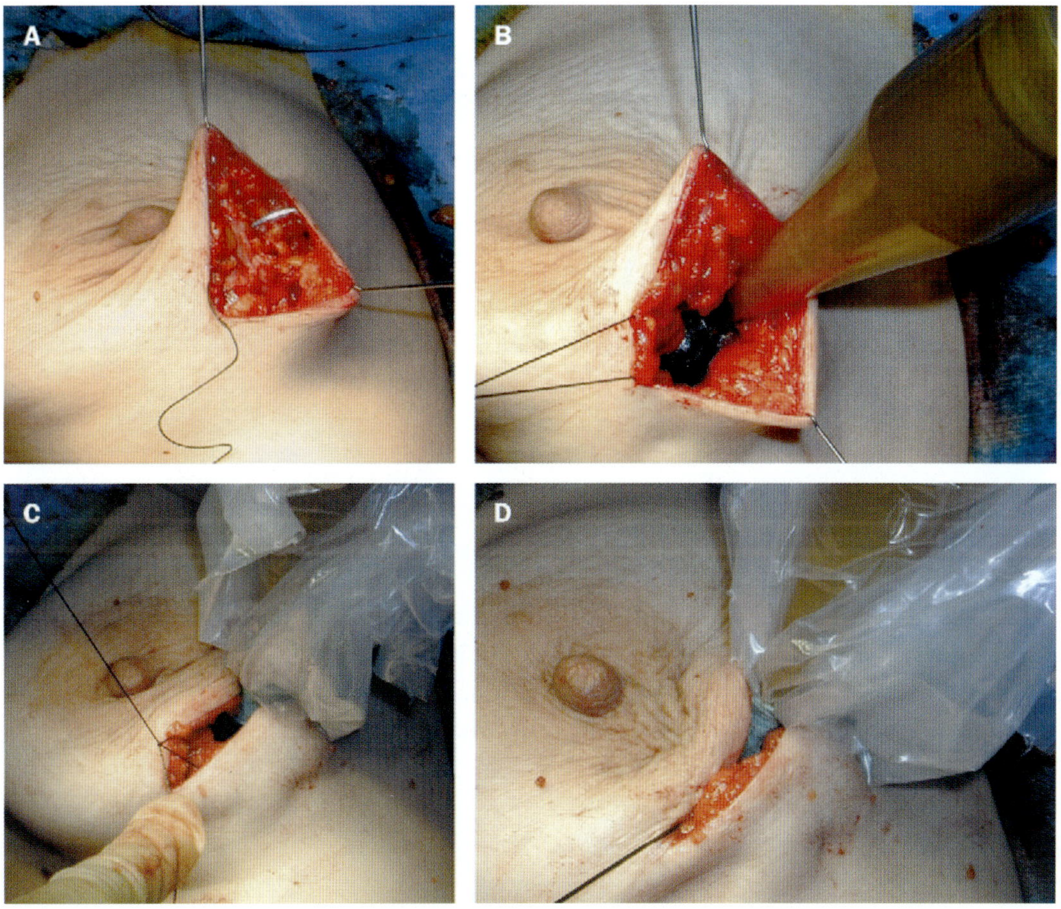


**图 11-6-9 Intrabeam 照射流程图**

A. 肿块扩大切除术后；B. 将施源器置入瘤床区域；C. 将手术切口行荷包缝合，使瘤周组织均匀地包围施源器；D. 打开 X 线开关，开始照射。

注：图 11-6-9 引自 Jayant S Vaidya，Jeffrey S Tobias，Michael Baum. Intraoperative radiotherapy for breat cancer. Lancet Oncol，2004，5：165-173.

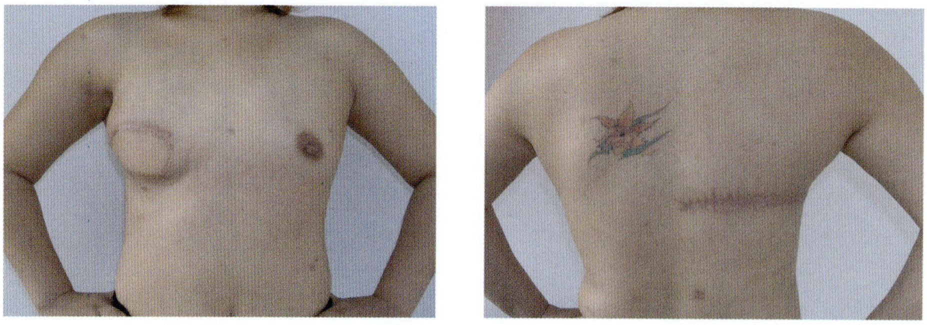

A　　　　　　　　B

图 15-4-1　乳腺癌术后背阔肌肌皮瓣乳房重建（A. 前侧；B. 背侧）